北京大学肾脏疾病研究所
肾脏病学系列

肾活检病理学
Pathology of Renal Biopsy

（第 4 版）

主　编　邹万忠

编写人员　（以姓氏汉语拼音为序）

董　葆　北京大学人民医院肾内科
刘　刚　北京大学第一医院肾内科
刘海静　北京大学医学部病理学系
陆　敏　北京大学医学部病理学系
邵宏权　北京大学医学部病理学系
王海燕　北京大学第一医院肾内科
　　　　北京大学肾脏疾病研究所
王盛兰　北京大学医学部病理学系
王素霞　北京大学第一医院超微病理诊断和研究中心
　　　　北京大学肾脏疾病研究所
赵明辉　北京大学第一医院肾内科
　　　　北京大学肾脏疾病研究所
郑　欣　北京大学第一医院肾内科
郑姝颖　北京大学人民医院电镜室
邹古明　中日友好医院肾内科
邹万忠　北京大学医学部病理学系
　　　　北京大学肾脏疾病研究所

北京大学医学出版社

SHENHUOJIAN BINGLIXUE

图书在版编目（CIP）数据

肾活检病理学 / 邹万忠主编. —4版. —北京：北京大学医学出版社，2017.5
ISBN 978-7-5659-1550-5

Ⅰ. ①肾… Ⅱ. ①邹… Ⅲ. ①肾疾病－活体组织检查－病理学 Ⅳ. ①R692.04

中国版本图书馆CIP数据核字 (2017) 第020187号

肾活检病理学（第 4 版）

主　　编：邹万忠

出版发行：北京大学医学出版社

地　　址：（100191）北京市海淀区学院路 38 号 北京大学医学部院内

电　　话：发行部　010-82802230；图书邮购　010-82802495

网　　址：http://www.pumpress.com.cn

E－mail：booksale@bjmu.edu.cn

印　　刷：北京强华印刷厂

经　　销：新华书店

责任编辑：王智敏　张李娜　责任校对：金彤文　责任印制：李　啸

开　　本：889 mm ×1194 mm　1/16　印张：29.75　字数：800 千字

版　　次：2017 年 5 月第 4 版　　2017 年 5 月第 1 次印刷

书　　号：ISBN 978-7-5659-1550-5

定　　价：280.00 元

本书由
北京大学医学科学出版基金
资助出版

第4版前言

2006年第1版《肾活检病理学》问世，2009年改编为第2版，2014年再次改编为第3版，三版均受到了病理学界和肾脏病学界的广泛欢迎，被列为国家首届"三个一百"原创出版工程入选图书，荣获第二届中国出版政府奖图书奖提名奖和中国大学出版社图书奖一等奖。

两年来，肾脏病学和肾脏病理学领域又有了很大进展，为及时进行知识更新，我们决定编写第4版。值此第4版出版之际，向关心和厚爱本书的读者致敬。

本书是北京大学肾脏疾病研究所已故王海燕教授主持的肾脏病学系列丛书中的一部有关肾脏病病理学的专著。

肾活检病理学的第4版与第3版相比，作者遵循全、新、精的原则，即所收录的病种尽量全，论述的观点反映当前国内外最新成就，精选近年来积攒的精美图片1100余幅。

在章节编排上，适应肾疾病的病理特点及读者的思维逻辑，做了适当的改动，以便于读者查阅。以往版次将肾小管疾病、肾间质疾病、肾小管间质肾病、血管性疾病的肾损伤等列于代谢异常导致的肾疾病和浆细胞病与异常蛋白血症肾病之后，实际上肾小球、肾小管、肾间质和肾血管的各种病变均涉及各种肾疾病的病理变化，所以应将它们置于肾小球疾病之后，读者在读懂了肾小球、肾小管、肾间质和肾血管病变和疾病后，对其他具有综合病变的肾疾病更易理解。此外，将第3版中的第18章和第19章合并为"肾活检病理诊断中应注意的问题和基本分析方法"，使之更紧凑。

在编写内容方面，增加了第18章"特殊结构沉积性肾病"，这是数种独具特点的肾疾病。此外，将淀粉样变性肾病、纤维样肾小球病、免疫触须样肾小球病安排在了不同章节，显示了当前对这些疾病的新认识。还增加了"肾小球囊肿病"等病种的介绍。

在编写过程中，我们将各种肾疾病研究的新成果写入了相应章节，如IgA肾病、单克隆免疫球蛋白沉积性肾病、糖尿病导致的肾损伤、淀粉样变性肾病、肾移植病理学等。

在各种肾疾病的叙述和插图选择中，我们也尽量精益求精，争取做到更加精致。

尽管我们努力进行知识更新，但肾脏病学时刻在进步，本书第4版成书之日，仍有一些遗憾之感。

愿广大读者不断地将有关信息和本书的不足及时反馈给我们，以便我们进一步改进。

此书出版之际，我们更加怀念我们的师长、我国肾脏病学的开拓者王海燕教授。

邹万忠

北京大学医学部病理学系

北京大学肾脏疾病研究所

2016年9月

第3版前言（一）

《肾活检病理学》于2006年出版，2009年第2版问世，均受到了病理学界和肾脏病学界的广泛欢迎，并被列为国家首届"三个一百"原创出版工程入选图书，荣获第二届中国出版政府奖图书奖提名奖和中国大学出版社图书奖一等奖。

近几年来，肾脏病学和肾脏病理学领域的研究和技术又有了很大进展，为了及时反映这一领域的最新研究成果，我们决定编写第3版。值此第3版出版之际，谨向给予本书关心和厚爱的读者致以敬意！

本书是北京大学肾脏疾病研究所王海燕教授主持的肾脏病学系列丛书中的一部有关肾脏病病理学的专著。

本书的第3版与第2版相比，对很多肾脏疾病的病因和发病机制有了更深入的表述；增加了很多新内容。在章节编排上，也做了适当的调整。并且在第2版的基础上，又收集和补充了很多质量较好的病理图片。

尽管我们做了很多努力，力求对相关知识进行更新，但肾脏病学的发展很快，在本书第3版成书之日，仍留有些许遗憾。

愿广大读者不断地将有关信息和发现的本书不足之处及时反馈给我们，以便我们进一步改进。

邹万忠
北京大学医学部病理学系
北京大学肾脏疾病研究所
2013年9月

第 3 版前言（二）

《肾活检病理学》一书是北京大学医学部病理学系和北京大学第一医院肾内科有关专家集三十余年来从事肾活检病理专业工作积累的成果，有着深厚的、丰富的临床实践背景；也是三十余年来这些专家们不断努力，与国际接轨、知识更新的产物，具有先进的水平。自第 1 版问世七年来，学界同仁的肯定、欢迎与鼓励就是对该书的最好的评价。

三十余年来，我们的病理学专家与肾脏病学专家们本着一切为了追求真理、一切为了病人的精神，精诚合作，构建和不断完善了跨学科合作的平台，包括临床信息、资料库、定期的临床病理讨论会。本书的出版正是跨学科合作推动学科发展的最佳见证与结晶。肾脏病学专家与病理学专家的跨学科合作不仅使医疗水平得以提高，也直接促进了两个学科的专业骨干的成长以及大量的临床科研工作的开展，最终将会大大提升两个学科发展的水平。

《肾活检病理学》第 3 版增加了一些近年来国际上对于肾脏疾病的病理诊断的新认识，特别是从病理生理学角度来认识形态学改变及其亚型，使本来固定的形态学变化增加了理性的成分，提高了认识水平。这些尝试也都需要广大读者的指正。

《肾活检病理学》是北京大学肾脏疾病研究所同仁们编写的肾脏病学系列丛书中一部有关肾脏病病理学的专著。本书第 3 版的编写出版走在了编写计划中的《肾脏病学》第 4 版的前面。我们将抓紧时间，努力使后者及早与读者见面。

王海燕
北京大学肾脏疾病研究所
北京大学第一医院肾内科
2013 年 10 月

第 2 版前言（一）

《肾活检病理学》于 2006 年出版以来，受到了病理学界和肾脏病学界的广泛欢迎，同时也收到了很多读者的宝贵意见。值此第 2 版出版之际，向关心和厚爱本书的读者致敬。

本书的姐妹书，王海燕教授主编的《肾脏病学》第 3 版已于 2008 年出版。本书是北京大学肾脏疾病研究所编纂的肾脏病学系列丛书中的一部，同时，很多国际权威性肾脏病学和肾脏病理学著作也有了再版。总之，几年来，肾脏病学和肾脏病理学领域又有了进展，这便是编写本书第 2 版的动机。

《肾活检病理学》第 2 版与第 1 版相比，做了如下的补充和改动：①在王海燕教授主编的《肾脏病学》第 3 版编纂的基础上，对很多肾脏疾病的病因和发病机制有了更深入的认识，也将部分观点适当地引入了本书。②作者又收集了很多有代表性的资料和图片，实验成功了一些实用的新的肾活检病理学方法，充实了新版内容，如一些遗传性和代谢性肾疾病的病理特点、一些病毒感染导致的肾疾病、石蜡包埋标本的电镜检查方法等。③肾是组成人体的众多器官之一，肾疾病可影响其他器官，其他器官的疾病也可累及肾，因此，要求肾内科临床医生和肾活检病理诊断的病理医生在诊断肾疾病时，应有整体观念，为此，本书对第十七章做了较大的补充。④通过多年的临床和病理实践，深感肾活检病理诊断的正确思维过程的重要性，所以对第十八章做了较大的修订。⑤对临床医生和病理医生的密切合作颇感重要，所以增加了第十九章。

肾脏病学的发展很快，愿广大读者不断地将有关信息和发现的本书不足之处及时反馈给我们，以便我们进一步改进。

邹万忠
北京大学病理学系
北京大学肾脏疾病研究所
2009 年 5 月

第2版前言（二）

《肾脏病学》（第3版）出版之后，北京大学肾脏疾病研究所计划继续撰写系列的有关专著，作为《肾脏病学》这一系统而全面的大型著作的补充，从临床实用的角度为国内同行们提供肾脏病专业领域各方面的参考内容。邹万忠教授主编的《肾活检病理学》（第2版）就是这一系列丛书的第一本。在肾脏病学基础理论研究快速发展和丰富多样的临床实践的推动下，在肾脏病理专家与临床肾脏病专家紧密合作的基础上，我们对肾活检病理诊断的水平和能力不断得到提高。再版此书的目的就是为了将这些进展、体会与关爱我们的同道们分享，以提高肾脏疾病的诊断水平。

肾活检病理诊断对于疾病的诊断与鉴别诊断、病程与预后的判断以及指导治疗都有着重要的、目前尚无法取代的作用。我们要学会从获得的若干个（十余个、数十个肾单位）"树木"去推论整个"大森林"（整个肾的病变），学会取其一点而推及全面；但同时也必须牢记：毕竟"若干树木不能全面代表大森林"，以避免"瞎子摸象"之弊端。让我们肾脏内科医师与肾脏病理科医师继续发扬同心合作的精神，以全面的、整体的、辩证的思想方法，正确运用肾活检病理学的知识造福于广大病人。

王海燕
北京大学肾脏疾病研究所
北京大学第一医院肾内科
2009年6月

第 1 版前言（一）

　　肾穿刺活体组织病理学检查简称肾活检病理检查，是肾脏病学的一个重要组成部分，也是病理学中的一个重要分支。当前，肾活检的病理诊断已经形成了肾内科临床医生对肾脏病患者进行诊断、治疗和判断预后的一个重要参考依据。有关肾活检病理诊断的专著在国外已有多部，但在我国则很少，给临床和病理医生带来了不便。及时地编写具有我国特点的肾活检病理检查专著，帮助我国肾脏病临床和病理医生了解和开展这方面的工作，是编写这本专著的初衷。

　　北京大学肾脏疾病研究所和北京大学第一医院肾内科开展肾活检病理检查已有近 50 年的历史，近几年每年均达千例以上，病例多，病种全，多年来造就了一支造诣颇深的肾活检病理医生和技术人员队伍，同时，也为全国各地培养了大批这方面的人才。本书的材料以北京大学肾脏疾病研究所存档的肾活检病例为主，也取得了北京大学病理学系、卫生部中日友好医院肾内科和北京大学人民医院肾内科的大力支持。

　　本书是一本以病理形态学为主的工具书，收集了珍贵的病理图片 600 余幅，其中部分模式图和某些罕见的病理图片是相关作者和教授允许引用和馈赠的，在此致以感谢。

　　本书侧重于肾脏疾病的病理变化，病理诊断中的鉴别诊断，肾活检病理诊断中的思维方法，病理学技术等。此外，也兼顾了一些临床特点、病因和发病机制，但其详细内容和治疗方法请参阅王海燕教授主编的《肾脏病学》（第 3 版）中的有关内容。

　　北京大学肾脏疾病研究所和北京大学第一医院肾内科是我国肾脏病学前辈王叔咸教授创建和发展起来的，至今已发展为亚学科齐全、人才济济、朝气蓬勃的集体，所以，这本书可以说是一本集体的著作。让我们将此书奉献给我们尊敬的老师王叔咸大夫。

邹万忠

北京大学病理学系

北京大学肾脏疾病研究所

2005 年 11 月

第 1 版前言（二）

肾活检病理学，顾名思义是一本病理专业的参考书。对于肾脏内科医师来讲，应在学习过程中学会如何运用本书所提供的丰富、翔实的肾脏病理学知识为提高临床诊断、治疗水平服务。对此，有几点建议：

1. 肾活检不是万能的，不适合于所有的肾脏病病人。肾脏内科医师必须严格掌握肾活检的适应证和相对的禁忌证（或者称之为肾活检操作的高危状态），以保证肾活检病理检查能安全地为临床提供有用的信息。

2. 肾脏内科医师必须懂得如何为病理医师提供高质量的组织标本。

3. 肾活检病理所见的描述和分析常常并不能独立作出疾病的最终诊断。肾脏内科医师必须熟练地掌握如何应用病理所见结合临床的全面诊查结果进行系统分析，提高综合判断的能力。我们在临床工作中应充分重视并依靠肾活检病理学的信息，但不能依赖于此。

4. 肾脏内科医师与病理医师的密切跨学科合作、互相学习、互相支持，是提高诊断水平的关键。

半个世纪以来，北京大学第一医院肾内科、北京大学肾脏疾病研究所在老一辈专家的带领下，历经数代人的努力，建立了这个良好的传统。希望这个传统不断发扬光大，为广大的肾脏病病人造福，为肾脏病学科的发展做出贡献。

王海燕
北京大学肾脏疾病研究所所长
2005 年 11 月

目　　录

第一章 肾活检病理检查在肾脏病学中的意义及其历史

肾活检即经皮肾穿刺活检（precutaneous needle renal biopsy），既是病理学的一个重要分支，也是肾脏病学一个必不可少的组成部分[1]。肾活检病理学的诞生、发展和完善经过了六十多年的历史[2]。它的发展与金属材料的发展、穿刺针等器械的改进、医学影像学的进步、病理学的仪器和试剂以及技术的发展是分不开的。医学发展的历史证明，仅凭临床症状和化验指征进行疾病的诊断和治疗毕竟存在一定的缺陷和局限性。将病变的器官或组织通过病理形态学方法，客观地展现于医生的视野，必能使其思维得以升华，进而为其诊断和治疗奠定坚实的基础，所以，肾活检的病理诊断在肾脏病学的发展历程中起到了不可估量的作用。肾活检病理检查在肾脏病学中的意义在于：①明确肾疾病的病理变化和病理类型，并结合临床表现和化验指标作出疾病的最终诊断；②根据病理变化、病理类型和病变的严重程度，制订治疗方案；③根据病理变化、病理类型和病变的严重程度，判断患者的预后；④通过重复肾活检病理检查，探索肾疾病的发展规律，判断治疗方案是否正确，为治疗的实施或修改提供依据；⑤通过肾活检病理检查，进行肾疾病的病因和发病机制研究，发现新的肾疾病，丰富肾脏病学的内容[3]。从下述肾脏病病理学的发展看来，肾活检病理检查在肾脏病学的发展中起到了重要作用。

肾脏病病理学，特别是有关内科肾脏病病理学的发展，经历了一个较长的历程。19世纪50年代以前，有关肾脏病的病理知识主要来源于尸体解剖，绝大多数是肾疾病的终末病变，很难了解疾病的发展过程，也很难进行病因和发病机制的研究[4]。

较早的肾脏病病理学的文献记载为1827年英国医学家Richard Bright的有关肾疾病病理解剖的记述。该文献指出，以水肿和蛋白尿为主要表现的肾疾病是一类双侧弥漫性非化脓性肾疾病，病理形态可归纳为三类：①以变性为主的肾疾病，病变肾大而苍白，表面平滑（相当于后来的淀粉样变性肾病、以肾病综合征为主要表现的肾小球肾炎等）；②病变肾表面出现了硬韧的颗粒（相当于后来的增生硬化性肾小球肾炎和高血压肾病等）；③病变肾缩小而硬韧，表面遍布小颗粒（相当于后来的终末期固缩肾）。尽管作者的观察比较原始和粗糙，但在当时却影响巨大，将以水肿和蛋白尿为主要表现的肾疾病统称为Bright病[5]。后来，Rayer（1840）和Frerichs（1851）提出，Bright病主要是肾的炎症性疾病，于是出现了"肾炎"（nephritis）的名称。Johnson（1846）认为Bright病可以分为炎症性和非炎症性两大类。Traube（1860）和Cohnheim（1880）认为肾炎主要受累部位在肾小球，应称为肾小球肾炎（glomerulonephritis），而Muller（1905）认为非炎症性Bright病主要是肾小管变性，应称为肾病（nephrosis），Munk（1913）观察到一些肾病患者尿内有双折光性的脂类物质，因而提出了类脂性肾病（lipoid nephrosis）的概念。Lohlein（1910）将肾小球肾炎分为弥漫性和局灶性两大类，并依临床病程将弥漫性肾小球肾炎分为三型：以天数计算的肾小球肾炎（相当于后来的急性肾小球肾炎）；以周数计算的肾小球肾炎，又分为激烈型（相当于后来的急进性肾小球肾炎）和温和型；以年数计算的肾小球肾炎（相当于后来的慢性肾小球肾炎）[6]。

1914年临床学家Volhard和病理学家Fahr合著的《Bright肾病》问世。这是20世纪50年代以前颇具影响的肾疾病的临床和病理学著作。该书将肾疾病分为三大类：①变性型肾脏病（肾病），包括类脂性肾病、汞中毒肾病、淀粉样变性肾病等；②炎症型肾脏病（肾炎），包括急性和慢性肾小球肾炎和局灶性肾小球肾炎；③动脉硬化型肾脏病（肾硬化）。Addis在完善的尿分析的基础上，对肾疾病的临床分类也作出了贡献，但未涉及临床表现的病理基础[7]。

在长期的临床实践中，人们觉察到，同样的病理变化可出现不同的临床表现，而同一个临床综合征也可表现为不同的病理形态。于是有人提出应用外科手术方法获取肾病患者的肾组织，Gwyn（1923）是第一位手术肾活检的实践者。不过当时接受肾活检者仅有少数属于内科非肿瘤性肾疾病，多数属于肾肿瘤和肾囊肿之类。Castleman和Smithwick（1943）在切除腹部交感神经节治疗高血压时进行了肾活检，提出了这时的肾小动脉硬化是高血压的结果而非发病原因的论断[8]。

此后，随着肾疾病临床和病理知识的积累，一些有影响的肾疾病病理相关专著相继问世，如Bell (1946)、McManus (1950)、Allen (1951)的著作。这些著作已逐渐按病变部位叙述疾病：肾小球疾病、肾小管疾病、肾间质疾病等。这种以主要病变部位作为肾疾病分类基础的方式使人乐于接受，并延用至今[9]。

利用穿刺针进行经皮肾活检在20世纪30年代以后逐渐开展。这一技术的开展使肾脏病学的发展向前迈进了一大步。早在1934年，Ball对体表可触及的肾肿瘤进行了经皮肾活检，证明了经皮穿刺肾活检是可行的。此后，Lindblom（1946）、Cazal (1949)和Perez-Ara（1950）用此法均获成功。对内科非肿瘤性肾疾病进行肾穿刺活检者，首推瑞典医生Alwall（1944）[10]。

1951年，丹麦医生Iversen和Brun较成功地对非肿瘤性肾疾病进行了肾穿刺活检。之后，Pardo（1953）、Parrish（1953）、Kark和Muehrcke（1954）等也均有报告，而且在穿刺方法上进行了改进。自20世纪60年代，免疫病理学和电镜技术逐渐

发展，并引入了肾活检病理检查，人们对肾疾病的病因和发病学的研究也有了长足的进步。在欧美国家，随着穿刺技术的逐渐成熟，并发症愈来愈少，适应证逐渐放宽，需要肾活检的病例由最初的50%，到19世纪60年代已上升至90%[11-21]。

在我国，赵魁丹等于1958年首次进行了肾穿刺活检[22]，原北京医学院第一附属医院内科也相继开展起来[23-24]。20世纪80年代以来，各地肾穿刺活检逐渐得以开展。据2015年的粗略统计，全国每年肾穿刺活检病例约为20 000例。

1961年春，CIBA基金会（CIBA Foundation）在英国伦敦举行了有关肾活检的研讨会，邀集了世界著名的肾疾病临床和病理学家29人，研讨了经皮肾穿刺活检的价值、前景和风险，总结了十多年来的经验和教训。至此，肾活检病理检查发展为一门科学，成为肾脏病学的重要组成部分，也构成了病理学中的一个重要分支，并为以后的肾活检病理诊断起到了指导作用[25]。

肾活检病理学的发展与各种病理学技术的发展密不可分。肾活检所获得的组织很少，而且需要进行光学显微镜（光镜）、免疫病理学检查和电子显微镜（电镜）下的超微结构等多种检查，因此，必须对以往适用于一般外科病理学的技术方法进行改进。光镜方面，Zenker-Formalin和乙醇混合而成的Bouin固定液最先被引入，取代一般的甲醛固定，使标本柔韧，有利于制成薄切片，但因影响某些染色效果，所以未被广泛采用。为更好地观察肾组织结构，提倡采用2~3 μm的薄切片，除常规的HE染色外，Masson染色（trichrome stain of Masson）、PAS染色（periodic acid-Schiff reaction）和六胺银染色（methenamine-silver stain）方法先后被引入肾活检病理领域。这样，通过光镜检查可以显示肾组织的各种细胞、基底膜、间质、血管、特殊蛋白的沉积和各种病变[26-29]。免疫病理学检查对肾疾病的病因诊断是必不可少的。早在1934年，Masugi通过兔抗鼠肾的抗血清制成了鼠新月体性肾小球肾炎的动物模型[30]，从而对20世纪初期出现的肾炎的免疫机制学说给予了很大支持。1950年，Coons和Kaplan用异硫氰酸荧光素标

记肺炎球菌抗体取得成功。尽管这种荧光素性能差，未能得以推广，但 Krakower 和 Greenspan 还是用该法通过更进一步实验，证实肾毒血清的抗原成分位于肾小球毛细血管基底膜。1958 年，Riggs 合成了性能较好的异硫氰酸荧光素，并经 Marshall 等进一步改进了标记方法，使免疫荧光法在肾活检病理检查中得以广泛应用[31]。免疫荧光法虽然简便易行，但需要新鲜组织和冰冻切片，肾组织的石蜡切片在制作过程中，一部分抗原遭到破坏，难于用免疫荧光法显示。近年来，随着免疫荧光标本保护液的应用，新鲜标本远程运送成为可能，而且抗原修复技术的应用使石蜡切片荧光检查成为可能。此外，抗原修复技术和酶标记技术也推动了免疫组织化学方法在肾活检病理检查中的应用。20 世纪 60 年代，抗体标记物的研究进展很快。20 世纪 70 年代初，Sternberger 用免疫结合法制备了辣根过氧化物酶和其抗体的可溶性复合物（PAP），开创了肾活检免疫病理学检查的新局面[32]，随后，抗生物素蛋白 - 生物素 - 过氧化物酶连接法（ABC 法）、链霉抗生物素蛋白 - 过氧化物酶连接法（SP 法）等相继问世，抗原修复方法也逐渐完善，使免疫组织化学方法在肾活检病理检查中的应用更加普遍[33]。电镜，特别是透射电镜的应用，使人们对肾疾病病理变化的观察深入到了亚细胞水平。虽然电镜出现于 20 世纪 30 年代，但由于寻找适当的固定剂、包埋剂、染色剂等，直到 20 世纪 50 年代才得以用于肾活检病理检查。四氧化锇（osmium tetraoxide）固定、甲基丙烯酸甲酯（methylmethacrylate）包埋最先被引入生物电镜标本的制作，随后戊二醛（glutaraldehyde）固定和四氧化锇后固定、环氧树脂（Epon）或其他塑料包埋剂的引入，玻璃刀和钻石刀的应用，使肾活检的电镜标本逐渐完美和实用。石蜡包埋块切取肾组织进行透射电镜检查虽然不能很好地显示细胞和组织的微细结构，但对于电子致密物和某些特殊物质的观察以及肾基底膜等固有结构的观察仍可进行，是电镜标本检查的一种补充[34-36]。

肾脏病学是一门非常活跃的学科，很多生物科学和医学的新成就均可很快在该学科得到应用。

如近年来兴起的免疫电镜技术、扫描电镜技术、激光共聚焦扫描技术、激光微切割技术等使在肾活检标本中进行的观察和研究更为方便和准确。此外，尚有多种现代生物学技术和医学技术（如基因芯片技术、基因组学技术等）正在肾活检病理检查中开展[37]。

参考文献

[1] 邹万忠. 肾活检病理诊断的特点. 中华病理学杂志, 2012, 41:73-75.

[2] Pirani C L. Renal biopsy: An historical perspective// Silva F G, D'Agati V D, Nadasdy T. Renal biopsy interpretation. New York: Churchill Livingstone,1997:1-19.

[3] 邹万忠, 王海燕. 进一步提高肾活检病理诊断的质量. 诊断学理论与实践, 2002, 1:8-9.

[4] 武内重五郎. 临床肾脏病学. 东京：南江堂, 1975:3-25.

[5] Volhard F, Fahr T. Die Brightische Nierenkrankheit. Berlin:Springer, 1914.

[6] Addis T. A clinical classification of Bright's disease. JAMA, 1925, 35: 163-175.

[7] Gwyn N B. Biopsies and the completion of certain surgical procedures. Can Med Assoc J, 1923, 13: 820-829.

[8] Castleman B, Smithwick R H. The relation of vascular disease to the hypertensive state: based on a study of renal biopsies from 100 hypertensive patients. JAMA, 1943, 121:1256-1263.

[9] Bell E T. Renal Diseases. 5th ed. Philadelphia:Lea & Febiger, 1946.

[10] McManus J F K. Medical Diseases of the Kidney. Philadelphia: Lea & Febiger, 1950.

[11] Allen A C. The Kidney:Medical and Surgical Diseases. Orlando:Grune & Stratton, 1951.

[12] Ball R P. Needle aspiration biopsy. J Tenn Med Assoc, 1934, 27: 203-208 .

[13] Lingblom K. Percutaneous puncture of renal cysts and tumors.Acta Radiol, 1946, 27: 66-69.

[14] Cazal P. La ponction-biopsie du foie. Paris:Vigot, 1949.

[15] Perez-Ara A. La biopsia punctural del rinon nomegalico. Bol Liga Cancer, 1950, 25:121-126.

[16] Alwall N. Aspiration biopsy of the kidney including a report of a case of amyloidosis diagnosed through as-

piration biopsy of the kidney in 1944 and investigated at an autopsy in 1950. Acta Med Scand, 1952(23), 143: 430-435.

[17] Inversen P, Brun C. Aspiration biopsy of the kidney. Am J Med, 1951(46), 11:324-327.

[18] Pardo V, Cardenas C F, Maso C. Biopsia renal par puncion; communicacion de 55 cases.Rev Clin Espan, 1953, 49: 379-383.

[19] Parrish A E, Howe J S. Needle biopsy as an aid in diagnosis of renal disease.L Lab Clin Med, 1953, 42:152-157.

[20] Kaek R M, Muehrvke R C, Pollak V E, et al. Biopsy of the kidney in prone position. Lancet, 1954, 1:1047-1052.

[21] Wolstenholme G E W, Cameron M P. CIBA Foundation Symposium on Renal Biopsy, Clinical and Pathlogical Significance. London: J and A Churchill, 1961.

[22] 赵魁丹，周惠英．肾脏穿刺活体组织检查初步报告．中华内科杂志，1958，6:694-697.

[23] 汤伯琴，刘平，唐子进，等．肾穿刺活体组织检查初步报告．北京医学院学报，1964，3:49-51.

[24] 谢竹藩，刘平，汤伯琴，等．肾穿刺活体组织检查．北京医学院学报，1964，3:103-106.

[25] Chrug J, Grishman E. Applications of thin sections to the problems of renal pathology. J Mt Sinai Hosp, 1957, 24:736-739.

[26] McManus J F K. The periodic acid routine applied to the kidney. Am J Pathol, 1948, 24:643-646.

[27] Jones D B. Glomerulonephritis. Am J Pathol, 1953, 29:33-38.

[28] Masugi M. Uber the experimentelle Glomerulonephritis durch das spezififiscne Antinierenserum Ein Beitrag zur Pathogenese der diffusen Glomerulonephritis. Beitr Pathol, 1934, 92:429.

[29] Krakower C A, Greenspan S A. Localization of the nephrotoxic antigen within the isolated renal glomerulus. Arch Pathol, 1951, 51: 629-635.

[30] Lerner R A, Glassock R J, Dixon F J. The role of antiblomerular basement membrane antibody in the pathogenesis of human glomerulonephritis. J Exp Med, 1967, 126: 989-1004.

[31] Coons A H, Kaplan M H. Localization of antigen in tissue cells. II.Improvement in a method for the detection of antigen by means of ‡uorescent antibody. J Exp Med, 1950, 91:1-9.

[32] Sternberger L A. The unlabeled antibody enzyme method of immunohistochemistry.J Histochem Cytochem, 1970, 18:315-320.

[33] 纪小龙，施作霖．诊断免疫组织化学．北京：军事医学科学出版社，1997.

[34] Pease D C. Histological Techniques for Electron Microscopy. 2nd ed. San Diego: Academic Press, 1969.

[35] Sabatini D D, Bensch K G, Barnett R J. Cytochemistry and electron microscopy. J Cell Biol, 1963, 17:19-25.

[36] Fernandez-Moran H. Application of a diamond knife for ultrathin sectioning to the study of the flne structure of biological tissue and metals.J Biophys Biochem Cytol, suppl, 1956, 2:29-36.

[37] 黎磊石，刘志红．肾活检诊断将进入分子水平．肾脏病与透析肾移植杂志，2003，12:101-104.

第二章 肾的胚胎发育、解剖和组织学

肾的主要功能包括尿的生成，排出代谢性废物和外源性毒物，调解和维持身体的水平衡、电解质平衡、酸碱平衡，并有产生肾素、促红细胞生成素等的内分泌功能。这些功能的执行与其组织结构密不可分，各种先天性发育异常和后天的肾疾病均可导致肾功能损伤，甚至衰竭。

第一节　肾的胚胎发育

肾来源于胚胎期的间介中胚层。在第7~14体节外侧的间介中胚层呈分节状，称为生肾节，第14~28体节外侧的间介中胚层不再分节，而成一条索状结构，称为生肾索。在发育过程中，经过前肾、中肾和后肾三个阶段，它们在时间和空间上相继发生，前肾和中肾先后退化，只有后肾发育成永久肾。在胚胎第4周初，胚体颈部第7~14对体节外侧的生肾节形成与胚体垂直而平行的数条上皮细胞索，即前肾小管，它们向尾侧延伸并互相连接，在胚体中轴两侧形成两条纵行管，称前肾管，而前肾小管则逐渐相继退化。中肾发生于胚胎第4周末，在胚体胸腹部第14~18体节外侧的生肾索，自头侧向尾侧陆续形成多数横行弯曲的、被覆单层立方上皮的小管，称中肾小管，每个体节相应位置为2~3条，两侧共80对。中肾小管内侧膨大并凹陷形成肾小囊样结构，其中有由背主动脉分支而来的毛细血管球，中肾小管外侧通入前肾管，这时的前肾管则称中肾管或Wolff管。中肾管向下注入泄殖腔（图2-1）。前肾和中肾虽然退化，胎儿体内已不存在，但在胚胎发育过程中起着重要的相互诱导、缺一不可的作用。用鸡胚做实验，若摘除前肾，则中肾和后肾不再形成；若只摘除前肾的尾侧端，其断端以上部分可分化出中肾结构，断端以下不

再有中肾和后肾形成。这便是先天性肾缺失的主要原因。

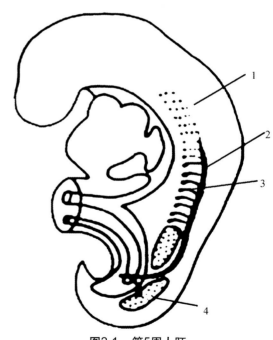

图2-1　第5周人胚

1.退化的前肾　2.中肾管　3.中肾小管　4.后肾

后肾发生于胚胎第11~12周，起源于生后肾组织和输尿管芽，两者均起源于中胚层。生后肾组织起源于生肾索的尾侧部分。输尿管芽发生在

中肾管尾端通入泄殖腔处，管壁向背侧突出一个盲管，便是输尿管芽。输尿管芽向背上方生长延长，其下端维持管状，将发育成输尿管，其上端为盲管，并向生后肾组织插入，进而扩张成囊状（原始肾盂）并侵入生后肾组织。继之，原始肾盂的头侧和尾侧分别生出分支，再于两者之间生出另外两条分支。此后，这些分支以一系列的两叉分生形式形成多级分支（14~18级），呈放射状伸入生后肾组织。原始肾盂和最初的3、5级分支将发育成肾盂、肾大盏和肾小盏。每个肾小盏再进行多级分支而形成集合管。所以，输尿管、肾盂、肾大盏、肾小盏和集合管均来自输尿管芽（图2-2、图2-3）。

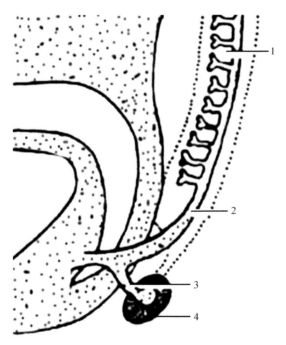

图2-2 第5周人胚

1.中肾 2.中肾管 3.输尿管芽 4.生后肾组织

当输尿管芽伸入生后肾组织后，生后肾组织分化为内外两层，外层将来演变成肾被膜和肾内结缔组织，内层则包绕在集合管盲端的周围，称为生后肾组织帽。生后肾组织帽将演变成肾小囊和除集合管以外的各级肾小管。生后肾组织帽原为实心的细胞团，中央逐渐出现小腔，形成肾泡，肾泡由圆形变为梨形，再经过伸长、弯曲而呈"S"形细管，细管的一端与集合管相连通，另一端则

发育为肾小囊，两端之间的部分经过伸长和弯曲，形成一条完整的肾小管（近肾小囊部分为近端小管，与集合管相连的部分为远端小管，二者之间的部分为髓袢）。组成肾小球的毛细血管球是由生后肾组织内的血管经过反复分支并插入肾小囊形成的。这样，肾小球和各段肾小管便组成了肾单位（图2-3、图2-4）。

早期的生后肾组织与输尿管芽、原始肾小管和肾间质混杂，不易区分（图2-5）。约第30周时，可见肾小球、肾小管和肾间质的雏形（图2-6）。

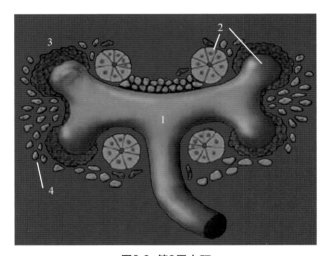

图2-3 第8周人胚

1.输尿管芽 2.肾盂肾盏分支 3.生后肾组织帽 4.肾被膜和肾内结缔组织

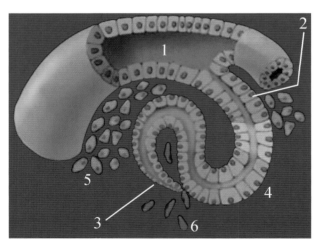

图2-4 肾单位的发生

1.输尿管芽和集合管 2.远端小管 3.近端小管 4.髓袢 5.将来的肾小球系膜组织 6.将来的肾小球内皮细胞

足月成熟胎儿的肾小球足细胞很多且肥大，毛细血管也欠成熟，随着年龄的增长，方可向成人肾过渡（图2-7）。

由于肾单位是伴随集合管的发育而陆续形成的，故早形成的肾单位在皮质深层，后形成者位于皮质浅层，而且，肾小球、近端小管和远端小管位于皮质迷路，髓襻则伸入髓放线和肾锥体。

输尿管芽与生后肾组织的发育也有相互诱导作用。将大鼠的生后肾组织与输尿管芽共同进行体外培养，各自沿胚胎发育演变；若两者分开培养，则均不发育[1-4]。

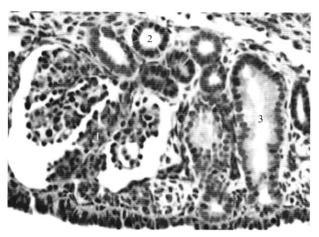

图2-6 肾的胚胎发育

1.肾小球 2.肾小管 3.集合管

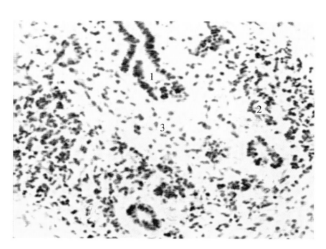

图2-5 肾的胚胎发育

1.输尿管芽 2.肾小管 3.肾间质

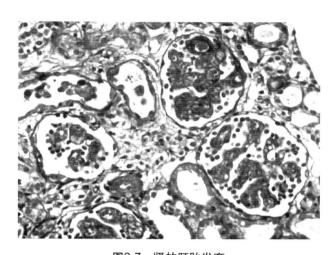

图2-7 肾的胚胎发育

胎儿的肾小球毛细血管腔开张不全，足细胞多而肿胀

第二节 肾的解剖学

肾为左右各一的成对器官，形似蚕豆。

肾位于腹腔的后上部，腹膜后，脊柱两侧，紧贴腹后壁。肾前面有腹膜遮盖，右肾上方有肝，所以其位置较左肾低0.5~1个椎体，左肾上极平第11胸椎，下极平第2腰椎，右肾上极平第12胸椎，下极平第3腰椎。左侧第12肋骨斜过左肾的后中部，右侧第12肋骨斜过右肾的后上部。左肾下极距髂嵴约6 cm，右肾下极距髂嵴约5.5 cm，一般女性较男性低（图2-8、图2-9）。两肾的长轴均向外下方倾斜，两肾的背部体表投影或触诊区约

为：两肾内缘距脊柱正中线旁开2.5 cm，外缘距脊柱正中线旁开7.5 cm，上极平第11胸椎，下极平第3腰椎（图2-10）。

肾的体积在每个人略有不同，左肾较细长，右肾较宽而短，平均长10~12 cm，宽5~6 cm，厚3~4 cm。重量为120~150 g。肾有上下两极、前后两面和内外两缘。上极宽而薄，下极窄而厚。外缘隆起，内缘凹陷，凹陷中央称肾门，是肾血管、淋巴管、输尿管和神经出入的部位，它们共同聚集于肾门处而形成肾蒂，右肾蒂较左肾蒂短。肾

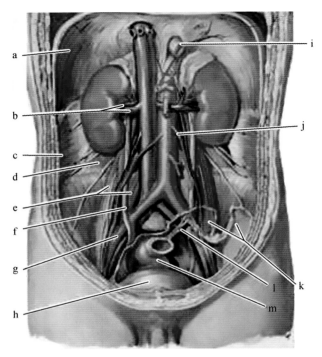

图2-8 肾的位置（前面观）

a.横膈 b.右肾动脉 c.腹横肌 d.腰方肌 e.腰大肌 f.右输尿管 g.右髂总动脉 h.膀胱 i.食管 j.腹主动脉 k.腹膜 l.乙状结肠系膜 m.直肠

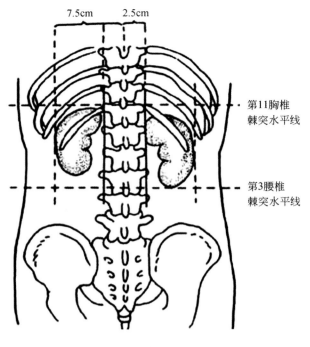

图2-10 肾的体表标志

第11胸椎棘突水平线

第3腰椎棘突水平线

7.5cm 2.5cm

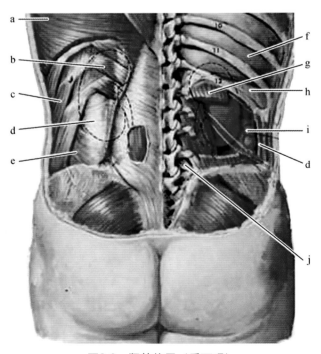

图2-9 肾的位置（后面观）

a.背阔肌 b.下后锯肌 c.腹外斜肌 d.腹横肌筋膜 e.腹内斜肌 f.胸膜 g.腰方肌 h.横膈 i.升结肠 j.腰大肌

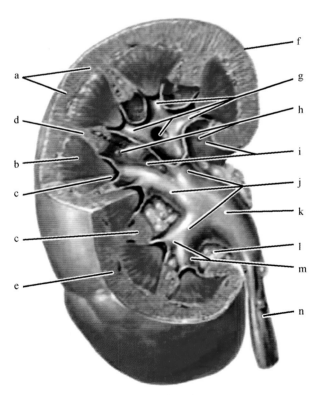

图2-11 肾的大体结构

a.皮质 b.髓质 c.肾乳头 d.肾柱 e.髓放线 f.肾纤维膜 g.肾小盏 h.肾血管 i.肾窦 j.肾大盏 k.肾盂 l.肾窦脂肪 m.肾小盏 n.输尿管

蒂中各结构的排列顺序是：由前向后依次为肾静脉、肾动脉和输尿管，由上向下依次为肾动脉、肾静脉和输尿管。肾门向肾内延续为肾窦，肾窦是肾实质围绕成的腔隙，窦内充以肾动脉和肾静脉的主要分支、淋巴管、神经、肾小盏、肾大盏、肾盂和肾盂周围的脂肪组织（图2-11）。在肾的额状切面上，可见肾实质分为肾皮质和肾髓质。皮质位于肾实质的表层，占肾实质的外1/3，由肾小球、近端小管和远端小管组成，肾小球呈红色的细小颗粒状，其深部邻近髓质部分称髓旁区。髓质位于肾实质的内层，占肾实质的内2/3，由髓袢和集合管组成，富含直小血管，呈暗红色，它们共同组成10~20个圆锥形的肾锥体。肾锥体的底端朝向肾皮质，尖端伸向肾小盏，称肾乳头。髓袢和集合管形成放射状的条纹，称髓放线。髓放线可伸入皮质，髓放线之间的皮质结构称皮质迷路。皮质成分伸入肾锥体之间，称为肾柱（图2-12）。

肾与周围器官的关系：左、右肾略有不同。肾的前面邻接腹腔器官：右肾的上2/3接触肝的右叶，下1/3接触结肠右曲，内缘接触十二指肠降部；左肾的上1/3接触胃，中1/3接触胰体和胰尾，下1/3接触空肠，外缘上半与脾相邻，下半与结肠左曲相邻，两肾上缘有肾上腺（图2-13）。肾的后面仅与肌腱膜、腰方肌、腰大肌和横膈相邻，所以肾穿刺术均自背部进针（图2-9、图2-14）。

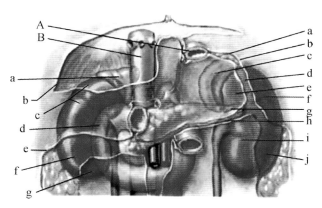

图2-13　肾的毗邻（前面观）

A.食管　B.下腔静脉

右肾：a.肾上腺　b.腹膜断端　c.肝区　d.十二指肠　e.腹膜断端 f.结肠区　g.小肠区

左肾：a.胃横膈系膜　b.胃脾系膜　c.肾上腺　d.脾肾韧带　e.胃区 f.脾区　g.胰腺　h.横结肠系膜　i.小肠区　j.降结肠区

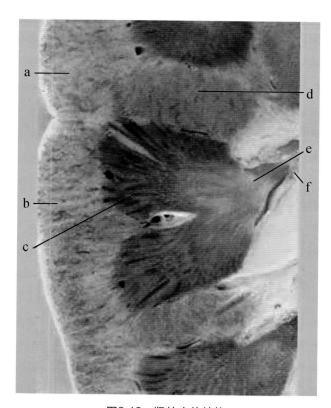

图2-12　肾的大体结构

a.肾皮质　b.髓放线　c.髓质　d.肾柱　e.肾乳头　f.肾小盏

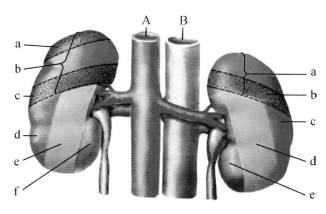

图2-14　肾的毗邻（后面观）

A.腹主动脉　B.下腔静脉

左肾：a.第11肋　b.横膈　c.第12肋　d.腹横肌腱　e.腰方肌 f.腰大肌

右肾：a.横膈　b.第12肋　c.腹横肌腱　d.腰方肌　e.腰大肌

肾的被膜：肾的外表面有三层结构被覆，组成肾被膜。肾被膜的最内层紧贴肾皮质，称为肾纤维膜，由丰富的胶原纤维、少量的弹力纤维和平滑肌组成，薄而坚韧。肾纤维膜与肾实质结合部有平滑肌和结缔组织构成的肌织膜，肌织膜不易剥离，经肾门伸入肾窦而被覆于肾窦壁。肾被膜的中间层即肾纤维膜的外面，为脂肪组织构成的肾脂肪囊，在肾门处进入肾窦而充填于肾窦内容物的间隙内。肾被膜的最外层，即肾的脂肪囊外面，是由肌腱和肌筋膜构成的肾筋膜。肾前筋膜较薄弱，与腹主动脉和下腔静脉周围的结缔组织及对侧的肾前筋膜相连续；肾后筋膜与腰大肌和腰方肌的筋膜相连。肾前筋膜和肾后筋膜在肾上腺上方融合并与膈下筋膜相连，所以肾可随呼吸上下移动，在下方则与腹膜外组织和髂筋膜连接（图2-15）。进行肾穿刺活检时，穿刺针头先停留在肾脂肪囊内，当患者憋住气时，再向肾实质快速插入，以免撕裂肾组织[5]。

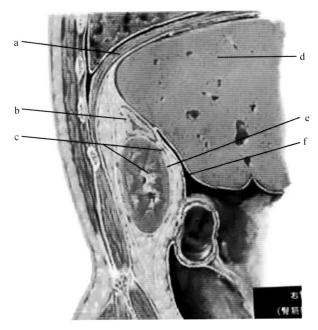

图2-15　肾的被膜

a.横膈　b.肾上腺　c.脂肪囊　d.肝　e.肾纤维膜　f.肾筋膜

第三节　肾的组织结构

肾的皮质和髓质含有大量肾单位和集合管，它们密集分布，构成肾实质的主要成分。在上述结构之间，含有少量结缔组织，称肾间质，其中有血管、淋巴管和神经穿行。

一、肾实质

（一）肾单位

每个肾约含有 50 万~150 万（平均 62 ± 25 万）个肾单位（nephron）[6]。肾单位是肾结构和功能的基本单位，由肾小球及其下属的近端小管、髓袢和远端小管组成（图2-16）。肾小球由毛细血管球和肾小囊构成，通过滤过形成原尿，肾小管是一条细长迂曲的上皮性小管，平均长 30~38 mm，通过重吸收和排泌功能而形成终尿。肾小球、近端小管和远端小管分布于皮质的皮质迷路和肾柱，髓袢和集合管分布于髓质和髓放线（图2-17、图2-18）。

根据分布和结构特点，有皮质肾单位 (cortical nephron) 和髓旁肾单位 (juxtamedullary nephron) 之分。皮质肾单位的肾小球位于皮质浅层，髓袢较短，肾小管周围毛细血管网丰富；髓旁肾单位的肾小球位于皮质深层，髓袢很长，可达肾乳头，肾小管周围仅有直小血管伴行，缺乏毛细血管网（图2-16），髓旁肾单位数量较少，仅占肾单位总数的 10%~20%。

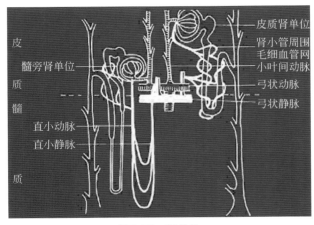

图2-16　肾单位

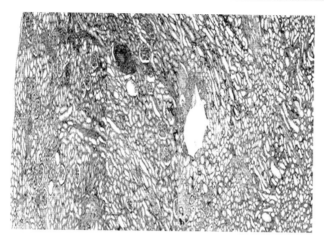

图2-17　肾皮质和肾髓质（PASM×100）

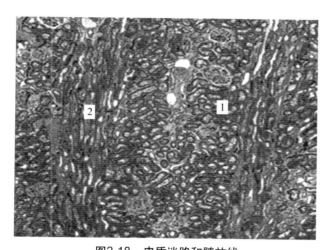

图2-18　皮质迷路和髓放线

1.皮质迷路　2.髓放线（Masson×200）

1. 肾小球（renal glomerulus）　由中央的毛细血管球和包绕于外面的肾小囊组成，直径为150~250 μm。入球小动脉经反复分支形成毛细血管球，再汇集成出球小动脉。小动脉出入的一侧称肾小球血管极；肾小囊与近端小管相通连，相连接处称肾小球尿极（图2-19）。

入球小动脉进入血管极后，即分为5~8支，以此为基础进而分成5~8团毛细血管小叶或毛细血管节段（segment）。毛细血管节段间基本无吻合支，独立行使功能，所以，当肾小球出现节段性病变时，其他毛细血管节段不受影响。之后，它们再依次汇合为出球小动脉并离开肾小球血管极（图2-20、图2-21）。肾小球毛细血管与其他部位的毛细血管相比，还有两个特点：①肾小球

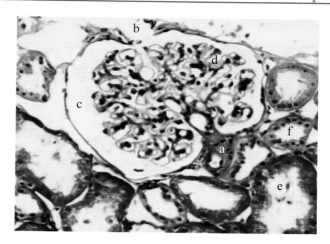

图2-19　肾小球（Masson ×200）

a.血管极　b.尿极　c.肾小囊　d.毛细血管袢　e.近端肾小管　f.远端肾小管

毛细血管由内向外的静水压较其他部位毛细血管的静水压高出2~3倍，这是由于入球小动脉与出球小动脉相比，前者短而粗，走行平直，后者长而细，走行屈曲，故两者的压力差较大。静水压大一方面有利于肾小球毛细血管的过滤和原尿形成，另一方面也容易使血流中的免疫复合物等大分子物质在毛细血管壁沉积而导致损伤（图2-20）。②肾小球毛细血管壁的结构较一般毛细血管复杂，由内皮细胞、基底膜和上皮细胞组成，而且每层结构也各具特点（图2-22~图2-26）。这种精细的结构保证了肾小球毛细血管过滤的精确性，但也使之容易受到损伤。

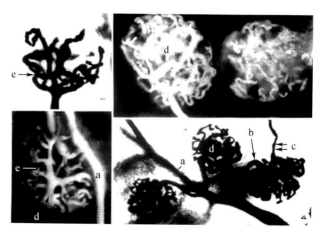

图2-20　肾小球（血管灌注）

a.小叶间动脉　b.入球小动脉　c.出球小动脉　d.毛细血管袢　e.毛细血管节段

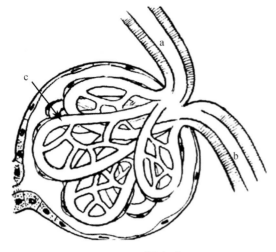

图2-21　肾小球

a.入球小动脉　b.出球小动脉　c.毛细血管节段

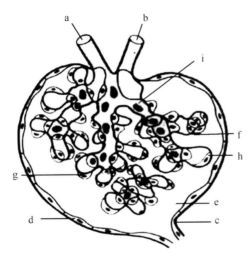

图2-22　肾小球

a.入球小动脉　b.出球小动脉　c.肾小囊基底膜　d.壁层上皮细胞
e.肾小囊腔　f.肾小球基底膜　g.脏层上皮细胞　h.内皮细胞　i.系膜

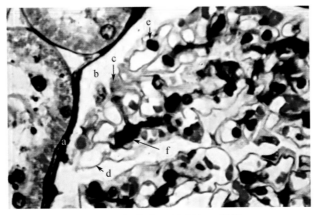

图2-23　肾小球（PASM ×800）

a.肾小囊基底膜　b.肾小囊腔　c.脏层上皮细胞　d.肾小球基底
膜　e.内皮细胞　f.系膜细胞

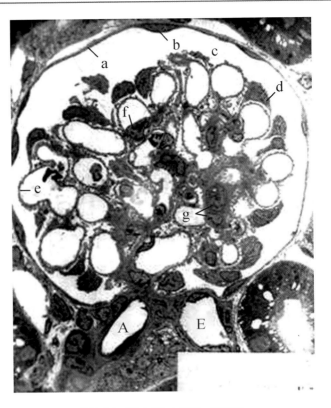

图2-24　肾小球（电镜×2000）

A.入球小动脉　E.出球小动脉
a.肾小囊基底膜　b.壁层上皮细胞
c.肾小囊腔　d.脏层上皮细胞
e.肾小球基底膜　f.内皮细胞　g.系膜细胞

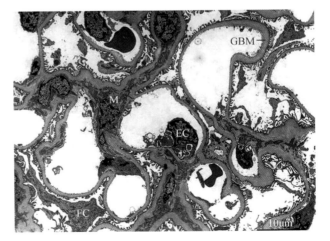

图2-25　肾小球（电镜×2700）

GBM，肾小球基底膜；EC，内皮细胞；M，系膜

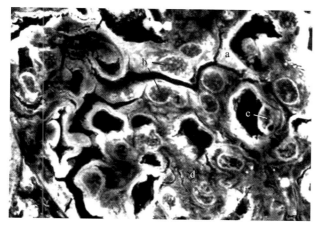

图2-26　肾小球（扫描电镜）

a.肾小球基底膜　b.脏层上皮细胞　c.内皮细胞　d.系膜细胞

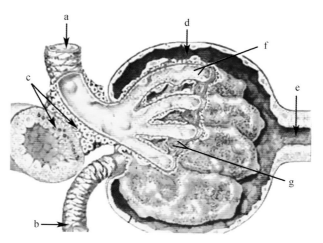

图2-28　肾小球

a.入球小动脉　b.出球小动脉　c.肾小球旁器　d.肾小囊腔　e.近端肾小管　f.肾小球毛细血管　g.系膜

肾小球毛细血管内皮细胞（endothelial cell）：内皮细胞呈扁平多边形，细胞核位于毛细血管的系膜侧，与系膜细胞相邻。光镜下为深染的小圆形，细胞质较少，环绕于毛细血管基底膜内侧，含有少数线粒体、高尔基复合体、内质网、溶酶体及吞噬泡等。此外，肾小球毛细血管内皮细胞属有孔型内皮细胞，胞体有大量环形小孔，直径为70~100 nm，称为窗孔（fenestrations）。窗孔与基底膜之间有一薄层带负电荷的唾液酸糖蛋白，可吸附细菌，并阻止大分子物质通过（图2-27~图2-29）。内皮细胞尚有 von Willebrand 因子、血栓素（thromboxane），可合成一氧化氮（nitric oxide, NO）、内皮素（endothelin-1）、血管内皮生长因子（vascular endothelial growth factor, VEGF）等[7]。

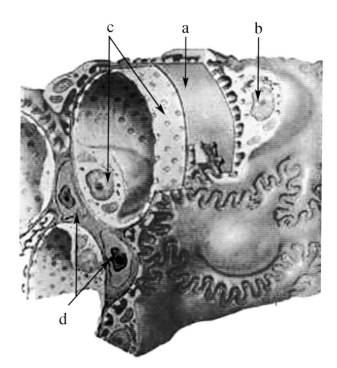

图2-29　肾小球

a.肾小球基底膜　b.脏层上皮细胞　c.内皮细胞　d.系膜

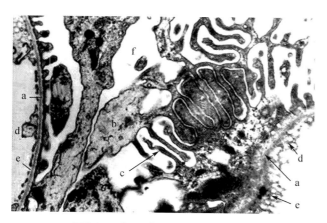

图2-27　肾小球（电镜×14 000）

a.肾小球基底膜　b.脏层上皮细胞　c.足突　d.内皮细胞　e.窗孔　f.肾小囊腔

肾小球基底膜（glomerular basement membrane, GBM）：位于内皮细胞和上皮细胞之间，为一层半透膜，由于富含糖蛋白，用 PAS 和 PASM 等特殊染色方法，光镜下可清楚地显示出来。成人 GBM 厚为310~350 nm，国人平均为363.6 nm，男性为384.0 nm，女性为335.0 nm[8]，儿童约为110nm。

电镜观察可见 GBM 分为三层：内疏松层 (lamina rara interna)，厚约 80 nm；中间的致密层 (lamina densa)，厚约 120 nm；外疏松层（lamina rara externa）厚约 100 nm。GBM 以 Ⅳ 型胶原和糖蛋白为主，与系膜基质相同，所以，GBM 在肾小球系膜侧与系膜基质融合而消失（图2-23~图2-30），GBM 的 Ⅳ 型胶原由 α_1~α_6 六条链相绞而成[9]。

肾小球毛细血管上皮细胞（epithelial cell）：又称肾小囊脏层上皮细胞，贴伏于 GBM 的外侧及系膜区的周围。光镜下上皮细胞核较内皮细胞核大，染色质细腻，染色较浅。电镜下可见发育完好的高尔基复合体、微管和微丝，多数线粒体，易见溶酶体。胞体有多数伪足状突起，故又称足细胞（podocyte）。先从胞体伸出几个大的突起，再依次分出次级突起，有的可分出三级突起，末级突起的末端膨大如足，称足突（foot processes），足突相互形成指状镶嵌的交叉状与 GBM 相接触（图2-27~图2-29、图2-31）。足突之间的裂隙称足细胞下间隙（subpodocyte space, SPS）或裂孔（slit pore），宽约 40 nm，构成肾小囊的一部分[10]。裂孔接近 GBM 处尚有一层薄膜，称为裂孔隔膜（slit diaphragm），厚度为 4~6 nm（图2-30），裂孔隔膜并非一层完整的膜，而是呈拉链状（zipper like structure），很多平行的条状结构与两端的足突相连，宽 7 nm，间距 4 nm，条状结构的中心有一条直径 12 nm 的实性加强区，所以，两条之间的有效滤过面积应为 4 nm×28 nm（图2-32、图2-33）[11-12]。近年来，发现裂孔隔膜具有 podocin、nephrin、CD2AP 和细胞骨架相关蛋白 α-actinin-4 等多种抗原。此外，足细胞、足突和裂孔隔膜表面均有一层带负电荷的唾液酸糖蛋白，厚度为 20~60 nm。足细胞表面具有 C3b 受体和 Heymann 抗原，胞质具有 synaptopodin、podocalyxin 等抗原，胞核表达 WT1 蛋白[6,13]。

肾小球滤过膜或滤过屏障（filtrated barrier）：原尿的形成必须通过肾小球的内皮细胞、基底膜和足细胞，这三层结构称为肾小球滤过膜或滤过屏障（图2-34）。正常情况下，分子量 7 万以下的物质可通过滤过膜，如葡萄糖、多肽、尿素、电解质、水

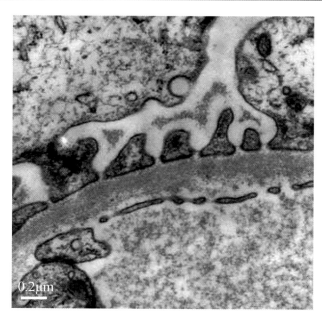

图2-30 肾小球，足细胞足突间的裂孔隔膜，GBM 的外疏松层、致密层和内疏松层（电镜×40 000）

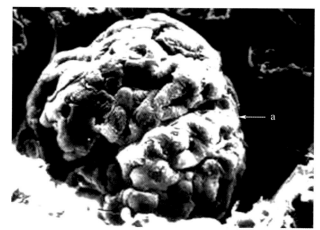
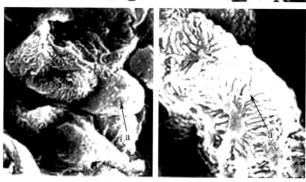

图2-31 肾小球（扫描电镜）

a.足细胞

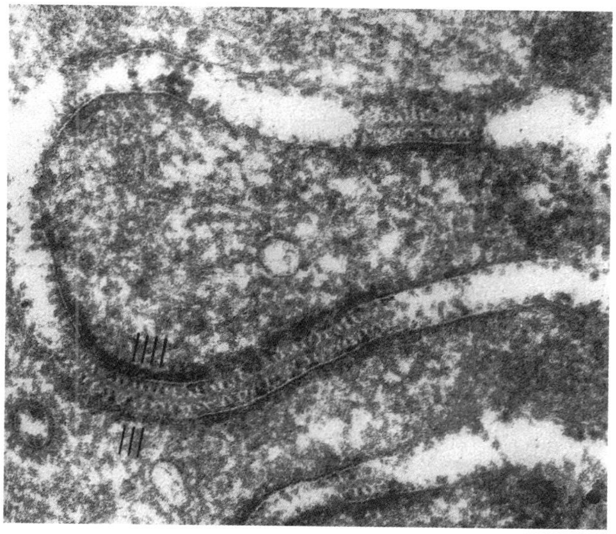

图2-32　肾小球，足细胞裂孔隔膜（电镜×153 000）

引自参考文献[12]

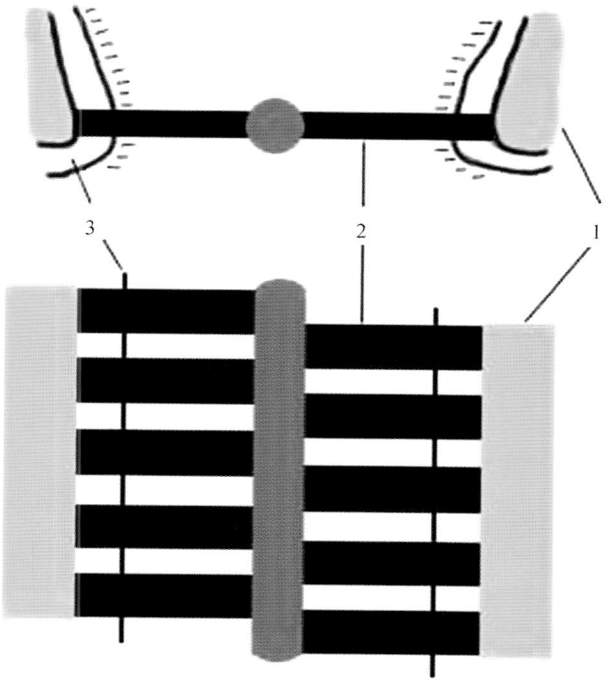

图2-33　肾小球

1.足细胞足突　2.裂孔隔膜　3.足细胞膜表面带负电荷的糖蛋白，引自参考文献[12]

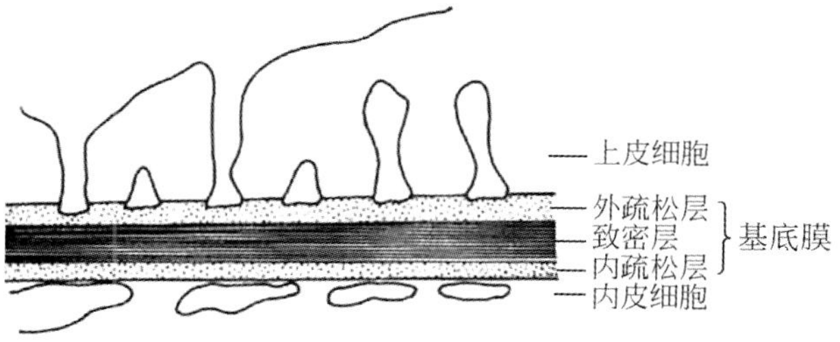

图2-34　肾小球滤过屏障

等，大分子量的物质则不能通过或选择性通过，取决于其所携电荷、分子形状等。滤过膜的完整性和功能状态直接关系到正常尿的生成[14]。

肾小球电荷屏障（electrostatic barrier）：肾小球的内皮细胞和足细胞表面均被覆着 20~60 nm 的糖蛋白层，基底膜也富含糖蛋白，糖蛋白可携带双向电荷，等电点为 4.7，而人的体液 pH 为 7.6，因此，肾小球滤过屏障必然携带负电荷，称为电荷屏障（图 2-35）。滤过屏障可选择性地滤出小分子物质。正常状态下，血浆白蛋白也带负电荷，除滤过屏障将其阻拦外，电荷屏障无疑也构成了一道电荷阻拦。当其负电荷减少时，即使滤过屏障结构完整，也会出现蛋白尿。胶状铁是带双相电荷的物质，与蛋白质相似，将其调成不同的等电点时，注射于动物，等于调整电荷屏障的负电荷，结果显示胶状铁等电点越高，相当于电荷屏障的负电荷越少，则滤出率越高（图 2-36、图 2-37）[15-16]。

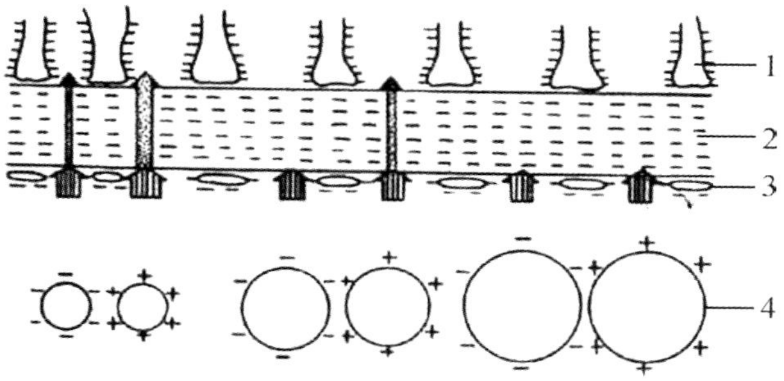

图2-35　肾小球电荷屏障

1.上皮细胞　2.基底膜　3.内皮细胞　4.被滤过物质

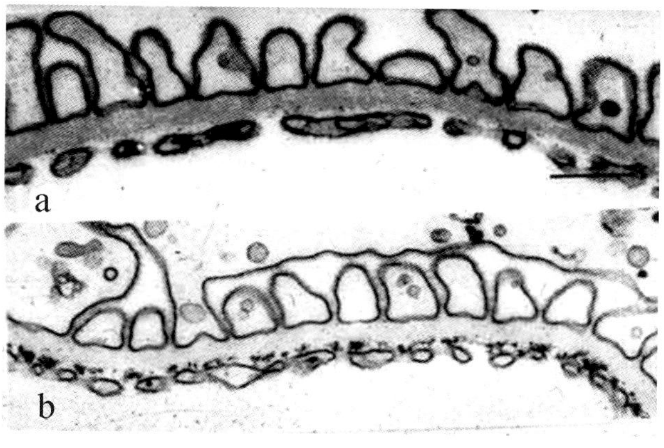

图2-36　肾小球电荷屏障（胶状铁实验）

等电点：a. 4.6　b. 7.6

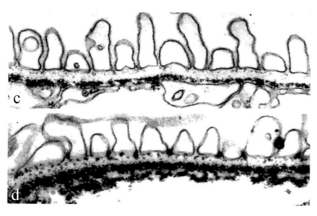

图2-37　肾小球电荷屏障（胶状铁实验）

等电点：c. 8.6　d. 9.0

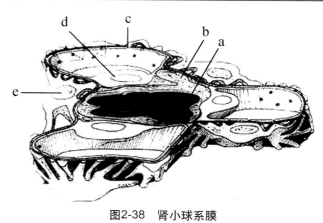

图2-38　肾小球系膜

a.系膜细胞　b.系膜基质　c.GBM　d.内皮细胞　e.脏层上皮细胞

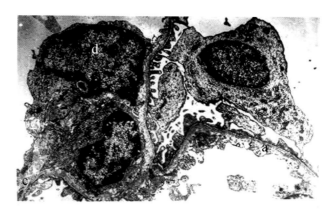

图2-39　肾小球系膜（电镜×8000）

a.GBM　b.系膜细胞　c.副系膜　d.内皮细胞

肾小球系膜（mesangium）：肾小球系膜位于肾小球毛细血管之间，从肾小球血管极处广泛地联系着每根毛细血管，将毛细血管球悬吊在血管极处。系膜与足细胞交接处称副系膜区（paramesangium）（图2-38、图2-39）。系膜由系膜细胞和系膜基质构成。系膜基质是系膜细胞合成的细胞外基质。系膜细胞胞核小而圆，染色深，位于毛细血管之间（图2-23、图2-24）。电镜下系膜细胞呈星形，表面有多数突起，长者可伸入内皮下，甚至毛细血管腔，发挥清除和吞噬的功能，胞核呈圆形或卵圆形，生长活跃时呈不规则形，胞质内有发育完好的高尔基复合体、内质网和核糖体，较多的微管和微丝，易见吞噬泡和溶酶体。有时系膜区尚可见一些临时停留的浸润的白细胞、单核巨噬细胞和来自骨髓的原始细胞等。系膜区在肾小球内所占面积因生理和病理情况不同而有变异，婴幼儿系膜区占肾小球切面的6.2%，中老年人系膜区所占比例可达10.4%。病理状态下增宽更明显，2~3 μm的标准切片中，一个系膜区的系膜细胞不超过3个。系膜细胞来源于生后肾组织的原始间充质细胞，但也有人认为来自内皮细胞、血管周细胞、成纤维细胞、单核巨噬细胞乃至血管平滑肌细胞等。肾小球系膜有多种生理功能和病理意义：①支持和保护肾小球毛细血管袢。②吞噬和清除功能。一直认为系膜细胞属于单核巨噬细胞系统，后来对系膜细胞的吞噬和清除功能出现了争论，但来自骨髓的单核巨噬细胞则肯定具有这一功能。系膜基质有间隙，形成

系膜的微管系统，所以，一些不能或不易通过滤过屏障的大分子物质以及沉积于毛细血管壁的免疫复合物等特殊物质均可通过吞噬、转运或通过系膜微管通道系统（mesangial channel）进入淋巴管、血管，或通过血管极进入肾小管。③系膜细胞具有肌动球蛋白形成的原纤维，具有血管紧张素受体，可以收缩，对前列腺素 E_2 也较敏感，可以舒张，这样既可调节肾小球的血流状态，也可改变系膜微管通道，从而影响大分子物质的转运。④系膜细胞通过产生系膜基质或基膜样物质，参与GBM的更新。⑤具有一定的分泌肾素的内分泌功能。⑥系膜细胞可产生多种细胞因子（IL-1、IL-6、IL-8、EGF、PDGF、IGF、TGF-β、CSF、FGF、TNF、ET等）和生物活性酯（PGE_2、PGI_2、TXA_2、PGF_2、PAF等），对肾小球炎症的发生和发展以及系膜增生均有重要作用。⑦系膜

细胞具有一些特殊抗原,如免疫相关抗原(immune associated antigen,Ia)、胸腺细胞表面抗原(Thy 1 antigen)以及一些蛋白受体,如IgA受体等[16-18]。

系膜、内皮细胞、基底膜和足细胞的关系:GBM并非完整地包绕毛细血管腔,仅包绕着系膜侧以外的三面,将内皮细胞和系膜与足细胞分隔,在系膜区,基底膜与系膜基质相融合,因此,内皮细胞与系膜细胞间无基底膜分隔,所以,系膜细胞可以取代内皮细胞,并可伸入毛细血管腔或长入毛细血管壁,有利于吞噬和清除有害物质和大分子物质(图2-38、图2-40)。光镜下,不能精确区分三种细胞,只能用特殊染色方法(PAS、PASM、Masson法)将基底膜显示出来,根据细胞的位置区分细胞的种类(图2-23、图2-24)[16]。

肾小囊(renal capsule):又称鲍曼囊(Bowman's capsule),为近端小管的盲端扩大并内陷构成的球状囊。外层与近端小管管壁相延续,在肾小球尿极处相移行,称为肾小囊的壁层。由基底膜和壁层上皮细胞组成,基底膜厚约150 nm,壁层上皮细胞呈扁平状,除具有一般的细胞器外,有较多的微丝结构。肾小囊壁层上皮细胞在肾小球血管极处移行为脏层上皮细胞或足细胞,肾小囊基底膜与入球小动脉基底膜也在血管极处合并形成GBM,壁层上皮细胞与足细胞间的腔隙称肾小囊腔(图2-19、图2-24)。

肾小球内的固有细胞包括肾小球内皮细胞、系膜细胞和足细胞,在2~3 μm的切片中,一个正切的肾小球,固有细胞有60±10个,多于此标准属于细胞增生。

肾小球旁器(juxtaglomerular apparatus, JGA):又称肾小球旁复合体(juxtaglomerular complex),位于入球小动脉、出球小动脉和远端小管之间的锥形区域,由球旁细胞、球外系膜细胞、极周细胞和致密斑组成(图2-19、图2-28、图2-41)。

(1)球旁细胞(juxtaglomerular cell, JGC):入球小动脉和出球小动脉平滑肌细胞在血管极处衍化为上皮样细胞,细胞体积较大,立方形或多边形,着色浅淡,可见有膜的内分泌颗粒分布于细胞质内,直径约5 nm,多数为电子密度中等的致密物质,少数有结晶状结构(图2-42)。用免疫病理学方法证实这些内分泌颗粒含有肾素(图2-43)。

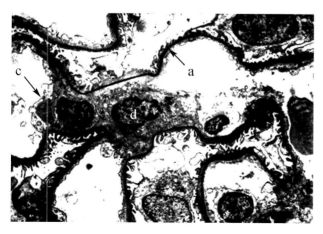

图2-40　上皮细胞、内皮细胞和系膜细胞的关系

a.GBM　b.脏层上皮细胞　c.内皮细胞　d.系膜细胞

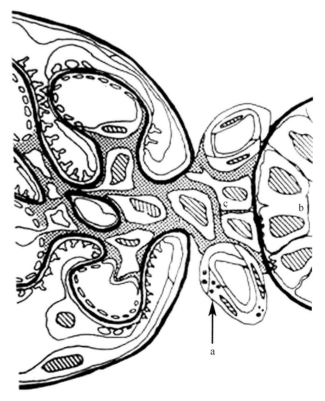

图2-41　肾小球旁器

a.入球小动脉壁的球旁器细胞　b.远端小管的致密斑　c.球外系膜细胞

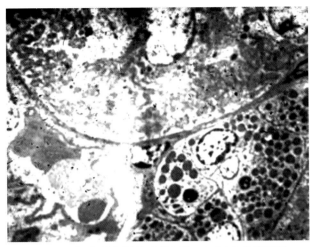

图2-42　肾小球旁器的球旁细胞，可见内分泌颗粒
（电镜×5000）

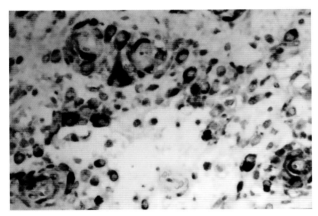

图2-43　肾小球旁器的球旁细胞，肾素阳性
（免疫组化×800）

（2）球外系膜细胞（extraglomerular mesangial cell）：又称 Lacis 细胞、Polkissen 细胞、极垫细胞或 Goodmaghtigh 细胞，为位于入球小动脉、出球小动脉和致密斑之间的一群细胞，与肾小球内的系膜细胞相连，细胞核呈卵圆形，细胞质浅淡，细胞器少，细胞表面有突起，细胞间有与致密斑基底膜相连的基膜样物质包绕，它们也可分泌肾素。

（3）极周细胞（peripolar cell）：位于肾小囊壁层上皮细胞和足细胞移行处，因其环绕肾小球血管极而得名。极周细胞也有多数球形内分泌颗粒，可能分泌一种促肾小管上皮细胞吸收钠离子的物质，通过肾小囊进入肾小管。

（4）致密斑（macula densa, MD）：远端小管接近肾小球血管极时，紧靠肾小球一侧的上皮细胞变得窄而高，形成一个椭圆形的隆起，称为致密斑，

直径为 40~70 μm。细胞表面被覆一层黏蛋白，并有微绒毛和不规则的皱襞，相邻细胞近腔面有紧密连接，侧面为指状相嵌连接，基部有短皱褶，圆形细胞核，胞质内有高尔基复合体，较多的线粒体、内质网和多聚核糖体，细胞顶部胞膜内陷形成小泡。致密斑与球外系膜细胞和出、入球小动脉有广泛接触，致密斑细胞之间的间隙可随肾的功能状态而膨胀或缩窄。

球旁细胞和球外系膜细胞均可分泌肾素，部分肾素穿过小动脉内皮细胞直接入血，部分肾素经肾间质和毛细血管入血。肾素分泌调节的机制有多种学说，致密斑与入球小动脉的接触面积是其关键所在。一方面远端小管的致密斑对尿内钠离子浓度较敏感，钠离子浓度降低，致密斑细胞缩小，致密斑与入球小动脉接触面积减少，导致球旁细胞肾素分泌增加；另一方面，当肾小球缺血，入球小动脉容积减少，也可使致密斑与入球小动脉接触面积减少，肾素分泌增加。球旁细胞起源于平滑肌细胞，仍保留其某些特点，细胞内钙离子增多时，不但使平滑肌收缩，而且肾素分泌增加。此外，交感神经和某些体液因子对肾素分泌也有影响[5,19]。

2. 肾小管（renal tubule）　肾小管是肾单位的另一组成部分，是肾实质的主要成分。起始于肾小球的尿极，原尿经肾小囊的尿极流入肾小管，经各段肾小管的重吸收和排泄作用，流入集合管、乳头管，至肾小盏形成终尿（图2-44）。

近端小管（proximal tubule）：是重吸收作用的主要部位，直径 50~60 μm，长约 14 mm，管壁由基底膜和内侧的立方上皮组成。近端小管的前段为曲部，盘曲在肾小球周围，此段较长，构成皮质迷路的大部分，当它伸至皮质髓放线时，即为

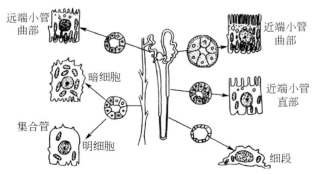

图2-44　肾小管

直部，小管变直。近端小管曲部又称近曲小管，光镜下可见管径较粗，上皮细胞呈立方形，胞质嗜酸性，管腔小而不规则（图 2-45）。电镜下可见位于基底部的细胞核；胞质内有丰富而成熟的细胞器：大量的线粒体，粗面和滑面内质网，高尔基复合体，核糖体，散在分布的溶酶体、吞噬泡、微体、微管、微丝等；细胞的腔面有多数细长的微绒毛，形成光镜下的细胞腔面的刷状缘，致使近曲小管的腔面吸收面积大大增加；在细胞的基底部，细胞膜内陷形成许多基底褶，线粒体垂直于基底膜分布于基底褶内，使转送吸收物质的面积大大增加；细胞的侧面有许多侧突，与相邻细胞的侧突形成指状交叉（图 2-46～图 2-49）。近端小管直部构成髓袢降支的上段，上皮细胞的特点与曲部相似，只是微绒毛较短，侧突和基底褶较矮且少，线粒体较少。近端小管上皮细胞显示 CK8、CK18 和 cadherin 6 阳性，而 CK7 和 34β E12 阴性[20]。

髓袢的降支和升支：又称肾小管的细段，是连接近端小管和远端小管的细直管，其长度依肾单位的类型而异。皮质肾单位的细段很短，髓旁肾单位的细段较长，可达 10 mm 以上，呈袢状，降支起始于皮髓质交界处，直达髓质深层或肾乳头，于不同深度作袢状反折成为升支细部。细段的管径仅约 15 μm，管壁薄，由基底膜和扁平的上皮细胞组成，细胞的结构也较简单，腔面的微绒毛和底部的基底皱褶均已消失，细胞器也不发达，光镜下甚至与小血管的内皮细胞不易区别（图 2-50～图 2-52）[21]。

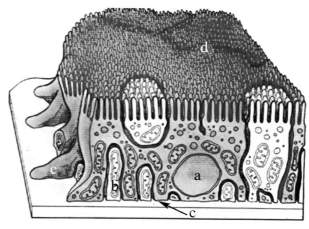

图2-46　近端小管

a.细胞核　b.线粒体　c.基底皱褶　d.腔面微绒毛　e.侧突

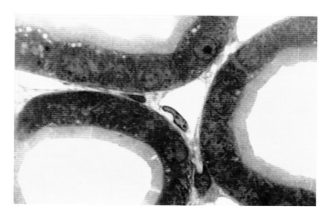

图2-47　近端小管（甲苯胺蓝×800）

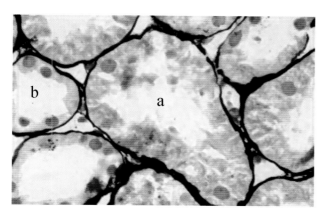

图2-45　肾皮质的肾小管（PASM×400）

a.近端小管　b.远端小管

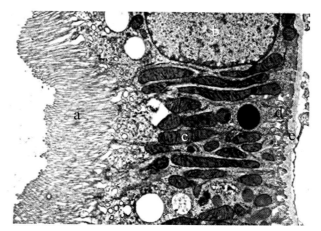

图2-48　近端小管（电镜×8000）

a.腔面微绒毛　b.细胞核　c.线粒体　d.基底皱褶　e.基底膜

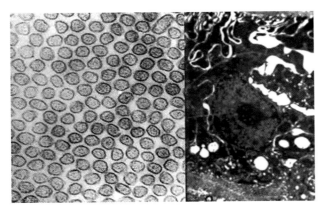

图2-49 近端小管。左：腔面微绒毛横断面；右：基底皱褶（电镜×10 000）

远端小管：分为直部和曲部。远端小管直部与髓袢升支相连，长约9 mm，直径约35 μm，穿行于髓放线，进而迂曲于皮质迷路，衍变为远端小管曲部。曲部长约5 mm，直径为20~50 μm。远端小管由基底膜和立方上皮细胞组成，与近端小管相比，细胞器较少，腔面的微绒毛和底部的基底皱褶均较少。位于肾小球血管极附近的远端小管曲部形成致密斑，已如前述（图2-45、图2-53、图2-54）。

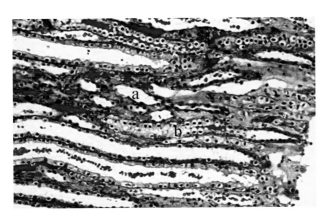

图2-50 肾髓质（Masson×100）

a.髓袢　b.集合管

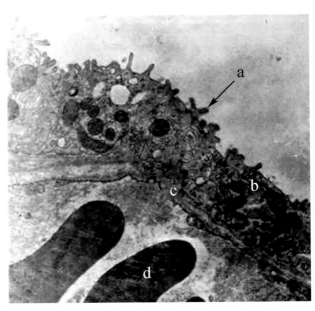

图2-52 髓袢（电镜×8000）

a.腔面绒毛样突起　b.线粒体　c.基底膜　d.间质毛细血管内的红细胞

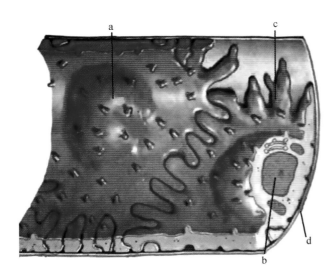

图2-51 髓袢

a.腔面少数绒毛样突起　b.细胞核　c.侧突　d.基底膜

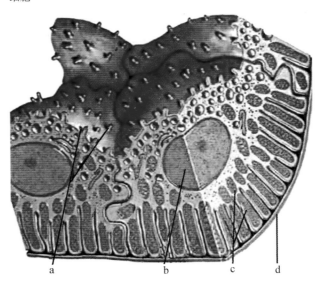

图2-53 远端小管

a.腔面微绒毛　b.细胞核　c.线粒体　d.基底膜

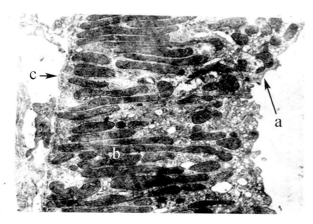

图2-54　远端小管（电镜×8000）

a.腔面微绒毛　b.线粒体　c.基底膜

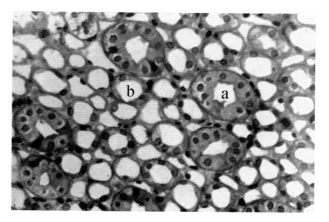

图2-55　肾髓质（甲苯胺蓝×200）

a.集合管　b.髓袢

（二）集合管

位于髓放线，长20~22 mm，皮质肾单位的远端小管各自注入集合管，髓旁肾单位则数个共同合并注入。集合管最终注入较粗的乳头管。起始部分为立方上皮细胞，接近乳头管时，逐渐衍变为柱状细胞。集合管的上皮细胞由明细胞和暗细胞组成。明细胞遍布集合管全长，是主要细胞，细胞器较少，有短短的微绒毛和少数小型基底皱褶；暗细胞线粒体很多，微绒毛和基底皱褶也较发达（图2-55~图2-57）[16]。

二、肾间质

肾单位和集合管之间有肾间质（renal interstitium）充填。肾皮质的肾间质很少，肾髓质中相对较多。肾间质由细胞、纤维和基质组成。肾间质的细胞有：①成纤维细胞，数量较多，胞体呈梭形，具有产生纤维和细胞外基的功能，与肾间质纤维化有密切关系；②巨噬细胞，呈圆形或卵圆形，具有吞噬和清除功能；③载脂细胞（lipid-laden cell），主要位于肾髓质，胞体呈略长的不规则星芒状，胞质内可见丰富的粗面内质网和脂质小滴，可产生前列腺素、纤维和基质、髓质血管降压物质，具有收缩功能和吞噬功能等；④血管周细胞（pericyte），呈短梭形，可产生纤维和基质。肾间质的纤维成分主要有胶原纤维和网状纤维。肾间质的基质主要有黏多糖和间质液[5]。

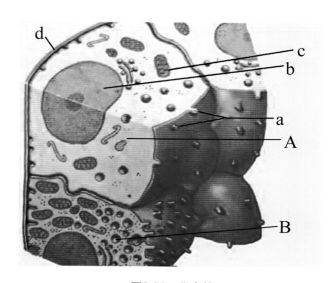

图2-56　集合管

A.明细胞　B.暗细胞

a.腔面绒毛样突起　b.细胞核　c.线粒体　d.基底膜

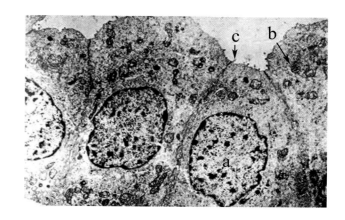

图2-57　集合管（电镜×8000）

a.细胞核　b.线粒体　c.腔面绒毛样突起

三、肾盏、肾盂和输尿管

它们是排尿的管道。肾盏由尿路上皮（2~3层细胞）和固有膜构成，肾盂由尿路上皮（3~4层细胞）和平滑肌（内纵行和外环行两层）以及结缔组织构成的外膜组成，输尿管自内向外由尿路上皮（5~6层细胞）、平滑肌（分为内纵行、中环行和外纵行三层）和结缔组织组构成。尿路上皮（urothelial epithelium）也称为移行上皮（transitional epithelium）。

四、肾血管

肾动脉起自第1腰椎水平的腹主动脉两侧，进入肾门前分为前、后两个主干，进入肾门后依次分为5支肾段动脉，走行于肾窦内，再分支形成叶间动脉，走行于肾锥体之间。在皮髓质交界处形成弓状动脉，再向皮质表面垂直发出小叶间动脉。入球小动脉来自小叶间动脉，并进入肾小球血管极而形成肾小球的毛细血管球；出球小动

脉在皮质肾单位形成肾小管周围毛细血管网，在髓旁肾单位形成与髓袢平行的直小动脉。肾小管周围毛细血管网合成小叶间静脉，进而形成弓状静脉、叶间静脉、肾段静脉和肾静脉，出肾门汇入下腔静脉。静脉系统与动脉系统相伴行。髓质的直小动脉呈袢状转换为直小静脉而进入弓状静脉（图2-58~图2-63）[5]。

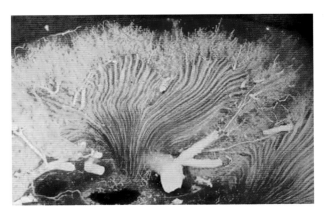

图2-59 肾的血管分布（血管灌注标本）

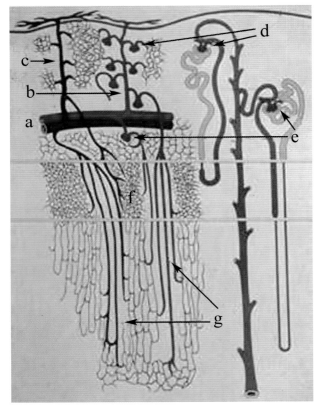

图2-60 肾的血管分布

a.弓状动、静脉 b.小叶间动脉 c.小叶间静脉 d.皮质肾单位
e.髓旁肾单位 f.肾小管周围毛细血管网 g.直小动、静脉

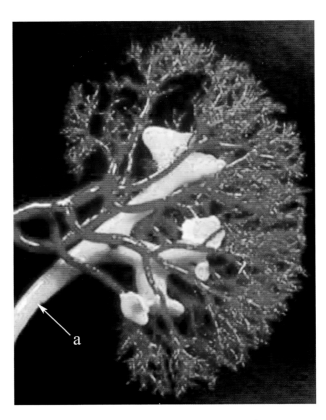

图2-58 肾的血管分布（血管灌注标本）

a.肾盂和输尿管

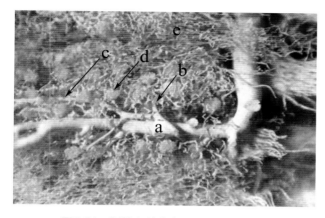

图2-61　肾的血管分布（血管灌注标本）

a.弓状动脉　b.小叶间动脉　c.入球小动脉　d.肾小球　e.毛细血管网

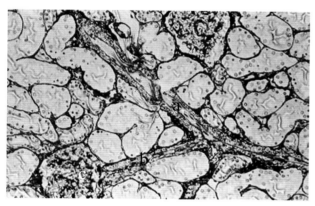

图2-62　肾的血管分布（PASM×100）

a.小叶间动脉　b.入球小动脉　c.肾小球

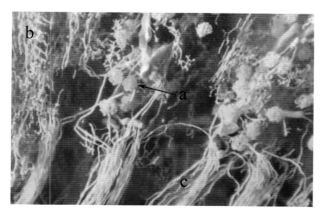

图2-63　肾的血管分布（血管灌注标本）

上：皮质肾单位　下：髓旁肾单位

a.肾小球　b.毛细血管网　c.直小动、静脉

五、肾淋巴管

肾淋巴管有深、浅两组。深组位于肾实质，分布于肾单位周围，但肾小球内无淋巴管，最后伴随肾血管出肾门，注入腹主动脉和下腔静脉周围的腰淋巴结。浅组位于肾纤维膜下，收受肾皮质浅层的淋巴液，与深组和肾周脂肪囊的淋巴管有交通支，在肾门处与深组淋巴管会合[5]。

六、肾神经

肾受自主神经支配，交感神经来自肾丛和腹腔丛，副交感神经来自迷走神经。主要分布于肾血管周围，调节血管的舒缩功能[5]。

参考文献

[1] Clapp W L, Abrahamson D R. Development and gross anatomy of the kidney//Tisner C C, Brenner B M. Renal Patholory: With Clinical and Functional Correlations, 2nd ed. Philadelphia: JB Lippincott, 1994: 1-57.

[2] 梅芳，唐军民. 肾的胚胎发育和正常结构 // 夏同礼. 现代泌尿病理学. 北京：人民卫生出版社，2002: 3-46.

[3] Ronald W D, James D F. Embryology. 2nd ed. Maryland: Willians & Wilkins, 1998: 163-170.

[4] 朱启定. 泌尿系统和生殖系统的发生 // 成令忠. 组织学与胚胎学. 4 版. 北京：人民卫生出版社，1996: 291-293.

[5] Tisher C C, Madsen K M. Anatomy of the kidney// Brenner BM. The kidney. 7th ed. New York: W. B. Saunders, 2003: 3-67.

[6] Hoy W E, Hughson M D, Bertram J F, et al. Nephron number, hypertension, renal disease, and renal failure. J Am Soc Nephrol, 2005, 16: 2557-2564.

[7] Ballerman B J. Glomerular endothelial cell differentiation. Kidney Int, 2005, 67: 1668-1671.

[8] 刘林昌，章友康，王素霞，等. 成年人肾小球基底膜厚度及基底膜变薄标准研究. 中华肾脏病杂志，2011, 27: 313-315.

[9] Hudson B G, Tryggvason K, Sundaramoorthy M, et al. Alport's syndrome, Goodpasture's syndrome, and type IV collagen. N Eng J Med, 2003, 348: 2543-2556.

[10] Salmon A H J, Toma I, Sipos A, et al. Evidence for restriction of fluid and splute movement across the glomerular capillary wall by the subpodocyte space. Am J Phystol Renal Phystol, 2007, 293: F1777-1786.

[11] Wartiovaara J, Ofverstedt L G, Khoshnoodi J, et al. Nephron strands contribute to a porous slit diaphragm scaffold as revealed by electron tomography. J Clin Invest, 2004, 114: 1475-1483.

[12] Rodewald R, Karnovsky M J. Porous substructure of the glomwrular slit diaphragm in the rat and mouse. J Cell Biol, 1974, 60: 423-433.

[13] Pavenstadt H, Kriz W, Kretzler M. Cell biology of glomerular podocytes. Physiol Rev, 2003, 83: 253-307.

[14] Haraldsson B, Nystrom J, Deen W M. Properties of the glomerular barrier and mechanisms of Proteinuria. Physiol Rev, 2008, 88: 451-487.

[15] Tryggvason K, Wartiovaara J. Molecular basis of glomerular permselectivity, Curr Opin Nephrol Hypertens, 2001, 10: 543-566.

[16] 薛同一. 泌尿系统 // 成令忠. 组织学与胚胎学. 4 版. 北京：人民卫生出版社, 1996: 201-213.

[17] Latta H, Fligiel G. Mesangial fenestrations, sieving, flltration, and ‡ow. Lab Invest, 1985,52: 591-598.

[18] Makino H, Hironaka K, Shikata K, et al. Mesangial matrices act as mesangial channels to the juxtaglomerular zone. Nephron, 1994, 66: 181-188.

[19] Schnermann J. The juxtaaglomerular apparatus: From anatomical peculiarity to physiological relevance. J Am Soc Nephrol, 2003, 14: 1681-1694.

[20] Skinnider B F, Folpe A L, Hennnigar R A, et al. Distribution of cytokeratin and vimentin in adult renal neoplasms and normal renal tissue. Am J Surg Pathol, 2005, 29: 747-754.

[21] Dieterich H J, Barrett J M, Kriz W, et al. The ultrastructure of the thin limbs of the mouse kidney. Anat Embryol, 1975, 147: 1-13.

第三章 肾活检标本的处理和病理检查方法

本章着重阐述肾活检病理标本的处理和各种染色方法的原理，更详细的操作方法详见第二十章。

一、供病理检查的肾标本的初步处理

近年来，医学影像学、肾活检的器械发展和改进很快，保证了 B 超引导下经皮肾穿刺的准确性。经皮肾穿刺损伤小，而且准确性高。标本应满足光学显微镜（光镜）、免疫病理学和电子显微镜（电镜）检查的需要。由于肾小球、肾小管、肾间质和肾血管在解剖和功能方面关系密切，相互影响，所以要求在同一标本中，都应包含上述组织成分。满意的肾穿刺标本应包括肾皮质和皮髓质交界处，因为很多肾小球疾病开始于皮质深层（如局灶性节段性肾小球硬化症），术前怀疑肾髓质病变（如肾盂肾炎、海绵肾等）时应有意识地做深部穿刺。对于新鲜的穿刺标本，可在解剖显微镜或高倍放大镜下进行即刻观察，标本中若无肾小球，可行补救穿刺。为保证三种检查均可对肾小球、肾小管、肾间质和肾血管进行全面观察，可将标本自皮质端（针尾端）至髓质端（针头端）依次分割，皮质端一小部分 (1 mm) 做电镜检查，相接一部分（2 mm）做荧光检查，其余部分做光镜检查。也可以连续切成 1mm 的小块，相间进行电镜、免疫病理学和光镜检查。为保证病理检查的成功，也可进行两针或多针穿刺，一针做光镜检查，另一针做免疫病理学和电镜检查。光镜切片是一般肾疾病病理诊断的基础，应保证包含 10 个以上的肾小球，否则可能导致对肾小球

疾病的误诊[1]（图 3-1）。穿刺所得的肾组织切不可与 B 超定位时所用石蜡油等高张物质接触，以免组织干固。供免疫荧光检查的标本用盐水纱布包裹，置于冰箱冷冻冰格中保存，以尽量保存组织中的抗原成分；还可应用特殊的荧光标本保存液常温保存，可在一周内不损失抗原；此外尚可应用组织速冻方法，将标本迅速置于液氮中，或于干冰 - 丙酮混合剂中保存。供光镜和电镜检查的标本应即刻固定，将肾穿刺组织尽快浸入固定液内，使其迅速凝固，防止自溶和腐败。光镜标本常用 10% 的中性甲醛或其他固定液，供电镜检查的标本常用 3% 的戊二醛，有时用多聚甲醛，在室温下保存，4℃的环境更好[1]。

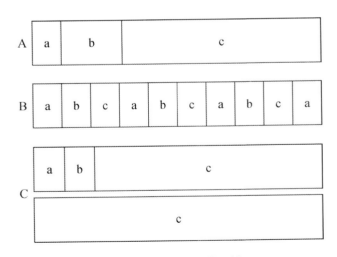

图3-1 肾活检标本的取材

A、B.一条肾组织 C.两条肾组织

左：皮质端 右：髓质端

a.电镜检查 b.荧光检查 c.光镜检查

二、光镜检查标本的制备及检查

将穿刺获得的肾组织的光镜检查部分经固定、脱水、透明、包埋、切片、染色等步骤，做成玻璃片，通过电光源，照明的光线投射到标本上，再通过物镜和目镜等一系列光学系统成像和放大，进行观察。光镜检查是肾活检病理检查的最基本方法，分辨距离约为 0.2 μm。

肾活检光镜检查的标本制作方法和原理如下：

固定：固定的目的是使肾组织的蛋白质和其他成分凝固，尽量保持离体前的形态。穿刺标本应立即置入 4% 中性甲醛（又称 10% 福尔马林，formalin）固定液，室温或 4℃ 保存。甲醛具有穿透力强、固定均匀、可以保存组织内的脂类物质、使组织很少收缩和增加柔韧性的优点，便于切片。95% 的乙醇也是常用的固定液，它除固定作用外，尚有脱水作用，可保存组织内的糖类物质及尿酸结晶，其不足之处是使组织收缩明显，并使组织内脂类物质溶解。甲醛和乙醇混合固定液（4% 甲醛、冰醋酸和 95% 乙醇混合）可避开各自的缺点。苦味酸固定液的优点是固定的组织柔韧而且收缩少。Zenker 固定液对免疫球蛋白的固定效果较好。

固定液配制不规范、新鲜组织块贴覆于瓶壁而固定不佳、穿刺组织与 B 超定位所用的石蜡油相混、组织固定时温度过高等因素，均可导致固定不充分而影响后续的切片和染色，最终影响观察和诊断（图 3-2）。

脱水：固定的组织中含有一定的水分，为使组织和细胞能与非水溶性石蜡紧密结合，必须脱水。常用由低到高的梯度乙醇脱水。

透明：透明的目的是将能与石蜡结合的媒介剂浸入组织，将不能与石蜡结合的脱水剂（乙醇）置换出来，并使组织透明，为包埋做准备。常用的透明剂为二甲苯。

浸蜡：浸蜡的目的是使组织内有一定的支撑物，从而具备一定的硬度和韧度，便于切出满意的切片。常用石蜡的熔点为 60~62℃，有时为保存组织内的抗原，可用 48~50℃ 的低熔点石蜡。

包埋：将浸蜡彻底的组织用石蜡包埋成规整

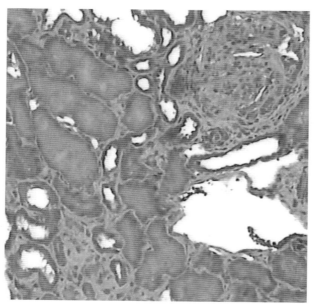

图3-2　固定不佳的组织切片不易着色（HE×200）

的长方形块状物体，或置于市售的包埋盒内，便于在切片机上切片。

切片：将石蜡包埋块置于切片机切片。为防止细胞重叠和满足特殊染色的需要，并充分显示所获标本的病理变化，肾活检病理检查的切片一定保证 2~3 μm 的薄切片，而不同于一般病理检查的 7 μm 的切片（图 3-3、图 3-4）。

染色：为了观察组织的结构和病变，必须进行染色。染色的目的是便于在光镜下观察标本的组织结构变化、固有细胞的多少和分布、炎症细胞浸润、细胞外基质的多寡、基底膜的变化等，为此，肾活检病理切片要求数种必需的染色。染色前，必须将石蜡切片中的石蜡去除，否则水溶性染料不能与组织结合，这一步骤称为脱蜡。脱蜡程序与脱水包埋法正好相反，先将石蜡切片置于二甲苯中，使石蜡溶解，再用由高到低的梯度乙醇水化，之后用自来水或蒸馏水冲洗后便可染色。染色后，为使切片清晰和便于保存，还应再脱水和透明，之后用二甲苯透明，最后滴加树胶封片。一般要具备四种染色，各有不同的观察目的[2]。天然和合成的染料均为含有发色团的有机化合物，当染料具有助色团，成为盐类物质时，

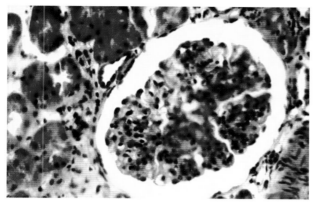

图3-3　7μm的厚切片，细胞重叠，导致误诊（HE×400）

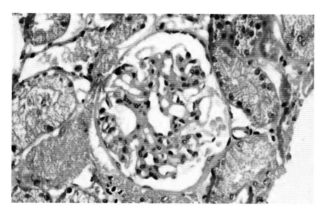

图3-4　与图3-3为同一病例，标准切片，仅见轻度系膜增生（HE×400）

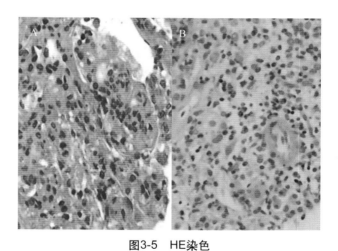

图3-5　HE染色

A. 肾小球内细胞增生，白细胞浸润，核碎形成（HE×400）
B. 肾间质嗜酸性粒细胞等浸润（HE×400）

小管的基底膜以及增生的系膜基质等细胞外基质，并可根据基底膜的轮廓判断固有细胞的种类：基底膜外侧的细胞为足细胞，基底膜包绕的毛细血管腔内细胞为内皮细胞，毛细血管之间为系膜细胞（图3-6）。

PASM（periodic acid-silver methenamine）或六胺银染色：该法在过碘酸氧化的基础上加染银，使基底膜和系膜基质以及Ⅳ型胶原显黑色，并根据肾小球细胞与基底膜位置判断细胞种类。对增厚的基底膜病变可更精细地观察，如Ⅱ期膜性肾

即可溶解于水并具有电荷，与组织和细胞亲和而着色。含有氨基、二甲氨基的助色团偏碱性，带阳性电荷，称碱性染料，含羧基、羟基或磺基的助色团偏酸性，带阴性电荷，称酸性染料。借此，组织和细胞的不同生化成分染成不同的颜色，供观察和分析。

不同染色的光镜标本均有各自的观察要点和不同成分的表现特点：

HE（hematoxin eosin）或苏木精-伊红染色：细胞核显蓝色，细胞质显红色。染色方法较容易，可观察标本全貌，并可观察细胞的种类和数量（图3-5）。

PAS（periodic acid schiff）或过碘酸希夫反应：该法将糖蛋白染成红色，所以可显示肾小球和肾

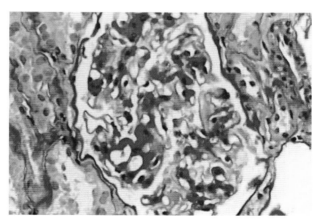

图3-6　PAS染色，基底膜呈红色，系膜细胞和基质轻度增生（PAS×400）

病基底膜的钉突状结构形成、糖尿病肾病的基底膜弥漫性增厚、膜增生性肾小球肾炎的双轨征等。其较 PAS 法显示更精细（图 3-7）。

Masson's trichrome stain 或马松三色染色：基底膜和Ⅲ型胶原显蓝色或绿色，免疫复合物或血浆、纤维蛋白显红色。可观察基底膜和免疫复合物（图 3-8）。

上述各种染色均应使用苏木精复染，以显示细胞核。也可将 PASM 与 Masson 两种染色用于同一切片，可使免疫复合物的沉积定位显示更精确。除上述必需的染色外，有时根据需要进行其他的特殊染色，如显示纤维蛋白的 Lendrom 染色、

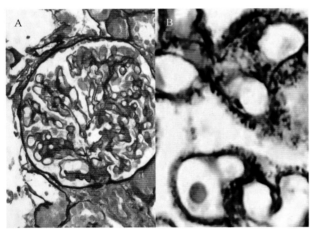

图3-7　PASM染色

A. 基底膜呈黑色（PASM×400）
B. 精细地显示基底膜增厚，钉突状结构形成（PASM×600）

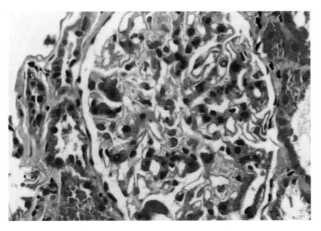

图3-8　Masson染色，免疫复合物呈红色（Masson×400）

显示淀粉样物质的刚果红染色等。详细的染液配方可参阅肾活检病理技术相关书籍或文章。理想的光镜切片要薄，染色方法齐备，所含肾小球要超过 10 个，否则不易判断肾小球疾病的严重程度，特别是局灶性肾小球肾炎和肾小球病[3]。

三、免疫荧光标本的制备和原理

肾疾病中，内源性或外源性抗原物质、特殊的异常物质很多，可以通过荧光标记方法观察。

通过荧光显微镜可观察标本中的自发荧光物质，也可用荧光素标记的抗体及抗抗体观察组织或细胞内的抗原或抗体。肾活检病理检查多用后者。荧光显微镜是以高压汞灯产生的短波紫外线为光源，并配有激发、阻断、吸热和吸收紫外线等滤片系统，标本中的荧光物质在紫外线激发下发出各种颜色（决定于荧光素的种类），精细地显示组织和细胞内的抗原和抗体种类。

免疫荧光标本在不同情况下，有不同的制作方法：

1. 冰冻切片直接免疫荧光法　为最大限度保存肾组织的抗原和抗体，制作冰冻切片的标本应尽快以盐水纱布包裹，以免干固，并尽快冷冻保存（0℃以下）。冰冻切片机切片后，采用标准化的荧光素标记的抗体与肾内的抗原或免疫球蛋白、补体进行结合，进而说明标本中有无相应抗原或免疫复合物存在。

将荧光素标记抗体直接滴加于肾组织冰冻切片上，在荧光显微镜下观察，称为直接免疫荧光法（图 3-9）。根据显现的荧光强度来判断免疫复合物的多少，常用半定量法：低倍镜和高倍镜下均无荧光为 －；低倍镜下阴性，高倍镜下似乎可见为 ±；低倍镜下似乎可见，高倍镜下模糊可见为 ＋；低倍镜下明显可见，高倍镜下清晰可见为 ＋＋；低倍镜下清晰可见，高倍镜下可见耀眼的荧光为 ＋＋＋；低倍镜下耀眼，高倍镜下可见刺眼的荧光为 ＋＋＋＋。根据导致肾疾病的常见免疫复合物种类，常规进行 IgG、IgA、IgM 等免疫球蛋白，旁路激活的补体 C3 和经典途径激活的补体 C1q、C4 以及纤维蛋白（FRA）等检测。根据荧光素的种类，可发出不同颜色的荧光（如异硫

氰酸荧光素发绿色荧光,罗丹明发红色荧光)。有时,根据需要还要进行抗原的检测,如乙型和丙型肝炎病毒抗原(HbsAg、HBcAg、HCAg)、κ 和 λ 轻链蛋白等检测。观察时,还应注意荧光显现的图像(细线状、颗粒状、团块状)和部位 [肾小球毛细血管壁(冰冻切片较厚,不能区分出毛细血管基底膜)、系膜区、肾小管基底膜、肾间质浸润的细胞、小动脉等](图 3-9~ 图 3-16)[4-5]。

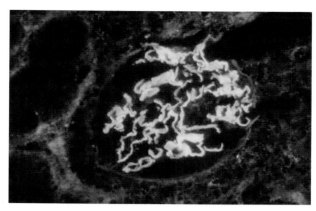

图3-11　IgG呈细线状沿毛细血管壁沉积,＋＋＋＋(抗GBM肾小球肾炎)(荧光×400)

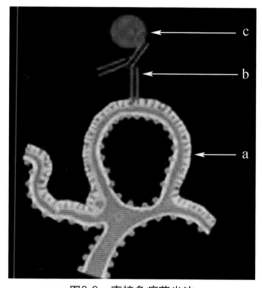

图3-9　直接免疫荧光法

a. 含IgG的免疫复合物　b. 兔抗人IgG血清　c. 荧光素

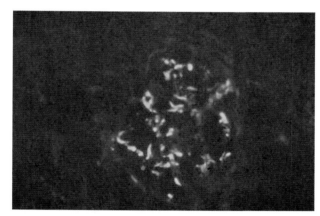

图3-12　IgA呈团块状沿系膜区沉积,＋＋＋(IgA肾病)(荧光×400)

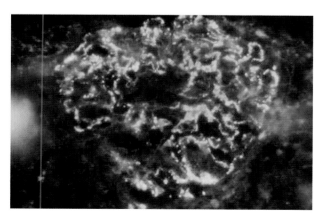

图3-10　IgG呈颗粒状沿毛细血管壁沉积,＋＋＋(膜性肾病)(荧光×400)

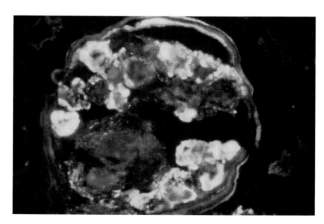

图3-13　IgM呈团块状沉积于肾小球硬化区,＋＋＋＋(局灶性节段性肾小球硬化症)(荧光×400)

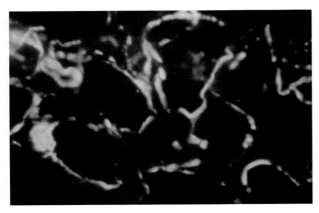

图3-14 IgG呈线状沿肾小管基底膜沉积，＋＋＋＋（急性间质性肾炎）（荧光×400）

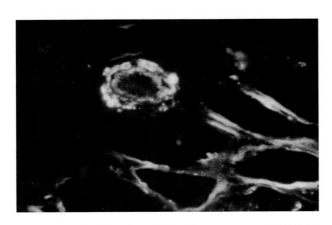

图3-15 纤维蛋白沉积于小动脉壁，＋＋＋＋（结节性多动脉炎）（荧光×400）

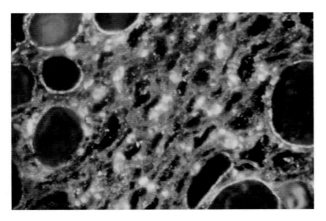

图3-16 IgG沉积于肾间质浸润的炎细胞，＋＋＋（间质性肾炎）（荧光×400）

2. 冰冻切片间接免疫荧光法 有时试剂公司出售的标准抗体未进行荧光素标记，可加用第二抗体。第二抗体是荧光素标记且一定是抗第一抗体的动物血清（图3-17）。与直接免疫荧光法相比，不必每种抗体均标荧光素，而且有一定的放大作用。

具体的观察方法和量化与直接免疫荧光法相同[6]。

近年来，已创制了荧光标本保存液，将需行免疫荧光检查的肾活检标本置于该保存液内，在常温下放置一周，仍可较好地保存抗原，得到满意的荧光检查结果。

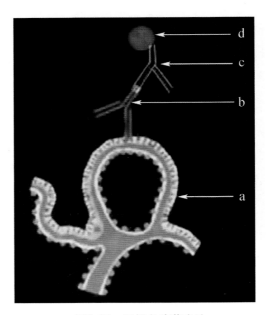

图3-17 间接免疫荧光法

a. 含IgG的免疫复合物 b. 兔抗人IgG血清 c. 羊抗兔IgG血清
d. 荧光素

3. 石蜡切片免疫荧光法 有时供免疫荧光检查的冰冻标本中无肾小球，或供直接免疫荧光检查的冰冻标本不能长距离运输，但对肾小球疾病的病理诊断又非常重要，此时可用石蜡包埋的组织进行免疫荧光检查。由于石蜡包埋的标本经过了高温、有机溶酶和甲醛的作用，其中抗原成分已被破坏或屏蔽，故在滴加抗体前要经物理或化学方法修复抗原。石蜡切片免疫荧光法的结果与上述两种方法相同，只是在量化判断上应加一级，

以弥补抗原的损失[7-9]。

4. 多重免疫荧光法　利用不同的荧光素可发出不同颜色荧光的特点，可在同一切片上同时显现两种或数种抗体标记物（图3-18）[7]。

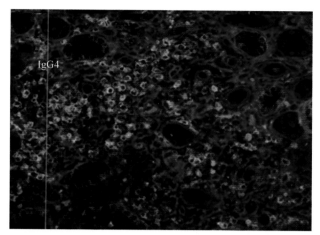

图3-18　CD138显绿色荧光（异硫氰酸荧光素显色），IgG4显红色荧光（罗丹明显色）（荧光×400）

四、免疫组织化学技术和原理

免疫组织化学法简称免疫组化，是利用抗原和抗体能特异性结合的特点，通过化学反应使标记于结合后的特异性抗体上的显示剂（如酶、金属离子、同位素等）显色，在光学显微镜下观察，从而确定待检抗原或抗体的性质、定位等，是近年来免疫病理学发展的重要部分。

免疫组化标本具有特殊的制备方法：

抗原修复：肾活检标本制成石蜡切片后，即使应用低温石蜡包埋，其中的抗原决定簇也必然与甲醛结合而被覆盖，破坏严重，所以必须先经过酶消化法（胰蛋白酶、胃蛋白酶等）或物理解聚法（微波炉、高压锅等加热）将抗原修复[10]。

再经过放大系统和显色方法使抗原成分显现出来[11-12]。基本原理是将抗体与酶结合，常用的是辣根过氧化物酶（horseradish peroxidase, HRP）[11]。酶结合的抗体与肾组织内抗原结合后，使酶与底物作用，生成不溶性的有色产物，藉以观察抗原或抗体的位置。HRP的底物是H_2O_2，催化时需要供氢体，通过反应，生成有色的氧化型染料。常用的供氢体或显色剂是DAB（3，3-二氨基联苯胺），

显棕色（图3-19），不同的显色剂可显不同颜色，如DAB显棕色，AEC（3-氨基-9-乙基卡巴唑）显红色，4-氯-1-萘酚显蓝黑色（图3-20）。

常用的方法有：① PAP法[13]，首先用辣根过氧化物酶免疫动物（鼠或兔），获得辣根过氧化物酶-抗辣根过氧化物酶的PAP复合物，进而将其连接于桥抗体（第二抗体），再催化显色剂，使检测物显现（图3-21）。② ABC法[14]，抗生物素蛋白（avidin，旧称卵白素）和生物素（biotin）的亲和力很大，而生物素又与免疫球蛋白、抗原物质和过氧化物酶结合能力很强，所以生物素化的桥抗体可以与抗生物素蛋白-生物素复合物和过氧化物酶大量结合，使检测物显现（图3-22）。

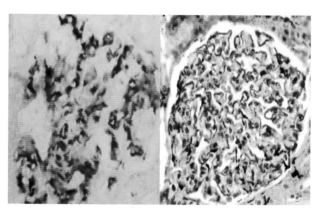

图3-19　左：IgA沿肾小球系膜区团块状沉积（×400）；右：IgG沿肾小球毛细血管基底膜颗粒状沉积（×400）（PAP法，DAB显色）

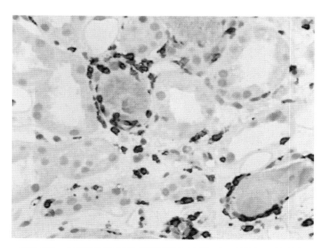

图3-20　CD8淋巴细胞浸润肾小管壁（×400）（ABC法，4-氯-1-萘酚显色）

③ SP、LSAB、SABC 法，与 ABC 法相似，只是用链酶抗生物素蛋白取代了 ABC 法中的抗生物素蛋白（图 3-23）。④ EnVision、Power Vision 法，将第二抗体与酶标分子结合于多聚物，与第一抗体反应，不牵扯内源性过氧化物酶和生物素，所以其背景染色较轻，不易出现假阳性。

肾小管上皮细胞具有较丰富的内源性过氧化物酶和内源性生物素，所以肾活检标本的免疫组化常有较强的背景染色，影响阳性结果的判断。因此，在加特异性第一抗体前，用 H_2O_2 封闭内源性内源性过氧化物酶，用蛋清液或生物素消除液封闭内源性生物素，以减少背景颜色。

多重免疫组化方法：根据不同显色剂的不同显色原理，可在同一张切片上显示两种或多种抗体标记（图 3-24[12]）。

免疫荧光法与免疫组化法相比，前者的优点是方法简单、快速、人为因素少、定量准确，缺点是设备复杂、荧光在短时间内淬灭。后者的优点是设备简单、可长时间保存，缺点是人为因素干扰大、背景非特异性染色不易消除、不易定量。

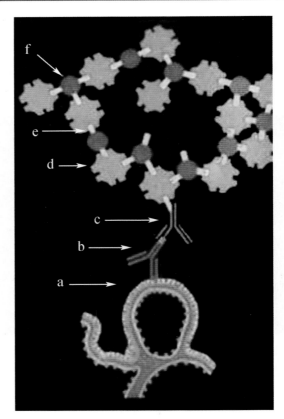

图3-22　免疫组化ABC法

a.含IgG的免疫复合物　b.兔抗人IgG血清　c.羊抗兔IgG血清
d.抗生物素蛋白　e.生物素　f.辣根过氧化物酶

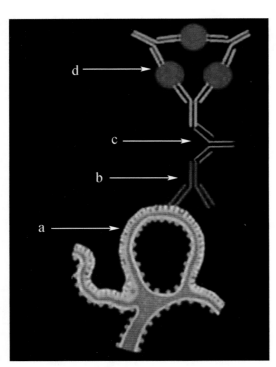

图3-21　免疫组化PAP法

a.含IgG的免疫复合物　b.兔抗人IgG血清　c.羊抗兔IgG血清
d.兔PAP复合物

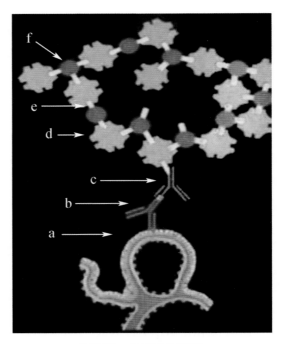

图3-23　免疫组化SP法

a.含IgG的免疫复合物　b.兔抗人IgG血清　c.羊抗兔IgG血清
d.链酶抗生物素蛋白　e.生物素　f.辣根过氧化物酶

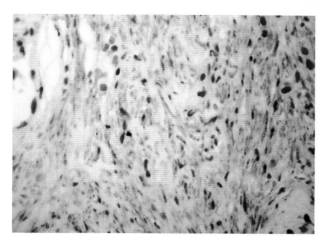

图3-24 免疫组化PAP法，浸润于肾间质的细胞 α-SMA 显示阳性（DAB显棕黄色），肾间质显示Ⅲ型胶原阳性（碱性磷酸酶显蓝色）（免疫组化×400）

五、透射电镜技术、应用及原理

透射电子显微镜简称透射电镜 (transmission electron microscope)，是生物医学领域应用最广泛的一种电子显微镜，其基本原理是利用电子束作为照射源，高速电子束穿透极薄的样本后进行逐级放大，并在荧光屏成像，可反映样本内部的超微结构。

透射电镜较光学显微镜的优势是具有极高的分辨率，通常可以达到 0.2 nm，较光学显微镜的分辨率大大提高。因此，透射电镜能够观察到组织和细胞的亚显微结构，包括细胞膜、细胞核、细胞器、胞质内各种包涵体、微丝和微管的细胞骨架等超微结构，以及免疫复合物等异常物质[15-16]。

（一）常规透射电镜标本的制作

要得到高质量的超微结构图像，除了具备高分辨率的电镜设备外，电镜标本的制作也有很高的要求。透射电镜标本的制作较为复杂，包括标本包埋以及组织超薄切片的制备。电镜标本的制作过程包括取材、固定、脱水、浸透、包埋、切片和染色等步骤。

1. 取材 取材是第一步，要求做到快、小、冷、准。快是指组织离体或断血后尽快投入固定液内。

小是指组织块不能太大，以 1 mm³ 为宜，否则固定液不易穿透。冷是指固定液应预先在 4℃ 冰箱储存，投入组织后的运输和储存的环境温度不宜过高，尽量在 4℃ 的环境下储存和运输。切不可冷冻，否则会形成冰晶，破坏超微结构。近年来，随着异地远程会诊的增多和邮寄的需要，对低温要求已不苛求，只要室温条件下尽快置于固定液内即可。准是指应准确切取需要观察的部分，如肾活检组织常需观察皮质区，保证含有肾小球结构，偶尔需要观察肾小管或肾血管，需要在显微镜下分割。

2. 固定 常用 2%~3% 戊二醛和 1% 锇酸的双重固定方法。戊二醛对蛋白质、核酸和糖原等固定效果好，但不能固定脂质，也无提高电子反差的作用；而锇酸对脂质的固定效果好，且有助于提高电子反差。

3. 脱水 组织固定后，为使疏水的包埋剂进入组织内，需要进行系列梯度（30% → 50% → 70% → 90% → 100%）丙酮或乙醇的脱水。

4. 浸透 将组织浸入包埋剂与脱水剂的混合液，以便包埋剂将脱水剂置换掉而进入组织内。

5. 包埋 将组织用环氧树脂 Epon812 包埋，并在高温（60~80℃）聚合成硬度适中的包埋块。

6. 切片 为便于透射电镜观察，需将组织制成 50~100 nm 厚的超薄切片。首先将组织进行修块，再制成 1 mm 厚的半薄切片，经过甲苯胺蓝染色，光学显微镜下进行定位，选择需要观察的区域进行超薄切片。

7. 染色 为了提高生物样本的反差，还需要进行电子染色，通常采用枸橼酸铅和醋酸铀进行双染色，干燥后可在透射电镜下观察。

近年来，为争取时间，开展了快速透射电镜标本的制作方法，可在 24h 内完成，详见第二十章第七节。

（二）石蜡包埋组织块的透射电镜

用锋利的刀片在甲醛固定的石蜡包埋组织块上切取需要检查的部位，经二甲苯等溶媒脱蜡后，重新用树脂包埋，进行透射电镜标本的制作，观察超微结构。虽然细胞器等微细结构不易观察，

但电子致密物、上皮细胞足突融合、基底膜的厚度等仍可观察（图3-25）[27]。

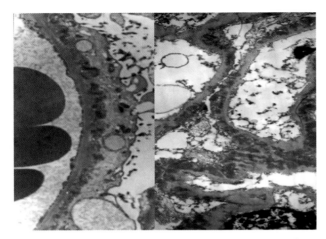

图3-25　左：常规透射电镜可见电子致密物沉积于上皮下（Ⅱ期膜性肾病）（电镜×6700）；右：同一标本，自石蜡包埋块切取组织进行电镜检查（电镜×6700）

（三）透射电镜可观察到的肾活检组织内容

1. 肾组织的基本结构　肾小球、肾小管、肾间质（有时尚可观察到肾小动脉）的基本结构，有无萎缩或其他异常。肾小球是透射电镜观察的主要结构，肾小球滤过屏障包括足细胞及足突、基底膜和内皮细胞的结构，是透射电镜观察的重点，包括足细胞足突的融合程度及胞质内包涵体、基底膜的厚度及其结构、内皮细胞肿胀及内皮下间隙增宽等（图3-26）[15]。

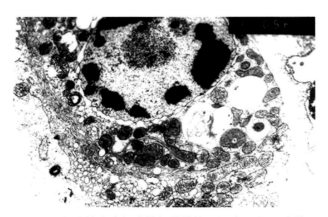

图3-26　肾小管上皮细胞的超微结构（细胞凋亡）（电镜×10 000）

2. 肾组织内电子致密物的有无和分布状态　一般情况下，电子致密物是免疫复合物的电镜下表现。免疫复合物的沉积是原发性和继发性肾小球肾炎的重要发病机制，因此，通过观察电子致密物的沉积及其沉积的部位，有助于判断肾小球肾炎的病理类型。如膜性肾病以上皮下多数块状电子致密物沉积为特点；IgA肾病以肾小球系膜区和副系膜区团块状电子致密物沉积为特点；若发现上皮下、基底膜内、内皮下和系膜区多部位电子致密物沉积，则提示为狼疮肾炎等继发性肾炎（图3-27、图3-28）[16]。

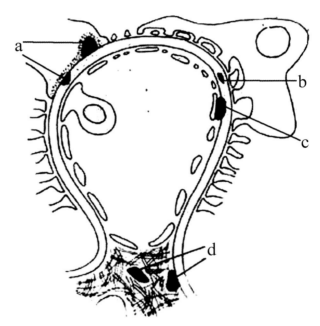

图3-27　肾小球电子致密物沉积

a.上皮下　b.基膜内　c.内皮下　d.系膜区

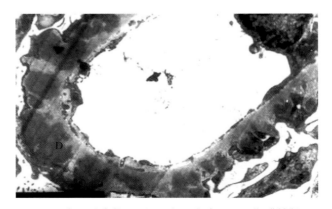

图3-28　电子致密物（D）沉积于上皮下（Ⅱ期膜性肾病）（电镜×6700）

3. 肾组织内的特殊物质和分布状态　异常代谢产物、特殊蛋白质、结晶包涵体以及各种特殊结构沉积是多种特殊类型肾疾病的病理学特点，如淀粉样变的纤维结构、冷球蛋白的结晶、免疫球蛋白轻链的结晶等[17-18]。上述结构在光镜组织学水平无法观察到，必须通过电镜检查才能分辨（图3-29）。

透射电镜检查的优势在于其高分辨功能，能够观察到光镜下不能分辨的超微病理改变和特殊结构。但电镜观察的视野有限，也造成了其局限性。因此，电镜检查必须与光镜、免疫荧光检查相结合。三种检查方法各有所长，优势互补，构成肾活检病理诊断的统一体系。为了评估透射电镜在肾病诊断中的价值，将其在最终病理诊断中的作用分为三类：①决定性诊断作用。透射电镜检查对于该类疾病的诊断不可缺少。见于下列病理类型：肾小球微小病变、致密物沉积病（dense deposit disease, DDD）、薄基底膜肾病、Alport综合征、纤维样肾小球病、免疫触须样肾小球病、Fabry病、Ⅲ型胶原肾小球病以及早期的膜性肾病、糖尿病肾病和淀粉样变。②重要参考和辅助诊断作用。超微病理特点对疾病的诊断有重要的提示和辅助诊断作用，并对其病理分型、分期、活动性病变、继发性病因和伴随病变提供了重要证据。透射电镜检查的辅助诊断作用见于脂蛋白肾病、纤连蛋白肾小球病、血栓性微血管病、冷球蛋白血症、单克隆免疫球蛋白沉积病、病毒感染相关性肾病等，为膜性肾病的分期、膜增生性肾小球

肾炎的分型、合并疾病（如IgA肾病合并薄基底膜肾病）等的诊断与鉴别诊断提供依据。③与光镜、免疫荧光检查的互补或印证作用。透射电镜检查可对多数病例的初步诊断（根据光镜和免疫荧光检查结果）进行进一步核实，其中，对免疫荧光结果的真实性印证非常必要，这是由于免疫荧光标本处理不当或运送时间过长时，易产生假阴性结果，特别是异地送检的标本。透射电镜能够直接观察到有无电子致密物的沉积及其精确定位，可以防止免疫荧光标本保存不当造成的误诊、漏诊。北京大学第一医院和美国Haas等通过对大宗病例的客观分析，证实透射电镜可对30%~50%的肾活检病例的诊断提供重要信息[15-16]。因此，建议所有肾活检病例常规送检透射电镜检查。如由于经济因素无法做到这点，应该在肾活检时先留取电镜标本，以便需要时再补做透射电镜检查。

随着人们对肾疾病认识的提高，透射电镜在肾脏病诊断中发挥越来越重要的作用，肾脏病和病理学界已经将其列为肾活检病理检查的常规项目[16]。

肾疾病的发病机制研究中，各种肾疾病的动物模型也经常应用透射电镜，包括氨基核苷嘌呤霉素和多柔比星（阿霉素）的大鼠肾病模型、糖尿病肾病的大鼠模型等。造模过程中，其早期的轻微病理改变，以及足细胞及其足突的结构、基底膜的病变等可通过透射电镜得到精确的观察和评估[19-22]。透射电镜还用于培养细胞的形态学鉴定，如系膜细胞的胞质内可见丰富的内质网以及核旁微丝束等特点，分化状态的足细胞株形成细长、丰富的细胞突起[23-25]。近年来对细胞凋亡和细胞自噬的研究中，通过透射电镜观察凋亡小体和自噬小体的结构为这方面的研究提供了直接的证据[26]。

六、免疫电镜技术的应用及原理

免疫电镜是免疫组织化学与电镜技术相结合的产物。免疫组织化学方法只能在组织学水平检测抗原、抗体、补体或免疫复合物的分布，无法进行精确的定位；而透射电镜虽然能够观察到电子致密物或其他特殊结构的超微结构特点和分布，但无法确定其生化成分。免疫电镜正是将两种方

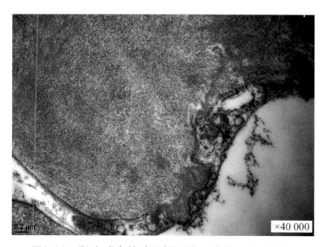

图3-29　肾小球内的淀粉样纤维（电镜×40 000）

法的优势进行结合，能够在超微结构水平进行特定的特殊物质成分的分析和定位。

免疫电镜标本的处理既要尽可能保存抗原的活性，又要保证高质量的超微结构形态，因此，对免疫电镜标本的固定和包埋等均提出了特殊的要求。常规电镜的固定液包括 2.5% 戊二醛和 1% 锇酸，会影响蛋白质的抗原活性。一般选取对抗原活性影响小的多聚甲醛作为免疫电镜的固定液，但其对超微结构的保存较差，为了兼顾两者，常采用混合固定液，即 4% 多聚甲醛加 0.05%~0.5% 戊二醛。免疫电镜标本的包埋过程应在低温状态进行，避免高温对抗原活性的破坏。

免疫电镜标本的制备分为包埋前法和包埋后法。前者是组织标本在用电镜包埋剂包埋前，先进行抗原抗体的特异结合反应，然后按照常规电镜标本的制作方法制备。包埋前法适用于暴露于细胞表面的抗原标记，导致其应用的范围受到限制。包埋后法常应用低温包埋剂，脱水、浸透和包埋过程均在低温（–20~–40 ℃）状态进行。常用的低温包埋剂为丙烯酸类 Lowicryl K4M 和 LR White/Gold resin，两者均为水溶性包埋剂，有利于抗原、抗体的穿透和结合。其中，Lowicryl K4M 需要在紫外线（波长 365 nm）照射下才能聚合[28]。

对于上述常规透射电镜环氧树脂包埋的标本，经过对树脂的蚀刻或抗原修复处理，也可以得到特异的免疫电镜标记结果，应用于已有的透射电镜标本和回顾性研究，大大拓宽了免疫电镜的应用范围[29]。

免疫电镜标记技术需要电镜下的特定标记物（与待检物有明显的电子密度差异）来反映抗体与抗原的结合反应。最常用的免疫电镜标记物为胶体金颗粒。根据胶体金制备方法的不同，可以得到直径为 3~150 nm 的大小不同的胶体金颗粒，使用不同直径的胶体金颗粒标记不同的抗体，可以在同一切片上显示两种或数种待检物，即双标记和多标记。通过对胶体金颗粒的计数，也可以进行定量分析[30-33]。

肾活检病理检查常用包埋后法。包埋后法的免疫标记过程是在电镜载网上进行。首先，将切

好的组织超薄切片捞于镍网或不锈钢网，用含牛血清白蛋白（bovine serum albumin, BSA）的 PBS 缓冲液进行封闭，滴加第一抗体，4 ℃过夜或室温 2 h，洗涤后加胶体金标记的第二抗体，室温 1 h（原理见本章之四），充分洗涤后，醋酸铀复染，干燥后电镜观察[27]。

免疫电镜技术方法复杂，不作为肾活检病理的常规检查手段，特殊情况下可作为免疫荧光的印证或替补方法。如遇到免疫荧光显示肾小球为阴性或弱阳性，电镜观察到电子致密物，临床也符合免疫复合物介导的肾小球肾炎时，可通过免疫电镜检测电子致密物的组成成分（图3-30）[34-38]。

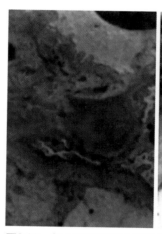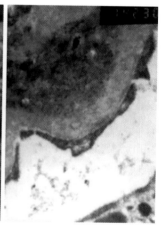

图3-30 肾小球系膜区电子致密物。左：透射电镜×8000；右：免疫电镜×10 000，电子致密物中显示IgA标记的胶金颗粒

另外，对于透射电镜下观察到的特殊物质（如纤维样物质），可通过特殊标记确定其特殊成分，对早期 AL 型淀粉样变或轻链沉积病等的诊断具有决定性作用。

七、扫描电镜技术的应用及原理

不同于透射电镜，扫描电镜的工作原理是收集样品表面发射的二次电子成像。其原理与电视或电传真照片的工作原理基本相似。由电子枪产生的电子束经过聚光镜和物镜后聚集为极细的电子流，并聚焦于标本表面，在偏转线圈的控制下沿标本表面逐点逐行扫描，并激发标本表面产生二次电子信号，由检出器收集二次电子信号，形

成放大的视频信号，经过显像管显示为荧光屏上的标本表面图像。

扫描电镜的优点是能够观察组织和细胞的表面立体结构，图像真实生动；而且，可以观察较大体积的样本，避免了透射电镜视野小的缺点，其景深较大，可以清晰地显示不同层次的结构。其缺点是分辨率低于透射电镜，常规 30 KV 扫描电镜的分辨率为 3 nm。因此，扫描电镜多用于观察细胞表面的突起、微绒毛和纤毛，也可用于观察腺腔、血管腔等内表面的结构，对于细菌和真菌等病原体结构的观察也具有重要作用[39-42]。

扫描电镜标本的制备要求尽可能保持观察面的结构原貌，因此，取材时避免对组织表面的钳夹和牵拉，同时，还需要对样品表面覆盖的黏液、血液、坏死组织等进行清洗，使其表面结构充分暴露。固定液和固定方法同透射电镜，采用戊二醛和锇酸的双固定，经过系列丙酮脱水和醋酸异戊酯置换后，为避免表面张力的影响，通常进行临界点干燥，之后在真空镀膜仪进行喷金镀膜，增加样品表面的导电性，以保证扫描电镜像的清晰度和稳定性。此外，利用组织细胞冷冻割断法，将锇酸固定后的样本浸入二甲基亚砜溶液浸泡，置入液氮冷冻后进行切割，之后按照扫描电镜标本制作，可以对切割面暴露的细胞内部结构的立体形态进行观察。

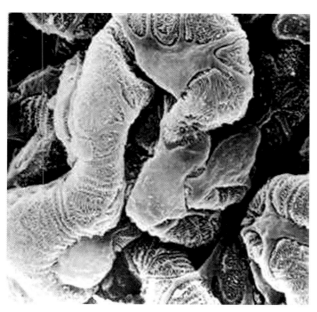

图3-31　肾小球足细胞（扫描电镜）

扫描电镜主要观察组织和细胞表面的结构，而这些并不是肾活检病理诊断的要点，因此，扫描电镜检查不是肾活检病理诊断的常规要求。但在某些特殊病变和科研问题中，扫描电镜的应用还是很有必要的（图 3-31）[43-44]。

八、共聚焦激光扫描显微镜检查的应用和原理

共聚焦激光扫描显微镜（confocal laser scanning microscope）是将光学显微镜技术、激光扫描技术和计算机图像处理技术相结合的高技术设备。应用共聚焦激光扫描显微镜检测肾活检标本或免疫荧光标本具有分辨率高、图像清晰、对标本内较弱的荧光信号增强显示、可同时进行图像分析等优点（图 3-32）[45]。

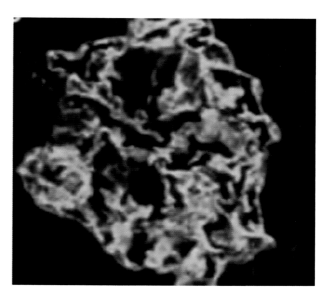

图3-32　肾小球的Nephrin的分布（共聚焦激光扫描×4800）

九、原位杂交的应用和原理

根据核酸碱基互补的原理，以标记的特定的已知序列核酸为探针，与肾活检组织切片中的核酸进行杂交，以检测肾内有无与此种探针相匹配的序列存在。该法属于分子病理学的范畴，特异性高，定位精确（图 3-33）[45]。

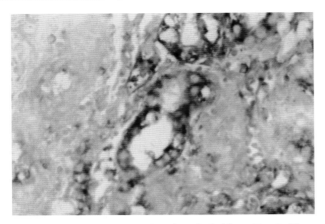

图3-33　受损伤的肾小管上皮细胞肿瘤坏死因子阳性
（原位杂交×400）

十、原位 PCR 的应用和原理

　　PCR 即聚合酶链反应，是用于体外扩增特异 DNA 或 RNA 片断的技术，即在模板 DNA 引物和 4 种脱氧核糖核苷酸存在的条件下，依赖 DNA 聚合酶的酶促合成反应。原位 PCR 是 PCR 技术与原位杂交技术的结合，在原位杂交前，先在肾活检组织切片内进行 PCR 扩增，这样，既发挥了 PCR 的高度敏感性和特异性，又具有了原位杂交的精确定位性。适用于低拷贝的特定 DNA 或 RNA 序列的检测（图 3-34）[8]。

十一、其他应用肾活检标本进行分子病理学研究的方法

　　肾活检标本的组织含量少，标本宝贵，必须保留存档。因此，进行常用的膜上印迹杂交（Southern、Northern 等）和聚合酶链反应（PCR、RT-PCR 等）有一定困难，因为上述检测方法均需将组织破坏，提取 DNA 或 RNA。目前已有了激光微切割技术，可将切片中的不同部位（肾小球、肾小管等）切割下来进行分子病理学检测，不影响标本的保存（图 3-35、图 3-36）[45]。

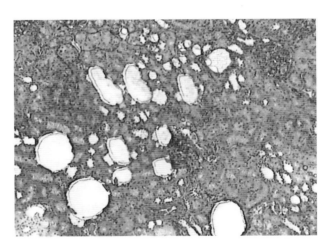

图3-35　激光微切割的标本，切取肾小球或肾小管
（HE×200）

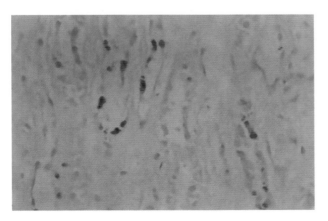

图3-34　肾小管上皮细胞核人类免疫缺陷病毒（HIV）
P24阳性（原位PCR×400）

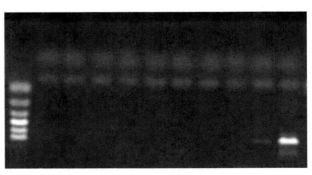

图3-36　用激光微切割的肾小球进行的RT-PCR，检查肾小球内的乙型肝炎病毒（HBV）抗原

参考文献

[1] 邹万忠. 肾活检标本的处理和病理检查方法 // 邹万忠. 肾活检病理学. 3 版. 北京: 北京大学医学出版社, 2014: 25-32, 359-371.

[2] 孙淑芬, 马福成, 李江, 等. 染色的基本原理、生物染料和苏木精-伊红染色方法 // 王伯沄, 李玉松, 黄高, 等. 病理学技术. 北京: 人民卫生出版社, 2000:95-134.

[3] 中华医学会. 临床技术操作规范: 病理学分册. 北京: 人民军医出版社, 2004: 27-37, 130-204.

[4] Madaio M P. Renal biopsy. Kidney Int, 1990, 38: 529-543.

[5] Lajoie G, Silva F G . Technical Aspects of renal biopsy processing//Silva FG, D'Agati VD, Nadasdy T (eds). Renal Biopsy. New York: Churchill Livingstone, 1996: 423-435.

[6] 王伯沄. 免疫荧光技术. 西安: 陕西科学技术出版社, 1981: 279-295.

[7] 董鸿瑞, 程虹, 谌贻璞, 等. 甲醛固定石蜡包埋肾组织做荧光染色在病理诊断中的应用. 中华肾脏病杂志, 2005, 21: 315-319.

[8] 张燕, 陈剑, 刘海静, 等. 石蜡切片免疫荧光法在肾病穿刺组织中的应用. 北京大学学报 (医学版), 2011, 43: 900-902.

[9] 李昌水, 张英杰, 郑江江, 等. 蛋白酶 K 修复石蜡切片免疫荧光染色在肾活检病理诊断中的应用. 中华病理学杂志, 2014, 43:38-41.

[10] 周小鸽, 王鹏, 陆鸣, 等. 加热抗原修复对内源性生物素蛋白结合物的影响及其对策. 中华病理学杂志, 2002, 31: 491-496.

[11] 倪灿荣, 马大烈, 戴益民. 免疫组织化学实验技术及应用, 北京: 化学工业出版社, 2006.

[12] 梁英杰. 免疫组织化学常用染色方法与染色阳性结果判断 // 吴秉铨, 刘彦仿. 免疫组织化学病理诊断. 2 版. 北京: 北京科学技术出版社, 2013: 29-34.

[13] Sternberger L A, Hardy P H J, Cuculis J J, et al. The unlabeled antibody enzyme method of immunohistochemistry, preparation of soluble antigen-antibody complex (Horse-radish peroxidase-antihorse-radish complexes) and its use in identiflcation of spirochetes. J Histochem Cytochem , 1970, 18: 315-333.

[14] Hsu S M, Watts G. The use of antiavidin and avidin-biotin peroxidase complex in immunoperoxidase technics.Am J Pathol, 1981, 75: 816-821.

[15] Haas M. A reevaluation of routine electron microscopy in the examination of native renal biopsies. J Am Soc Nephrol, 1997, 8: 70-76.

[16] 王素霞, 章友康, 邹万忠, 等. 电镜检查在肾活检标本病理诊断中的作用. 中华医学杂志, 1998, 78: 782-784.

[17] 王素霞, 邹万忠, 王海燕. 透射电镜检查在冷球蛋白肾损害诊断中作用. 中华肾脏病杂志, 2005, 21: 328-332.

[18] Herrera G A, Turbat-Herrera E A. Renal diseases with organized deposits. An algorithmic approach to classiflcation and clinicopathologic diagnosis. Arch Path lab Med, 2010, 134: 512-531.

[19] Rodewald R, Karnovsky M J. Porous substructure of the glomerular slit diaphragm in the rat and mouse. J Cell Biol,1974, 40: 423-433.

[20] Berg J G, Bergh Weerman M A, Assmann K J M, et al. Podocyte foot process effacement is not correlated with the level of proteinuria in human glomerulopathies. Kidney Int, 2004, 66: 1901-1906.

[21] Liu X J, Zhang Y M, Wang S X, Liu G. Ultrastructural changes of podocyte foot processes during the remission phase of minimal change disease of human kidney. Nephrology, 2014,19: 392-397.

[22] Lahdenkari A T, Lounatmaa K, Patrakka J, et al. Podocyte are flrmly attached to glomerular basement membrane in kidneys with heavy proteinuria. J Am Soc Nephrol, 2004, 15: 2611-2618.

[23] Gundersen H J, Seefeldt T, Osterby R. Glomerular epithelial foot processes in normal man and rats. Distribution of true width and its intra- and inter-individual variation. Cell Tissue Res, 1980, 205: 147-155.

[24] Ryan G B, Karnovsky M J. An Ultrastructural study of the mechanisms of proteinuria in aminonucleoside nephrosis.Kidney Int, 1975, 8: 219-232.

[25] Mundel P, Reiser J, Zuniga-Meja Borja A, et al. Rearrangements of the ctoskeleton and cell contacts induce process formation during differentiation of conditionally immortalized mouse podocyte cell lines. Exp Cell

Res, 1997, 236: 248-258.

[26] Chen Y, Azad M B, Gibson S B. Methods for detecting autophagy and determining autophagy-induced cell death. Can J Physiol Pharmacol, 2010, 88: 285-295.

[27] 王素霞, 邹万忠, 王盛兰, 等. 肾活检标本包埋后免疫电镜技术. 北京大学学报 (医学版), 2002, 34(3): 306-309.

[28] Scala C, Cenacchi G, Ferrari C, et al. A new acrylic resin formulation: a useful tool for histological, ultrastructural, and immunocytochemical investigations. J Histochem cytochem, 1992, 40: 1799-1804.

[29] Goode N P, Shires M, Crellin D M, Khan T N, Mooney A F. Post-embedding double-labeling of antigen-retrieved ultrathin sections using a silver enhancement-controlled sequential immunogold (SECSI) technique. J Histochem Cytochem, 2004, 52: 141-144.

[30] Ihling C, Olivieri V, Banfi G, et al. Immunoelectron microscopy of different forms of glomerulonephritis in routine biopsy material. Pathol Res Pract, 1994,190: 417-422.

[31] 王素霞, 邹万忠, 杨莉, 赵明辉. 膜性肾病合并 IgA 肾病的临床病理特点. 中华病理学杂志, 2007, 36: 171-174.

[32] 王素霞, 邹万忠, 王梅, 等. 肾轻链沉积病和轻链型淀粉样变的电镜及免疫电镜研究. 北京大学学报 (医学版), 2003, 35(6): 576-580.

[33] Herrera G A, Turbat-Herrera E A, Viale G, et al. Ultrastructural immunolabeling in renal diseases. Past, present and future expectations. Pathol Immunopathol Res, 1987, 6: 51-63.

[34] Ruotsalainen V, Ljungberg P, Wartiovaara J, et al. Nephrin is specifically located at the slit diaphragm of glomerular podocytes. Proc Natl Acad Sci USA, 1999, 96: 7962-7967.

[35] Wernerson A, Dunér F, Pettersson E, et al. Altered ultrastructural distribution of nephrin in minimal change nephrotic syndrome.Nephrol Dial Transplant, 2003,18:

70-76.

[36] Reiser J, Kriz W, Kretzler M, Mundel P. The glomerular slit diaphragm is a modified adherens junction. J Am Soc Nephrol, 2000, 11: 1-8.

[37] Goode N P, Shires M, Khan T N, Mooney N F. Expression of α-actinin-4 in acquired nephrotic syndrome: a quantitative immunoelectron microscopy study. Nephrol Dial Transplant, 2004, 19: 844-851.

[38] Zhang Y Z, Lee H S. Quantitative changes of the glomerular basement membrane components in human membranous nephropathy. J Pathol, 1997, 183: 8-15.

[39] Solez K, Racusen L C, Whelton A. Glomerular epithelial cell changes in early postischemic acute renal failure in rabbits and man. Am J pathol, 1981, 103: 163-173.

[40] Gagliardini E, Conti S, Benigni A, Remuzzi G, Remuzzi A. Imaging of the porous ultrastructure of the glomerular epithelial filtration slit. J Am Soc Nephrol, 2010, 21: 2081-2086.

[41] Elger M, Kriz W. Podocyte and the development of segmental glomerulosclerosis. Nephrol Dial Transplant, 1998, 13: 1368-1373.

[42] Inokuchi S, Sakai T, Shirato I, et al. Ultrastructural changes in glomerular epithelial cells in acute puromycin aminonucleoside nephrosis: a study by high-resolution scanning electron microscopy. Virch Arch A, Pathol Anat Histopathol, 1993, 423: 111-119.

[43] Ricardo S D, Bertram J F, Ryan G B. Antioxidants protect podocyte foot processes in puromycin amuninucleoside-treated rats. J Am Soc Nephrol, 1994, 4: 1997-1986.

[44] Whiteside C I, Cameron R, Munk S, Levy J. Podocyte cytoskeletal disaggregation and basement-membrane detachment in puromycin aminonucleoside nephrosis. Am J pathol, 1993, 142:1641-1653.

[45] 邹万忠. 肾脏病理学检查 // 王海燕. 肾脏病学. 3 版. 北京: 人民卫生出版社, 2008: 566-584.

第四章　肾活检病理检查的常见病变

肾疾病的病理变化有一定的规律，掌握这些规律是进行肾活检病理诊断的基础，或称肾疾病病理变化的总论，可以说各种肾疾病的病理诊断是总论中的变化的排列组合[1]。

肾疾病的病理学变化根据主要病变部位分为：肾小球疾病、肾小管疾病、肾间质疾病和肾血管疾病。其中以肾小球疾病种类最多，病理变化也最复杂。各种病变的发生和发展均有一定的规律。本章将讨论肾疾病中每种病变的概念、病变形成机制、发展规律以及常见于何种疾病[2]。

第一节　肾小球的常见病变

一、肾小囊常见病变

肾小囊是肾小球的最外层结构，由基底膜、壁层上皮细胞、肾小囊腔和脏层上皮细胞组成，与肾小管相通连。

1. 肾小囊基底膜增厚　PASM 染色时可见正常肾小囊基底膜呈细线状，当其呈现宽厚的条带状时，称肾小囊基底膜增厚（图4-1）。常见于萎缩的肾小球和球周纤维化。

2. 肾小囊基底膜断裂　用 PASM 染色可清楚地显现。肾小囊基底膜是肾小球和肾间质之间的屏障，它的断裂导致肾小囊内的原尿外溢，刺激肾间质细胞增生，细胞外基质增多，此外，间质成分侵入肾小囊而形成新月体（图4-2、图4-3）。常见于有新月体形成的各种肾小球肾炎、新月体性肾小球肾炎和间质性肾炎。

3. 肾小囊扩张　正常肾小囊腔呈裂隙状，含有蛋白质成分极低的原尿，不被染色，所以呈空的裂隙。肾小囊腔由裂隙变为腔隙，而且腔内常充

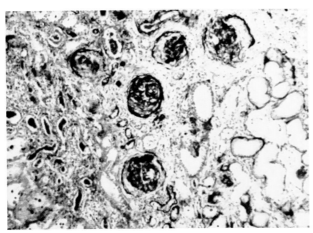

图4-1　肾小囊基底膜增厚（PASM×200）

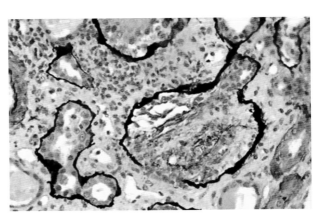

图4-2　肾小囊基底膜断裂（PASM×400）

41

满浅染的蛋白性液体或少许红细胞，毛细血管袢被挤压于血管极侧，称肾小囊扩张（图4-4）。常见于各种原因导致的肾小管阻塞（管型阻塞、间质纤维化等）、肾小球毛细血管袢缺血皱缩等。

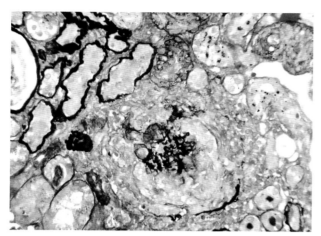

图4-3 肾小囊基底膜断裂，新月体形成（PASM×400）

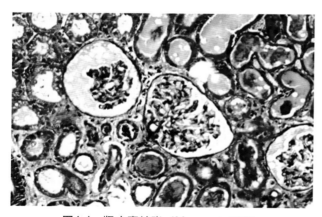

图4-4 肾小囊扩张（Masson×200）

4. 球囊粘连 肾小球毛细血管袢部分或全部与肾小囊基底膜融合称球囊粘连。应与纤维性新月体鉴别，前者将毛细血管拉向肾小囊基底膜，后者将毛细血管向内挤压（图4-5）。常见于各种肾小球肾炎和肾小球病。

5. 肾小球周围纤维化 肾小囊基底膜周围出现宽厚的胶原纤维称肾小球周围纤维化或球周纤维化。Masson染色显示肾小球周围呈蓝染状，即大量Ⅲ型胶原增生（图4-6）。常见于慢性间质性肾炎和各种原因导致的间质纤维化。

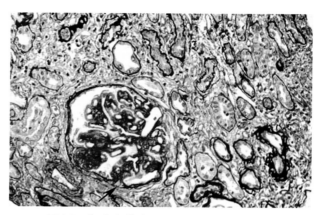

图4-5 肾小囊粘连（↑）（PASM×200）

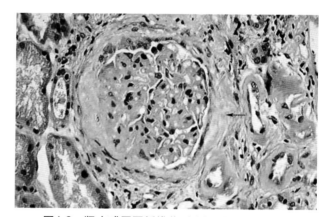

图4-6 肾小球周围纤维化（↑）（HE×400）

6. 新月体形成 肾小囊腔内出现细胞或其他有形成分并挤压毛细血管袢，这种有形成分称新月体。由于肾小球毛细血管受到各种原因的严重损伤，毛细血管壁断裂，血液流入肾小囊并凝固，导致肾小囊壁层上皮细胞增生、足细胞增生、单核巨噬细胞浸润，多种促纤维化的细胞因子产生，促使壁层上皮细胞向肌成纤维细胞转分化，成纤维细胞增生、纤维化，形成各种新月体。根据新月体的大小，分为大新月体（新月体的体积占肾小囊的50%以上）和小新月体（新月体的体积占肾小囊的50%以下）（图4-7），一般所称的新月体即指大新月体。

根据新月体的组成成分，分为：①细胞性新月体，这种新月体以上皮细胞增生（肾小囊上皮细胞、足细胞）和炎症细胞浸润（单核巨噬细胞、血液中的白细胞）的细胞成分为主，增生和浸润的细胞在两层以上（图4-8～图4-12）；②细胞纤

维性新月体，细胞性新月体内出现胶原纤维时，称细胞纤维性新月体（图4-13、图4-14）；③纤维性或硬化性新月体，以胶原纤维增生为主的新月体称纤维性或硬化性新月体（图4-15）。细胞性、细胞纤维性和纤维性新月体显示了病程和病变的新旧程度。

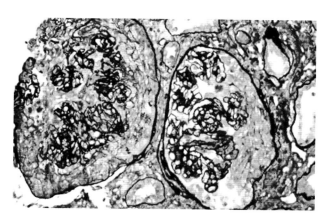

图4-7 大新月体（左）和小新月体（右）(PASM×200)

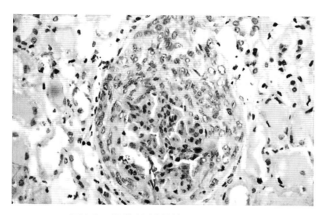

图4-8 细胞性新月体（HE×400）

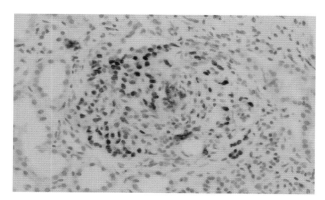

图4-9 细胞性新月体，WT-1阳性的足细胞增生（免疫组化×400）

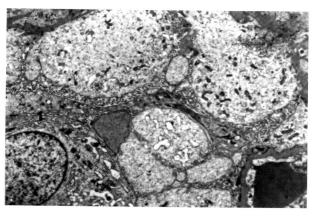

图4-10 细胞性新月体，足细胞增生（电镜×5000）

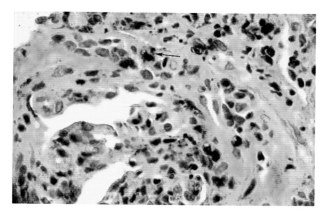

图4-11 细胞性新月体内可见较多的CD68阳性的巨噬细胞（↑）（免疫组化×800）

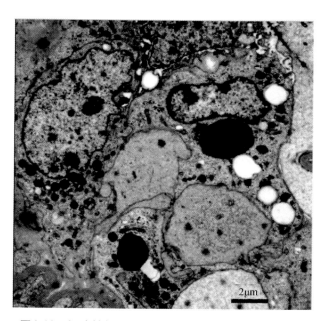

图4-12 细胞性新月体，含大量溶酶体的巨噬细胞浸润（电镜×5000）

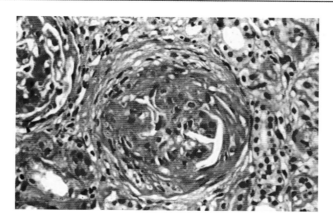

图4-13　细胞纤维性新月体（Masson×400）

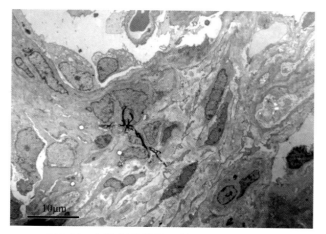

图4-14　细胞纤维性新月体（电镜×5000）

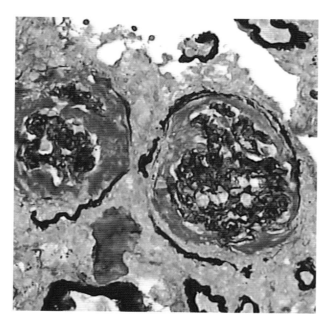

图4-15　纤维性新月体（PASM＋Masson×200）

根据切面，若通过肾小球血管极正切面显示的新月状，称新月体；若偏离肾小球血管极，新月体环绕毛细血管袢，称环状体（图4-16）；若仅显示部分新月体而无毛细血管，称盘状体（图4-17）。常见于各型新月体性肾小球肾炎、有新月体形成的各种肾小球肾炎[3-4]。

新月体形成的原因除上述肾小球毛细血管壁损伤断裂外，肾间质炎症细胞浸润、炎症因子释放，导致肾小囊基底膜破裂，炎症细胞和间质细胞侵入，也可形成新月体（图4-18）。这种新月体中，以Ⅲ型胶原为主，与前几种新月体中的Ⅳ型胶原不同。

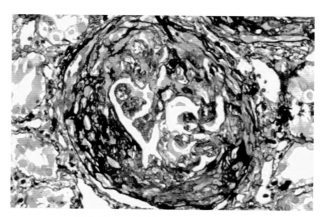

图4-16　环状体（PASM×400）

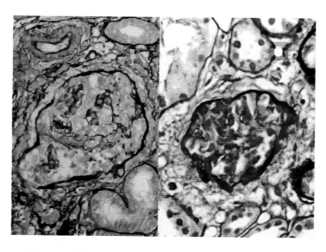

图4-17　左：细胞性新月体的边缘；右：盘状体（PASM×400）

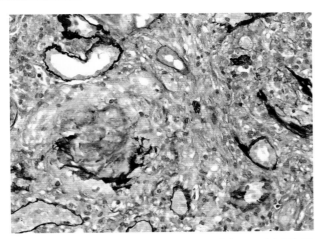

图4-18　肾小囊基底膜断裂，肾间质细胞侵入，新月体形成，蓝色的Ⅲ型胶原增生（PASM＋Masson×200）

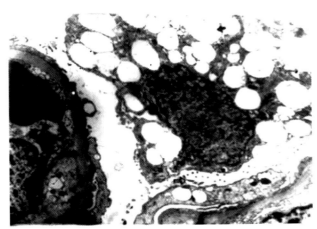

图4-20　足细胞吸收空泡（电镜×8000）

二、足细胞（肾小囊脏层细胞）常见病变

足细胞是肾小球滤过屏障的一部分，与肾小球毛细血管壁的通透性关系密切。

1. 足细胞空泡变性和肿胀　足细胞通过胞饮、内质网扩张、吞噬泡增多、溶酶体增多，导致细胞肿胀，体积增大，细胞质呈空泡状（图4-19、图4-20）。常见于以大量蛋白尿和肾病综合征为主的肾小球肾炎和肾小球病，尤其在获得性免疫缺陷综合征（acquired immunodeflciency syndrorne, AIDS）肾小球病、细胞型局灶性节段性肾小球硬化症时，足细胞不但肥大和变性，尚可见增生。Fabry病因先天缺乏神经酰胺三己糖苷α-半乳糖苷酶，导致足细胞呈泡沫状。

2. 足细胞足突融合　电镜下足细胞的足突消失或呈微细绒毛状变性，称足细胞足突融合，是由于足细胞表面负电荷减少或消失造成的（图4-21、图4-22）。常见于微小病变性肾小球病、以大量蛋白尿或肾病综合征为主的肾小球肾炎和肾小球病。

3. 足细胞增生　足细胞增多并松散地分布于肾小囊内，可形成假新月体状（图4-23）。常见于细胞型局灶性节段性肾小球硬化症。

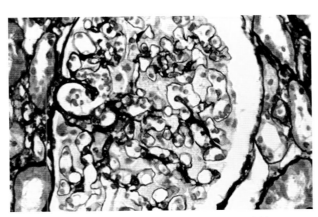

图4-19　足细胞空泡变性（Masson×400）

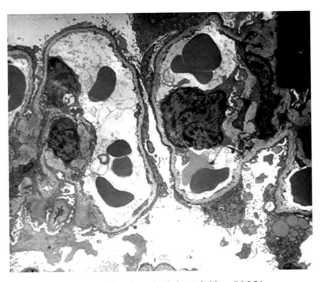

图4-21　足细胞足突融合（电镜×5000）

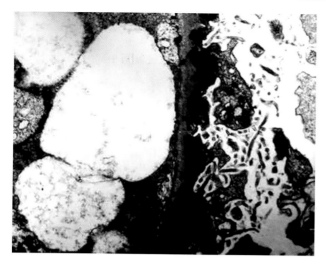

图4-22　足细胞足突微绒毛变性（电镜×8000）

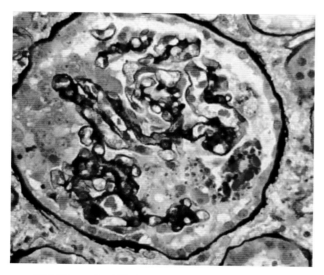

图4-23　足细胞增生肿胀变性（Masson×400）

三、基底膜常见病变

肾小球基底膜是肾小球滤过屏障的重要组成部分，是各种肾小球疾病最常受累的结构。PASM、PAS 和 Masson 染色均可观察基底膜，其中 PASM 染色法最精确。

（一）基底膜空泡变性

正常的足细胞借助足突与基底膜相接触，与基底膜保持一定距离，所以 PASM 染色的标本中

基底膜呈细线状，当足细胞空泡变性和足突弥漫融合时，足细胞则匍匐于基底膜上，使基底膜失去正常的细线状而呈缎带状，且有空泡的表现（图4-24）。常见于有大量蛋白尿和肾病综合征的各种肾小球肾炎和肾病。

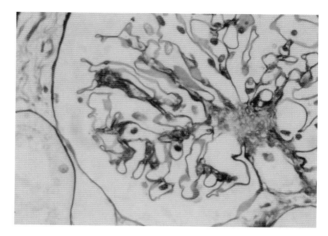

图4-24　肾小球基底膜空泡变性（PASM×400）

（二）基底膜增厚

1.基底膜均质性增厚　这类基底膜增厚无免疫复合物或其他特殊物质沉积，多由代谢障碍导致的糖蛋白等细胞外基质增多造成（图4-25、图4-26）。常见于糖尿病肾小球病、移植性肾小球病等。

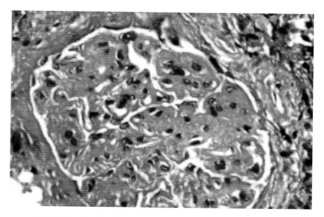

图4-25　肾小球基底膜弥漫性增厚（HE×400）

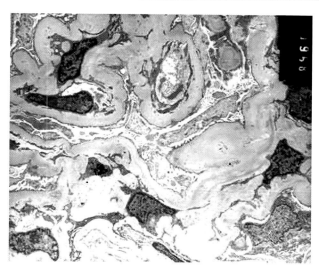

图4-26　肾小球基底膜弥漫性均质性增厚（电镜×5000）

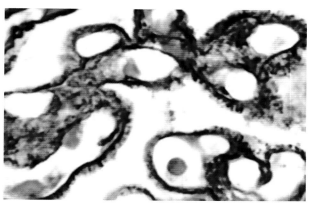

图4-28　肾小球基底膜弥漫性增厚，钉突形成
（PASM×800）

2. 基底膜非均质性增厚

（1）免疫复合物沉积导致的基底膜增厚：免疫复合物可沉积于基底膜各部位，均可刺激基底膜增生，上皮下沉积可出现基底膜钉突状增厚（图4-27、图4-28），基底膜内沉积或吸收溶解可出现基底膜的假双轨状或链环状增厚（图4-29~图4-31），内皮下沉积可出现白金耳状增厚（图4-32、图4-33）。常见于各种原发和继发性膜性肾病。

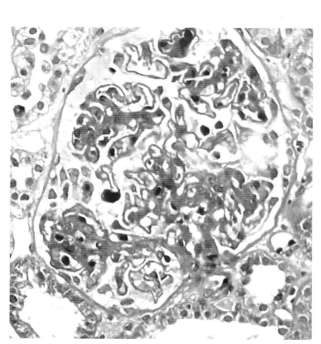

图4-27　肾小球基底膜弥漫性增厚，上皮下多数嗜复红蛋白沉积（Masson×400）

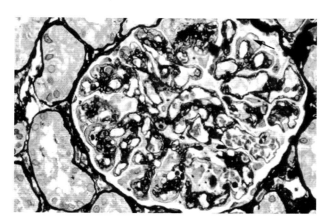

图4-29　肾小球基底膜弥漫性增厚，假双轨形成
（PASM×400）

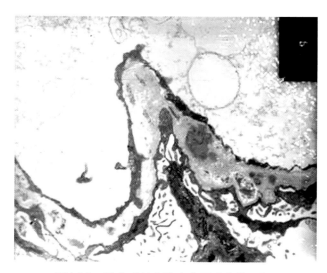

图4-30　肾小球基底膜内电子致密物沉积
（电镜×8000）

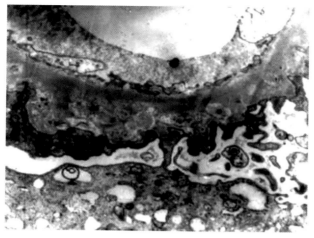

图4-31　肾小球基底膜内电子致密物吸收，呈虫蚀状
（电镜×8000）

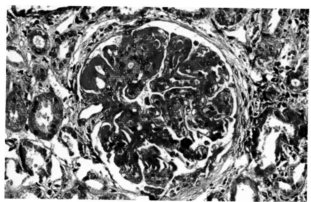

图4-32　肾小球基底膜增厚，内皮下条带状嗜复红蛋白沉积，白金耳状结构形成（Masson×400）

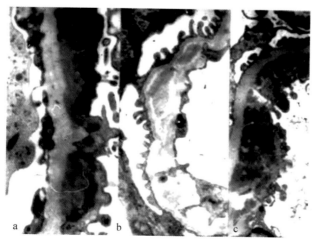

图4-33　肾小球基底膜增厚，电子致密物沉积（电镜×8000）

a.上皮下沉积　b.基底膜内沉积　c.内皮下沉积

（2）系膜插入导致的基底膜增厚：系膜细胞和系膜基质弥漫重度增生，并向内皮下广泛插入时，系膜基质或基底膜样物质添加于原基底膜内侧，使基底膜呈双轨或多轨状增厚（图4-34~图4-36）。常见于原发和继发性膜增生性肾小球肾炎。

（3）特殊物质增多和沉积导致的基底膜增厚：如指甲髌骨综合征、Ⅲ型胶原肾小球病、淀粉样变性肾病、冷球蛋白血症等。基底膜内大量Ⅲ型胶原增生、淀粉样蛋白沉积、特殊的结晶物质沉积均可使基底膜增厚（图4-37、图4-38）。

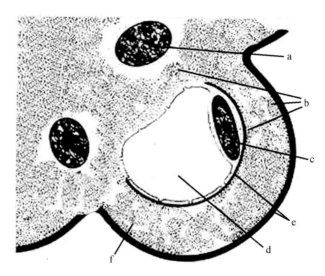

图4-34　肾小球系膜插入，基底膜增厚

a.系膜细胞　b.系膜基质　c.内皮细胞　d.毛细血管腔　e.新形成的基底膜样物质　f.插入的系膜基质

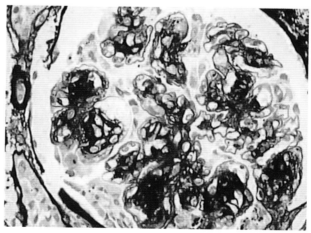

图4-35　肾小球系膜增生、插入，基底膜增厚伴双轨征形成（PASM×400）

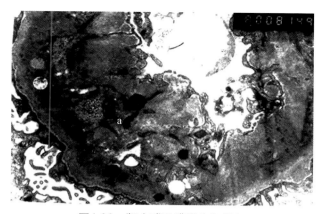

图4-36　肾小球系膜增生和插入

a.插入的系膜基质（电镜×8000）

某些肾小球疾病的足细胞足突等成分可向基底膜内折入，导致基底膜增厚并出现多少不等的蛋白尿，称足细胞内折性肾小球病（podocytic infolding glomerulopathy）（图4-39）[5]。多见于狼疮肾炎等结缔组织病，详见第七章第一节。

（4）基底膜内疏松层增厚：基底膜内疏松层增宽、纤维蛋白或电子致密颗粒沉积导致基底膜增厚（图4-40）。见于妊娠性肾病、移植肾的慢性排斥反应以及血栓性微血管病。

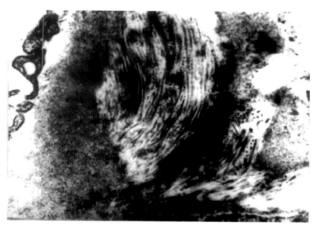

图4-37　肾小球基底膜内胶原纤维增生、增厚（电镜×10 000）

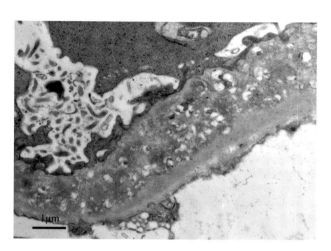

图4-39　肾小球基底膜增厚，破碎的细胞碎片沉积，足细胞内折（电镜×10 000）

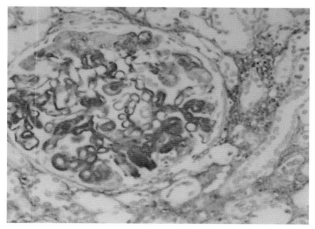

图4-38　肾小球基底膜内Ⅲ型胶原纤维增生、基底膜增厚（免疫组化×400）

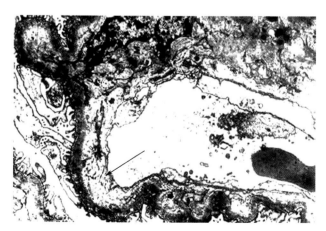

图4-40　肾小球基底膜内疏松层增宽（↑）（电镜×6700）

（三）基底膜撕裂或网化

先天性Ⅳ型胶原发育异常，导致基底膜撕裂或网化（图4-41）。见于Alport综合征。

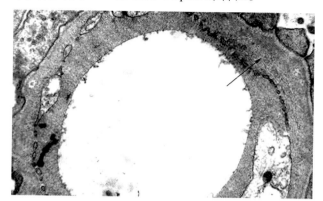

图4-41　肾小球基底膜撕裂（↑）（电镜×8000）

（四）基底膜皱缩

基底膜呈屈曲状，使肾小球毛细血管袢缩小，肾小囊扩张（图4-42、图4-43）。见于肾小球缺血。

（五）基底膜菲薄

先天发育异常，导致基底膜变薄，可相当于正常同龄人的1/3~1/2（图4-44）。见于薄基底膜肾病、Alport综合征。

（六）基底膜断裂

各种严重损伤均可导致基底膜断裂，血液流入肾小囊，出现新月体（图4-45、图4-46）。常见于局灶性坏死性肾小球肾炎、新月体性肾小球肾炎、伴有新月体形成的各种肾小球疾病。

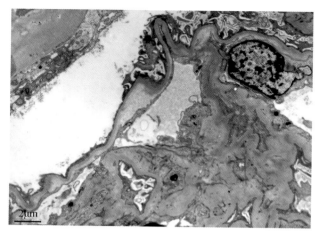

图4-43　肾小球基底膜缺血性皱缩，肾小囊腔扩张，未见电子致密物（电镜×5000）

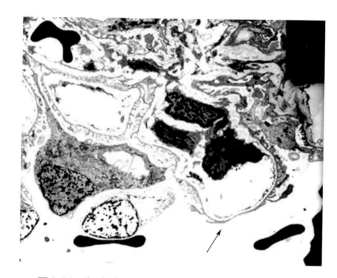

图4-44　肾小球基底膜菲薄（↑）（电镜×8000）

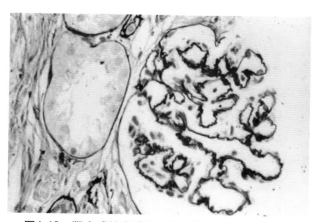

图4-42　肾小球基底膜缺血性皱缩（PASM×400）

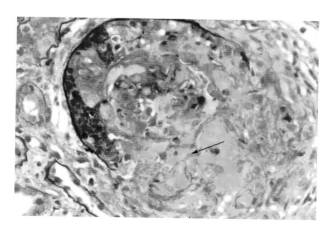

图4-45　肾小球基底膜断裂（↑）（PASM×400）

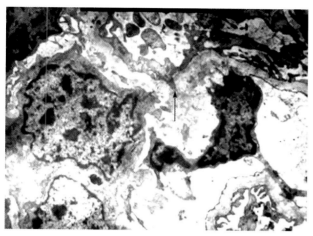

图4-46　肾小球基底膜断裂（↑）（电镜×6700）

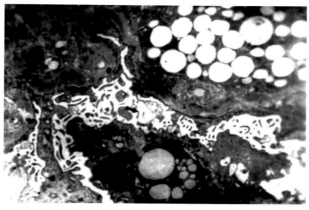

图4-48　肾小球内皮细胞肿胀，吸收空泡增多（电镜×6700）

四、内皮细胞常见病变

肾小球内皮细胞对各种刺激的反应是变性、脱落和增生。

1. 内皮细胞变性　肾小球内皮细胞直接接触血液，各种有害物质均可对其造成损伤，常见的是内皮细胞空泡变性。内皮细胞变性常与内皮细胞增生伴同发生。大量蛋白尿和肾病综合征时，以内皮细胞空泡变性为主（图4-47、图4-48）。见于各种肾小球肾炎和肾小球病。

2. 内皮细胞增生　依病因不同，内皮细胞增生程度轻重不等，严重者可将血管腔堵塞（图4-49）。单纯的内皮细胞增生常见于妊娠性肾小球病或病毒感染等造成的内皮细胞病（endotheliosis）以

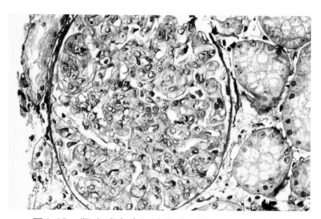

图4-49　肾小球内皮细胞增生（Masson×400）

及其他的血栓性微血管病；也见于各种原发和继发性毛细血管内增生性肾小球肾炎，这时除内皮细胞增生外，常伴有系膜细胞增生、多形核白细胞和单核细胞浸润。上述的细胞增生和浸润导致肾小球内细胞增多（＞60±10个细胞）。

五、肾小球毛细血管内微血栓和血栓样物质形成

各种损伤因素、代谢异常及凝血障碍均可导致毛细血管内血栓形成或血栓样物质沉积。

1. 毛细血管袢坏死及微血栓形成　各种严重的毛细血管壁损伤、内皮细胞损伤、凝血障碍等因素均可导致微血栓形成（图4-50、图4-51）。常见于肾小球毛细血管壁纤维蛋白样坏死伴发的微血栓、抗磷脂抗体性微血栓、冷球蛋白血症、血栓性微血管病、弥散性血管内凝血等。

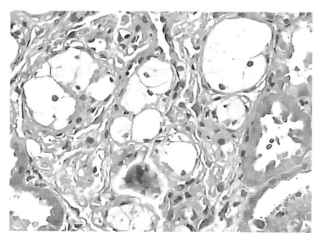

图4-47　肾小球内皮细胞空泡变性（Masson×400）

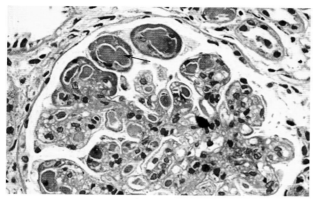

图4-50　肾小球毛细血管内微血栓形成（↑）

（Masson×600）

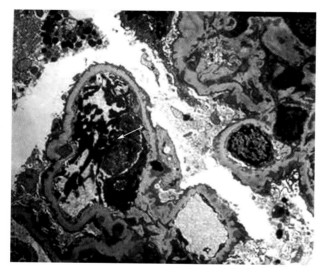

图4-51　肾小球毛细血管内纤维蛋白沉积，微血栓形成（↑）（电镜×4000）

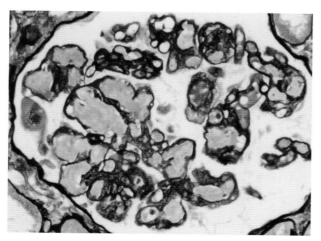

图4-52　肾小球毛细血管内脂蛋白栓子样物质沉积

（PASM×400）

2. 毛细血管内血栓样物质沉积　血内的特殊蛋白流经肾小球毛细血管时，可凝聚形成血栓样物质（图4-52），见于脂蛋白肾病、巨球蛋白血症等。

六、肾小球毛细血管扩张、淤血

肾小球的血流动力学改变使部分毛细血管腔产生血管瘤样扩张（图4-53），易见于糖尿病肾小球病。肾小球毛细血管淤血可以是右心功能不全的合并症，也可为肾穿刺导致的人工假象。

七、系膜组织的常见病变

肾小球系膜细胞是具有单核巨噬细胞系统功能的反应较强的细胞，并可产生系膜基质，是肾小球最具活力的细胞。

1. 系膜增生　各种炎症刺激均可导致系膜细胞和基质增生（一个系膜区＞3个系膜细胞），根据分布特点，分为弥漫性增生和局灶性增生、球性增生和节段性增生；根据增生的严重程度，分为轻度、中度增生和重度增生（图4-54~图4-57）。见于各种原发和继发的系膜增生性肾小球肾炎。

2. 系膜结节状硬化　多种特殊蛋白沉积或系膜基质过度增生，使肾小球呈分叶状，称肾小球系膜结节状硬化（图4-58、图4-59）。见于结节性糖尿病肾小球硬化症、淀粉样变肾小球病、单克隆免疫球蛋白沉积肾病、纤连蛋白肾病、晚期膜增生性肾小球肾炎等。

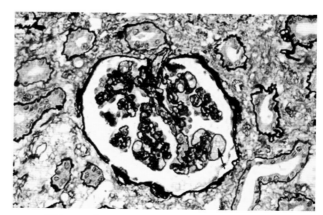

图4-53　肾小球毛细血管血管瘤样扩张（↑）

（PASM×400）

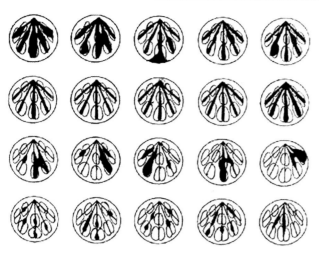

图4-54　肾小球系膜增生

从上至下依次为：弥漫重度增生；弥漫中度增生；弥漫节段重度
增生；轻度弥漫增生，局灶节段性中度加重

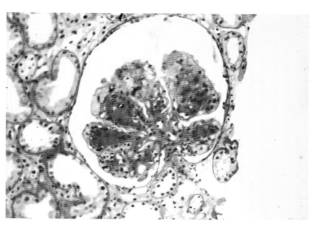

图4-57　肾小球重度系膜增生（PAS×400）

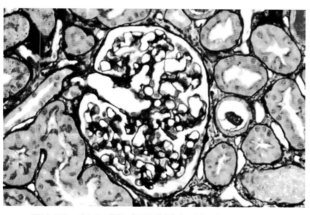

图4-55　肾小球轻度系膜增生（PASM×400）

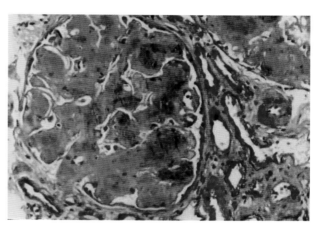

图4-58　系膜结节状硬化（Masson×400）

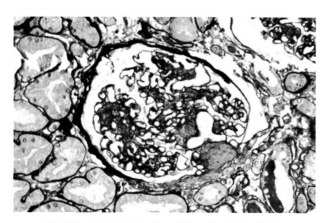

图4-56　肾小球中度系膜增生（PASM×400）

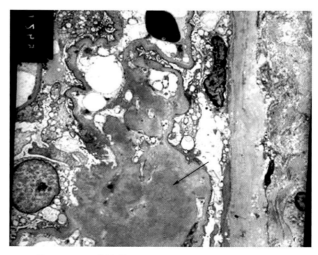

图4-59　系膜结节状硬化（↑）（电镜×4000）

3. 系膜溶解　有些毒性物质可导致系膜溶解。系膜组织减少，毛细血管扩张（图4-60、图4-61）。见于反应强烈的免疫复合物沉积性肾小球肾炎、蛇毒损伤、血栓性微血管病等。

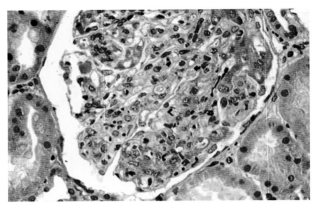

图4-62　肾小球内中性粒细胞浸润（HE×400）

九、肾小球内细胞凋亡

细胞凋亡是基因调控的程序性死亡，是细胞增生性肾小球病变恢复的主要机制。凋亡细胞的胞核浓缩成凋亡小体，甚至破碎，经特殊的凋亡标记技术显示阳性（图4-63）。常见于各种增生性肾小球肾炎。

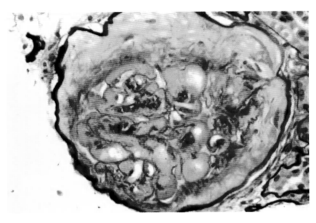

图4-60　肾小球系膜溶解，毛细血管扩张（PASM×400）

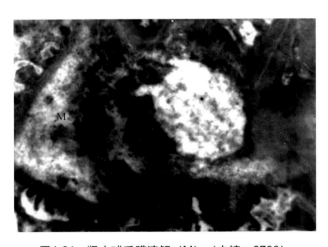

图4-61　肾小球系膜溶解（M）（电镜×6700）

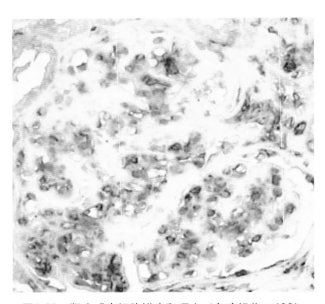

图4-63　肾小球内细胞增生和凋亡（免疫组化×400）

八、肾小球内细胞浸润

各种原因导致的原发性和继发性肾小球肾炎均可见炎症细胞浸润，多为多形核白细胞和单核细胞浸润（图4-62）。常见于毛细血管内增生性肾小球肾炎、Ⅳ型狼疮肾炎、膜增生性肾小球肾炎、冷球蛋白血症肾小球损伤等。

十、肾小球毛细血管纤维蛋白样坏死

各种强烈的刺激因素均可导致毛细血管坏死，并伴有纤维蛋白沉积，常伴发微血栓形成（图4-64）。常见于各种原发性和继发性肾小球肾炎。

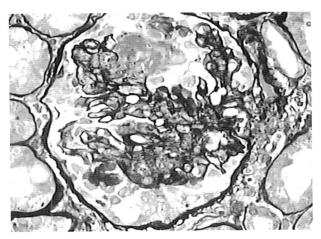

图4-64　肾小球毛细血管袢纤维蛋白样坏死
（PASM×400）

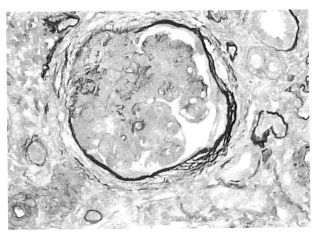

图4-66　肾小球球性硬化，系膜基质明显增生
（PASM×200）

十一、肾小球硬化

肾小球硬化是各种肾小球损伤的终末病变。

1. 肾小球增生性硬化　各种肾小球病变均可导致系膜细胞增生，进而系膜基质增多，毛细血管消失，病变部位呈玻璃样改变。根据分布，分为弥漫性和局灶性（硬化肾小球占标本中全部肾小球的50%以上称弥漫性，不足50%者为局灶性）、球性和节段性（肾小球的硬化部分超过肾小球毛细血管袢的50%称球性硬化，不足者为节段性）等类型，增生的成分以Ⅳ型胶原为主（图4-65~图4-68）。常见于各种类型的肾小球肾炎和肾小球病。

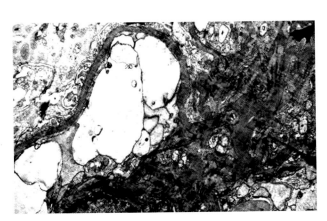

图4-67　肾小球系膜基质明显增生，肾小球硬化
（电镜×5000）

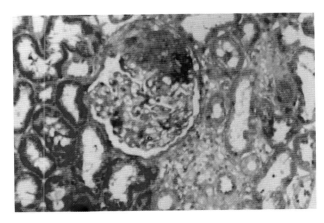

图4-65　肾小球节段性硬化（Masson×400）

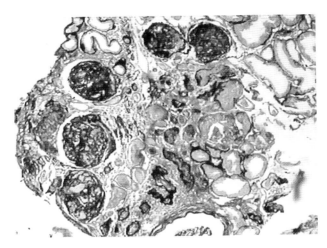

图4-68　弥漫性肾小球硬化（PASM×200）

2. 肾小球缺血性硬化 肾小球缺血时，早期表现为缺血性皱缩，晚期因缺血使毛细血管壁缺氧而导致通透性增加，血浆蛋白漏出并凝聚于肾小囊，终至硬化（图4-69）。与增生性硬化不同，缺血性硬化无系膜基质增多。常见于各种原因导致的肾缺血。

3. 肾小球退化（glomerular involution） 病变肾小球的基底膜增厚皱缩，系膜基质增多，CD34和波形蛋白（vimentin）阳性，与前两种硬化不同。常见于幼儿和少年的微小病变性肾小球病（图4-70）[6]。

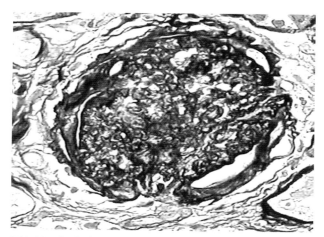

图4-69 肾小球缺血性硬化，基底膜皱缩，血浆凝固于肾小囊（PASM×400）

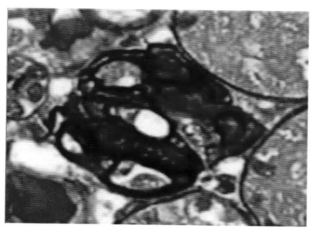

图4-70 肾小球退化（PASM×400）

十二、肾小球旁器肥大

肾小球旁器具有产生肾素的功能，与尿钠和肾小球血液供应有密切关系。个别肥大无病理学意义，超过肾小球总数50%的弥漫性肥大见于Bartter综合征、高血压病肾损伤等（图4-71、图4-72）。

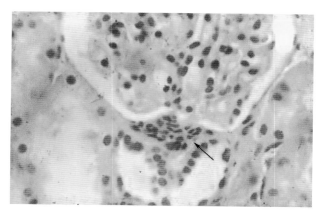

图4-71 肾小球旁器肥大（↑）（HE×400）

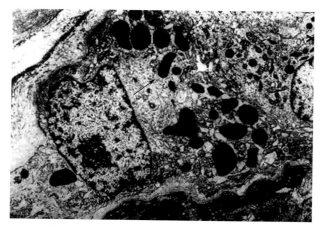

图4-72 肾小球旁器内分泌颗粒增多（↑）（电镜×10 000）

十三、肾小球体积的变化

肾小球缩小见于各种萎缩性病变，常合并硬化性病变。肾小球肥大主要是毛细血管袢增生和

肥大，肾小囊缩窄呈细缝状（图4-73）。见于早期的糖尿病肾病、肥胖相关性肾小球肥大症、心功能不全导致的长期慢性肾淤血、少而大肾单位发育不良以及各种原因造成的肾组织硬化、肾单位减少而导致的肾小球代偿性肥大等。

十四、不成熟肾小球

婴幼儿肾小球体积较小，毛细血管祥的数量较少，足细胞呈圆形，细胞核深染，使肾小球呈花团状（图4-74）。

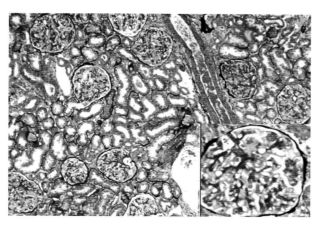

图4-73　肾小球肥大，毛细血管球扩大，肾小囊腔狭窄（PASM×100，右下：×400）

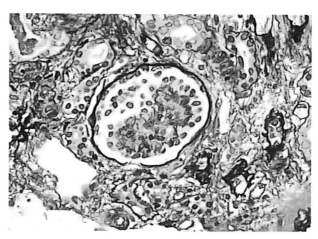

图4-74　不成熟肾小球，毛细血管祥发育不良，足细胞肥大（PASM×400）

第二节　肾小管的常见病变

肾小管有如下特点：①与肾小球关系密切，共同组成肾单位，肾小球病变必然累及肾小管。②肾小管有尿浓缩功能，通过肾小球排出的毒物容易损伤肾小管。③肾小管的血液供应来自肾小球，所以与肾小球相比，肾小管更容易遭受缺血性损伤[7]。

一、肾小管上皮细胞颗粒变性和滴状变性

肾小管上皮细胞缺血缺氧、水和电解质紊乱、吸收的蛋白质增多，导致线粒体肿胀，胞质呈细颗粒状，称颗粒变性，也称混浊肿胀（图4-75、图4-76）。吸收大量蛋白质，使蛋白滴和溶酶体增多，次级溶酶体不能分解和消化蛋白质时，胞质内呈多数玻璃滴状，称滴状变性（图4-77、图4-78）。

常见于以蛋白尿和肾病综合征为主要临床表现的肾小球疾病。

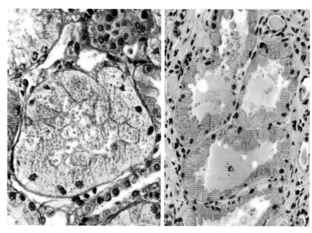

图4-75　肾小管上皮细胞颗粒变性

（左：Masson×400，右：HE×400）

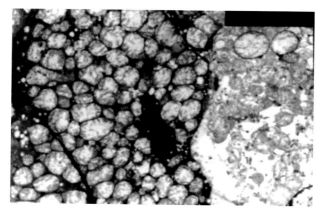

图4-76 肾小管上皮细胞颗粒变性，线粒体扩张、肿胀
（电镜×5000）

二、肾小管上皮细胞空泡变性

肾小管上皮细胞在缺血缺氧、水及电解质紊乱、尿内蛋白质增多等情况下，吸收空泡增多，内质网扩张，吸收和吞噬的过多的蛋白质或脂类物质出现，在病理制片过程中，有机溶媒将其溶解，导致胞质内充满空泡状结构，称空泡变性，常见于蛋白尿（图4-79、图4-80）。PASM 染色尚可见存留于细胞质和扩张的内质网的蛋白颗粒（图4-81）。短时大量输入高张性物质（甘露醇、高张葡萄糖等），可见内质网弥漫性扩张，形成细密的小空泡变性（图4-82、图4-83）。中毒以及低血钾症等可出现大空泡变性。

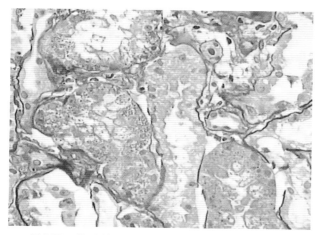

图4-77 肾小管上皮细胞滴状变性（PAS×400）

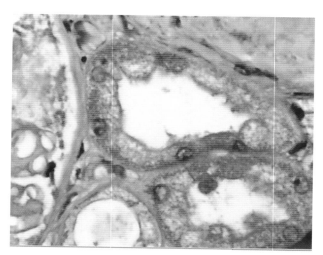

图4-79 肾小管上皮细胞空泡变性（Masson×400）

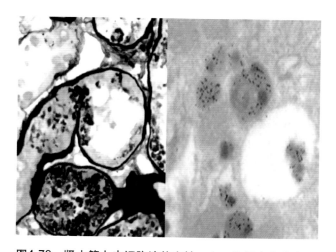

图4-78 肾小管上皮细胞滴状变性。左：胞质内充满大圆形银染色阳性的物质（PASM×400）；右：细胞溶酶体内 κ 轻链蛋白沉积（免疫电镜×4000）

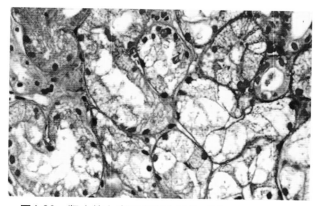

图4-80 肾小管上皮细胞空泡变性（Masson×400）

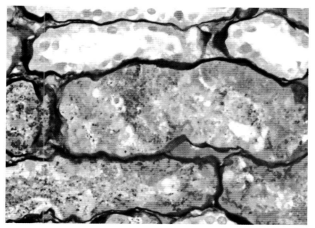

图4-81 肾小管上皮细胞，空泡变性，胞质内充以细小的银染色阳性物质（PASM×400）

三、肾小管管型

尿中的异常物质在肾小管内浓缩凝固形成的铸型称管型。根据所含成分，有透明蛋白管型（图4-84）、含轻链蛋白的本周蛋白的特殊蛋白管型（很浓稠，对肾小管上皮细胞损伤严重）（图4-85）、红细胞管型（图4-86）、细胞坏死崩解形成的细胞碎屑（图4-87）、含有胆色素的胆汁管型（图4-88）、含有结晶的尿酸或尿酸盐管型（图4-89）、草酸盐管型、胱氨酸管型等。常见于蛋白尿、血尿、急性肾小管坏死、黄疸、痛风以及各种肾功能不全的病例。

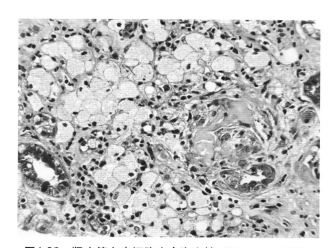

图4-82 肾小管上皮细胞小空泡变性（Masson×400）

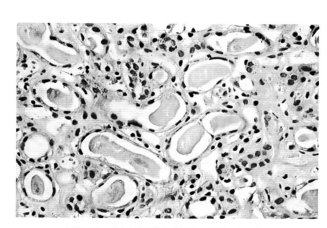

图4-84 肾小管蛋白管型（HE×400）

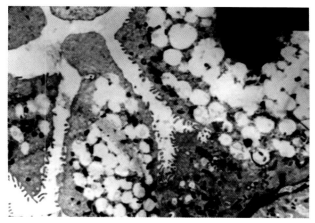

图4-83 肾小管上皮细胞小空泡变性，内质网扩张（电镜×5000）

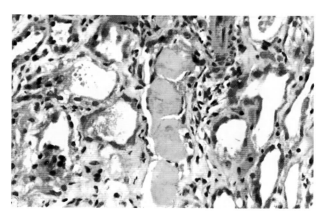

图4-85 肾小管特殊蛋白管型（PAS×400）

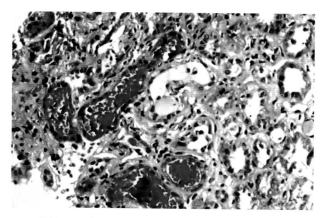

图4-86 肾小管红细胞管型（Masson×400）

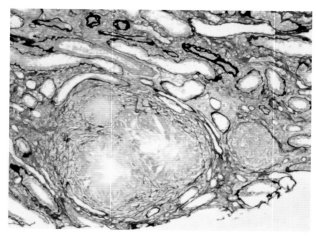

图4-89 肾小管内尿酸盐结晶（HE×400）

四、肾小管上皮细胞色素

尿内多种物质均可被肾小管上皮细胞吸收并代谢为色素而沉积。如溶血性疾病或肾小管内红细胞管型溶解后，血红蛋白被肾小管上皮细胞吸收，进而被溶酶体消化分解出铁蛋白，呈金黄色，具有一定的折光性，称含铁血黄素，遇铁氰化钾及盐酸出现蓝色，称普鲁士蓝反应（图4-90）。治疗幽门螺杆菌感染常用铋制剂，用量过大时则可沉积于肾小管上皮细胞（图4-91）。电镜检查可见肾小管上皮细胞内的次级溶酶体内含有特殊的包涵物（图4-92）。其他还包括，黄疸导致的直接胆红素管型及被肾小管吸收形成的棕色颗粒，以及尿黑酸尿褐黄病的黄色颗粒沉积于肾小管上皮细胞内等。

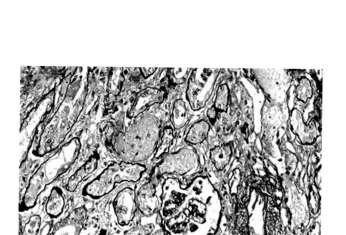

图4-87 肾小管内崩解的细胞碎屑（HE×200）

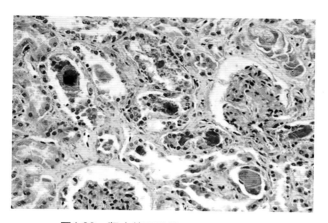

图4-88 肾小管胆汁管型（HE×200）

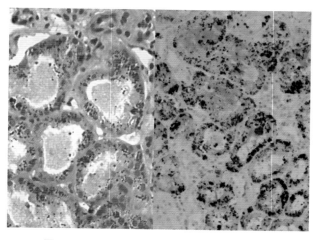

图4-90 肾小管上皮细胞的含铁血黄素沉积
（左：HE×200，右：普鲁士蓝×200）

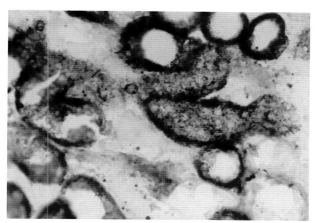

图4-91　肾小管上皮细胞的铋颗粒沉积（HE×400）

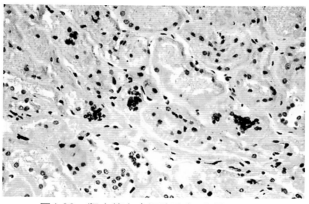

图4-93　肾小管上皮细胞融合（HE×400）

六、肾小管上皮细胞的病原微生物和包涵体

各种病原微生物，特别是病毒，可在肾小管上皮细胞内寄生，如巨细胞病毒、冠状病毒、乙型肝炎病毒等（图4-94、图4-95）。

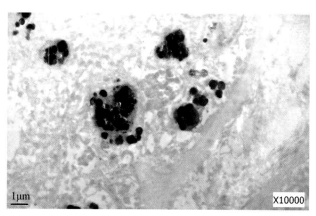

图4-92　肾小管上皮细胞的含铁血黄素沉积，可见胞质内的次级溶酶体内多数电子致密物质沉积（电镜×10 000）

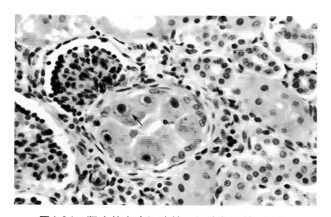

图4-94　肾小管上皮细胞的巨细胞包涵体（↑）
（HE×400）

五、肾小管上皮细胞融合的多核巨细胞

肾小管上皮来源于间胚叶的生后肾组织，受损伤时，可向间胚叶细胞转化而形成多核巨细胞（图4-93）。常见于慢性损伤的肾小管病，如骨髓瘤管型肾病等。

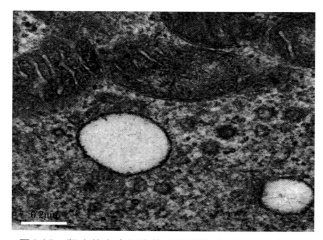

图4-95　肾小管上皮细胞的冠状病毒（电镜×20 000）

七、急性肾小管炎

发生移植肾的急性细胞性排斥反应或一些急性间质性肾炎时，可见CD8杀伤性淋巴细胞在肾间质浸润，并浸润于肾小管上皮细胞间，称急性肾小管炎（图4-96）。

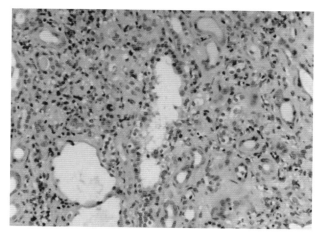

图4-96 肾小管炎，上皮细胞间可见淋巴细胞浸润（HE×400）

八、肾小管上皮细胞刷状缘脱落

光镜下可见肾小管管腔扩张，上皮细胞呈扁平状，电镜下可见肾小管上皮细胞的微绒毛脱落消失，属于较严重的急性肾小管损伤。见于各种急性肾小球肾炎或各种急性肾小管损伤(图4-97)。

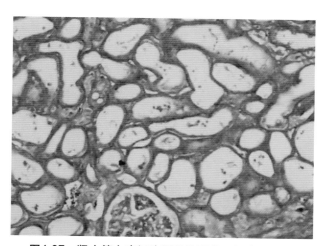

图4-97 肾小管上皮细胞刷状缘脱落，细胞扁平，管腔扩张（HE×400）

九、急性肾小管坏死

急性肾缺血和毒物损伤均可导致急性肾小管坏死。表现为肾小管上皮细胞重度空泡和颗粒变性、细胞崩解、细胞碎屑阻塞管腔、裸基底膜形成等（图4-98）。

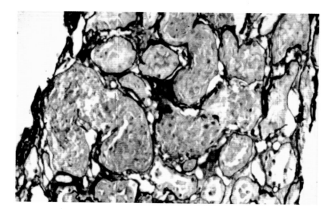

图4-98 急性肾小管坏死（PASM×400）

十、肾小管上皮细胞再生

肾小管上皮细胞严重损伤和坏死后，出现再生现象。表现为细胞核染色质增多、细胞核浓染、胞质少、排列紊乱等（图4-99）。

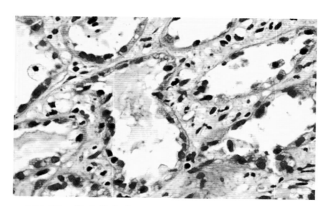

图4-99 肾小管上皮细胞再生，细胞核染色质增粗，细胞大小不一，排列紊乱（HE×400）

十一、肾小管萎缩

肾小球、肾小管和肾间质的慢性损伤均可导致肾小管萎缩。表现为肾小管上皮细胞体积缩小、

基底膜增厚、管腔狭窄、有阻塞时管腔扩张（图
4-100）。根据分布，分为局灶性（<总面积的
25%）、多灶状（占总面积的 25%~50%）、大片
状（占总面积的 50%~75%）和弥漫性萎缩（>总
面积的 75%）。肾小管萎缩必然伴有周围的淋巴
细胞和单核细胞浸润，甚至纤维化。

十二、肾小管代偿性肥大

见于多灶和弥漫性肾小管萎缩时，其中部分
肾小管呈灶状细胞肥大、管径增粗，是代偿性肥
大肾单位的一部分（图 4-100）。

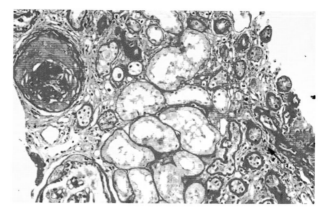

图4-100　肾小管萎缩（↑）伴代偿性肥大
（PAS×200）

第三节　肾间质常见病变

肾小管和肾间质关系密切，两者的病变常伴
同发生。既没有肾小管正常而肾间质病变严重的
情况，也不会有肾间质正常而肾小管病变严重的
情况[7]。

一、肾间质水肿

正常肾组织的肾间质很少，肾小管呈密集排
列。肾间质水肿时，肾小管之间的间隙加大，呈
疏松状态，Masson 染色呈浅染状，呈弥漫分布（图
4-101）。常见于急性肾小管重度损伤和肾静脉血
栓形成。

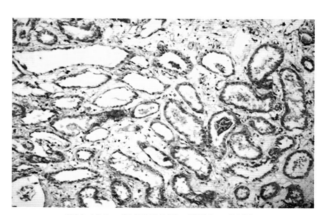

图4-101　肾间质水肿（PAS×200）

二、肾间质炎症细胞浸润

根据分布，分为局灶性（<总面积的 25%）（图
4-102）、多灶状（占总面积的 25%~50%）、大
片状（占总面积的 50%~75%）和弥漫性（占总
面积的 75% 以上）（图 4-103）。根据浸润细胞种
类，分为中性粒细胞（图 4-104）、淋巴细胞和
单核细胞（图 4-103）、浆细胞、泡沫细胞和嗜
酸性粒细胞浸润（图 4-105）。常见于化脓性间
质性肾炎、过敏性间质性肾炎、移植肾的细胞性
排斥反应。Alport 综合征有时可见肾间质泡沫细
胞浸润。

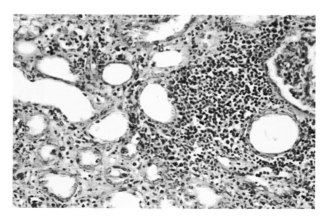

图4-102　肾间质灶状淋巴细胞和单核细胞浸润
（HE×200）

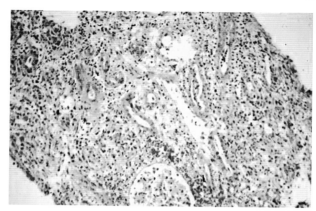

图4-103　肾间质弥漫性淋巴细胞和单核细胞浸润
（HE×200）

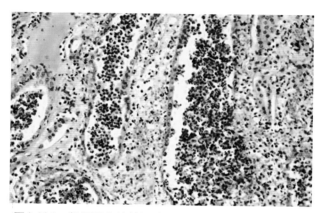

图4-104　肾间质中性粒细胞浸润，肾小管腔白细胞聚集
（HE×400）

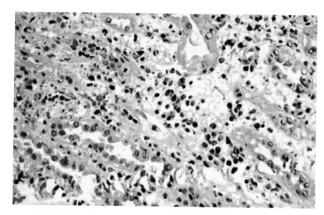

图4-105　肾间质嗜酸性粒细胞浸润（HE×400）

三、肾间质肉芽肿

一些特殊病因导致肾间质出现以上皮样细胞为主的肉芽肿样结构（图4-106）。可见于肾结核病、结节病、非特异性肉芽肿等。

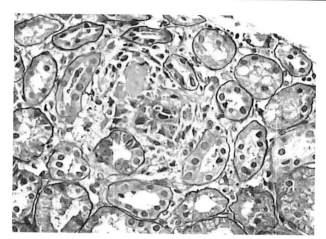

图4-106　肾间质肉芽肿形成（Masson×200）

四、肾间质肿瘤细胞浸润

肾是常见的接受肿瘤转移的器官，肾活检组织中可见肿瘤细胞（图4-107）。如恶性淋巴瘤、白血病（多呈弥漫性浸润于肾间质）以及各种恶性肿瘤转移等。

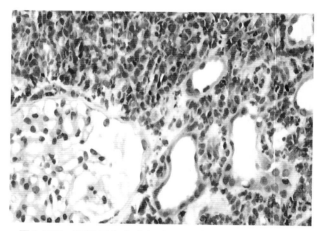

图4-107　肾间质白血病细胞弥漫性浸润（HE×400）

五、肾间质纤维化

肾间质胶原纤维增生称肾间质纤维化。以Ⅲ型胶原增生为主。可呈局灶性（<总面积的25%）、多灶状（占总面积的25%～50%）大片状（占总面积的50%～75%）和弥漫性分布（占总面积的75%以上）（图4-108），有时胶原纤维大量增生，呈席纹状排列（图4-109）。常见于硬化性肾小球肾炎和肾小球病、慢性肾小管间质性肾病、慢性马兜铃酸肾病、慢性IgG4肾小管间质性肾病等。

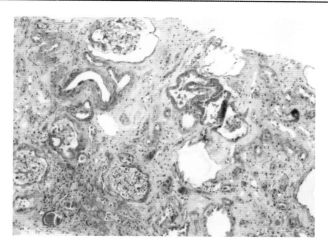

图4-108 肾间质弥漫性纤维化（Masson×200）

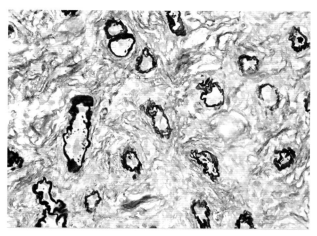

图4-109 肾间质弥漫性纤维化，呈席纹状排列
（PASM×400）

第四节 肾血管常见病变

肾是多血管的器官，全身的或肾本身的血管性疾病都可波及肾。

一、细动脉硬化和玻璃样变性

入球小动脉属于细动脉，因血浆浸渍使管壁均质增厚，管腔狭窄，失去弹性（图4-110）。见于原发性、继发性和肾性高血压。

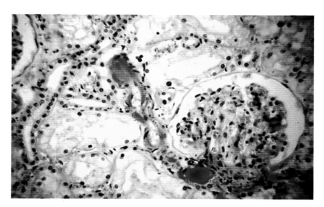

图4-110 入球小动脉玻璃样变性（HE×200）

二、小动脉硬化

弓状动脉和小叶间动脉属于小动脉，主要表现为肌层肥厚，管腔狭窄（正常小动脉的两侧管壁之和与管腔之比为 2 : 1，大于该比例时为增厚）（图4-111），见于原发性、继发性和肾性高血压，动脉粥样硬化症，以及小动脉坏死恢复期病变。

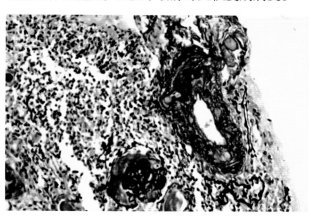

图4-111 肾小叶间动脉肌层增厚（PASM×200）

三、小动脉内膜增厚，黏液变性，葱皮样增生

小动脉内膜增厚、水肿及黏液变性（图4-112），后期纤维组织增生，呈同心圆状葱皮样表现，管腔狭窄（图4-113）。见于恶性高血压病、溶血性尿毒症综合征、产后性急性肾衰竭、系统性硬化症等血栓性微血管病，以及移植肾的慢性血管性排斥反应等。

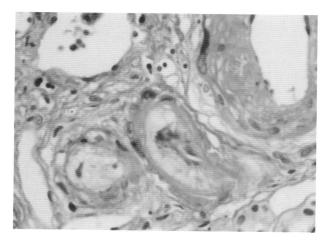

图4-112 肾小叶间动脉内膜增厚，黏液变性
（Masson×400）

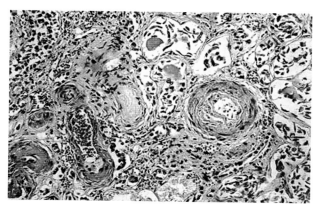

图4-113 肾小叶间动脉内膜葱皮样增厚（PASM×400）

四、小动脉纤维蛋白样坏死

小动脉管壁坏死、纤维蛋白沉积（图4-114）。见于坏死性小动脉炎。

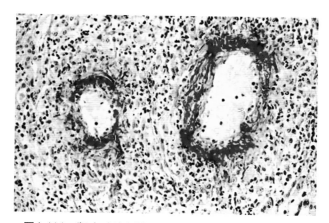

图4-114 肾小动脉纤维蛋白样坏死（Masson×400）

五、小动脉瘤形成

小动脉管壁坏死后，通过纤维化修复，在管腔内部压力作用下，呈瘤样扩张（图4-115）。见于小动脉炎的修复期。

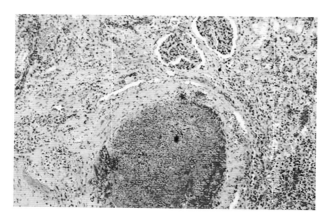

图4-115 肾小动脉管壁纤维化，动脉瘤样扩张，血栓形成（PAS×200）

六、小动脉血栓形成

常为小动脉坏死的伴发病变，病变的小动脉管腔内血栓形成（图4-116）。见于小动脉炎。

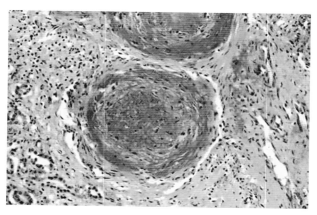

图4-116 肾小动脉血栓形成（PAS×200）

七、小静脉血栓形成

血凝状态异常导致肾静脉血栓，小静脉血栓是肾静脉血栓的延续（图4-117）。肾病综合征患者易合并肾静脉血栓。

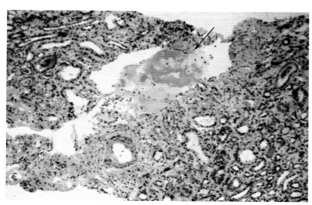

图4-117 肾小静脉血栓形成（HE×200）

八、肾皮质坏死和肾梗死

肾动脉供血突然中断，导致肾皮质或其他部位缺血坏死（图4-118）。

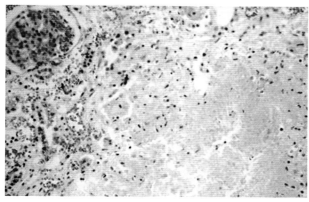

图4-118 肾贫血性梗死（HE×200）

参考文献

[1] 邹万忠. 肾活检病理检查的常见病变 // 邹万忠. 肾活检病理学. 3版. 北京：北京大学医学出版社，2014；35-59.

[2] 邹万忠. 肾脏疾病的基本病变 // 邹万忠. 肾活检病理诊断图鉴. 北京：人民卫生出版社，2000：25-43.

[3] Bariety J, Bruneval P, Meyrier A, et al. Podocyte involvement in human immune crescentic glomerulonephritis.Kidney Int, 2005, 58: 1109-1119.

[4] Thorner P S, Ho M, Ereminav, et al. Podocytes contribute to the formation of glomerular crescents. JASN, 2008, 19: 1-8.

[5] Kensuke Joh, Takashi Taguchi, Hidekazu Shigematsu, et al. Proposal of podocytic infolding glomerulopathy as a new disease entity: a review of 25 cases from nationwide research in Japan. Clin Exp Nephrol, 2008, 12: 421-431.

[6] Dijman H B P M, wetzels J F M, Gemmin J H, et al. Glomerular involution in children with frequently relapsing minimal change nephrotic syndrome? Kidney Int, 2007, 71: 44-52.

[7] Brun C, Olsen S. Basic renal lesions//Brun C, Olsen S (eds). Atlas of renal biopsy. Philadelphia: WB Saunders, 1981:18-39.

第五章 肾疾病的病理学分类

　　临床和病理学前辈为了治疗肾疾病，体会到了肾疾病科学分型的重要性，因此进行了肾疾病的病理学分类（classiflcation of renal disease）。早在 1827 年，Richard Bright 将肾疾病分为退行性变化为主的肾病（nephrosis）、炎症变化为主的肾小球肾炎（glomerulonephritis）和动脉硬化为主的肾硬化（nephrosclerosis）。1914 年，Volhard 将肾小球疾病分为肾病、局灶性肾炎、急性弥漫性肾小球肾炎和慢性弥漫性肾小球肾炎。1950 年，Bell 则根据病变部位将肾疾病分为肾小球疾病、肾小管疾病和肾间质疾病，并细分为 9 类。1951 年以后，随着肾活检技术的开展，人们对肾疾病的分类更细致、更科学，日臻完善。Cameron(1972)、Habib(1973)、Churg 和 Duffy(1973)、Kincaid-Smith(1975) 等都发表过较详细的有关肾小球疾病的分类[1-2]。1982 年，世界卫生组织（World Health Organization, WHO）公布了权威性的肾小球疾病分类[3-4]，后来根据发展，又屡做修改[5-6]。我国肾脏病学界也曾有过两次有关肾活检病理的分类[7-8]。

　　根据主要损伤的部位将肾疾病进行分类是临床学界和病理学界的共识，即分为肾小球疾病、肾小管疾病、肾间质疾病和肾血管疾病，其中肾小球疾病发病率最高，也最复杂。

　　理想的分型应该包括临床（临床表现和化验异常）、病因和发病机制及病理变化。临床分型如下：急性肾炎综合征、急进性肾炎综合征、慢性肾炎综合征、肾病综合征、隐匿性肾小球肾炎、肾功能不全和肾衰竭、肾小管疾病、肾小管间质疾病。肾疾病的病因和发病机制较复杂，目前相

当比例的肾疾病尚未明确，同一病因可导致不同的肾疾病，而不同病因也可出现相同或相似的临床和病理表现，而且在疾病后期，探讨其病因更为困难，所以仅将部分明确的病因和发病机制作为分类的依据，如病因明确的各种继发性肾小球疾病。

　　通过肾活检、外科标本乃至尸体解剖，可确切地观察病理变化，是肾疾病病理学分类的主要依据。

　　本书将以历年来的肾疾病病理学分类为基础，重点参考 1995 年 WHO 肾疾病病理学分类进行叙述[5]。

　　肾疾病病理学分类的基本原则：

　　首先需要确定主要的病变部位，按照主要病变部位分为肾小球疾病、肾小管疾病、肾间质疾病、肾小管间质疾病和肾血管疾病。

　　病因和发病机制在肾疾病病理学分类中也占有重要位置。在侵犯部位及病因和发病机制的两种前提下，不可避免地会出现交叉和重叠，如脂蛋白肾小球病、高草酸尿症肾病、胱氨酸血症肾病、糖原贮积症肾病等，既可分属于肾小球病和肾小管病，也是代谢异常肾疾病，还可属于遗传性肾疾病。

　　在确定主要病变部位时，应确定原发性病变和继发性病变，如肾小球病变常继发肾小管和肾间质的损伤，并因肾性高血压而呈现肾血管病变；肾小管损伤必然导致肾间质的病变，反之亦然；原发于肾血管的病变则可引起肾小球、肾小管及肾间质的缺血性损伤。

第一节 肾小球疾病的病理学分类

在肾小球疾病的病理学观察中，要注意病变分布和病变类型两方面：

1. 肾小球疾病中活动性（active）和非活动性（stable）病变 坏死、渗出、细胞增生性病变称活动性病变，细胞外基质增多、纤维化和结缔组织增生称非活动性病变。

2. 在增生性病变中，要注意细胞类型（上皮细胞、系膜细胞、内皮细胞）。

3. 弥漫性（diffuse）和局灶性（focal）病变 肾小球疾病中，病变累及 50% 以上的肾小球称弥漫性肾小球病，小于 50% 的肾小球受累称局灶性肾小球病。按病理学的观察原则，病变分布分为 < 25%、25%~50%、50%~75% 和 > 75% 四级，< 25%、25%~50% 相当于局灶性病变，50%~75%、> 75% 相当于弥漫性病变。

4. 球性（global）和节段性（segmental）病变

病变超过一个肾小球的 50% 的毛细血管袢称为球性病变，少于 50% 的毛细血管袢者称为节段性病变（图 5-1）。

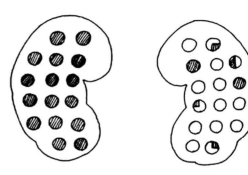

图5-1 **肾小球疾病的分布特点。左：弥漫性球性病变；右：局灶性和节段性病变**

1995 年，WHO 发表了第二版肾小球疾病分类（表 5-1）[5]

表5-1 肾小球疾病病理学分类 （WHO，1995）

Ⅰ.原发性肾小球疾病（肾小球肾炎和相应疾病）
  A.肾小球轻微病变和微小病变
  B.局灶/节段性病变（多数肾小球仅有轻微异常），包括局灶性肾小球肾炎和局灶性节段性肾小球硬化症
  C.弥漫性肾小球肾炎
    1.膜性肾小球肾炎（膜性肾病）
    2.增生性肾小球肾炎
      a.系膜增生性肾小球肾炎
      b.毛细血管内增生性肾小球肾炎
      c.系膜毛细血管性肾小球肾炎（膜增生性肾小球肾炎，Ⅰ型和Ⅲ型）
      d.新月体性（毛细血管外性）和坏死性肾小球肾炎
    3.硬化性肾小球肾炎
  D.未分类的肾小球肾炎
Ⅱ.系统性疾病导致的或继发性肾小球肾炎
  A.狼疮肾炎
  B.IgA肾病（Berger 病）
  C.过敏性紫癜肾炎
  D.抗基底膜性肾小球肾炎（包括Goodpasture 综合征）
  E.全身感染导致的肾小球病变
    1.败血症
    2.感染性心内膜炎
    3.分流性肾炎

表5-1 肾小球疾病病理学分类 （WHO，1995）

  4. 梅毒

  5. 获得性免疫缺陷综合征（AIDS）

  6. 乙型和丙型病毒性肝炎

  7. 衣原体

 F. 寄生虫性肾病

  1. 疟疾肾病（镰状疟、三日疟）

  2. 血吸虫病

  3. 黑热病

  4. 丝虫病

  5. 旋毛虫病

  7. 类圆线虫病

  8. 后睾吸虫病

Ⅲ. **血管性疾病导致的肾小球病**

 A. 系统性血管炎

 B. 血栓性微血管病（溶血性尿毒症综合征、血栓性血小板减少性紫癜等）

 C. 肾小球血栓病（血管内凝血）

 D. 良性肾硬化

 E. 恶性肾硬化

 F. 硬皮病（系统性硬化病）

Ⅳ. **代谢性疾病导致的肾小球病**

 A. 糖尿病性肾小球病

 B. 电子致密物沉积病

 C. 淀粉样变性病

 D. 单克隆免疫球蛋白沉积病

 E. 纤维样肾小球肾炎

 F. 免疫触须样肾小球病

 G. 巨球蛋白血症

 H. 冷球蛋白血症

 I. 肝病性肾病

 J. 镰状细胞病性肾病

 K. 青紫性先天性心脏病和肺动脉高压导致的肾病

Ⅴ. **遗传性肾病**

 A. Alport综合征

 B. 薄基底膜综合征和良性复发性血尿

 C.指甲髌骨综合征（骨发育不良）

 D.先天性肾病综合征（芬兰型）

 E.婴儿肾病综合征（肾小管囊性扩张、弥漫性系膜硬化）和Drash综合征

 F. Fabry病、其他脂质沉积病

Ⅵ. **其他**

 A. 妊娠肾病

 B. 放射性肾病

Ⅶ. **终末期肾**

Ⅷ. **移植性肾小球病变**

上述分类反映了十多年来人们对肾小球疾病认识的深入和研究成果，与1982年WHO发表的第一版肾小球疾病病理学分类相比，有以下几点变更：

1. 在原发性肾小球疾病中，将电子致密物沉积病列入了代谢性疾病。

2. 在全身感染和寄生虫病导致的肾小球病中，增加了获得性免疫缺陷综合征、乙型和丙型病毒性肝炎、衣原体等感染以及黑热病、丝虫病、旋毛虫病和后睾吸虫病等肾小球病。

3. 系统性血管炎概括了所有波及中小动脉和毛细血管的血管炎，如经典型和显微镜下型多血管炎、Wegener肉芽肿等。

4. 骨髓瘤肾病归入了范围更广的单克隆免疫球蛋白沉积病。

5. 将纤维样肾小球肾炎、免疫触须样肾小球病和出现脂类代谢障碍的Alagille综合征收入了代谢性疾病导致的肾小球病。

由于近年来对肾小球疾病的研究有了较大发展，2015年，部分知名肾病理学家建议对各种肾小球疾病的分类和诊断做出规范。结合病因、发病机制、临床表现和病理特点，将肾小球疾病分为五大类：①免疫复合物介导的肾小球肾炎（immune-complex GN），包括毛细血管内增生性肾小球肾炎、膜性肾病、膜增生性肾小球肾炎、IgA肾病、狼疮肾炎等原发和系统性肾小球肾炎；②寡免疫复合物性肾小球肾炎（pauci-immune GN），包括多血管炎性肾小球肾炎、糖尿病性肾小球病等；③抗基底膜性肾小球肾炎（anti-GBM GN），包括Ⅰ型新月体性肾小球肾炎；④单克隆免疫球蛋白性肾小球肾炎（monoclonal Ig GN），包括单克隆免疫球蛋白沉积性肾小球病、单克隆免疫球蛋白性淀粉样变性肾病、纤维样肾小球病、冷球蛋白性肾病等；⑤C3肾小球病（C3 glomerulopathy）[9]。

第二节 肾小球疾病的常见病理类型

以肾小球为唯一或主要病变的肾疾病称肾小球疾病（glomerular disease）。它们的病因、发病机制和临床表现多有不同，而病理形态可完全相同，并且，同一种肾小球病变可出现于临床表现和病因、发病机制不同的肾疾病，所以，要求病理诊断一定要密切联系临床，如：系统性红斑狼疮对肾的损伤多种多样，轻微的肾小球病变到肾小球硬化性病变均可出现，单凭肾小球病变形态并不能作出正确诊断。总结于表5-2。

表5-2 肾小球疾病的病理类型		
病理类型	原发性肾小球肾炎和疾病	继发性肾小球肾炎和疾病
轻微的病变	微小病变性肾小球病	先天性肾病综合征、Alport综合征、薄基底膜肾病、肥胖相关性肾小球肥大症、Ⅰ期膜性肾病、轻度系膜增生性肾小球肾炎、Ⅰ型和Ⅱ型狼疮肾炎、轻度系膜增生性IgA肾病和过敏性紫癜肾炎、早期糖尿病肾病等
局灶性病变	局灶性肾小球肾炎 局灶性节段性肾小球硬化症	局灶增生性IgA肾病和过敏性紫癜肾炎、Ⅲ型狼疮肾炎、恢复期感染后肾小球肾炎等
基底膜增厚	膜性肾病	膜性IgA肾病、Ⅴ型狼疮肾炎、移植肾排斥反应、血栓性微血管病、电子致密物沉积病、Ⅲ型胶原肾小球病、指甲-髌骨综合征等
系膜增生	系膜增生性肾小球肾炎	系膜增生性IgA肾病和过敏性紫癜肾炎、Ⅱ型狼疮肾炎、恢复期感染后肾小球肾炎等
系膜结节状硬化伴或不伴基底膜增厚	晚期膜增生性肾小球肾炎	结节性糖尿病肾小球硬化症、淀粉样变性肾病、单克隆免疫球蛋白沉积性肾病、纤维样和免疫触须样肾小球病、纤连蛋白肾小球病、特发性肾小球系膜结节状硬化症等

表5-2　肾小球疾病的病理类型

病理类型	原发性肾小球肾炎和疾病	继发性肾小球肾炎和疾病
系膜增生伴基底膜增厚	Ⅲ期膜性肾病	膜性乙型或丙型肝炎病毒相关性肾炎、不典型膜性肾病、膜性狼疮肾炎、弥漫增生性糖尿病肾小球病等
毛细血管内增生	毛细血管内增生性肾小球肾炎	毛细血管内增生性IgA肾病和过敏性紫癜肾炎、Ⅳ型狼疮肾炎、肾小球毛细血管内皮病、血栓性微血管病、移植肾排斥反应、冷球蛋白血症肾损伤等
膜增生	膜增生性肾小球肾炎	膜增生性IgA肾病和过敏性紫癜肾炎、Ⅳ型狼疮肾炎、感染后肾小球肾炎、C3肾病、血栓性微血管病等
新月体	新月体性肾小球肾炎	抗基底膜性肾小球肾炎、显微镜下型多血管炎、新月体性IgA肾病和过敏性紫癜肾炎、Ⅳ型狼疮肾炎等
肾小球硬化	晚期肾小球肾炎	各种继发性肾小球肾炎和肾小球病的晚期阶段

参考文献

[1] Habib R. Classiflcation of glomerulonephritis based on morphology//Kincaid-Smith P. Mathew TH. Becker EL (eds). Glimerulonephritis. New York: John Wiley & Sons, Inc., 1973: 17-41.

[2] Churg J, Duffy J L. Classiflcation of glomerulonephritis based on morphology//Kincaid-Smith P, Mathew T H, Becker EL, (eds). Glimerulonephritis. New York: John Wiley & Sons, Inc., 1973: 43-61.

[3] Churg J, Cotran R S, Sinniah R, et al. World Organization (WHO) Monograph. Renal Disease: Classiflcation and Atlas of Tubulo-Interstitial Diseases. Tokyo: Igaku-Shoin, 1985.

[4] Churg J, Heptinstall R H, Olsen T S, et al. World Health Organization (WHO) Monograph. Renal Disease: Classiflcation and Atlas. Vascular Diseases and Development and Hereditary Diseases. Tokyo:Igaku-

Shoin, 1985.

[5] Churg J, Bernstein J, Glassock R J. Word Health Organization. Section 1. Classiflcation of Glomerular Diseases. Glossary of Terms. Renal disease classiflcation and atlas of glomerular diseases. 2nd ed. Tokyo: Igaku-Shoin, 1995: 3-26.

[6] Churg J, Berinstein J, Glassok R J. World Health Organization (WHO) Monograph. Renal Disease: Classiflcation and Atlas of Glomerular Diseases. 2nd ed. Tokyo: Igaku-Shoin, 1995.

[7] 邹万忠. 关于原发性肾小球疾病的病理类型及命名的建议. 中华肾脏病杂志, 1986, 2: 172-174.

[8] 邹万忠. 肾活检病理诊断标准指导意见. 中华肾脏病杂志, 2001, 17: 270-275.

[9] Sethi S, Haas M, Markowitz G S, et al. Mayo Clinic/Renal Pathology Society Consensus Report on Pathologic Classification, Diagnosis, and Reporting of GN. J Am Soc Nephrol, 2015, 27: 1-10.

第六章　原发性肾小球疾病

病变主要位于肾小球的炎症称肾小球肾炎。炎症病变不明显者称肾小球病。分为原发性和继发性两种：病因不明确或尚有争论者、肾小球病变是患者的唯一和主要病变、肾小球病变较一致，称原发性肾小球肾炎；与之对应的是继发性或系统性疾病导致的肾小球肾炎，病因明确，肾小球病变是全身性疾病的一个组成部分，肾小球病变常呈多样性。如膜性肾病与膜性狼疮肾炎相比，前者无确切病因，身体其他器官和部位无病变，肾小球病变为弥漫均一的基底膜增厚；后者是系统性红斑狼疮的自身抗原–抗体复合物沉积导致的，除肾小球病变外，其他系统尚存在轻重不等的病变，肾小球除基底膜增厚外，尚有轻重不等的系膜增生，而且免疫病理学检查也较复杂。所以，前者是原发性肾小球肾炎，后者是继发性肾小球肾炎[1-2]。

纵观医学的发展历史，当对某种疾病研究不够深入，病因和发病机制不明确时，常称之为原发性或特发性疾病，随着医学科学的进步，病因和发病机制明确后，便将其从原发性或特发性疾病剥离出来，肾小球疾病也是如此，近年来，原发肾小球肾炎或肾小球疾病越来越少。

一般说来，肾小球肾炎和肾小球病的肾大体观察无特殊表现。只有临床表现为大量蛋白尿或肾病综合征时，肾肿胀而苍白，称大白肾；肾小球损伤严重者（如新月体性肾小球肾炎等），可见点状出血；在慢性肾衰竭者，乃至终末期肾病患者，可见肾体积缩小，质硬韧，表面呈颗粒状，称颗粒性萎缩肾。

第一节　微小病变性肾小球病和肾小球轻微病变

1913 年，Monk 首先报告了一组类脂性肾病(lipoid nephrosis)，因为在患者的肾小管上皮细胞和尿内发现了脂类物质。后来根据光学显微镜和免疫荧光检查，发现肾小球病变轻微，所以又有肾小球微小病变、无病变肾小球病（nil disease）之称。根据电镜的观察，又称为肾小球上皮病（glomerular epithelial disease）。

微小病变性肾小球病（minimal change glomerulopathy）或肾小球微小病变（minimal change disease, MCD）主要见于儿童和青少年，占儿童肾病综合征的 70%～90%，占成人肾病综合征的 10%～30%，而且多见于 45 岁以上的中老年患者。

男性多于女性（2：1），亚洲人多于北美和欧洲人[3]。起病较急，表现为大量选择性蛋白尿或肾病综合征，约 20% 的患者有镜下血尿。对激素治疗敏感，20% 的患者可自然缓解。少数患者因大量蛋白尿导致的肾小管损伤而出现急性肾衰竭，称特发性肾衰竭[4]。

病理表现[4]

大体表现

双肾肿胀，苍白，切面皮质增厚，称大白肾（图6-1）。

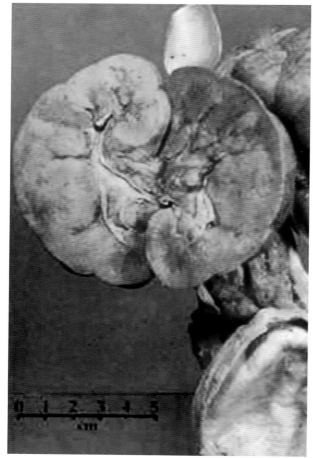

图6-1　微小病变性肾小球病，肾苍白、肿胀

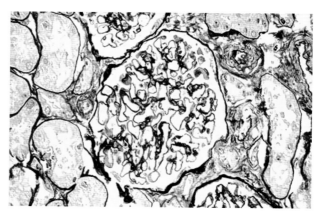

图6-2　微小病变性肾小球病，病变轻微（PASM×400）

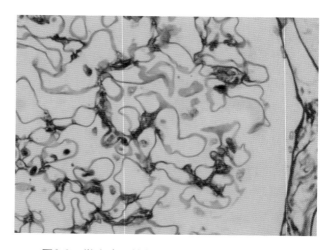

图6-3　微小病变性肾小球病，基底膜空泡变性
（PASM×400）

光镜检查

　　肾小球无病变（图6-2），或仅见 PASM 染色下的基底膜空泡变性（图6-3），或局灶节段性的轻微的系膜细胞和基质增生，毛细血管腔不受影响。肾小管上皮细胞可见轻重不等的颗粒变性、滴状变性、空泡变性和脂肪变性（图6-4），与尿蛋白的含量和回吸收的程度有关。有时肾小管上皮细胞，特别是近端小管上皮细胞，刷状缘脱落，导致肾小管上皮细胞扁平，管腔扩大，可出现特发性急性肾衰竭。肾间质常见水肿。肾血管无明显病变。老年患者偶见血管壁年龄性增厚，并导致肾小球缺血性皱缩和缺血性硬化。

免疫病理学检查

　　肾小球无免疫球蛋白和补体沉积。有时系膜区可见低强度的 IgM 沉积。有报告认为，IgM 阳性的微小病变性肾小球病预后较差。

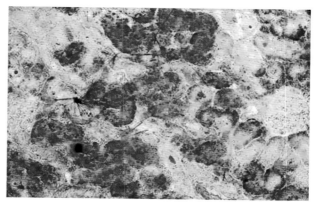

图6-4　微小病变性肾小球病，肾小管上皮细胞脂肪变性
（苏丹Ⅲ脂肪染色，×400）

电镜检查

肾小球上皮细胞足突弥漫性融合（图6-5）或微绒毛样变，足细胞的基底膜侧微丝增多。毛细血管基底膜无明显病变，由于大量蛋白质的滤过，致密层与疏松层的界线模糊。肾小球内无电子致密物（图6-6）。肾小管上皮细胞内质网扩张，溶酶体和吸收空泡增多，并可见脂肪滴。肾间质水肿。

当肾病综合征治愈后，足细胞融合消失的足突可逐渐恢复正常。

微小病变性肾小球病的病变特点：光镜下病变不明显，免疫荧光阴性，只有电镜下可见肾小球足细胞的足突广泛融合（图6-7）。

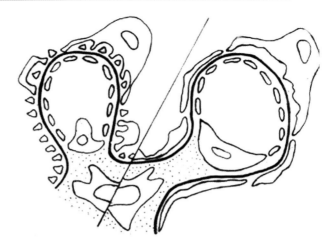

图6-7 微小病变性肾小球病。左：正常；右：足细胞足突广泛融合消失

鉴别诊断

微小病变性肾小球病的临床和病理形态虽有特点，但仍应与下述能引起大量蛋白尿的继发性肾小球疾病鉴别：

1. 局灶性节段性肾小球硬化症 由于该病属于局灶性病变，所以光镜检查不一定出现病变的肾小球，加之临床也有大量蛋白尿或肾病综合征，易与微小病变性肾小球病相混，但是当光镜下出现肾小管灶状萎缩，肾间质灶状淋巴细胞和单核细胞浸润和纤维化，特别是IgM沉积于肾小球系膜区时，应怀疑局灶性节段性肾小球硬化症，连续深切片有可能发现节段硬化的肾小球，对确诊有帮助[5]。

2. 其他轻度系膜增生性肾小球肾炎 包括IgA、IgM、C1q肾小球肾炎等，免疫病理学检查可发现相应的免疫球蛋白和补体在系膜区高强度（>++）沉积，电镜检查可见系膜区电子致密物沉积，足细胞足突仅节段性融合。临床表现常有轻重不等的血尿，虽有蛋白尿，但不一定达到肾病综合征水平。

3. 其他轻度系膜增生性肾小球肾炎合并微小病变性肾小球病 这些肾小球病虽然光镜下变化也很轻，临床均有大量蛋白尿和肾病综合征，但免疫病理学检查可发现系膜区IgG、IgA、IgM、C3、C1q等较强的沉积，电镜下可见系膜区电子致密物沉积，足细胞的足突弥漫融合。

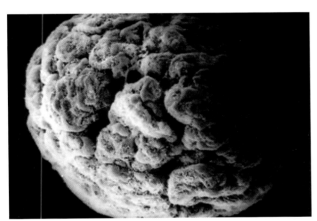

图6-5 微小病变性肾小球病，足细胞足突广泛融合消失（扫描电镜）

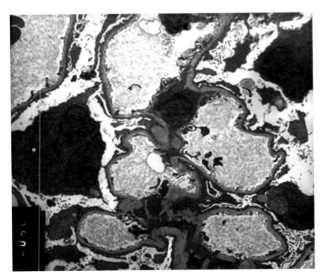

图6-6 微小病变性肾小球病，足细胞足突广泛融合消失，无电子致密物（电镜×4000）

病因和发病机制

微小病变性肾小球病的病因和发病机制不明确。临床和实验证明，该病与 T 淋巴细胞的功能异常有关[6]，淋巴细胞产生的一些生物活性物质导致肾小球滤过屏障通透性增加，从而出现微小病变性肾小球病。根据如下：临床实践证明，糖皮质激素和细胞毒性药物可有效治疗本病；霍奇金淋巴瘤等导致 T 淋巴细胞功能异常的疾病可并发本病；麻疹病毒感染可抑制细胞免疫，故感染麻疹后肾病综合征可缓解；实验室研究证明，患者体内有较多的淋巴细胞产生的血管通透因子（vascular permeability factor）、可溶性免疫抑制因子（soluble immune response suppressor）以及白介素 -4、白介素 -8 均有异常；应用培养的 T 淋巴细胞的上清液可诱发大鼠蛋白尿。此外，一些环境因素和毒性物质也可导致本病，如慢性汞中毒（chronic mercury poisoning-associated glomerulone-phritis）[7]。

肾小球足细胞损伤是微小病变性肾小球病的主要病理学特点（足突广泛融合），属于足细胞病的范畴。损伤足细胞的因素很多，T 淋巴细胞功能失常，继而通过多种因素和细胞因子的产生均可导致足细胞损伤[8]。

上述致病因素使肾小球滤过膜的负电荷减少，足细胞足突融合消失，电荷屏障破坏，出现大量蛋白尿或肾病综合征。

所谓肾小球轻微病变 (glomerular minor lesion) 是指一组临床表现为隐匿性肾炎的病变轻微的肾小球疾病，甚至一些泌尿系统肿瘤等导致的非肾小球源性血尿病例在未明确诊断以前，也列入本病。此外，对于一些缺乏免疫病理学检查和电镜检查而只有光镜材料的病例，包括微小病变性肾小球病、轻度系膜增生性肾小球肾炎、Ⅰ期膜性肾病以及众多的继发性病变轻微的肾小球病，这时诊断的肾小球轻微病变只是一个尚未终结的病理诊断（图 6-8）。

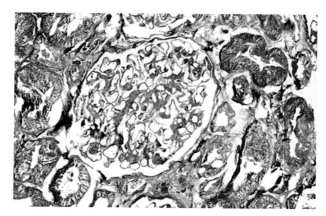

图6-8　肾小球轻微病变（Masson×400）

第二节　局灶性肾小球肾炎

局灶性肾小球肾炎（focal glomerulonephritis）是早期肾脏病理学家常用的病理诊断术语，意指光镜下病变的肾小球仅占肾活检标本中肾小球总数的一部分，小于总数的 50%[9]。随着临床和病理检查技术的进步，原发或特发性局灶性肾小球肾炎日益减少，绝大多数为继发性肾小球肾炎的一个病变类型，如局灶增生性 IgA 肾病等，因此，在作出最终诊断前，称之为局灶性肾小球病变（focal glomerular lesion）。这只是一个病变的形态表述，而非确切的病理诊断。所以，近年的权威性书籍和1995 年的 WHO 肾小球疾病分类中，已删除了局灶性肾小球肾炎的章节[1]。

局灶性肾小球肾炎的临床表现以肉眼或镜下血尿为多见，可伴有少量蛋白尿，少数患者为肾病综合征或急性肾炎综合征。

病理表现

大体表现

无明显异常，偶见点状出血。

光镜检查

不足一半的肾小球有病变，而且常为节段性病变。病变类型可以是纤维蛋白样坏死性、增生

性（系膜细胞、内皮细胞增生乃至新月体形成）或硬化性（图 6-9～图 6-11）。因病程不同，上述病变类型可混杂存在。相应的肾小管灶状萎缩，肾间质灶状纤维化。

免疫病理学检查

IgG 和 C3 在肾小球系膜区沉积，即使光镜下无病变的肾小球，也显示阳性沉积（图 6-12）。

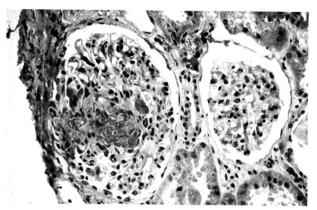

图6-9　局灶性肾小球肾炎，肾小球节段性纤维蛋白样坏死（HE×200）

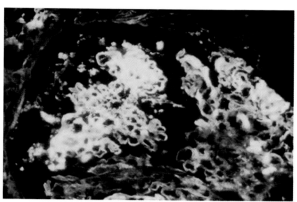

图6-12　局灶性肾小球肾炎，IgG颗粒状和团块状沉积于毛细血管壁和系膜区（荧光×400）

电镜检查

可见肾小球系膜区和（或）内皮下电子致密物沉积，系膜细胞和系膜基质增生（图 6-13）。

局灶性肾小球肾炎的病变特点

光镜下为局灶性或局灶节段性病变，免疫荧光表现为 IgG 和（或）C3 的系膜区沉积，电镜下可见系膜区的电子致密物（图 6-14）。

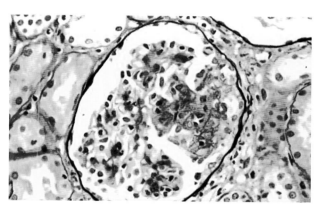

图6-10　局灶性肾小球肾炎，肾小球节段性增生（PASM×400）

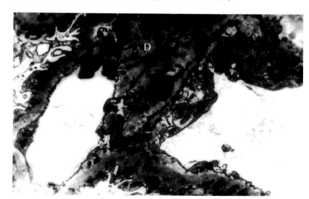

图6-13　局灶性肾小球肾炎，电子致密物（D）沉积于系膜区（电镜×5000）

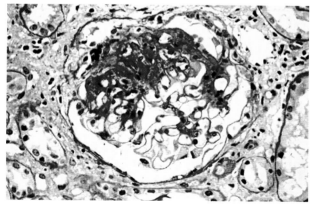

图6-11　局灶性肾小球肾炎，肾小球节段性硬化（PAS×400）

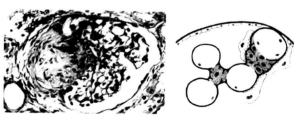

图6-14　局灶性肾小球肾炎

必须根据临床和免疫病理学检查与各种局灶性的继发性肾小球肾炎鉴别，如局灶坏死性紫癜肾炎、局灶增生性 IgA 肾病、局灶性狼疮肾炎（Ⅲ型）等。

局灶性肾小球肾炎是免疫复合物介导的肾小球疾病，但确切病因尚不清楚。当免疫复合物较少或持续时间较短时，受损的肾小球可呈不均匀的局灶性分布[9]。

第三节　局灶性节段性肾小球硬化症

局灶性节段性肾小球硬化症（focal segmental glomerulosclerosis，FSGS）是一种临床和病理均具特点的肾小球疾病，又称局灶性硬化（focal sclerosis）、局灶性硬化伴玻璃样变性（focal sclerosis with hyalinosis）。临床表现以大量蛋白尿或肾病综合征为特征，病理检查以局灶和节段分布的硬化性病变为特点。根据病因和发病机制，分为原发性、遗传性和继发性 FSGS 三大类。继发性 FSGS 是多种肾小球疾病的一个发展阶段，遗传性 FSGS 具有家族遗传性特点，原发性 FSGS 和遗传性 FSGS 除病因和发病机制外，病变特点、临床表现和预后诸方面均具相似特点，是本节讨论的重点。各种继发性肾小球 FSGS（如局灶增生性 IgA 肾病、Ⅲ型局灶增生性狼疮肾炎等）在病因和发病机制、免疫荧光检查、光镜检查和电镜检查等方面均与原发性 FSGS 和遗传性 FSGS 不同。

早在 1927 年，Fahr 研究脂性肾病时就报道了局灶节段性肾小球病变的现象。1957 年，Rich 进一步在因脂性肾病而死亡的 20 例（9 例死于尿毒症）尸体解剖中发现了肾皮髓质交界区的局灶节段性肾小球病变，当时并未将这一发现与不良的临床经过联系起来。1970 年，两组大数量的肾活检病理报告证实，FSGS 与抗激素治疗、预后差的微小病变性肾小球病有关，而且以儿童发病为主。后来又发现，成年病例也不少见，而且因 FSGS 出现肾衰竭的患者在肾移植后，很快有大量蛋白尿或肾病综合征复发。于是，原发性 FSGS 被认为是一种独具特色的独立性肾小球疾病[10]。

早期观察的 FSGS 的硬化部位主要是病变肾小球的血管极处，称为经典型 FSGS（classic

FSGS）。随着病例的积累，发现了数种 FSGS 的亚型：周缘型 FSGS（peripheral FSGS）、顶端型 FSGS（tip lesion）、系膜增生型 FSGS（mesangial hypercellulary FSGS）、细胞型 FSGS（cellular FSGS）和塌陷型 FSGS（collapsing FSGS）。因各种肾小球疾病而继发的 FSGS 更是数不胜数。在 2003 年发表的权威性分类中，认为系膜增生型 FSGS 和周缘型 FSGS 不具特异性，是各型 FSGS 的过渡节段，所以将它们予以删除。2004 年国际肾脏病理学会（IRPS）发表了权威性的新分类，包括门部型 FSGS、顶端型 FSGS、细胞型 FSGS、塌陷型 FSGS 和非特殊型 FSGS，将系膜增生型和周缘型列入非特殊型 FSGS[11]。

FSGS 自 1957 年被正式报道以来，随着对其认识的逐渐深入，发现的病例逐渐增加。

FSGS 的发病在年龄和性别方面无明显差别，但有报告显示男性多于女性。FSGS 的发生有明显的种族地域差别，非洲血统的美国人的发病率是美国白人的两倍多。临床表现以大量蛋白尿或肾病综合征为主要表现，而且对激素治疗不敏感，只有少数患者出现非肾病综合征水平的蛋白尿。血尿常见，以镜下血尿为主。高血压也常见于 FSGS。后期呈现肾功能减退表现[12]。

原发性 FSGS 的病理表现[12-13]

大体表现

早期病变不明显，与微小病变性肾小球病相似。晚期肾体积缩小，硬韧，表面呈颗粒状，切面皮髓质分界不清。

光镜检查

有局灶分布的节段性硬化的肾小球，节段性毛细血管闭塞，球囊粘连。节段性血管内或血管外泡沫细胞浸润。肾小管灶状萎缩，肾间质灶状淋巴细胞和单核细胞浸润及纤维化，常见小动脉管壁增厚。有一个肾小球出现节段性硬化便可诊断。可见数量不等的球性硬化的肾小球。早期病变的肾小球主要位于皮髓质交界处，所以满意的肾活检标本应包括皮髓质交界部位（图6-15、图6-16）

IRPS 2004 年发布的原发性 FSGS 病理分型及诊断要点见表6-1[11]。

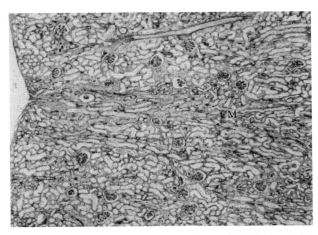

图6-15　局灶性节段性肾小球硬化症，早期病变位于皮髓质交界处。CM，皮髓质交界区（HE×20）

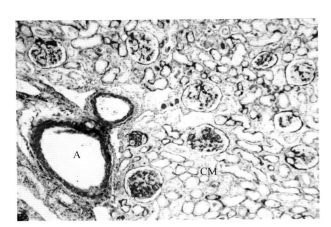

图6-16　局灶性节段性肾小球硬化症，早期病变位于皮髓质交界区（CM）。A，弓状动脉（HE×100）

表6-1　原发性FSGS的病理分型及诊断要点（IRPS，2004）

类型	硬化部位	分布	玻璃样变	粘连	足细胞增生肥大	肾小球肥大	系膜增生	小动脉玻璃样变
非特殊型	任何部位	节段	+	++	+	+	+	+
门部型FSGS	门部	节段	++	+++	+	+++	+	++
细胞型FSGS	任何部位	节段	+	+	++		++	+
顶端型FSGS	尿极	节段	+	+++	++		+	+
塌陷型FSGS	任何部位	节段或球性	+	+	+++		+	+

各种病理类型 FSGS 的病理特点

目前认为，足细胞的损伤是 FSGS 发病的首要因素，但是与各种病变类型的 FSGS 的确切关系尚不清楚。目前的病理分型以光镜形态为基础。首先应根据临床、荧光和电镜特点将原发性和继发性 FSGS 加以区分。其次，上述病理分型毕竟是人为的分类，常在同一标本中出现混合的病变，所以应根据主要病变特点排除其他类型的可能，如诊断非特殊型 FSGS 时，要根据其他四个类型的特点将它们除外。

肾小球的损伤必然导致肾小管的灶状萎缩、肾间质的灶状纤维化，小动脉常见管壁增厚。

1. 门部型 FSGS (perihilar FSGS)（图 6-17）　硬化部位主要位于肾小球的血管极附近，虽然可混有其他的硬化病变，但多数为血管极处硬化。该型常有玻璃样变性。肾小球肥大、球囊粘连、入球小动脉玻璃样变性很常见，病变细动脉与门部硬化区相连。泡沫细胞和足细胞增生、肥大不常见。其他肾小球无明显病变，但可出现球性硬化。各种继发性 FSGS 与该型相似。

2. 顶端型 FSGS (tip FSGS)　病变肾小球的特

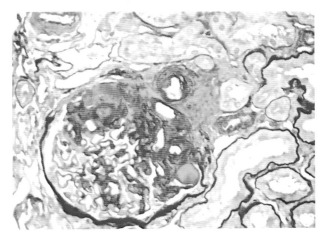

图6-17 局灶性节段性肾小球硬化症，门部型（PAS×400）

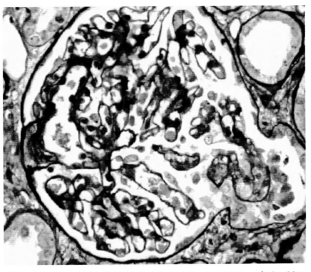

图6-19 局灶性节段性肾小球硬化症，顶端型，病变毛细血管袢疝入近端小管（PASM×400）

殊病变出现于尿极。该部位出现节段性硬化，足细胞增生、肥大，与肾小囊壁层细胞或近端小管上皮细胞接触和粘连，有时病变的血管袢疝入近端小管。病变部位常见泡沫细胞，有时可见玻璃样变性。其他肾小球无明显病变，但可出现不同部位的细胞增生，乃至球性硬化（图6-18、图6-19）。

3. 细胞型FSGS（cellular FSGS） 受累肾小球以内皮细胞和系膜细胞增生，足细胞增生、肥大和空泡变性为特点。病变肾小球任何部位的毛细血管袢（门部或周缘部）均可受累。细胞增生的毛细血管节段可见白细胞和单核巨噬细胞浸润，常见核缩、核碎等凋亡现象。病变的毛细血管节段可见足细胞的增生、肥大和空泡变性，甚至形成假新月体。该型FSGS病变进展较快，可出现球性硬化（图6-20）。

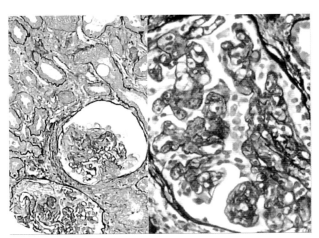

图6-20 局灶性节段性肾小球硬化症，细胞型（PASM，左：×100，右：×400）

4. 塌陷型FSGS（collapsing FSGS） 该型FSGS的特点是毛细血管塌陷，足细胞增生、肥大，与细胞型FSGS的区别是缺乏肾小球内的细胞增生。塌陷的毛细血管可以是节段性或球性分布。塌陷部位有增生、肥大的足细胞单层或多层被覆，细胞质内可见蛋白滴和空泡。球囊粘连和玻璃样变性不常见。该型FSGS病变进展也较快，可出现节段性或球性硬化（图6-21）。

5. 非特殊型FSGS（not otherwise specified, FSGS） 病变肾小球不能归入上述任何一型，称非特殊型FSGS。由于细胞外基质的增生，肾小球

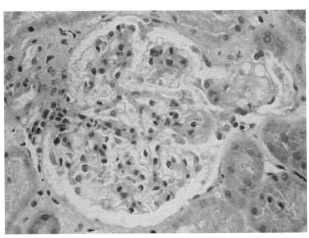

图6-18 局灶性节段性肾小球硬化症，顶端型，尿极处内皮细胞空泡变性，球囊粘连（HE×400）

呈现局灶性和节段性硬化。硬化部位可自肾小球门部开始，常波及肾小球的其他毛细血管袢，并常有系膜细胞和基质的增生，所以该型 FSGS 包括了过去的周边型 FSGS 和系膜增生型 FSGS。硬化病变内可有泡沫细胞。球囊粘连和玻璃样变性很常见。硬化部位可以有或无足细胞增生、肥大，但不是主要特点。其他肾小球可以无明显病变，也可出现球性硬化。该型在 FSGS 中较为常见，可能是其他四型发展的结果（图 6-22）。

若 FSGS 迁延不愈，硬化病变则由节段性发展为球性，由局灶性发展为弥漫性。

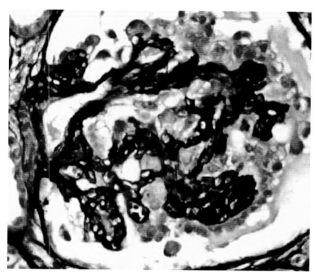

图6-21　局灶性节段性肾小球硬化症，塌陷型（PASM×400）

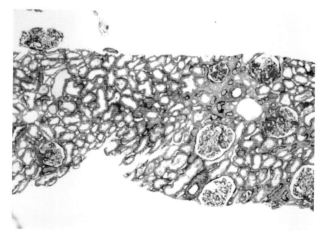

图6-22　局灶性节段性肾小球硬化症，非特殊型（PAS×100）

预后不良的病理指标包括球性硬化的比例、足细胞增生的程度和肾间质纤维化的比例（图 6-23）。

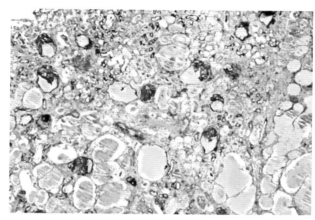

图6-23　局灶性节段性肾小球硬化症，晚期（PASM×100）

预后由好到差的排序：顶端型、门部型、非特殊型、细胞型、塌陷型[13]。

光镜检查的病理表现是诊断 FSGS 的主要依据。局灶性节段性系膜基质增多并取代相应的毛细血管袢是基本特点，有时出现局灶性节段性或球性足细胞增生、肥大。观察 FSGS 标本时，要注意局灶性节段性硬化和球性硬化的比例、肾小管间质病变的比例以及小动脉的硬化状态，这些变化与预后有关。出现下列现象时，也可考虑或可能为 FSGS：①在局灶性节段性硬化的同时，伴有局灶性球性硬化。②球性硬化较多而节段性硬化较少，符合临床、免疫荧光和电镜的 FSGS 表现时，可考虑晚期 FSGS。③肾小球病变轻微，有灶状或多灶状肾小管萎缩和间质纤维化，符合临床和荧光的 FSGS 的表现时，可能为 FSGS。④有典型的足细胞增生和肥大，即使无局灶性节段性硬化，也应考虑 FSGS，应多做连续切片，寻找节段性硬化的病变。

免疫病理学检查

IgM 伴或不伴 C3 在肾小球硬化部位呈高强度团块状沉积（图 6-24），未硬化的肾小球阴性。有时系膜区可见 IgM、IgG 和 IgA 微弱阳性。

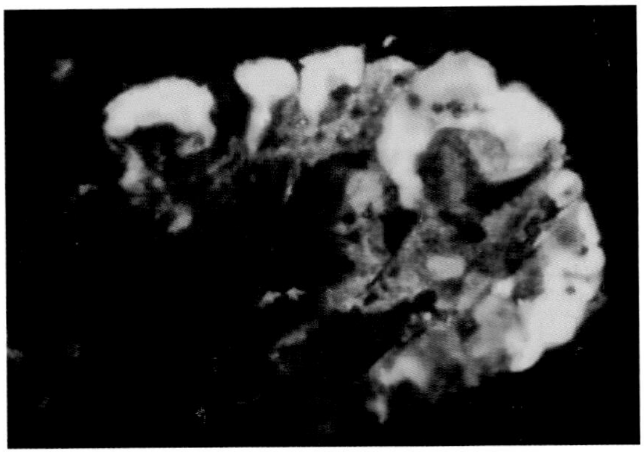

图6-24 局灶性节段性肾小球硬化症，IgM团块状沉积于病灶区（荧光×400）

有时免疫球蛋白和补体全部阴性，可能标本中未取到硬化的肾小球。

一般认为，IgM 的沉积只是血浆蛋白沉积的表现，而不是免疫复合物。

电镜检查

病变肾小球的病变部位可见硬化和节段性硬化，基底膜皱缩，毛细血管腔闭塞，系膜基质增生，有时可见代表血浆沉积的玻璃样物质沉积。肾小球上皮细胞足突弥漫融合或微绒毛形成；胞质内大量吞噬空泡、脂肪滴，次级溶酶体增多，线粒体和内质网肿胀。内皮细胞常见吞噬空泡和脂肪滴。肾小球上皮细胞易自基底膜脱落；较陈旧的硬化病变处，基底膜与上皮细胞之间可有基底膜样物质隔离。肾小管灶状萎缩，肾间质灶状淋巴细胞和单核细胞浸润和纤维化；常见小动脉管壁增厚（图 6-25~ 图 6-27）。

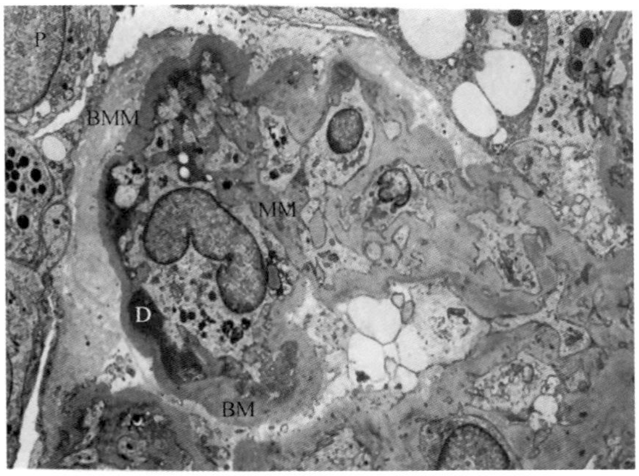

图6-25 局灶性节段性肾小球硬化症，内皮下血浆蛋白沉积

P，足细胞；BM，肾小球基底膜；MM，系膜基质；BMM，基底膜样物质（电镜 × 5000）

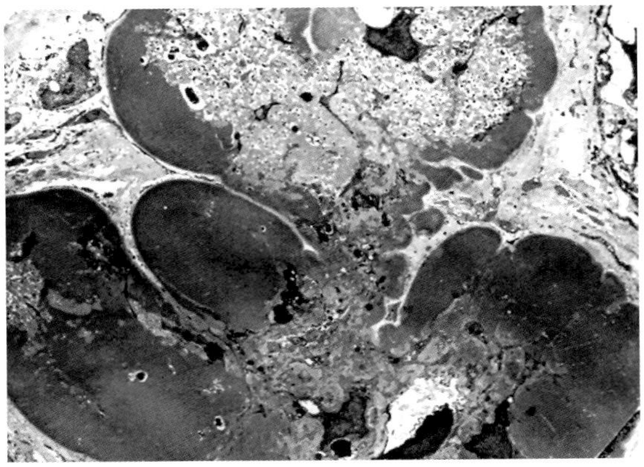

图6-26 局灶性节段性肾小球硬化症，系膜基质增多，GBM塌陷，血浆蛋白沉积（玻璃样蛋白）（电镜×5000）

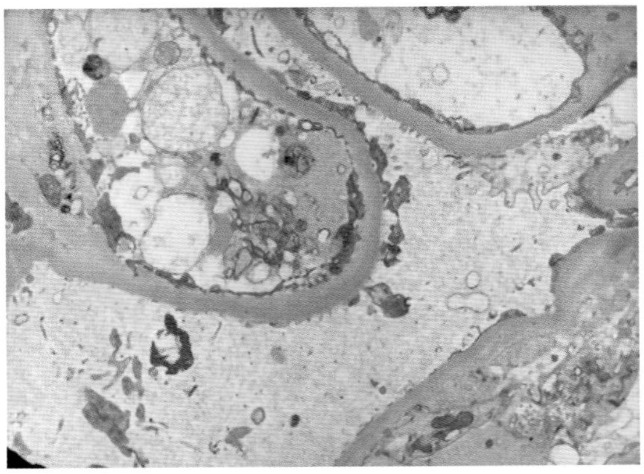

图6-27 局灶性节段性肾小球硬化症，足细胞剥脱，GBM裸露（电镜×5000）

未硬化的肾小球仅见上皮细胞足突广泛融合，与微小病变性肾小球病相似。

原发性 FSGS 的鉴别诊断

1. 原发性 FSGS 与局灶性肾小球肾炎的鉴别　两者的临床表现不同，前者以大量蛋白尿或肾病综合征为主，后者以轻度蛋白尿或血尿为主；免疫病理学和电镜检查，后者可见 IgG 等免疫球蛋白、C3 阳性，电子致密物沉积。

2. 原发性 FSGS 与微小病变性肾小球病（MCD）的鉴别　由于 FSGS 与 MCD 的临床表现相似，非硬化肾小球的病理形态相似，所以很容易混淆。曾有学者认为 FSGS 与 MCD 是同一疾病的两个亚型。病理鉴别的要点是在无病变的肾小球的背景下，发现局灶性节段性硬化的肾小球，即使发现一个病变肾小球，也应诊断 FSGS。为此，应

注意以下几点：①要求肾活检标本中包含足够数量的肾小球，否则容易漏诊。统计表明，10 个肾小球的标本，漏诊率为 35%，20 个肾小球的标本的漏诊率则下降为 12%。②对标本应做连续切片，可在不同的层面发现局灶性节段性硬化的肾小球。③标本覆盖面要广，因为最早受累的肾小球在皮髓质交界区，所以，满意的肾活检标本应包括皮髓质交界区（图 6-15、图 6-16）。即使未能发现节段性硬化的肾小球，当 MCD 的肾活检标本出现肾小球肥大、灶状的肾小管萎缩和肾间质纤维化、免疫病理学检查出现系膜区的 IgM 沉积、电镜检查发现肾小球上皮细胞增生及严重的空泡变性、临床表现为抗激素治疗、出现高血压及肾功能受损等情况时，都应考虑到 FSGS 的可能。

3. 原发性 FSGS 与年龄性和非活动性球性硬化的鉴别 随着年龄增长，肾小球有一定的年龄性变化，可出现一定比例的硬化[14]，后者无临床异常，偶尔表现一些轻微的蛋白尿，与 FSGS 不同。病理检查无活动性病变所见。

4. 原发性 FSGS 与继发性 FSGS 的鉴别 后者有明确的导致局灶性节段性肾小球硬化的原因，而且免疫病理学检查与光镜检查也有明确的发现，如局灶节段性增生硬化性 IgA 肾病，尽管临床和光镜表现与原发性 FSGS 相似，但免疫荧光检查显示肾小球系膜区的高强度 IgA 沉积。而且继发性 FSGS 多以门部型为主。

5. 原发性和遗传性 FSGS 的鉴别 遗传性 FSGS 有明显的足细胞的基因突变和家族遗传的特点（详见下述"遗传性 FSGS"）。

遗传性 FSGS

遗传性 FSGS 的诊断有特定的标准[15]：①一个家族中有 2 名或 2 名以上的患者经病理证实为 FSGS；②一个家族中有 1 名或 2 名患者经病理证实为 FSGS，伴 1 名或 1 名以上的终末期肾病；③一个家族中有 1 名患者病理证实 FSGS，伴 1 名或 1 名以上的蛋白尿 ≥ ++，或肾功能不全；④遗传基因检测显示足细胞的基因突变和家族性基因异常（见下述"病因和发病机制"）。病理特点与原发性 FSGS 相同[15]。

原发性和遗传性 FSGS 的病因和发病机制

局灶性节段性肾小球硬化症的病因和发病机制目前尚不清楚，有如下几个值得注意的观点：

1. 部分学者认为 FSGS 是 MCD 的一个亚型，对部分抗激素性 MCD 的追踪观察证明，初次肾活检为 MCD，再次肾活检可转变为 FSGS[16]。

2. FSGS 是一种独立的足细胞病（podocytopathy）。肾小球足细胞是肾小球滤过屏障的重要组成部分，不仅是组织学和电荷屏障，而且在维持毛细血管襻正常开放、缓解静水压的冲击力、合成基底膜、调节基底膜的代谢及分泌一些细胞因子等方面均很重要。

足细胞具有多种细胞相关蛋白，如裂孔隔膜蛋白、顶膜蛋白、骨架蛋白及底层蛋白等，基因异常或基因突变均可导致足细胞病变[16-17]：

（1）原发性 FSGS：近年来肾小球上皮细胞或足细胞与 FSGS 的关系很受重视，原因如下：第一，细胞型 FSGS 和塌陷型 FSGS 的上皮细胞病变最明显，它们出现肾病综合征和进展至肾衰竭的概率均较其他类型 FSGS 高，且进展速度快。第二，肾小球上皮细胞的损伤和剥脱使 GBM 裸露，必然导致球囊粘连，进而硬化，是 FSGS 的常见和早期病变。第三，损伤和剥脱的肾小球上皮细胞可以转分化为巨噬细胞，并产生 TGFβ 等多种促纤维化和硬化的细胞因子。第四，原发性 FSGS 患者血浆中的通透性因子可作用于肾小球上皮细胞，使之损伤。肾小球上皮细胞表面具有肾小球上皮蛋白 1（GLEPP1），这是一种酪氨酸磷酸酯酶（tyrosine phosphatase）的受体。MCD 的通透性因子仅使 GLEPP1 减少，而 FSGS 患者的通透性因子可使 GLEPP1 消失。此外，存在于肾小球上皮细胞的 Wilm 瘤蛋白（WT-1）、足萼糖蛋白（podocalyxin）、synaptopodin 等在 MCD 和膜性肾病患者并无太多变化，而在 HIV 导致的塌陷型 FSGS、门部型 FSGS 则明显减少。第五，尽管肾小球上皮细胞是已经发育成熟的终末细胞，但多数人仍认为受损伤的足细胞可以产生退分化和转分化现象，使增生的细胞丧失足细胞的表型特

征，而出现壁层细胞的表型，这时，它们的细胞周期蛋白（cyclin）表达增加，而细胞周期蛋白依赖性激酶抑制剂CK1表达降低，说明它们又获得了胚胎时期增生活化的特性。第六，多数病例显示19号染色体长臂（19q13）突变，HLA也有相应位点异常，可能与患者血浆内的特异性通透性因子有关。该因子分子量约为50 000kD，随着患者尿蛋白的消长而消长。血浆置换方法对原发性FSGS有一定疗效，应用复发的FSGS患者血清进行的体外动物实验也证实了其导致肾小球通透性增加的作用。经肾移植的原发性FSGS，肾病综合征复发率较高[17]。虽然MCD患者体内也有因T细胞功能异常而产生的致肾小球通透性增加的体液因子，但并不导致肾小球硬化[18-21]。可溶性尿激酶型纤溶酶原激活物受体（soluble trokinase-type plasminogen activator receptor, suPAR）为糖基磷脂酰肌醇（glycosylphosphatidyl inositol, GPI）锚定的细胞膜蛋白，足细胞、内皮细胞、单核细胞等表面均有表达，可与多种配体结合，如尿激酶型纤溶酶原激活物、纤连蛋白、整联蛋白等，suPAR是足细胞表面uPAR脱落释放到血循环的物质。研究证明FSGS患者血内suPAR的浓度明显高于其他以肾病综合征为特点的肾小球病，是其发病的重要因素，而且随着病情缓解，浓度降低，持续增高是疾病进展或移植后复发的危险因素[22]。

（2）遗传性FSGS：多数显示常染色体隐性遗传和显性遗传。已有报告证实，一个遗传性FSGS家族中，19号染色体长臂1区3带（19q13）异常，呈常染色体显性或隐性遗传。有人对18例家族性FSGS进行45次肾活检研究，证实为常染色体显性遗传，在HLA的相应位点具有等位基因，包括HLA-DR4、HLA-B12、HLA-DRW8、HLA-DRW5。陈楠等[15]发现了NPHS 2、ACTN4基因杂合突变，CD2AP、SYNPO基因杂合错义突变。另有研究证明，podocin基因突变显示常染色体隐性遗传，α-actinin 4基因突变显示常染色体显性遗传，TRPC 6、WT-1基因突变显示常染色体显性遗传等[18-20]。此外，尚有各种足细胞基因突变和异常可能在遗传性FSGS发病

中有一定作用，如podocin、α-actinin 4、nephrin、TRPC6、CD2AP、WT-1、PLCE1、四次穿膜蛋白（tetraspanin）、层粘连蛋白（laminin）β₂、β₄整联蛋白（integrin）、线粒体蛋白等基因突变显示常染色体隐性或显性遗传等[15,19-20]。

（3）其他：海洛因、干扰素、锂盐和帕米膦酸二钠等药物中毒，HIV 1型和parvovirus B19等病毒感染等。肾小球足细胞损伤、剥脱、滤孔膜损伤则构成了FSGS的始动因素。多种肾小球疾病时，由于肾内血管扩张因子的作用、肾小球毛细血管内压增大、通透性增加以及其他因素的作用，均可表现为FSGS的病变类型[23-24]。

肾小球内皮细胞的损伤和增生可导致微血栓形成，继而出现局部的细胞因子、生长因子和炎症因子。系膜细胞损伤和增生可导致肾小球的血流动力学改变，细胞外基质增多[25]。

【附】 肾小球足细胞病

肾小球足细胞病（podocytopathy）是Barisoni等于2009年提出的一个临床病理概念[26]，指以肾小球上皮细胞或足细胞为原发的损伤性肾小球疾病，包括微小病变性肾小球病（MCD）、局灶性节段性肾小球硬化症（FSGS）、部分系膜结节状硬化性肾小球病。近年来，发现原发性膜性肾病的足细胞本身的中性内肽酶和磷脂酶受体诱发相应抗体，导致了原发性膜性肾病[27]，也应列入足细胞病之列。足细胞的原发性损伤包括：①足细胞骨架蛋白损伤或基因突变，导致足细胞凋亡、数量减少，足突融合和消失，以MCD最典型。②足细胞某些基因突变，导致细胞凋亡，足细胞减少，基底膜裸露，粘连硬化；另一方面，基因突变使之转型，获得增生功能，导致足细胞增生、肥大，以FSGS最典型。③足细胞的基因突变导致细胞增生、分化停滞，进而肾小球系膜基质增生，以系膜结节状硬化性肾小球病最典型。

大量蛋白尿导致的足细胞变性（如膜增生性肾小球肾炎、狼疮肾炎等）是否属于肾小球足细胞病，尚有争议。

第四节　膜性肾病

膜性肾病（membranous nephropathy）又称膜性肾小球肾炎（membranous glomerulonephritis）、上皮膜性肾小球肾炎（epimembranous glomerulonephritis）、膜周性肾小球肾炎（perimembranous glomerulonephritis）。

原发性或特发性膜性肾病是导致中老年人肾病综合征的常见肾小球疾病，约占其中的25%，而儿童期则很少见，发病高峰在45~65岁，男性多于女性（2∶1）[27-28]。多数患者隐匿性发病，呈非选择性大量蛋白尿和肾病综合征，部分患者有镜下血尿，仅少数患者的蛋白尿不足2 g/24 h。应寻找病因，与继发性膜性肾病鉴别。

病理表现[28]

大体表现

双肾弥漫性肿胀，苍白，呈大白肾样表现。

光镜检查

病变肾小球呈弥漫性分布。由于抗原-抗体复合物主要沉积于肾小球毛细血管壁，导致基底膜增厚，所以膜性肾病的光镜变化主要是肾小球基底膜增厚的病变。早期仅见系膜细胞轻微增生，后期系膜基质逐渐增多，导致肾小球球性硬化。由于大量蛋白尿，肾小管上皮细胞呈现空泡和（或）颗粒变性，肾间质和小动脉无明显病变。后期随着肾小球的严重损伤，肾小管出现萎缩，肾间质淋巴细胞和单核细胞浸润、纤维化，小动脉管壁增厚。

根据基底膜的病变严重程度，分为五期：

Ⅰ期：肾小球病变轻微，PASM染色仅见基底膜呈缎带状空泡变性，与微小病变性肾小球病相似（图6-28、图6-29），有时Masson染色可见上皮下有少量嗜复红蛋白沉积（图6-30）。

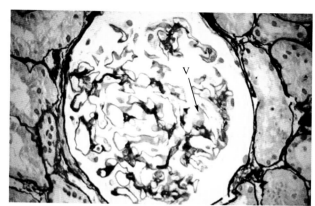
图6-28　Ⅰ期膜性肾病，GBM空泡变性（V）（PASM×400）

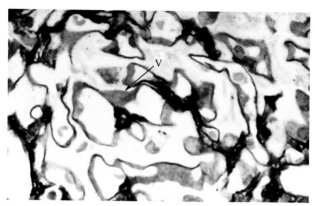
图6-29　Ⅰ期膜性肾病，GBM空泡变性（V）（PASM×600）

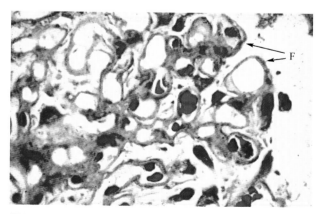
图6-30　Ⅰ期膜性肾病，上皮下少量嗜复红蛋白沉积（F）（Masson×600）

Ⅱ期：基底膜弥漫增厚（图 6-31），Masson 染色可见上皮下多数嗜复红蛋白沉积（图 6-32），PASM 染色可见钉突状改变（图 6-33）。

Ⅲ期：基底膜弥漫重度增厚，毛细血管腔狭窄，系膜细胞和基质轻至中度弥漫增生，严重者呈现节段性或球性硬化，Masson 染色可见基底膜内多数嗜复红蛋白沉积，PASM 染色可见基底膜呈双轨状或链环状改变（图 6-34、图 6-35）。

Ⅳ期：可呈现两种变化，一种是免疫复合物停止沉积，已沉积的免疫复合物逐渐吸收，多数由Ⅰ期或Ⅱ期过渡而来，这时仅见基底膜不规则增厚，Masson 染色仅见少数嗜复红蛋白沉积，PASM 染色可见基底膜节段性增厚。另一种则通过Ⅲ期进一步恶化，表现为球性和节段性硬化（图 6-36）。

Ⅴ期：肾小球形态恢复正常（图 6-37）。

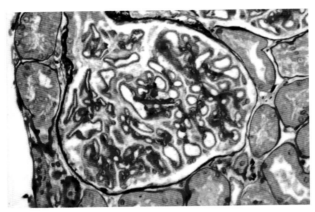

图6-31　Ⅱ期膜性肾病，基底膜弥漫增厚（PASM×200）

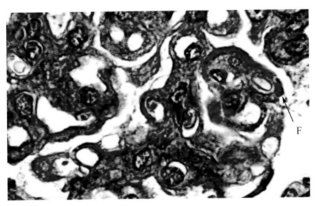

图6-32　Ⅱ期膜性肾病，基底膜弥漫增厚，上皮下大量、基膜内少量嗜复红蛋白沉积（F）（Masson×600）

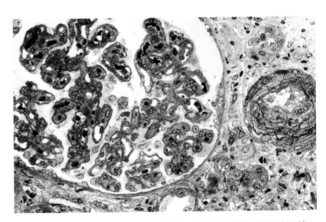

图6-34　Ⅲ期膜性肾病，基底膜弥漫重度增厚（塑料切片，PASM×400）

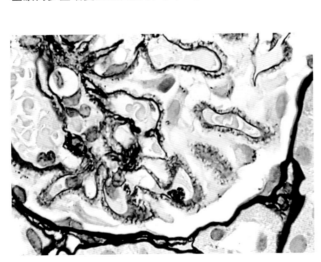

图6-33　Ⅱ期膜性肾病，基底膜弥漫增厚，呈钉突状改变（PASM×600）

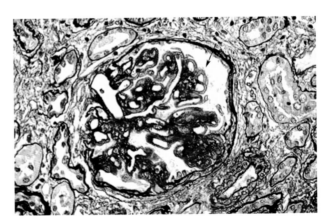

图6-35　Ⅲ期膜性肾病，基底膜弥漫重度增厚，链环状结构形成（↑），系膜节段性增生（PASM×400）

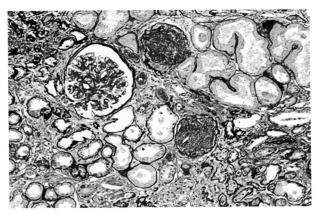

图6-36 Ⅳ期膜性肾病，基底膜弥漫重度增厚，系膜增生，肾小球硬化（PASM×200）

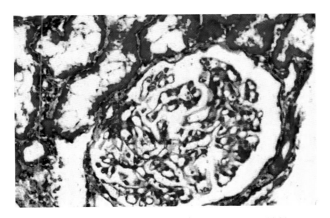

图6-37 Ⅴ期膜性肾病，基本恢复（Masson×400）

免疫病理学检查

IgG 和补体 C3 沿肾小球毛细血管壁呈细颗粒状、高强度沉积，是膜性肾病的典型表现，即使是早期膜性肾病，也可出现典型的免疫病理学特征（图6-38、图6-39）。其中的 IgG 主要为 IgG4（图6-40），同时，磷脂酶 A2 受体（PLA2R）阳性（图6-41）。后期，由于肾小球硬化或免疫复合物的吸收，免疫球蛋白和补体的沉积强度逐渐减弱，乃至消失。有时 IgM、IgA 甚至 C1q 也可出现微弱阳性[29]。

电镜检查

与光镜检查相对应，肾小球基底膜不同程度增厚，可见上皮下电子致密物沉积。后期可见系膜细胞和基质增生，并可见多少不等的电子致密物沉积。上皮细胞或足细胞足突弥漫性融合。肾

小管上皮细胞线粒体肿胀，内质网扩张，吞噬泡和溶酶体增多，有时可见脂肪滴，后期肾小管萎缩。肾间质纤维组织增生。小动脉管壁增厚。

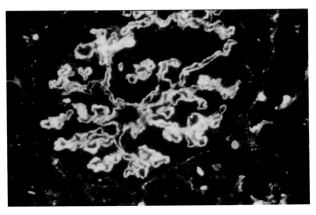

图6-38 膜性肾病，IgG 沿毛细血管壁呈细颗粒状沉积（荧光×400）

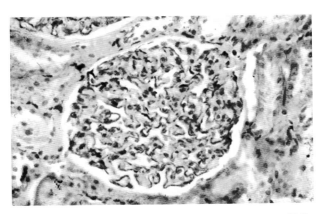

图6-39 膜性肾病，IgG 沿毛细血管壁上皮下呈细颗粒状沉积（免疫组化×400）

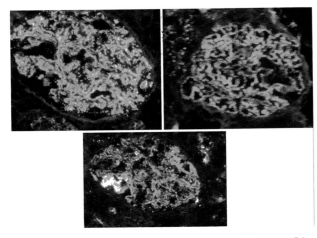

图6-40 膜性肾病。上左：IgG；上右：IgG4；下：C3（荧光×400）

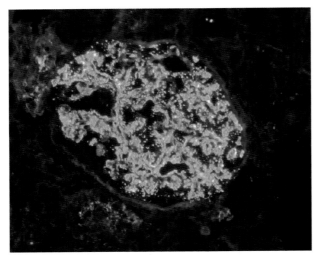

图6-41 膜性肾病，PLA2R沿毛细血管壁呈颗粒状沉积
（荧光×400）

　　根据基底膜的病变严重程度，同样分为五期：

　　Ⅰ期：肾小球基底膜基本正常，仅见上皮下少
量电子致密物沉积。足细胞足突融合（图6-42）。

　　Ⅱ期：肾小球上皮下多数排列有序的电子致
密物沉积，基底膜在电子致密物之间钉突状增生。
足细胞足突弥漫融合（图6-43）。

　　Ⅲ期：肾小球基底膜内多数电子致密物沉积，
电子致密物周围大量基底膜增生，系膜基质增生。
足细胞足突弥漫融合（图6-44）。

　　Ⅳ期：不同部位沉积的电子致密物溶解吸收，
使基底膜呈不规则的虫蚀状。部分患者基底膜增
厚，系膜基质增多，呈硬化状态。足细胞足突融
合（图6-45）。

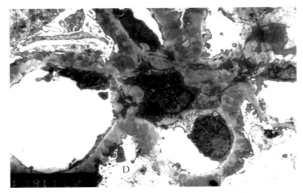

图6-43 Ⅱ期膜性肾病，上皮下多数电子致密物沉积（D），
基底膜钉突状增厚，足细胞足突融合（电镜×5000）

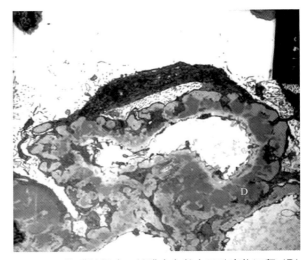

图6-44 Ⅲ期膜性肾病，基膜内多数电子致密物沉积（D），
基底膜链环状增厚，足细胞足突融合（电镜×5000）

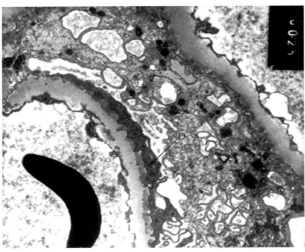

图6-42 Ⅰ期膜性肾病，上皮下少量电子致密物沉积（D），
足细胞足突融合（电镜×5000）

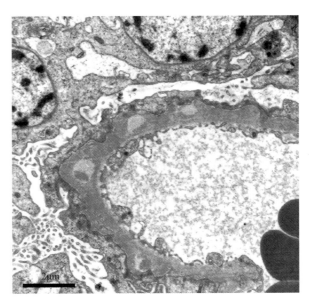

图6-45 Ⅳ期膜性肾病，增厚的基底膜内电子致密物溶解
吸收（电镜×5000）

Ⅴ期：肾小球形态基本恢复正常。

肾小管上皮细胞可出现内质网扩张、线粒体肿胀、溶酶体增多、吞噬泡增多，乃至出现脂肪滴，微绒毛部分脱落。Ⅲ期膜性肾病可出现肾小管萎缩，肾间质纤维化。

膜性肾病的病变特点：光镜下可见肾小球基底膜弥漫增厚，免疫病理学检查可见 IgG 和 C3 沿基底膜细颗粒状沉积，电镜下可见电子致密物在基底膜的不同部位沉积（图6-46）。

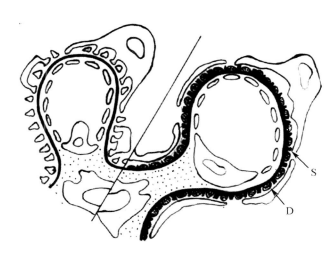

图6-46　膜性肾病。左：正常；右：上皮下免疫复合物沉积（D），GBM增厚，钉突形成（S），足细胞足突融合

鉴别诊断

1. Ⅰ期膜性肾病与微小病变性肾小球病的鉴别　两者的临床表现和光镜检查均很相似，但以下几点可供鉴别：①发病年龄，儿童和青少年多见微小病变性肾小球病，很少发生原发性膜性肾病。②免疫病理学检查，膜性肾病 IgG 和 C3 呈细颗粒状沉积于毛细血管壁，微小病变性肾小球病时，免疫球蛋白和补体均阴性。③电镜检查，膜性肾病可见肾小球毛细血管基底膜上皮下电子致密物沉积，微小病变性肾小球病仅有上皮细胞足突的广泛融合，无电子致密物。

2. 原发性和继发性膜性肾病的鉴别　多种已知的病因（金制剂、氨苄西林、肿瘤抗原、甲状腺球蛋白等）、系统性疾病（系统性红斑狼疮、乙型病毒性肝炎、淀粉样变性病、糖尿病等）以及纤维样肾小球病等均可导致或表现为基底膜增厚的肾小球病，但后者都有明确的病因，并且在病理形态上，常具有不典型膜性肾病的特点（多种免疫球蛋白和补体沉积；IgG 的亚型，即 IgG1、IgG2、IgG3、IgG4 等的出现；PLA2R 阴性；多部位的电子致密物沉积；系膜细胞和基质增生等）。

3. Ⅲ期膜性肾病与膜增生性肾小球肾炎的鉴别　Ⅲ期膜性肾病虽然增厚的肾小球毛细血管基底膜呈双轨状结构，但并非是由过度增生的系膜细胞和基质插入造成的，所以称为假双轨，与膜增生性肾小球肾炎的真双轨不同。

病因和发病机制

原发性膜性肾病的病因和发病机制已研究多年，虽然已证明是一种慢性免疫复合物沉积病，但确切的抗原尚不清楚，目前认为其抗原来自肾小球足细胞，诱发自身抗体，在基底膜外侧形成原位免疫复合物：①与肾小管上皮细胞刷状缘有共同抗原的肾小球足细胞膜蛋白（FxIA，PT-BB），或称 Heymann 抗原[30-31]。②肾小球足细胞及近端小管上皮细胞刷状缘的糖蛋白致病抗原 megalin（GP330）结合受体蛋白中性内肽酶（neutral endopeptidase，NEP）作为抗原，导致原位免疫复合物沉积于基底膜上皮侧[32]。③ NEP 也可作为诱发自身抗体的内源性抗原，导致膜性肾病[32]。④外源性抗原（小分子、带正电荷）穿透 GBM 植入上皮下，形成原位免疫复合物[33]。⑤近年发现肾小球足细胞具有 M 型磷脂酶 A2 受体（PLA2R），在特殊状态（年龄因素、环境因素等导致基因突变）下，足细胞磷脂酶 A2 受体具备抗原性[34-36]，血清中出现抗 PLA2R 的抗体（主要为 IgG4），并形成自身免疫复合物，通过凝集素途径激活补体，出现大量蛋白尿[37]，所以原发性膜性肾病属于自身免疫性疾病。临床应用抗足细胞磷脂酶 A2 受体的药物（利妥昔单抗等）治疗特发性膜性肾病，具有明显的疗效[36-38]。

膜性肾病的发展和恶化过程除与病程的长短

（即 I 期可逐渐向 II 和 III 期进展）有关外，有研究证明，与 IgG 的种类和 C5b-9 的激活程度以及进而导致的足细胞功能和结构的改变也有关。

膜性肾病有时因基底膜的病变及破坏，IV 型胶原抗原显现，继发抗基底膜抗体形成，又导致了 I 型新月体性肾小球肾炎。详见本章第八节"新月体性肾小球肾炎"。

【附】继发性膜性肾病和不典型膜性肾病

根据病因和发病机制、免疫病理学检查、光镜和电镜检查的特点，可将膜性肾病分为特发性或原发性膜性肾病（如上述）、继发性膜性肾病和不典型膜性肾病，详见第七章第九节。

第五节　系膜增生性肾小球肾炎

系膜增生性肾小球肾炎（mesangioproliferative glomerulonephritis）又称系膜增生性肾小球病（mesangioproliferative glomerulopathy），是一种很常见的肾小球疾病。

随着肾脏病学和病理学的进展，很多系膜增生性肾小球肾炎的病因和发病机制已明确，被划入了各类继发性肾小球肾炎的一个病理类型，如系膜增生性狼疮肾炎、系膜增生性 IgA 肾病等，而原发性系膜增生性肾小球肾炎已少见[39]。

发病年龄无明显特点，临床表现多样，隐匿性肾炎、血尿、蛋白尿、肾病综合征等均可出现。

病理表现

大体表现

无特异性表现。

光镜检查

病变的肾小球呈弥漫性分布。肾小球系膜细胞（伴或不伴系膜基质）弥漫性增生，增生的严重程度可分为轻度、中度和重度三种类型（图 6-47）。一般文献均以一个系膜区的细胞数量作为增生的标准，超过三个细胞便属于增生，但这一标准易受切片厚度等人为因素影响，较难掌握。在实际工作中，可用系膜宽度与毛细血管的直径作为判断尺度。增生的系膜细胞和（或）系膜基质未超过毛细血管直径，毛细血管腔未受挤压，称轻度系膜增生（图 6-48）；增生的系膜细胞和（或）系膜基质超过了毛细血管直径，毛细血管腔受到挤压，称中度系膜增生（图 6-49）；增生的系膜细胞和基质破坏了毛细血管袢，使相邻的毛细血管消失，呈节段性硬化状态，称重度系膜增生（图 6-50）。Masson 染色可见增宽的系膜区有嗜复红蛋白（免疫复合物）沉积。

轻度系膜增生呈弥漫性分布，肾小管和肾间质无明显病变；中度系膜增生可呈弥漫性分布，也可呈局灶性分布；重度系膜增生常呈局灶性分布。中度和重度系膜增生可导致肾小管灶状萎缩，肾间质灶状淋巴细胞和单核细胞浸润，伴或不伴纤维化。

免疫病理学检查

肾小球系膜区呈现强弱不等的一种或数种免疫球蛋白和（或）补体沉积（图 6-51）。

电镜检查

肾小球系膜细胞和基质增生，伴有低密度或云絮状电子致密物沉积（图 6-52），足细胞足突节段性融合。肾小管和肾间质的病变与肾小球病变和蛋白尿的多少有关。

系膜增生肾小球肾炎的病变特点：光镜下可见系膜细胞和基质不同程度的增生，免疫病理学检查可见 IgG、IgM 和（或）C3 在系膜区团块状沉积，电镜下可见系膜区电子致密物沉积（图 6-53）。

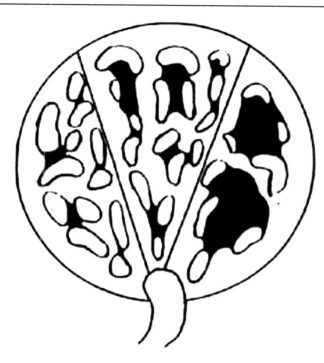

图6-47 系膜增生性肾小球肾炎，自左至右：轻度、中度和重度系膜增生

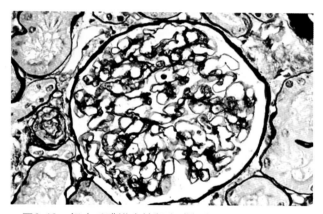

图6-48 轻度系膜增生性肾小球肾炎（PASM×400）

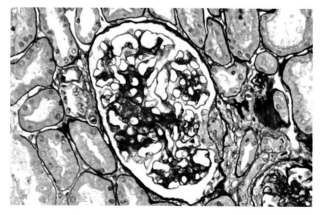

图6-49 中度系膜增生性肾小球肾炎（PASM×400）

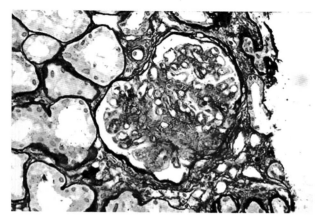

图6-50 重度系膜增生性肾小球肾炎（PASM×400）

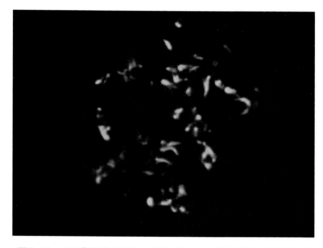

图6-51 系膜增生性肾小球肾炎，IgG沿系膜区呈团块状沉积（荧光×400）

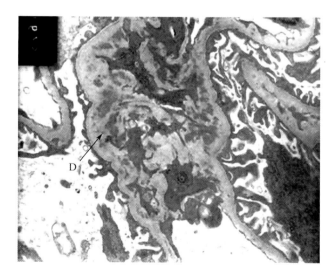

图6-52 系膜增生性肾小球肾炎，系膜区可见电子致密物沉积（D）（电镜×5000）

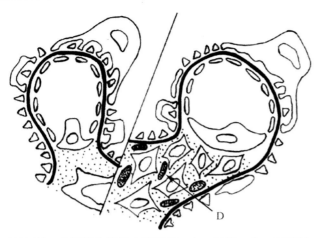

图6-53　系膜增生性肾小球肾炎。左：正常；右：系膜细胞和基质增生，电子致密物（D）沉积

鉴别诊断

1. 临床表现为大量蛋白尿或肾病综合征的轻度系膜增生性肾小球肾炎与微小病变性肾小球病的鉴别　单凭光镜检查，两者无法鉴别。免疫病理学检查和电镜检查是鉴别两种肾小球疾病的可靠方法，前者可见免疫球蛋白和（或）补体不同程度的阳性，系膜区有电子致密物，足细胞足突节段性融合；后者免疫病理学检查显示阴性，也无电子致密物，足细胞足突弥漫性融合。

2. 与其他系膜增生性继发性肾小球病的鉴别　根据完整的免疫病理学和电镜的检查资料，不难鉴别，如系膜区高强度的IgA沉积，并有高密度的电子致密物，则可诊断系膜增生性IgA肾病。有时仅有光镜标本，应以免疫组织化学方法或石蜡切片免疫荧光法进行补救，并可挖取蜡块组织补做电镜检查。必要时，再次进行肾穿刺活检。

病因和发病机制

病因明确的系膜增生性肾小球肾炎已化归相应的疾病，如系膜增生性IgA肾病。部分系膜增生性肾小球肾炎病因不明。肾小球系膜细胞是肾小球内反应最活跃的固有细胞，在肾小球病变的形成过程中，既是受损伤者，也是参与者。系膜细胞对任何刺激（免疫复合物、大分子物质、缺氧等）均可产生增生反应，特别是大分子的免疫复合物和对系膜细胞有一定亲和力的免疫复合物，

是导致系膜增生性肾小球肾炎的常见原因。被激活和增生的系膜细胞可产生多种血管活性物质（组织胺、5-羟色胺等）和细胞因子（白介素、细胞生长因子等），通过自分泌作用使自身增生，通过旁分泌影响其他细胞。因此，多种有害因子均可导致系膜增生而形成系膜增生性肾小球肾炎。

系膜细胞是肾小球内最早对各种刺激产生反应的固有细胞，因此，系膜增生性肾小球肾炎常是各种肾小球病的早期和起始阶段，如Ⅰ型和Ⅱ型狼疮肾炎仅表现为轻度系膜增生性肾小球肾炎。

系膜细胞具有一定的吞噬和清除功能，所以，各种肾小球疾病的恢复阶段常表现为系膜增生性肾小球肾炎，如恢复期的毛细血管内增生性肾小球肾炎[40]。

综上所述，多种原因可导致系膜增生性肾小球肾炎，可能不是一种特发的疾病实体[40]。

【附】
IgM 肾病

IgM肾病（IgM nephropathy）是一种以系膜细胞和系膜基质增生为主的肾小球疾病，其特点在于系膜区有高强度的IgM沉积，首先由Cohen等报道[41]。发病年龄和性别无特异性。临床可表现为蛋白尿或肾病综合征，有的则表现为血尿。

由于IgM与其他免疫球蛋白相比，分子量最大，所以常伴随非特异性血浆蛋白沉积而表现为阳性，如硬化的肾小球、节段性硬化的肾小球等，并不代表真正的免疫球蛋白沉积；而且大宗病例统计证明，IgM肾病与微小病变性肾小球病和局灶性节段性肾小球硬化症的治疗和预后无明显差异[42]，所以目前认为IgM肾病仅是微小病变性肾小球病和局灶性节段性肾小球硬化症的一个亚型，没有必要将其列为独立类型[42-43]。一些权威性肾疾病病理学已将IgM肾病章节取消。

光镜检查发现，IgM肾病主要表现为肾小球系膜细胞和基质轻重不等的弥漫性增生（图6-54）。

免疫病理学检查可见IgM高强度沉积于系膜区，伴或不伴C3沉积（图6-55）。

电镜检查可见系膜区有低密度的电子致密物沉积（图6-56）。

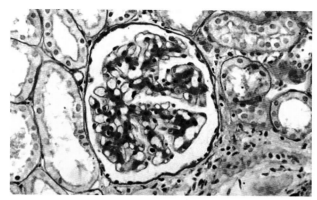

图6-54 系膜增生性IgM肾病 （PAS×400）

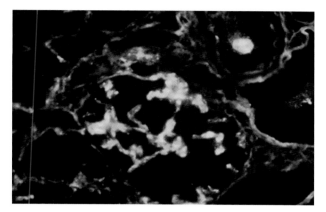

图6-55 IgM肾病，IgM沿系膜区呈团块状沉积
（荧光×400）

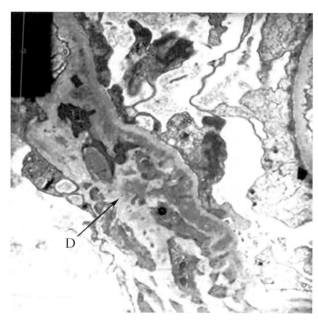

图6-56 IgM肾病，系膜区可见低密度电子致密物沉积 （D）
（电镜×5000）

临床表现为大量蛋白尿的 IgM 肾病，轻度增生者应与微小病变性肾小球病鉴别，后者免疫病理学检查阴性或 IgM 弱阳性，电镜检查无电子致密物，足细胞足突弥漫融合；中度和重度增生者应与局灶性节段性肾小球硬化症鉴别，后者可见多少不等的节段性肾小球硬化。

C1q 肾病

C1q 肾 病（C1q nephropathy） 由 Jennette 和 Hipp 于 1985 年报道，也是一种以系膜细胞和系膜基质增生为主的肾小球疾病，其特点在于系膜区有高强度的 C1q 沉积。黑人较白人多见（4.7：1），男性多于女性（1.8：1）[44]。临床可表现蛋白尿或肾病综合征，有的则表现为血尿和高血压。

经系列追踪观察，C1q 肾病的临床和预后方面的演变与微小病变性肾小球病和局灶性节段性肾小球硬化症无明显区别，目前尚不能确定 C1q 肾病是一种独立的临床病理类型还是微小病变性肾小球病和局灶性节段性肾小球硬化症的亚型[45]。

光镜检查发现，C1q 肾病主要表现为肾小球系膜细胞和基质轻重不等的弥漫性增生（图 6-57）。有时则可见病变轻微、局灶节段性病变、硬化性病变等。有研究认为本病与局灶性节段性肾小球硬化症有关。

免疫病理学检查可见 C1q 高强度沉积于系膜区，可伴有较弱的 IgG、IgM 和 C3 沉积（图 6-58）。

电镜检查可见系膜区有低密度的电子致密物沉积（图 6-59）。

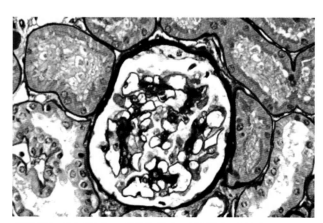

图6-57 C1q肾病，系膜细胞和基质增生 （PASM×400）

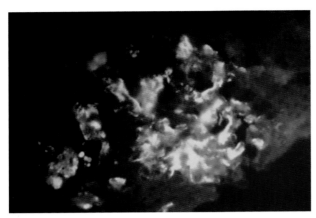

图6-58　C1q肾病，C1q沿系膜区团块状沉积

（荧光×400）

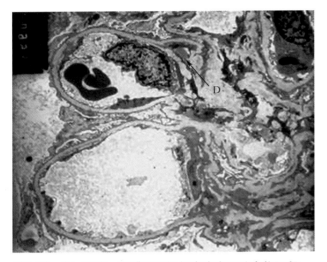

图6-59　C1q肾病，系膜区可见低密度电子致密物沉积

（D）（电镜×5000）

C1q肾病根据免疫病理学检查、光镜检查和电镜检查的特点，可与微小病变性肾小球病和局灶性节段性肾小球硬化症以及各种系膜增生性继发性肾小球病区分。

C3 沉积性系膜增生性肾小球肾炎

C3 沉积性系膜增生性肾小球肾炎（mesangial proliferative glomerulonephritis with C3）是一种特殊类型的系膜增生性肾小球肾炎。患者表现为无症状性血尿、蛋白尿，乃至肾病综合征。光镜表现为系膜增生，电镜下可见少量电子致密物沉积，但免疫病理学检查仅显示 C3 沉积。目前已列入 C3 肾病系列。详见第十三章第六节。

寡免疫复合物性系膜增生性肾小球病

所谓寡免疫复合物性系膜增生性肾小球病（mesangial proliferative glomerulopathy without immunoglobulin and complement）是指一种肾小球系膜细胞和（或）系膜基质增生，免疫病理学和电镜检查均阴性的肾小球疾病。可能为各种原因导致的系膜增生或其他肾小球疾病吸收恢复的一定遗留状态。症状和预后无一定规律。要特别注意与增生不明显的肾病，如薄基底膜肾病、各种吸收好转的肾小球病，甚至非肾小球病等鉴别。

第六节　毛细血管内增生性肾小球肾炎

毛细血管内增生性肾小球肾炎（endocapillary proliferative glomerulonephritis）是一种以内皮细胞和系膜细胞共同增生为特点的弥漫增生性肾小球疾病。因其发病急骤，故又称急性弥漫增生性肾小球肾炎（acute diffuse proliferative glomerulonephritis）；根据增生的细胞成分，又称弥漫性内皮系膜性肾小球肾炎（diffuse endo-mesangial glomerulonephritis）；因其发病与感染，特别是溶血性链球菌感染有关，又称感染后肾小球肾炎（post-infective glomerulonephritis）或链球菌感染后肾小球肾炎（poststreptococcal infective glomerulonephritis）[46]。

近年来发现，除溶血性链球菌感染外，其他细菌、各种病毒、支原体、原虫等均可导致毛细血管内增生性肾小球肾炎，所以，诊断感染后肾小球肾炎必须检出相应病原体的特异性抗体。

原发性毛细血管内增生性肾小球肾炎临床表现为急性肾炎综合征。主要发生于儿童和青少年。常于发病前 1 周有上呼吸道感染的病史。

病理表现 [47]

大体表现

双肾肿胀，切面皮质苍白，髓质充血。有时可见点状出血。

光镜检查

病变肾小球呈弥漫性分布。内皮细胞和系膜细胞弥漫性增生，毛细血管腔狭窄，甚至堵塞。疾病早期和极期以内皮细胞增生为主，而且有较多的中性粒细胞浸润，主要分布于毛细血管腔，并浸润于系膜区，基底膜无明显病变（图6-60），Masson 染色可见基底膜外侧或上皮细胞下有稀疏的团块状嗜复红蛋白沉积（图6-61）；随着病程延长，系膜细胞和内皮细胞共同增生，中性粒细胞减少（图6-62）；后期或吸收期则以系膜细胞和系膜基质增生为主，直至转变为系膜增生性肾小球肾炎，Masson 染色可见系膜区有嗜复红蛋白沉积（图6-63）；少数病例迁延不愈，系膜细胞和系膜基质，特别是系膜基质逐渐增多，出现局灶节段性硬化、局灶性硬化，甚至增生硬化和弥漫性硬化。

肾小管上皮细胞空泡和颗粒变性，肾间质轻度水肿。迁延性病例因肾小球损伤严重，可出现肾小管萎缩和肾间质纤维化。

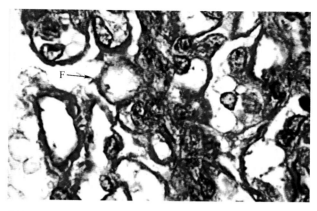

图6-61 毛细血管内增生性肾小球肾炎，上皮下嗜复红蛋白（F）沉积（Masson×800）

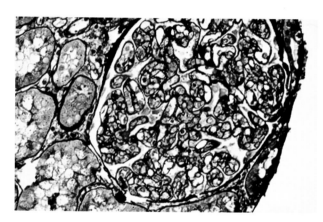

图6-62 毛细血管内增生性肾小球肾炎，中期，内皮细胞和系膜细胞弥漫性增生（PASM×400）

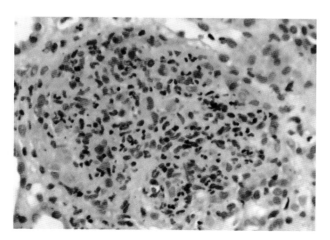

图6-60 毛细血管内增生性肾小球肾炎，极期，内皮细胞和系膜细胞弥漫性增生，中性粒细胞浸润（HE×400）

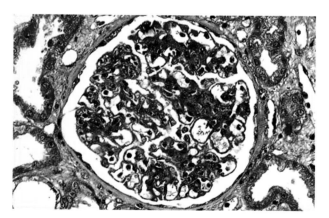

图6-63 毛细血管内增生性肾小球肾炎，后期，系膜细胞弥漫性增生，伴嗜复红蛋白沉积，内皮细胞逐渐吸收（Masson×400）

免疫病理学检查

以高强度的 IgG 和 C3 在肾小球沉积为特点。早期呈粗颗粒状沉积于毛细血管壁或基底膜外侧（图 6-64、图 6-65）；后期或恢复期呈团块状沉积于系膜区，C3 强度最强，而 IgG 变弱，甚至消失。有时发现基底膜和系膜区均有沉积，呈花瓣状分布，说明有迁延发展的可能。

有的病例以 IgA 沉积为主，称为"IgA 沉积为主的急性感染后毛细血管内增生性肾小球肾炎"（IgA-dominant acute postinfective endoproloferative glomerulonephritis）[48]（图 6-66），详见第七章第四节；有的病例自始至终均为阴性，或仅有 C3 阳性。

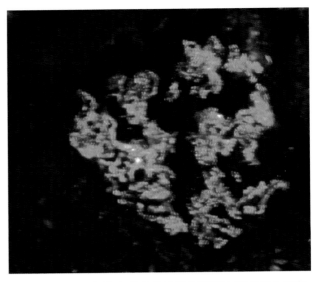

图6-66 IgA沉积为主的急性感染后毛细血管内增生性肾小球肾炎，IgA呈颗粒状沿毛细血管壁及系膜区沉积（荧光×400）

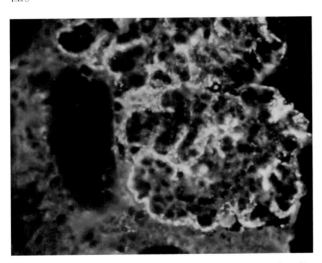

图6-64 毛细血管内增生性肾小球肾炎，IgG呈粗大颗粒状沿毛细血管壁沉积（荧光×400）

电镜检查

除内皮细胞和系膜细胞增生、中性粒细胞浸润外，基底膜外侧或上皮细胞下可见大团块状电子致密物沉积，称驼峰状（hump）电子致密物，足细胞足突节段性融合（图 6-67）。免疫电镜观察证实，该电子致密物为含 IgG 的免疫复合物。

若为 IgA 沉积为主的急性感染后毛细血管内

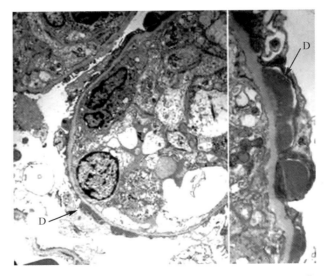

图6-67 毛细血管内增生性肾小球肾炎，内皮细胞和系膜细胞增生，上皮下驼峰状电子致密物（D）沉积（电镜，左：×4000，右：×8000）

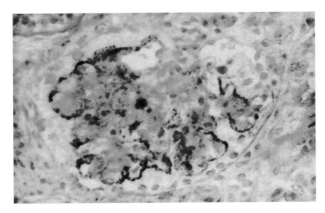

图6-65 毛细血管内增生性肾小球肾炎，IgG呈粗大颗粒状沿上皮下沉积（免疫组化，4-氯-1-苯酚显色×400）

增生性肾小球肾炎,则为含 IgA 的免疫复合物(图 6-68、图 6-69)。

疾病恢复吸收期,可见原驼峰状电子致密物

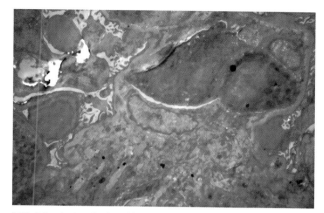

图6-68　IgA沉积为主的急性感染后毛细血管内增生性肾小球肾炎,内皮细胞和系膜细胞增生,上皮下含IgA的驼峰状电子致密物沉积(电镜×5000)

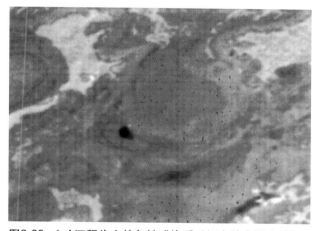

图6-69　IgA沉积为主的急性感染后毛细血管内增生性肾小球肾炎,上皮下和系膜区含IgA的驼峰状电子致密物沉积(免疫电镜×30 000)

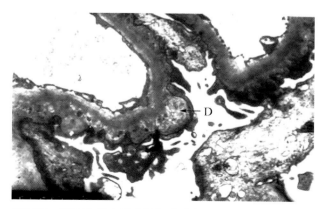

图6-70　毛细血管内增生性肾小球肾炎,后期,驼峰状电子致密物(D)吸收溶解(电镜×5000)

沉积部位呈现吸收状态的电子透亮区,系膜区可见低密度电子致密物沉积(图 6-70)。

毛细血管内增生性肾小球肾炎的病变特点:光镜下可见系膜细胞和内皮细胞弥漫性增生,免疫病理学检查可见 IgG 和 C3 粗颗粒状沿毛细血管壁沉积,电镜下可见肾小球上皮下驼峰状电子致密物沉积(图 6-71)。

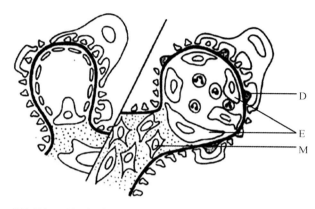

图6-71　毛细血管内增生性肾小球肾炎。左:正常;右:内皮(E)和系膜(M)细胞增生,上皮下驼峰状电子致密物(D)沉积

鉴别诊断

1. 应根据临床表现和化验、免疫病理学和电镜检查,与各种毛细血管内增生性继发性肾小球肾炎鉴别,如毛细血管内增生性 IgA 肾病、毛细血管内增生性狼疮肾炎等。

2. 与 IgA 沉积为主的急性感染后毛细血管内增生性肾小球肾炎的鉴别　两者光镜表现基本相似,但后者免疫荧光显示以 IgA 沉积为主,电镜可见肾小球上皮下驼峰状电子致密物沉积,与单纯性系膜区或伴有内皮下电子致密物沉积的毛细血管内增生性 IgA 肾病不同。

3. 与肾小球毛细血管内皮细胞增生病的鉴别　典型的毛细血管内增生性肾小球肾炎具有特定的免疫病理学、光镜和电镜检查的病理特点,是由致肾炎性链球菌抗原引起的。后者仅光镜下表现为内皮细胞明显增生,而免疫病理学检查全

部阴性或仅有 C3 阳性，电镜下也不能发现电子致密物，或仅在系膜区出现低密度的电子致密物，临床可表现为急性肾炎综合征，以中老年多见。究其原因，可能是某些病毒感染所致，电镜检查要注意肾小球和肾小管上皮细胞的病毒颗粒和病毒包涵体，并注意血内病毒抗体。

若电镜检查发现肾小球基底膜内疏松层增宽，则应诊断肾小球毛细血管内皮病，其属于血栓性微血管病，详见第十一章第八节。

4. 吸收好转期的毛细血管内增生性肾小球肾炎与系膜增生性肾小球肾炎的鉴别　前者可以转化为后者，不易鉴别。吸收好转期的毛细血管内增生性肾小球肾炎除系膜细胞和系膜基质增生外，常遗留一些节段性内皮细胞增生病变，电镜检查可见上皮细胞下的电子透明区。

病因和发病机制

经典的链球菌感染后毛细血管内增生性肾小球肾炎的病因和发病机制研究较透彻，但近年来发现，尚有多种原因（如病毒、葡萄球菌感染等）可导致毛细血管内增生性肾小球肾炎。

链球菌感染后毛细血管内增生性肾小球肾炎与A 族 β 溶血性链球菌的感染有密切关系，其中与 1、2、3、4、12、18、25、49、33、57 和 61 型更为密切，称"致肾炎菌株"。链球菌的特异性抗原成分尚无统一的结论，有细菌细胞壁的 M 蛋白成分、来自细胞质的内链球菌素、致肾炎菌株的协同蛋白等多种学说，还有人认为链球菌抗原与肾小球基底膜有交叉性免疫反应[49]。

此外，肺炎链球菌、葡萄球菌、革兰氏阴性杆菌、梅毒螺旋体、病毒（微小病毒 B19、腺病毒、麻疹病毒、柯萨奇病毒等）、支原体、分枝杆菌，甚至疟疾原虫等，均可导致毛细血管内增生性肾小球肾炎，但免疫荧光和电镜检查表现不一定与链球菌感染后毛细血管内增生性肾小球肾炎相同[49-50]。

上呼吸道感染和咽炎常作为先驱症状，但化脓性皮肤病、深部脓肿、细菌性心内膜炎等也可导致毛细血管内增生性肾小球肾炎。

多数情况下，上述致肾炎抗原刺激身体产生抗体，抗原和抗体在血循环中形成循环免疫复合物。在短时间内形成大量小分子量免疫复合物，沉积于肾小球基底膜的上皮细胞下，激活补体等炎症介质，导致毛细血管内增生性肾小球肾炎。

第七节　膜增生性肾小球肾炎

膜增生性肾小球肾炎（membranoproliferative glomerulonephritis）又称系膜毛细血管性肾小球肾炎（mesangiocapillary glomerulonephritis）、分叶状肾小球肾炎（lobular glomerulonephritis）和低补体性肾小球肾炎（hypocomplementemic glomerulonephritis）。多见于青壮年，50% ~60% 的患者表现为肾病综合征，常伴有镜下血尿，15% ~20% 的患者表现为急性肾炎综合征，其余为隐匿性肾炎和慢性肾炎综合征。约 20% 的患者有肾功能下降，甚至肾衰竭。常见血中补体低下[51]。

必须根据临床表现、免疫病理学检查、光镜和电镜检查确定原发性或其他以膜增生性肾小球病变为主的继发性肾小球肾炎。

病理表现 [51-52]

大体表现

早期双肾肿胀，后期体积缩小，甚至形成颗粒性萎缩肾。

光镜检查

病变肾小球弥漫性分布。肾小球系膜细胞和基质弥漫性中至重度增生，沿内皮细胞下向毛细血管壁广泛插入（inter-position），导致毛细血管壁弥漫增厚，管腔狭窄（图 6-72、图 6-73）。因插入的系膜基质与毛细血管基底膜的染色特点相似，所以，在 PASM 染色时，基底膜呈双线或多

线（双轨或多轨）状（图 6-74）。Masson 染色可见系膜区和基底膜的内皮细胞下嗜复红蛋白沉积（Ⅰ型）（图 6-75），有时系膜区、内皮下和上皮下均可见嗜复红蛋白沉积，导致基底膜呈钉突状改变（Ⅲ型）（图 6-76）。除系膜细胞和基质增生外，常有多少不等的内皮细胞增生和嗜中性粒细胞浸润。所谓的 Ⅱ 型膜增生性肾小球肾炎，目前已明确是由补体代谢异常造成，故不在此论述，请见第十三章第六节。肾小管上皮细胞空泡和颗粒变性，灶状萎缩，肾间质灶状淋巴细胞和单核细胞

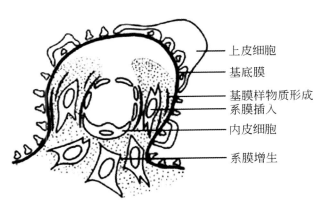

图6-72 膜增生性肾小球肾炎，系膜细胞和基质增生，系膜插入，基底膜双轨征形成

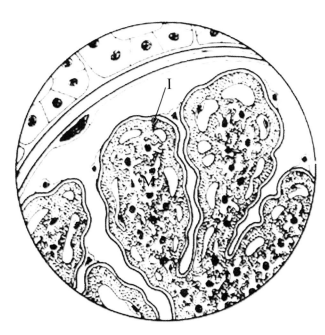

图6-73 膜增生性肾小球肾炎，系膜细胞和基质重度增生（M），广泛插入（I）

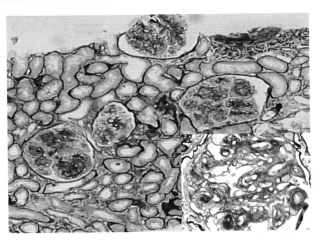

图6-74 膜增生性肾小球肾炎，系膜细胞和基质重度增生，广泛插入，基底膜增厚，双轨征形成（PASM＋Masson×200，右下：×400）

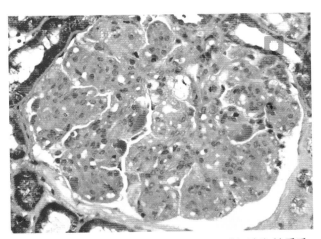

图6-75 Ⅰ型膜增生性肾小球肾炎，系膜细胞和基质重度增生，基底膜增厚，内皮下和系膜区嗜复红蛋白沉积（Masson×400）

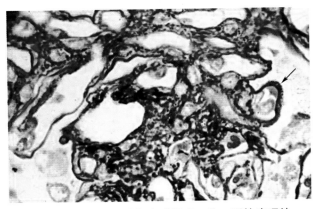

图6-76 Ⅲ型膜增生性肾小球肾炎，除Ⅰ型的病理特点外，尚可见上皮下嗜复红蛋白沉积和钉突形成（↑）（PASM×600）

上皮细胞
基底膜
基膜样物质形成
系膜插入
内皮细胞
系膜增生

浸润伴纤维化。病变后期，系膜基质弥漫重度增生，毛细血管腔闭塞，使肾小球呈分叶状，称分叶状肾小球肾炎或系膜结节状硬化性肾小球病（图6-77），这时，相应的肾小管呈多灶状或弥漫性萎缩，肾间质也多灶状或弥漫性纤维化，小动脉管壁增厚。

免疫病理学检查

IgG 和 C3 在系膜区呈团块状和沿毛细血管壁或毛细血管基底膜内侧呈颗粒状沉积，使之呈现花瓣状图像（图6-78）。有的病例可伴有 IgM 和 IgA 微弱的沉积。有的病例则显示免疫球蛋白和补体均很弱，甚至阴性，可能与肾小球病变的新旧程度有关。

电镜检查

系膜细胞和基质增生并向内皮下间隙长入，系膜区可见电子致密物。伴有基底膜内侧或内皮下电子致密物时，称Ⅰ型膜增生性肾小球肾炎（图6-79、图6-80）。伴有内皮下和上皮下同时沉积的电子致密物时，称Ⅲ型膜增生性肾小球肾炎，该型又细分为两个亚型：Ⅲ-1 型，有时称 Burkholder 型[53]，是Ⅰ型膜增生性肾小球肾炎和膜性肾病的混合，即肾小球内皮下和上皮下均可见电子致密物沉积，基底膜可有钉突形成（图6-81）；Ⅲ-2 型，由 Strife 和 Anders 等于 1977 年报道[54]，肾小球内皮下电子致密物沉积的同时，基底膜内也见大小不等的电子致密物沉积，但上皮下不见电子致密物（图6-82）。伴有基底膜内条带状电子致密物沉积时，过去称Ⅱ型膜增生性肾小球肾炎或电子致密物沉积病，现在认为属于代谢性肾小球病，详见第十三章第六节。肾小管和肾间质无特异性病变。

膜增生性肾小球肾炎的病变特点：光镜下可见系膜细胞和基质弥漫性重度增生，广泛插入，基底膜弥漫增厚和双轨征形成；免疫病理学检查可见 IgG 和 C3 在系膜区和毛细血管壁呈花瓣状沉积；电镜下系膜细胞和基质增生，插入，系膜区、内皮下和（或）上皮下电子致密物沉积（图6-83）。

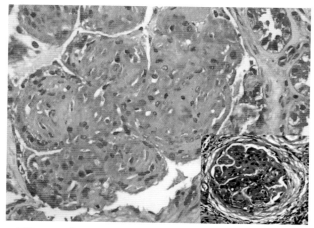

图6-77 膜增生性肾小球肾炎，后期，系膜结节状硬化，又称分叶状肾小球肾炎（Masson×400，右下：PASM×400）

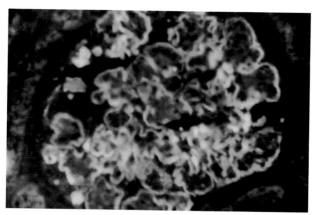

图6-78 膜增生性肾小球肾炎，IgG呈颗粒状花瓣样沉积于毛细血管壁和系膜区（荧光×400）

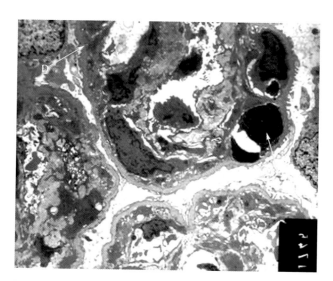

图6-79 Ⅰ型膜增生性肾小球肾炎，增生的系膜细胞和基质插入内皮下（↑），电子致密物沉积（D）（电镜×5000）

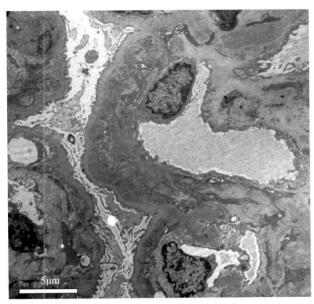

图6-80　Ⅰ型膜增生性肾小球肾炎，增生的系膜插入，内皮下电子致密物沉积（电镜×8000）

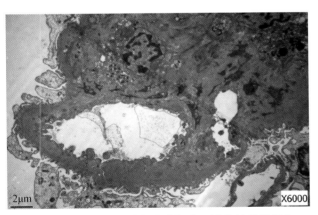

图6-81　Ⅲ-1型膜增生性肾小球肾炎，增生的系膜插入，内皮下和上皮下电子致密物沉积（电镜×6000）

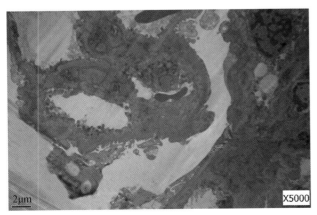

图6-82　Ⅲ-2型膜增生性肾小球肾炎，增生的系膜插入，内皮下和基膜内电子致密物沉积（电镜×5000）

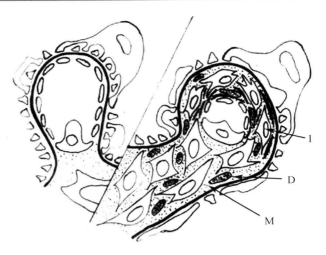

图6-83　膜增生性肾小球肾炎。左：正常；右：系膜增生（M），广泛插入（I），电子致密物（D）沉积

鉴别诊断

1. 应根据临床表现和实验室检查，首先与膜增生性继发性肾小球肾炎相鉴别。

根据膜增生性肾小球肾炎的免疫荧光、光镜和电镜病理表现，可归纳为三类：

第一类属于免疫复合物介导的肾小球疾病，病理检查可见免疫复合物或单克隆免疫球蛋白沉积，见于膜增生样病变的肾小球肾炎（如膜增生性IgA肾病）、自身免疫性疾病（如膜增生性狼疮肾炎）、感染性疾病（如膜增生性丙型肝炎病毒相关性肾炎）和单克隆免疫球蛋白沉积病。

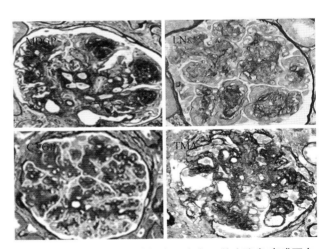

图6-84　膜增生性肾小球肾炎。左上：单克隆免疫球蛋白沉积肾病；右上：狼疮肾炎；左下：C3肾病；右下：血栓性微血管病（PASM×400）

第二类属于补体异常性疾病，免疫荧光检查仅见 C3 沉积，见于电子致密物沉积病和 C3 肾病。

第三类既不属于免疫复合物介导的肾小球疾病，也不属于补体异常性疾病，免疫荧光检查显示阴性，病理检查可见肾小球系膜细胞和内皮细胞增生，基底膜增厚和（或）双轨征形成，见于某些血栓性微血管病（表 6-2）（图 6-84）[55-57]。本章主要论述免疫复合物介导的膜增生性肾小球肾炎，再根据临床表现和免疫荧光检查区分原发和继发性膜增生性肾小球肾炎。其余两类详见第十三章第六节和第十一章第八节。

表 6-2　膜增生性肾小球肾炎的病理分型

免疫复合物介导	补体C3沉积	无免疫球蛋白和补体
膜增生性肾小球肾炎	C3肾病	血栓性微血管病
膜增生性IgA肾病等		
膜增生性狼疮肾炎等		
单克隆免疫球蛋白沉积性肾小球病等		

2. 膜增生性肾小球肾炎是一种弥漫性肾小球肾炎，因此，在系膜增生性肾小球肾炎中，出现局灶性或节段性系膜插入时，不能诊断为膜增生性肾小球肾炎。

3. 肾小球基底膜内有免疫复合物沉积时，PASM 染色切片中也可见双层或多层的基底膜，但无系膜细胞和基质重度增生和插入现象，见于Ⅲ期膜性肾病和不典型膜性肾病，而不能诊断为膜增生性肾小球肾炎。

4. 后期的分叶状肾小球肾炎应与结节性糖尿病肾小球硬化症、淀粉样变性肾小球病和单克隆免疫球蛋白沉积性肾病鉴别，后者以特殊蛋白沉积为主，无或仅有轻微的细胞反应，而且各有特殊的临床表现和实验室检查异常，详见第十八章第二节。

病因和发病机制

系膜细胞是肾小球中反应最活跃的细胞，受到刺激后过度增生并沿内皮下插入，形成膜增生性肾小球肾炎的形态。

Ⅰ 型和Ⅲ 型膜增生性肾小球肾炎均为免疫复合物介导的肾小球炎症，但真正的抗原种类较多。患者体内可见免疫复合物沉积于系膜区、内皮下或伴有上皮下沉积，通过经典途径和旁路途径激活补体。

多数膜增生性肾小球肾炎患者出现低补体血症，部分属于 C3 肾小球病，详见第十三章第六节。

异常的补体激活在膜增生性肾小球肾炎的发生发展中具有重要作用，如血浆的肾炎因子 a（NeFa）和肾炎因子 t（NeFt）低下而 C4 肾炎因子（C4NeF）增多是膜增生性肾小球肾炎患者的常见现象。其中 NeFa 可保持补体旁路激活途径的 C3b、B 因子和 D 因子的稳定；C4NeF 是 C4 转化酶（C4b2b）自身抗体样结合蛋白，与 C4b2b 结合后，增加了 C4b2b 的稳定性，防止补体调节蛋白对其产生的裂解作用，干扰补体激活的经典途径；而 NeFt 则是一种备解素和热敏感因子依赖的蛋白，可使 C3 转化速度减慢，攻膜复合物（C5-9）生成减少[58-59]。

第八节　新月体性肾小球肾炎

新月体性肾小球肾炎（crescentic glomerulonephritis）以弥漫性分布的新月体为特点，又称毛细血管外增生性肾小球肾炎（extracapillary proliferative glomerulonephritis）。

新月体性肾小球肾炎的共同发病基础是肾小球毛细血管壁严重破坏，新月体形成。由于大部分肾小球遭受严重破坏，所以临床以急进性肾炎综合征为主要表现。肾小球损伤的原因不尽相同，抗肾小球基底膜（GBM）抗体导致者称Ⅰ 型新月体性肾小球肾炎，免疫复合物沉积导致者称Ⅱ 型新月体性肾小球肾炎，两者多见于青壮年和儿童。寡免疫复合物导致者称Ⅲ 型新月体性肾小球肾炎，其中多为 ANCA 相关系统性血管炎，以 45 岁以上的老年人多见。国外资料显示，Ⅰ 型占 11%，

Ⅱ型占29%，Ⅲ型占60%[60]；我国则显示Ⅰ型占21%，Ⅱ型占47%，Ⅲ型占32%[61]。

必须根据临床表现、免疫病理学检查、光镜和电镜检查确定原发性或特发性新月体性肾小球肾炎。

病理表现 [61-62]

大体表现

双肾弥漫肿胀，常见点片状出血。

光镜检查

绝大多数肾小球（＞50%）有新月体形成（超过肾小囊50%的大新月体）（图6-85）。病变肾小球毛细血管袢严重破坏，早期可见节段性纤维蛋白样坏死，后期也可见基底膜断裂（PASM染色显示较好）（图6-86）。病变起始，肾小囊腔内可见出血和凝血（图6-87、图6-88），逐渐有细胞性新月体形成（图6-89），约1周后转变为细胞纤维性新月体（图6-90），再1周后，形成纤维性新月体（图6-91）。有的纤维性新月体经一定时间发生收缩，出现裂隙，甚至有上皮细胞被覆，称新月体的再沟通（图6-92），但这些裂隙并不与肾小管通连。其中可混有各型小新月体、环状体和盘状体（详见第四章第一节）。Ⅰ型新月体性肾小球肾炎常呈一次性突然起病，肾小球病变较单一，Ⅱ型和Ⅲ型新月体性肾小球肾炎常反复发作，所以各型新月体混合存在。Ⅱ型新月体性肾小球肾

炎是免疫复合物介导的肾小球肾炎转变而来，所以肾小球内的细胞增生较Ⅰ型和Ⅲ型明显。肾小管上皮细胞弥漫性严重空泡和颗粒变性，稍晚则显示弥漫性萎缩，肾间质弥漫性水肿，淋巴细胞和单核细胞浸润，急性期可见较多的中性粒细胞浸润，小动脉管壁偶见纤维蛋白样坏死，尤易见于Ⅲ型新月体性肾小球肾炎。

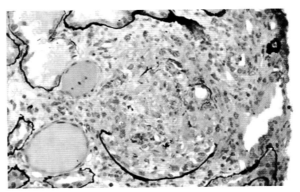

图6-86　新月体性肾小球肾炎，毛细血管和肾小囊基底膜均断裂，新月体形成（PASM×400）

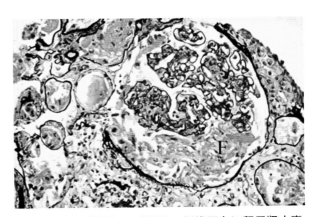

图6-87　新月体性肾小球肾炎，纤维蛋白沉积于肾小囊（F）（PASM×400）

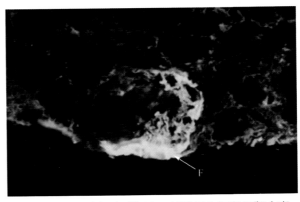

图6-88　新月体性肾小球肾炎，纤维蛋白沉积于肾小囊（F）（荧光×400）

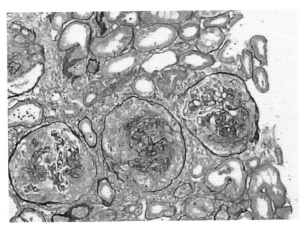

图6-85　新月体性肾小球肾炎，弥漫性新月体形成（PASM×200）

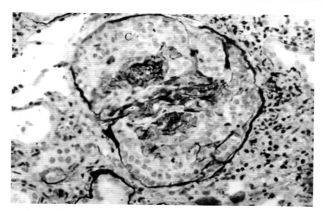

图6-89 新月体性肾小球肾炎，细胞性新月体形成（C）（PASM×400）

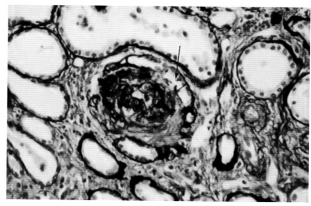

图6-92 新月体性肾小球肾炎，纤维性新月体，伴再沟通现象（↑）（PASM×400）

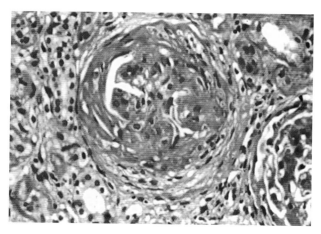

图6-90 新月体性肾小球肾炎，细胞纤维性新月体形成（Masson×400）

免疫病理学检查

Ⅰ型（抗GBM抗体型），IgG和C3沿肾小球毛细血管壁或基底膜呈线状沉积（图6-93、图6-94），并混有肾小管基底膜的线状沉积，有资料证明，主要为IgG的γ重链沉积。有时补体C3呈阴性。Ⅱ型（免疫复合物介导型），IgG或IgA或IgM、C3、C1q等以不同组合或全部呈颗粒状或团块状沉积于肾小球的不同部位（图6-95）。Ⅲ型（寡免疫复合物沉积型），免疫球蛋白和补体均阴性，这时，患者体内常显示抗中性粒细胞胞质抗体（ANCA）阳性。有时Ⅰ型新月体性肾小球肾炎患者同时ANCA阳性，有的学者称为Ⅳ型。既无免疫球蛋白沉积，也无ANCA者，有的学者称为Ⅴ型。早期病变的肾小囊内可见纤维蛋白沉积（图6-88）。

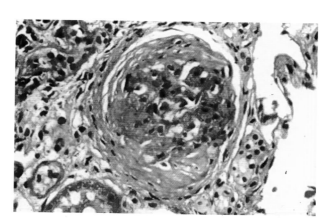

图6-91 新月体性肾小球肾炎，纤维性新月体形成（Masson×400）

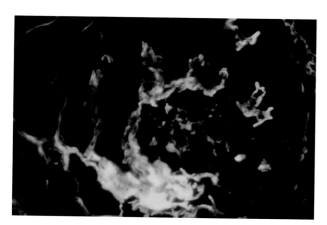

图6-93 Ⅰ型新月体性肾小球肾炎，IgG呈细线状沿毛细血管壁沉积（荧光×600）

竭，血内抗基底膜抗体阳性[63]。新月体性IgA肾病也可认为是免疫复合物性肾小球肾炎继发Ⅱ型新月体性肾小球肾炎。

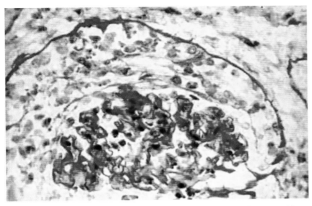

图6-94 Ⅰ型新月体性肾小球肾炎，IgG呈细线状沿毛细血管基底膜沉积（免疫组化×400）

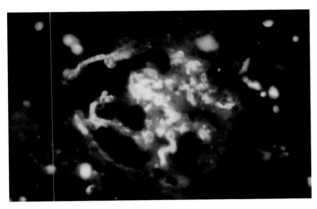

图6-95 Ⅱ型新月体性肾小球肾炎，IgA呈团块状沿系膜区沉积，即新月体性IgA肾病（荧光×400）

电镜检查

Ⅰ型和Ⅲ型新月体性肾小球肾炎电镜下仅表现为肾小球基底膜断裂，纤维蛋白在毛细血管内或外沉积，各型新月体形成，细胞性新月体内可见巨噬细胞浸润（图6-96、图6-97）。Ⅱ型新月体性肾小球肾炎除上述病变外，尚可见肾小球不同部位的电子致密物沉积（图6-98）。肾小管和肾间质无特异性病变。

在部分患者中，沉积于肾小球基底膜的免疫复合物破坏了毛细血管袢，导致基底膜的抗原暴露，出现了抗基底膜抗体，最终形成了Ⅰ+Ⅱ型新月体性肾小球肾炎，称免疫复合物性肾小球肾炎继发新月体性肾小球肾炎（immunocomplex glomerulonephritis secondary crescentic glomerulonephritis）。如膜性肾病伴Ⅰ型新月体性肾小球肾炎（图6-99~图6-101），患者出现大量蛋白尿或肾病综合征及急性肾衰

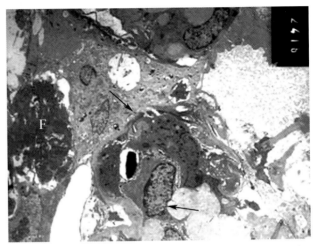

图6-96 Ⅰ型新月体性肾小球肾炎，GBM断裂（↑），肾小囊细胞增生，纤维蛋白沉积（F）（电镜×5000）

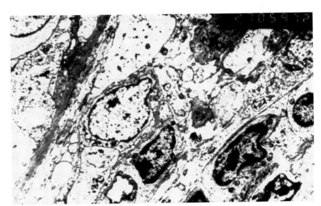

图6-97 新月体性肾小球肾炎，新月体内可见上皮细胞增生，单核巨噬细胞浸润（电镜×5000）

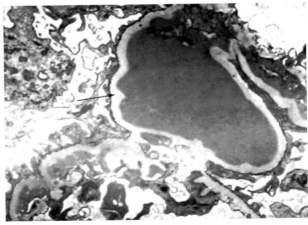

图6-98 Ⅱ型新月体性肾小球肾炎，系膜区和内皮下可见高密度电子致密物沉积（↑）（电镜×5000）

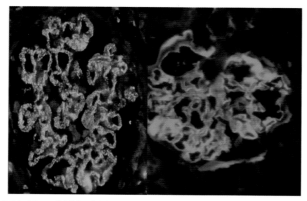

图6-99 膜性肾病伴Ⅰ型新月体性肾小球肾炎。左：第一次肾穿刺，IgG沿毛细血管壁呈颗粒状沉积（荧光×400）右：肾衰竭时肾穿刺，IgG沿毛细血管壁呈线状和颗粒状沉积（荧光×400）

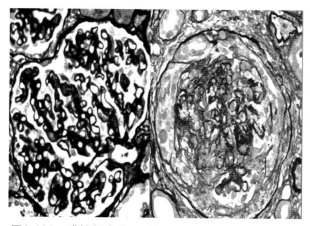

图6-100 膜性肾病伴Ⅰ型新月体性肾小球肾炎。左：第一次肾穿刺，肾小球基底膜弥漫增厚，钉突形成（PASM×400）；右：肾衰竭时肾穿刺，弥漫性新月体形成（PASM×400）

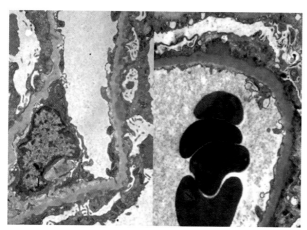

图6-101 膜性肾病伴Ⅰ型新月体性肾小球肾炎。左：第一次肾穿刺，肾小球基底膜上皮下电子致密物沉积（电镜×5000）；右：肾衰竭时肾穿刺，肾小球基底膜上皮下电子致密物沉积（电镜×8000）

新月体性肾小球肾炎的病变特点：光镜下可见肾小球毛细血管袢严重损伤，毛细血管基底膜断裂，血液流入肾小囊并凝固，肾小囊上皮细胞增生，单核巨噬细胞浸润，新月体形成。免疫病理学检查：Ⅰ型，IgG和C3沿毛细血管壁线状沉积；Ⅱ型，系膜区和（或）毛细血管壁各种免疫球蛋白和补体沉积；Ⅲ型，全部阴性。电镜下可见毛细血管袢严重损伤和断裂，新月体形成，Ⅱ型可见电子致密物（图6-102）。

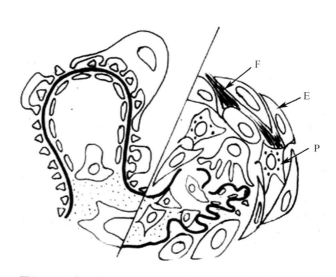

图6-102 新月体性肾小球肾炎。左：正常；右：GBM断裂，血液细胞和纤维蛋白漏出（F），上皮细胞增生（E），单核巨噬细胞浸润（P），新月体形成

鉴别诊断

1. 应根据临床表现和免疫病理学检查，区分Ⅰ型、Ⅱ型和Ⅲ型新月体性肾小球肾炎。

2. 多种原发性和继发性肾小球肾炎均可衍化为Ⅱ型新月体性肾小球肾炎，如毛细血管内增生性肾小球肾炎、膜增生性肾小球肾炎、IgA肾病、Ⅳ型狼疮肾炎等，应作出区分。

3. 各种肾小球肾炎常可出现一些新月体，必须强调，新月体性肾小球肾炎是弥漫性肾小球肾炎，新月体形成少于肾小球总数的50%者，不应被称为新月体性肾小球肾炎。

4. 新月体性肾小球肾炎系指大新月体，仅有小新月体者不应称为新月体性肾小球肾炎。

病因和发病机制

新月体性肾小球肾炎中，肾小球基底膜破坏是首要因素。

根据病因和发病机制，分为Ⅰ、Ⅱ、Ⅲ型新月体性肾小球肾炎。但有时出现免疫复合物沉积伴抗肾小球基底膜抗体，称Ⅰ＋Ⅱ型；抗肾小球基底膜抗体与抗中性粒细胞胞质抗体均阳性，称Ⅳ型；有些则任何标记物均不显示，只能称特发性或Ⅴ型新月体性肾小球肾炎。

Ⅰ型新月体性肾小球肾炎属于抗肾小球基底膜抗体性肾小球肾炎，抗肾小球基底膜抗体的靶抗原是肾小球基底膜的Ⅳ型胶原 α_3 链非胶原区（NC1），Ⅳ型胶原是由 $\alpha_1 \sim \alpha_6$ 组成的复杂螺旋结构的六聚体，肾小球基底膜主要含 α_3、α_4 和 α_5 链，正常状态下，两种肾小球基底膜抗原（A、B）隐藏于 α_3 链 NC1 区的 E 段，肾小球基底膜变性时，其螺旋结构的六聚体解离，GP 抗原暴露，形成自身抗原，诱发自身抗体[64-65]。详见第七章第七节。

Ⅱ型新月体性肾小球肾炎属于免疫复合物介导性肾小球肾炎，发病原因与各种原发性和继发性免疫复合物沉积性肾小球肾炎相同，只是这时的炎症反应过于严重，多种细胞因子和蛋白酶被激活，导致肾小球的严重损伤[62]。

部分膜性肾病病例因免疫复合物对肾小球基底膜的破坏，体内出现了抗肾小球基底膜抗体，继发新月体的形成，称为Ⅰ＋Ⅱ型新月体性肾小球肾炎。

Ⅲ型新月体性肾小球肾炎多属于 ANCA 相关系统性血管炎，肾小球毛细血管必然受到严重损伤[66]，详见第十一章第九节。

新月体性肾小球肾炎形成的起动病变是肾小球毛细血管壁严重损伤和断裂，血液流入肾小囊并凝固，在血液刺激下，导致单核巨噬细胞浸润，上皮细胞（以壁层细胞为主）增生，在各种细胞因子和生长因子刺激下（如成纤维细胞生长因子），可转变为成纤维细胞并形成胶原纤维[62]。

【附】坏死性肾小球肾炎

肾小球毛细血管袢出现纤维蛋白样坏死称坏死性肾小球肾炎（necrotizing glomerulone-phritis），呈局灶节段性分布，是局灶性肾小球肾炎的一种病理类型。少数病例中，坏死的肾小球分布较广，与病毒感染有关（图 6-103）。由于其损伤严重，必然导致新月体形成，是新月体形成的前趋病变，因此，临床相当重视。其病因和发病机制与新月体性肾小球肾炎相同。

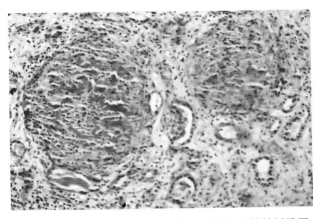

图6-103　坏死性肾小球肾炎，肾小球毛细血管袢纤维蛋白样坏死，细胞性新月体形成（HE×200）

第九节　纤维样肾小球病

纤维样肾小球病（fibrillary glomerulopathy）又称特发性纤维样肾小球肾炎（idiopathic fibrillary glomerulonephritis）、类淀粉样肾小球病（amyloid-like glomerular deposits）、非淀粉样纤维性肾小球病（nonamyloid fibrillary glomerulopathy）、刚果红阴性淀粉样肾小球病（Congo red negative amyloid glomerulopathy）等。Rosenmann 和 Elia-kim 于 1977 年首先报道，肾小球内可见特殊的纤维样物质沉积，以老年患者为主，平均年龄 49 岁，女性多见（为男性的 1.8 倍）。大量蛋白尿、肾病综合征和高血压为主要症状，预后较差，约 48% 的患者 1 年后出现肾衰竭[67]。

病理表现 [67-69]

大体表现

早期表现为大白肾，后期萎缩，质地硬韧。

光镜检查

主要病变在肾小球，基底膜增厚和系膜基质增生是其主要特点，可表现为膜性肾病样（14.5%）、系膜增生性肾小球肾炎样（图 6-104）、系膜结节状硬化样、Ⅰ型膜增生性肾小球肾炎样（2.6%）、电子致密物沉积病（DDD）样（0.2%）等各种形态，并可合并 IgA 肾病（7.5%），也可出现新月体。增厚的基底膜呈不规则状，特殊染色无特异表现（如钉突、嗜复红蛋白等），刚果红染色阴性。肾小管上皮细胞空泡和颗粒变性，与肾小球损伤程度相对应，呈现不同程度的肾小管萎缩和肾间质单个核细胞浸润及纤维化。小动脉常表现为不同程度的管壁增厚。

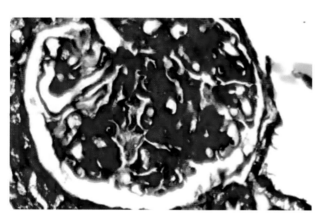

图6-104 纤维样肾小球病，系膜增生型，系膜区团块状特殊蛋白沉积（Masson×400）

免疫病理学检查

IgG 和 C3 沿肾小球毛细血管壁和系膜区呈不规则的缎带状、颗粒状和团块状沉积，尤以 IgG4 最明显（图 6-105）[69-71]。

电镜检查

是诊断本病的决定性方法。在病变肾小球基底膜和系膜区可见较淀粉样纤维（直径 10 nm）

粗大的纤维样物质（直径可大于 20 nm），呈无分支的杂乱排列（图 6-106）[70-71]。

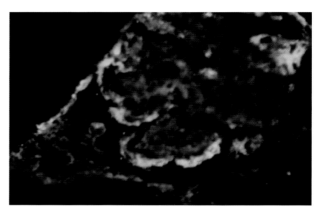

图6-105 纤维样肾小球病，IgG团块和颗粒状沉积于系膜区和毛细血管壁（荧光×400）

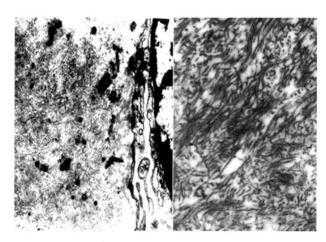

图6-106 纤维样肾小球病。左：淀粉样纤维（电镜×20 000）；右：粗大的纤维样蛋白沉积（电镜×20 000）

部分纤维样肾小球病与单克隆免疫球蛋白沉积有关，所以病变内除粗大的纤维样物质外，尚可见肾小球基底膜内侧砂粒状电子致密颗粒——单克隆免疫球蛋白沉积，详见第十二章第九节和第十一节。

鉴别诊断

当电镜下发现特殊的纤维样物质时，首先应与淀粉样变性肾病鉴别，后者的纤维直径较细，刚果红染色阳性，而纤维样肾小球病与之相反。此外，尚应与轻链蛋白沉积病、冷球蛋白血症肾

病等有特殊纤维样物质的肾小球病鉴别，详见第十二章。

详见第十二章。

病因和发病机制

纤维样肾小球病的病因和发病机制尚不清楚。多数报告认为，本病与免疫复合物介导有关。具有多态特点的免疫复合物与纤维样物质形成有关，可能是血循环中的免疫球蛋白沉积、多聚（polymerized）及修饰形成了纤维样物质。部分患者继发于狼疮肾炎、丙型肝炎病毒感染、膜性肾病、慢性淋巴细胞白血病、浆细胞病、B 细胞性淋巴瘤等淋巴细胞增生性疾病。部分患者肾移植后有复发等现象，均支持这一说法。免疫电镜证实，本病的纤维样物质是 IgG、C3 与淀粉样物质 P 结合而形成[67-68]。

部分病例可见单克隆免疫球蛋白（重链或轻链）沉积，属于单克隆免疫球蛋白沉积性肾小球病[71-72]，详见第十二章第九节和第十一节。

第十节　免疫触须样肾小球病

免疫触须样肾小球病（immunotactoid glomerulopathy）由 Schwartz 于 1980 年首先报道，在电镜下可见病变肾小球内有微管状的特殊物质，与昆虫的触须相似，故以此命名。目前由于病例太少（不足 20 例），临床的规律尚不太清楚，但预后差是比较肯定的[74]。

病理表现[72-73]

本病的大体表现、免疫病理学检查和光镜检查与纤维样肾小球病相似（图 6-107、图 6-108）。

电镜检查是诊断本病的可靠手段。肾小球系膜区和（或）基底膜内或内皮细胞下有电子致密物沉积，在电子致密物内或其他部位可见排列有序的微管状结构，直径为 20~50 nm（图 6-109）。常与纤维样肾小球病所见的纤维伴同存在。

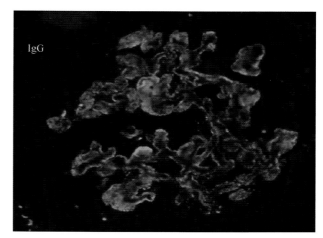

图6-108　免疫触须样肾小球病，IgG 呈团块状和颗粒状沉积于系膜区和毛细血管壁（荧光×400）

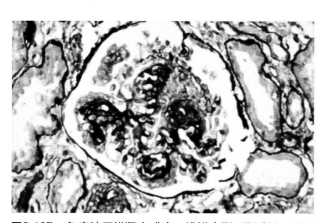

图6-107　免疫触须样肾小球病，膜增生型（PASM×400）

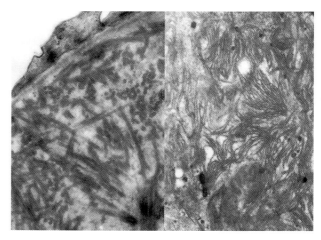

图6-109　免疫触须样肾小球病，管状纤维样结构沉积（电镜，左：×25 000，右：×14 000）

鉴别诊断

电镜下出现纤维样物质的肾小球病有多种，应结合临床表现、免疫病理学和光镜的表现，进而分析电镜下的纤维直径、特点和排列图像进行鉴别。

病因发病机制

纤维样肾小球病和免疫触须样肾小球病的电镜表现可同时出现于同一患者，故多数人认为两者为同一疾病的不同表现而已[74-75]。

病因和发病机制见本章第九节纤维样肾小球病。

第十一节　增生硬化性和硬化性肾小球肾炎

全部肾小球的50%以上呈球性硬化，其余表现为增生和节段性硬化，称增生硬化性肾小球肾炎（proliferative-sclerosing glomerulonephritis）；全部肾小球的75%以上呈现球性硬化，则称硬化性肾小球肾炎（sclerosing glomerulonephritis），又称慢性硬化性肾小球肾炎（chronic sclerosing glomerulonephritis）、终末期肾（end-stage kidney）和固缩肾（contracted kidney）。两者的病变本质相似，只是前者是后者的前奏。多见于青壮年。临床表现为慢性肾功能不全[76]。

病理表现

大体表现

肾体积缩小，表面呈颗粒状，切面可见皮质变薄，皮髓质界限不清。常出现多发性小囊肿（图6-110、图6-111）。长期血液透析的患者，表面颗粒状的病变可逐渐变平。

光镜检查

病变严重的肾小球，系膜基质重度增生，肾小球基本结构破坏，呈球性硬化，相应的肾小管严重萎缩和消失，肾间质单个核细胞浸润和纤维化（图6-112）；病变较轻的肾小球代偿性肥大（毛细血管袢体积增大，血管腔扩张，系膜细胞和基质轻重不等的增生），肾小球旁器增生肥大，相应的肾小管也代偿性肥大。由于肾性高血压的出现，入球小动脉管壁增厚，玻璃样变性，小叶间动脉和弓状动脉分支的内膜纤维性增厚，管腔狭窄，管壁平滑肌增厚（图6-113）。

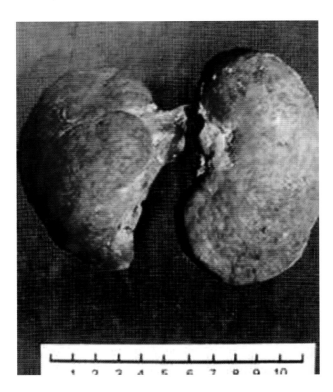

图6-110　硬化性肾小球肾炎，颗粒性萎缩肾

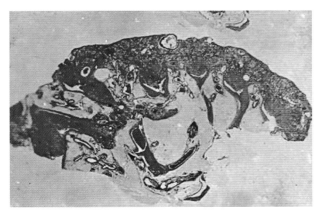

图6-111　硬化性肾小球肾炎，肾实质萎缩，肾盂周围脂肪组织增生（HE×10）

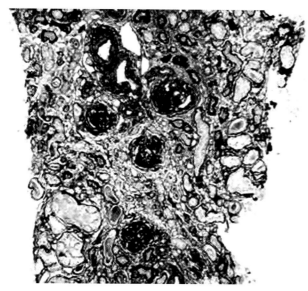

图6-112 硬化性肾小球肾炎，肾小球球性硬化，肾小管萎缩，肾间质纤维化，小动脉管壁增厚（PASM×100）

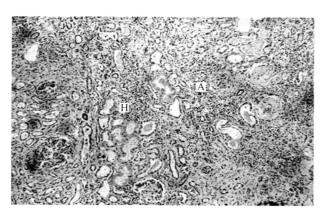

图6-113 硬化性肾小球肾炎，代偿肥大（H）与萎缩（A）区域相间存在（HE×40）

免疫病理学检查

由于大部分肾小球已经硬化，免疫荧光和免疫组化检查常呈阴性，有时可见血浆沉积导致的非特异性IgM阳性。病变较轻的肾小球有时可见免疫球蛋白和补体沉积。

电镜检查

球性硬化的肾小球仅见系膜基质大量增生，病变较轻的肾小球偶见电子致密物沉积。

鉴别诊断

1. 硬化性肾小球肾炎是各种肾小球肾炎的终末阶段，临床症状严重，若与临床表现相差甚远，应考虑穿刺标本恰好取自严重的病灶，即肾病变分布不均匀。

2. 注意区分球性硬化和缺血性硬化的肾小球，后者仅见肾小球基底膜缺血皱缩，系膜基质增生不明显，当动脉粥样硬化症患者波及较大动脉时，可出现片状的缺血性病变，而不会出现肾衰竭的表现。

3. 如能根据病变较轻的肾小球判断出硬化前的肾小球病变类型，应注明，如膜增生肾小球肾炎导致的硬化性肾小球肾炎、晚期新月体性肾小球肾炎等。

4. 各种继发性肾小球肾炎和肾小球病（如Ⅵ型狼疮肾炎、晚期糖尿病肾小球硬化症等）也可导致终末性固缩肾，应根据临床表现和特殊的病理检查确诊。

病因和发病机制

增生硬化性肾小球肾炎和硬化性肾小球肾炎的病因决定于硬化前相应的肾小球肾炎。由于肾小球肾炎长期迁延不愈，系膜细胞重度增生，进而系膜基质等细胞外基质增生，终导致球性硬化。病变较轻的代偿肥大的肾小球由于长期处于球内高压、高灌注和高滤过状态，也逐渐出现球性硬化，这时与原发的病因已无直接关系。

硬化性肾小球肾炎不但可由各型肾小球肾炎衍化而来，高血压肾损伤、糖尿病肾病、淀粉样变性肾病，甚至慢性肾小管间质肾病等也可发展为终末肾，所以，硬化性肾小球肾炎应广义地称为硬化性肾小球病（sclerosing glomerulopathy）。

参考文献

[1] Churg J, Berinstein J, Glassok R J. World Health Organization (WHO) Monograph. Renal Disease: Classification and Atlas of Glomerular Diseases. 2nd ed. Tokyo: Igaku-Shoin, 1995.

[2] Falk R J, Jennette J C, Nachrman P H. Primary glomerular disease//Brenner B M. The kidney. 7th ed. Philadelphia: WB Saunders, 2004: 1293-1380.

[3] Zhou F D, Shen H Y, Chen M, et al. The renal histopathological spectrum of patients with nephrotic syndrome: an analysis of 1523 patients in a single Chinese centre. Nephrol Dial Transplant, 2011, 26:3993-3997.

[4] Waldman M, CreW R J, Valeri A, et al. Adult minimal-change disease: clinical characteristics, treatment, and outcomes.Clin J Am Soc Nephrol, 2007, 2: 445-453.

[5] Howwie A J. Pathology of minimal change nephropathy and segmental sclerosing glomerular disorders. Nephrol Dial Transplant, 2003, 18 (Suppl): vi 33-38.

[6] Cunard R, Kelly C J. T cells and minimal change disease. J Am Soc Nephrol, 2002, 13: 1409-1411.

[7] 苏涛, 刘晓玲, 张宜苗, 等. 汞中毒相关肾小球疾病的临床病理分析. 中华肾脏病杂志, 2011, 27: 333-336.

[8] Grimbert P, Audart V, Remy P, et al. Recent approaches to the pathogenesis of minimal-change nephritic syndrome.Nephrol Dial Transplant, 2003, 18: 245-248.

[9] Heptinstall R H, Joekes A M. Focal glomerulonephritis: a study based on renal biopsies. Quart J Med, 1959, 28: 329-333.

[10] Fogo A, Ichikawa I. Focal segmental glomerulosclerosis-a view and review. Pediatric Nephrology, 1996, 10: 374-391.

[11] 王素霞, 邹万忠, 王海燕. 局灶性节段性肾小球硬化症的病理诊断及分型. 中华肾脏病杂志, 2005, 21: 55-58.

[12] 刘刚, 张志勇, 邹万忠, 等. 成人特发性局灶性节段性肾小球硬化症的临床及病理分析. 北京大学学报（医学版）, 2004, 36: 150-153.

[13] 姚梅红, 曾德华, 谢飞来, 等. 塌陷型与细胞型局灶性节段性肾小球硬化症的临床病理分析. 临床与实验病理学杂志, 2015, 31: 1324-1329.

[14] Smith S M, Hoy W E, Cobb L. Low incidence of glomerulosclerosis in normal kidneys. Arch Pathol Lab Med, 1989, 113: 1253-1255.

[15] 陈楠, 王朝晖. 家族性局灶性节段性肾小球硬化症的诊断. 内科急危重症杂志, 2012, 18:70-76.

[16] Gulati S, Sharma A P, Sharma R K, et al. Changing trends of histopathology in childhood nephrotic syndrome. Am J of Kidney Dis, 1999, 3: 646-650.

[17] Pavenstardt H, Kriz W, Kretzler M. Cell biology of the glomerular podocyts. Physiol Rev, 2003, 83: 253-307.

[18] D'Agati V D, Kaskel F J, Falk R J. Focal segmental glomerulosclerosis. N Engl J Md, 2011, 365: 2398-2411.

[19] Kemper M J. Transmission of glomerular permibeability factor from a mother to her child. N Engl J Med, 2001, 344: 386-388.

[20] Kriz W, Lehir M. Pathways to nepfron loss starting from glomerular disease-insighis from animal models. Kidney Int, 2005, 67: 404-419.

[21] D'Agati V D. Podocyte injury in focal segmental glomerulosclerosis: lessons from animal models（a play in flve acts）. Kidney Int, 2008, 73: 399-406.

[22] Sever S, Trachtman H, Wei C, et al. There Clinical Value in Measuring suPAR Levels in FSGS? Clin J Am Soc Nephrol, 2013, 8: 1273-1275.

[23] 管娜, 邓江红, 丁洁, 等. 足细胞分子分布和表达与足突形态变化和蛋白尿发生的关系. 北京大学学报（医学版）, 2004, 36:139-144.

[24] Meyrier A. Mechanisms of disease: focal segmental glomerulosclerosis. Nat Clin Pract Nephrol, 2005, 1: 44-54.

[25] Gbadegesin R, Lavin P, Foreman J, et al. Pathogenesis and therapy of focal segmental glomerulosclerosis: an update. Pediatr Nephrol, 2011, 26: 1001-1015.

[26] Barisoni L, Schnaoer H W, Kopp J B. Advances in the biology and genatics of the podocytopathies: implications for diagnosis and therapy. Arch Pathol Lab Med, 2009, 133: 201-216.

[27] Li L S, Liu Z H. Epidemiologic data of renal diseases from a single unit in China: analysis based on 13519 renal biopsies. Kidney Int, 2004, 66: 920-923.

[28] Fogo A B, Kashgarian M. Membranous glomerulonephropathy//Fogo A B, Kashgarian M (eds). Diagnostic

Atlas of Renal Pathology, Ethel Cathers: Elsevier Saunders, 2005: 49-53.

[29] Nirula A, Glaser S M, Kalled S L, et al. What is IgG4? A review of the biology of a unique immunoglobulin subtype. Curr Opin Rheumatol, 2011, 23: 119-124.

[30] Heymann W, Hackel D B, Harwood S, et al. Production of nephrotic syndrome in rats by Freund's adjuvants and rat kidney suspensions. Proc Soc Exp Biol Med, 1959, 100: 660-664.

[31] Kerjaschki D, Farquhar M G. Tha pathogenic antigen of Heymann nephritis is a membrane glycoprotein of the renal proximal tubule brush border. Proc Natl Acand Sci USA, 1982, 79: 5557-5561.

[32] Debiec H, Guigonis V, Mougenot B, et al. Antenatal membranous glomerulonephritis due to antineutral endopeptidase antibodies. N Engl J Med, 2002, 346: 2053-2060.

[33] 杨光, 唐政. 儿童乙型肝炎病毒相关性膜性肾病. 肾脏病与透析肾移植杂志, 2004, 13: 295-298.

[34] Troyanov S, Roasio L, Pandes M, et al. Renal pathology in idiopathic membranous nephropathy: A new perspective. Kidney Int, 2006, 69: 1641-1648.

[35] Beck L H Jr., Bonegio R G, Lambeau G, et al. M-type phospholipase A2 receptor as target antigen in idiopathic membranous nephropathy. N Engl J Med, 2009, 361: 11-21.

[36] Horia C, Stanesu, Mauricio, et al. Risk HLA-DQA1 and PLA2R, alleles in idiopathic membranous nephropathy. N Engl J Med, 2011, 17: 364:616-626.

[37] Glassock R J. The pathogenesis of idiopathic membranous nephropathy: a new paradigm in evolution. Contrib Nephrol, 2013, 181: 131-142.

[38] 林伟锋, 李航, 李雪梅, 等. 抗磷脂酶 A2 受体抗体与特发性膜性肾病的关系. 中华内科杂志, 2015, 54:783-788.

[39] 谌贻璞. 系膜增生性肾炎 // 王海燕. 肾脏病学. 3 版. 北京: 人民卫生出版社, 2008: 1016-1023.

[40] 谌贻璞, 王海燕, 邹万忠, 等. 非 IgA 肾病的系膜增生性肾小球肾炎 77 例临床病理分析. 中华内科杂志, 1988, 27: 17-24.

[41] Cohen A H, Border W A, Glassock R J. Nephrotic syndrome with glomerular mesangial IgM Deposits. Lab Invest, 1978, 38: 610-619.

[42] Kopolovic J. IgM nephropathy, Morphologic study related to clinical findings. Am J Nephrol, 1987, 7:275-285.

[43] Myllymaki J, Saha H, Mustonen J, et al. IgM nephropathy: clinical picture and long-term Prognosis. AM J Kidney Dis, 2003, 41: 343-350.

[44] Jennette R. C1q nephropathy : A distinct pathologic entity usually causing nephritic syndrome. Am J Kidney Dis, 1985, 6: 103-110.

[45] Fukuma Y, Hisano S, Segawa Y, et al. Clinicopathologic correlation of C1q nephropathy in Children. Am J Kidney Dis, 2006, 47: 412-418.

[46] Bernardo R I. Postinfections glomerulonephritis. Am J Kidney Dis, 2000, 35: 1151-1153.

[47] Rodriguz I B, Garcia R. Isolated glomerular disease: Acute glomerulonephritis//Holliday M A, Barratt T M. Pediatric nephrology. 2nd ed. Baltimone: Williams & Wilkins, 1987:407.

[48] Samih H N, Glen S M, Joseph D W, et al. IgA-dominant acute poststaphylococcal glomerulonephritis complicating diabetic nephropathy. Human Path, 2003, 34: 1235-1240.

[49] Vogt A, Batsford S, Rodriguz I B. Cationic antigens in poststreptococcal glomerulonephritis. Clin Nephrol, 1983, 20: 271-279.

[50] Schachter J, Pomeranz A, Berger I, et al. Acute glomerulonephritis secondary to lobar Pneumonia. Int J Pediatr Nephrol, 1987, 8: 211-214.

[51] 陈旻, 赵明辉. 膜增生性肾小球肾炎 // 王海燕. 肾脏病学. 3 版. 北京: 人民卫生出版社, 2008: 1053-1060.

[52] Donadio J V Jr., Holley K E. Membranoproliferative glomerulonephritis. Semin Nephrol, 1982, 2: 214-221.

[53] Burkholder P M, Marchand A, Krueger R P. Mixed membranous and proliferative Glomerulonephritis: a correlative light, immunofluorescence, and electron microscopic Study. Lab Invest, 1970, 23: 459-479.

[54] Anders D, Agricola B, Sippel M, et al. Basement membrane changes in membranoproliferative Glomerulonephritis. II Characterization of a third type by silver impregnation of ultra thin sections. Virchows Arch A Pathol Anat Histol, 1977, 376: 1-19.

[55] D'Amico G, Ferrario F. Mesangiocapillary glomerulo-nephritis. J Am Soc Nephrol, 1992, 2: S159-S166.

[56] Zhou X J, Silva F G. Membranoproliferative glomerulonephritis//Jnnette J C, et al (eds). Heptinstall's pathlogy of the kidney. 6th ed. Philadelphia: Lippincott Williams & Willkins, 2007: 253-319.

[57] Sethi S, Nester C M, Smith R J. Membranoproliferative glomerulonephritis and C3 nephropathy: resolving the confusion. Kidney Int, 2012, 81: 434-441.

[58] 韩敏，余冲. 膜增生性肾小球肾炎的分类及发病机制研究进展. 临床肾脏病杂志，2013, 13: 535-537.

[59] Sethi S, Fervenza F C. Membranoprliferative glomerunephritis: A new look at an old entity. N Engl J Med, 2012, 366: 1119-1131.

[60] Falk R J, Jennette J C, Nachman P H. Primary glomerular disease//Brenner B M (ed). The Kidney. 7th ed. Philadelphia: Saunders, 2004: 1293-1380.

[61] 赵明辉，于净，刘玉春，等. 100例新月体性肾炎的免疫病理分型及临床病理分析. 中华肾脏病杂志，2001, 17: 294-297.

[62] Jennette J C. Rapidly progressive crescentic glomerulinephritis. Kidney Int, 2003, 63: 1164-1177.

[63] Junichi H, Shigeo H, Yoshifumi U, et al. Distribution of IgG subclasses in a biopsy specimen showing membranous nephropathy with anti–glomerular basement membrane glomerulonephritis: An uncharacteristically good outcome with corticosteroid therapy. Am J Kidney Dis, 2005, 45:e67-e72.

[64] Borza D B. Autoepitopes and alloepitoes of type IV collagen: role in the molecular pathogenesis of antiGBM antibody glomerulonephritis. Nephron Exp Nephrol, 2007, 106: 37-43.

[65] Zhou X J, Lv J C, Zhao M H, et al. Advances in the genetics of anti-glomerular basement membrane disease. Am J Nephrol, 2010, 32: 482-490.

[66] Jennette J C, Xiao H, Falk R J. Pathogenesis of vascular inflammation by anti-neutrophil Cytoplasmic antibodies. J Am Soc Nephrol, 2006, 17: 1235-1242.

[67] Iskandar S S, Falk R J, Jennette J C. Clinical and pathologic features of fibrillary Glomerunephritis. Kidney Int, 1992, 42: 1401-1407.

[68] 章友康，王素霞，邹万忠，等. 纤维样肾小球病. 中华内科杂志，1995, 34: 367-370.

[69] Fogo A, Qureshi N, Horn R G. Morphologic and clinical features of flbrilary Glomerulo-nephritis versus immunotactoid glomerulopathy. Am J Kidney Dis, 1993, 22:363-377.

[70] Yang G C H, Nieto R, Stachura I, et al. Ultrastructural immunohistochemical localization of polyclonal IgG, C3, and amyloid P component on the congo-red-negative amyloid-like fibrils of fibrillaryglomerulopathy. Am J Pathol, 1992, 141: 409-419.

[71] 邹万忠，王素霞，章友康，等. 非淀粉样变纤维性肾小球病的超微结构观察. 中华病理学杂志，1995, 24: 146-149.

[72] Sandhya S, Roshan M, Evan R N, et al. Fibrillary Glomerulopathy Secondary to Light Chain Deposition Disease in a Patient with Monoclonal Gammopathy. Ann Clin Lab, 2007, 37: 370-374.

[73] Frank B, Valerie H, Olivier C, et al. Fibrillary glomerulonephritis and immunotactoid (microtubular) glomerulopathy are associated with distinct immunologic features. Kidney Int, 2002, 62: 1764-1775.

[74] 王素霞，章友康，邹万忠，等. 免疫触须样肾小球病的临床病理观察. 中华医学杂志，1996, 76: 688-690.

[75] 章友康，邹万忠. 纤维样肾小球病和免疫触须样肾小球病. 中华内科杂志，1997, 36: 782-784.

[76] Michael D, Lajoie H G. End-Stage Renal disease//Silva F G, D'Agati V D, Nadasdy T (eds). Renal Biopsy. New York: Churchill Livingstone, 1996:357-372.

第七章　继发性肾小球肾炎

继发性肾小球肾炎与原发性肾小球肾炎有如下不同：①病因明确；②肾小球病变仅是全身系统性疾病的一个组成部分；③病变类型不如原发性肾小球肾炎单一。如乙型肝炎病毒相关性肾炎，其病因是乙型肝炎病毒感染；除肾小球病变外，肝和其他系统尚有病变；有膜型、膜增生型、系膜增生型等类型的肾小球病变。

第一节　狼疮肾炎

系统性红斑狼疮（systemic lupus erythematosus, SLE）是一种全身性自身免疫性疾病，是常见的结缔组织病。通过自身抗原和自身抗体相结合而形成免疫复合物的沉积，导致肾、关节、心、肺、肝、脑和皮肤等多部位、多系统和多器官的损伤。狼疮肾炎是系统性红斑狼疮的主要致死原因之一。

系统性红斑狼疮较常见，发病数为 5/10 万 ~ 50/10 万，青壮年多发（15~40 岁），平均发病年龄为 29 岁，女性较男性多见（8：1~10：1）。肾是最常受累的器官。根据临床表现，肾受累达全部病例的 1/4~2/3，根据肾活检的结果，肾受累可高达 90%，而根据免疫病理学检查，可高达 100%[1]。以肾疾病为首发症状的系统性红斑狼疮也并非罕见[2]。

狼疮肾炎（lupus nephritis, LN）的病变多种多样，所以，临床表现从蛋白尿、血尿至肾衰竭均可能出现。

病理表现[3]

大体表现

轻型病变的肾无明显异常；大量蛋白尿或肾病综合征的患者与原发性微小病变性肾小球病和膜性肾病相似，呈大白肾样表现；增生性病变为主或急性肾衰竭的患者肾肿胀，多灶状出血，呈蚤咬肾样表现；慢性肾衰竭患者则可呈现颗粒性固缩肾。

光镜检查

狼疮肾炎的病变较复杂。20 世纪 50 年代初，肾活检病理检查应用于临床，发现狼疮肾炎的光镜表现不单一。20 世纪 60 年代开始运用免疫学和电镜观察，对狼疮肾炎病理表现的认识逐渐完善。1964 年报告了局灶性节段性肾小球肾炎、弥漫增生性肾小球肾炎、膜性肾病等类型的狼疮肾炎，20 世纪 70 年代初，又增加了系膜增生性肾小球肾炎。世界卫生组织（WHO）于 1974 年正式公布了狼疮肾炎的病理学分型（表 7-1）[4]。

1982 年国际儿童肾脏疾病研究组（International Study of Kidney Disease in Children，ISKD）对上述分类进行了完善，由 WHO 正式发表（表 7-2）[5]。

1995 年 Churg、Bernstein 和 Glassock 等在上述分型的基础上又进行了改进，由 WHO 发表（表 7-3）[6]。

表7-1　狼疮肾炎（肾小球肾炎）的病理分型（WHO，1974）

I	正常肾小球（通过光镜、免疫病理学和电镜检查均无异常）
II	系膜增生性肾小球肾炎
	光镜观察仅有系膜细胞和基质增生，免疫病理学检查和电镜检查可见系膜区的免疫复合物和电子致密物沉积
III	局灶性增生性肾小球肾炎（<50%的肾小球受累）
IV	弥漫增生性肾小球肾炎（≥50%的肾小球受累）
V	膜性肾小球肾炎

表7-2　狼疮肾炎（肾小球肾炎）的病理分型（WHO，1982）

I	正常肾小球
	A.免疫病理学、光镜和电镜检查均正常
	B.光镜下正常，但免疫病理学和电镜检查可见免疫复合物和电子致密物沉积
II	系膜增生型（轻度和中度系膜增生）
III	局灶型（伴有轻度和中度系膜增生）
	A.活动性坏死病变
	B.活动性坏死病变和增生、硬化性病变
	C.硬化性病变
IV	弥漫增生型（重度系膜增生型、毛细血管内增生型、膜增生型、新月体型、肾小球内皮下大量电子致密物沉积）
	A.无特殊性节段性病变
	B.伴有坏死性和活动性病变
	C.伴有坏死性、活动性病变和增生、硬化性病变
	D.伴有硬化性病变
V	膜型
	A.单一的膜性肾病
	B.伴有II型病变
	C.伴有III型（A～C）病变
	D.伴有IV型（A～D）病变
VI	进行性硬化型

表7-3　狼疮肾炎（肾小球肾炎）的病理分型（WHO，1995）

I	正常肾小球
	A.各种检查方法均显示为正常肾小球
	B.光镜显示正常肾小球，但免疫病理学和电镜检查可见免疫复合物和电子致密物
II	系膜增生型
	A.系膜增宽，但系膜细胞仅轻微增生
	B.系膜细胞弥漫性增生

表7-3　狼疮肾炎（肾小球肾炎）的病理分型（WHO，1995）

Ⅲ	局灶型
	局灶性节段性肾小球肾炎，<全部肾小球的50%受累，伴有轻至中度系膜细胞增生，节段性上皮下免疫复合物沉积
	A.伴有活动性和坏死性病变
	B.伴有活动性和硬化性病变
	C.伴有硬化性病变
Ⅳ	弥漫增生性肾小球肾炎（重度系膜增生性、毛细血管内增生性、膜增生性、新月体性），伴有大量内皮下及多少不等的系膜区、上皮下免疫复合物和电子致密物沉积
	A.无其他严重的节段性病变
	B.伴有活动性和坏死性病变
	C.伴有活动性病变和硬化性病变
	D.伴有硬化性病变
Ⅴ	膜性肾小球肾炎
	A.单纯的膜性肾小球肾炎
	B.伴有系膜细胞轻至中度增生
Ⅵ	严重硬化性肾小球肾炎

作者认为，第Ⅴ型膜性狼疮肾炎伴有局灶性病变或弥漫增生性病变时（1982年版的Ⅴ型的C和D），与相应的Ⅲ型和Ⅳ型的临床表现和预后无区别，故将其省略，划归为Ⅲ型和Ⅳ型。

2003年，国际肾病学会（International Society of Nephrology, ISN）和肾脏病理学会工作组 (Renal Pathology Society Working Group, RPS) 的23名专家根据近年的工作经验，将上述分类进一步做了修改（表7-4）[3,7]。

根据上述狼疮肾炎的分类，还附加了简化分型表（表7-5）[3]。

表7-4　狼疮肾炎的病理学分型（ISN/RPS，2003）

Ⅰ型	轻微病变性LN (minimal mesangial LN)
	光镜下肾小球正常，但荧光和（或）电镜显示免疫复合物和电子致密物存在
Ⅱ型	系膜增生性LN (mesangial proliferative LN)
	单纯的系膜细胞轻度增生或伴有系膜基质增生
	光镜下可见系膜区轻度增宽，系膜区免疫复合物沉积，荧光和电镜下可有少量的上皮下或内皮下免疫复合物和电子致密物伴同沉积
Ⅲ型	局灶性LN (focal LN)
	活动性或非活动性病变，呈局灶性、节段性或球性肾小球内增生病变，或新月体形成，但受累肾小球少于全部的50%，可见局灶性内皮下免疫复合物沉积，伴或不伴系膜增生
Ⅲ(A)	活动性病变：局灶性增生性LN*
Ⅲ(A/C)	活动性和慢性病变：局灶性增生和硬化性LN

续表

表7-4　狼疮肾炎的病理学分型（ISN/RPS，2003）

Ⅲ(C)	慢性非活动性病变伴有肾小球硬化：局灶性硬化性LN**
	*应注明活动性和硬化性病变的肾小球比例
	**应注明肾小管萎缩、肾间质细胞浸润和纤维化、肾血管硬化和其他病变的严重程度（轻度、中度和重度）和比例
Ⅳ型	弥漫性LN（diffuse LN）
	活动性或非活动性病变，呈弥漫节段性或球性肾小球内增生病变，或新月体性GN，受累肾小球超过全部的50%，可见弥漫性内皮下免疫复合物沉积，伴有系膜增生。又分为两种亚型：（Ⅳ-S）LN，即超过50%的肾小球节段性病变；（Ⅳ-G）LN，即超过50%的肾小球球性病变
	即使轻度或无细胞增生的LN，出现弥漫性白金耳样病变时，也归入Ⅳ型弥漫性LN
Ⅳ-S(A)	活动性病变：弥漫性节段性增生性LN*
Ⅳ-G(A)	活动性病变：弥漫性球性增生性LN
Ⅳ-S(A/C)	活动性和慢性病变：弥漫性节段性增生和硬化性LN
Ⅳ-G(A/C)	活动性和慢性病变：弥漫性球性增生和硬化性LN
Ⅳ-S(C)	慢性非活动性病变伴有硬化：弥漫性节段性硬化性LN**
Ⅳ-G(C)	慢性非活动性病变伴有硬化：弥漫性球性硬化性LN
	*应注明活动性和硬化性病变的肾小球比例
	**应注明肾小管萎缩、肾间质细胞浸润和纤维化、肾血管硬化和其他病变的严重程度（轻度、中度和重度）和比例
Ⅴ型	膜性LN（membranous LN）
	肾小球基底膜弥漫增厚，可见球性或节段性上皮下免疫复合物和电子致密物沉积，伴或不伴系膜增生。Ⅴ型膜性LN如合并Ⅲ型或Ⅳ型病变，则应作出复合性诊断，如Ⅲ＋Ⅴ，Ⅳ＋Ⅴ等，并可进展为Ⅵ型硬化性LN
Ⅵ型	严重硬化性LN（advanced sclerosing LN） 超过90%的肾小球呈现球性硬化，不再有活动性病变

　　G，球性病变；S，节段性病变；A，活动性病变；C，非活动性和慢性病变。
　　活动性病变：肾小球毛细血管内增生、中重度系膜增生、膜增生、纤维蛋白样坏死、细胞性和细胞纤维性新月体形成、白细胞浸润、核碎、内皮下大量免疫复合物和电子致密物沉积及白金耳样结构形成、微血栓形成等，肾间质单个核细胞浸润，肾血管壁纤维蛋白样坏死。
　　非活动性和慢性病变：肾小球基底膜弥漫性增厚、肾小球节段性或球性硬化、纤维性新月体形成，肾小管萎缩，肾间质纤维化，肾血管硬化

表7-5　狼疮肾炎的简化分型（ISN/RPS，2003）

Ⅰ	轻微病变性狼疮肾炎（minimal mesangial LN）
Ⅱ	系膜增生性狼疮肾炎（mesangial proliferative LN）
Ⅲ	局灶性狼疮肾炎（focal LN）*
Ⅳ	弥漫性节段性和球性狼疮肾炎（diffuse segmental [Ⅳ-S] or global [Ⅳ-G] LN）**
Ⅴ	膜性狼疮肾炎（membranous LN）***
Ⅵ	严重硬化性狼疮肾炎（advanced sclerosing LN）

　　*有一定比例的肾小球表现为活动性和硬化性病变；
　　**有一定比例的肾小球表现为纤维蛋白性坏死和细胞性新月体，伴有不同程度的肾小管萎缩、肾间质炎症细胞浸润和纤维化、小动脉硬化和其他血管病变；
　　***Ⅴ型合并Ⅲ型或Ⅳ型病变时，应诊断为Ⅲ＋Ⅴ型或Ⅳ＋Ⅴ型

2003 年分型更强调了临床和病理的紧密联系：①仅凭病理形态，无临床的证据，不能确诊狼疮肾炎。②光镜、荧光和电镜检查均正常的肾活检标本，不再诊断为狼疮肾炎。③Ⅱ型仅限于轻度系膜增生性病变，当出现球性或节段性中度增生性病变时，应列入Ⅲ型或Ⅳ型。④Ⅲ型和Ⅳ型狼疮肾炎强调了活动性病变和非活动性病变、节段性病变和球性病变。⑤Ⅲ型和Ⅳ型狼疮肾炎均可出现肾小管和肾间质病变，应标明损伤的比例。⑥当Ⅴ型狼疮肾炎混有Ⅲ型和Ⅳ型病变时，直接诊断为Ⅲ＋Ⅴ型和Ⅳ＋Ⅴ型。⑦Ⅵ型狼疮肾炎应与Ⅳ -G（C）狼疮肾炎区别，一定要有超过 90% 的球性硬化方可诊断为Ⅵ型，此时说明已失去了治疗价值。

根据文献中 1043 例狼疮肾炎的肾活检统计，Ⅰ型、Ⅱ型和Ⅲ型共占 35%，Ⅳ型占 49.6%，Ⅴ型占 15.1%[8]。而我们对 976 例狼疮肾炎的肾活检统计显示[9]，未见Ⅰ型病例，Ⅱ型仅占 2.3%，Ⅲ型占 23.4%，Ⅳ型占 40.6%，Ⅴ型占 33.5%，Ⅵ型占 0.2%。出现上述差异与肾活检的选择对象有关，Ⅰ型病例肾损伤轻微，Ⅵ型病例的肾已进入硬化期，所以两者不具备肾活检的指征，Ⅲ～Ⅴ型均有较严重的肾疾病表现，是我国肾脏病科肾活检的常见病例。

狼疮肾炎是免疫复合物沉积导致的肾疾病，主要侵犯部位是肾小球。由上述狼疮肾小球肾炎分型可见，其病理表现基本与原发性的各型肾小球肾炎相似：

Ⅰ型：肾小球病变很轻，与原发性肾小球轻微病变相似，但免疫荧光和电镜均可见异常表现，出现免疫复合物和电子致密物（图 7-1）。

Ⅱ型：肾小球系膜细胞和基质轻度增生，与原发性轻度系膜增生性肾小球肾炎相似，免疫荧光和电镜均有阳性表现（图 7-2）。

Ⅲ型：呈局灶性或局灶性节段性病变，可表现为纤维蛋白样坏死性（图 7-3）、细胞增生性（图7-4）[Ⅲ（A）]和硬化性病变（图 7-5）[Ⅲ（C）]，或活动性和硬化性病变混同存在（图 7-6）[Ⅲ（A/C）]，免疫荧光和电镜均可见各部位的免疫复合物和电子致密物沉积，与原发性局灶性肾小球肾

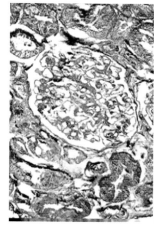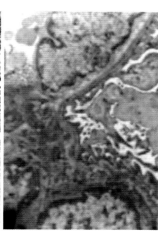

图7-1 Ⅰ型狼疮肾炎。左：肾小球病变轻微（Masson×400）；右：电镜下系膜区可见电子致密物（电镜×5000）

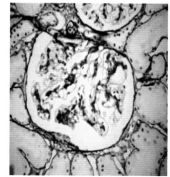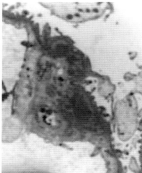

图7-2 Ⅱ型狼疮肾炎。左：肾小球系膜轻度增生（PASM×400）；右：电镜下上皮下可见电子致密物（电镜×5000）

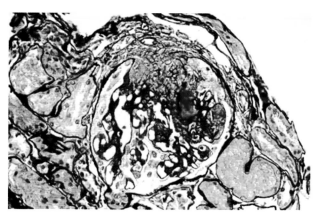

图7-3 Ⅲ-A型狼疮肾炎，肾小球局灶性节段性纤维蛋白样坏死（PASM×400）

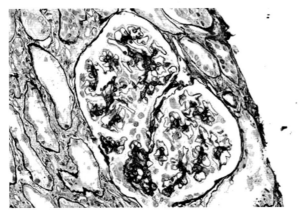

图7-4 Ⅲ-A型狼疮肾炎，肾小球局灶性节段性增生
（PASM×400）

炎相似。

Ⅳ型：肾小球弥漫增生性病变，与原发性中重度系膜增生性、毛细血管内增生性、膜增生性、新月体性肾小球肾炎相似（图7-7～图7-11）。免疫荧光常表现为"满堂亮"现象，电镜下则可见多部位电子致密物沉积。当增生不明显，而白金耳样结构非常弥漫时，也应列入Ⅳ型狼疮肾炎（图7-12）。

光镜表现以弥漫性节段性病变为主时，属于Ⅳ-S型（图7-13、图7-14）。

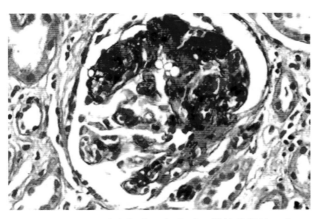

图7-5 Ⅲ-C型狼疮肾炎，肾小球局灶性节段性硬化
（Masson×400）

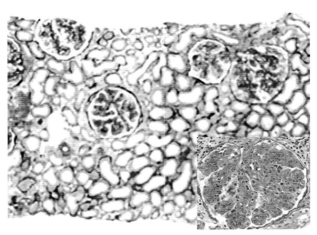

图7-7 Ⅳ-G（A）型狼疮肾炎，病变肾小球系膜细胞和内皮细胞弥漫增生（PASM×100，右下：PAS×400）

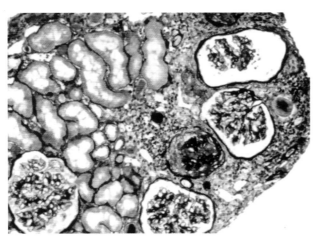

图7-6 Ⅲ-A/C型狼疮肾炎，部分肾小球增生，部分硬化
（PASM×400）

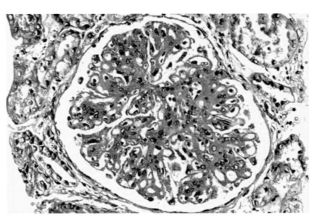

图7-8 Ⅳ-G（A）型狼疮肾炎，病变肾小球中重度系膜增生（Masson×400）

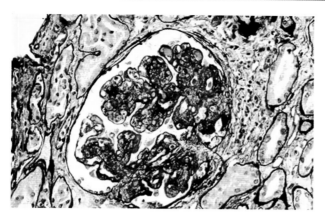

图7-9 Ⅳ-G（A）型狼疮肾炎，肾小球呈毛细血管内增生性病变（PASM×400）

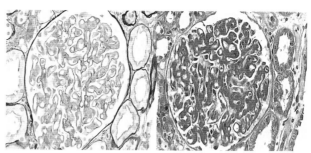

图7-12 Ⅳ-G（A）型狼疮肾炎。左：肾小球增生病变轻微（PASM×400）；右：与左为同一病例，大量白金耳样结构形成（Masson×400）

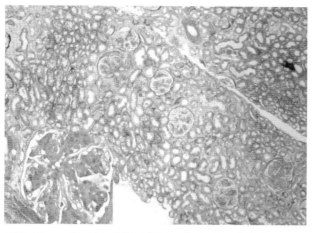

图7-10 Ⅳ-G（A）型狼疮肾炎，肾小球呈膜增生性病变（PASM×100，左下：Masson×400）

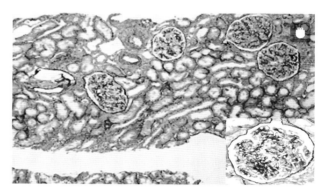

图7-13 Ⅳ-S(A)型狼疮肾炎（PASM×100，右下：PASM×400）

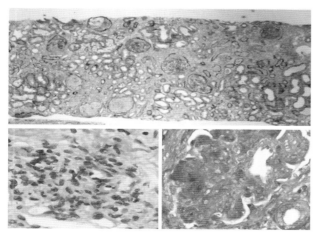

图7-11 Ⅳ-G（A）型狼疮肾炎。上：多数肾小球可见新月体形成（PASM×100）；下左：毛细血管内增生(HE×400)；下右：肾小球细胞增生，白金耳样结构形成（Masson×400）

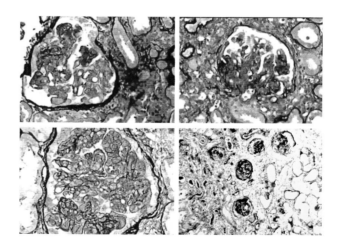

图7-14 Ⅳ型狼疮肾炎。上左：Ⅳ-S（A）型（PASM×400）；上右：Ⅳ-S（C）型（PASM×400）；下左：Ⅳ-G（A）型（PASM×400）；下右：Ⅳ-G（C）型（PASM×100）

V型：肾小球基底膜弥漫性增厚，与原发性膜性肾病相似，但常伴有轻重不等的系膜细胞和基质增生（图7-15），当合并Ⅲ型病变时，应诊断为Ⅲ＋V型（图7-16），当合并Ⅳ型病变时，应诊断为Ⅳ＋V型（图7-17）。

Ⅵ型：90%以上的肾小球呈现硬化或趋于硬化，与原发性硬化性肾小球肾炎相似（图7-18）。

但是，也不能认为各型狼疮肾炎的病理表现与其相应的原发性肾小球肾炎完全相同，狼疮肾炎仍有其一定的具有诊断意义的特点：

（1）病变具有多样性：虽然一个病例的肾小球病变有一主要的病变类型，已如上述，但一些肾小球或同一肾小球的不同节段可表现为类型不同、新旧不等的病变（图7-19）。而相应的原发性肾小球肾炎的所有肾小球病变基本是一致的。该特点可能与狼疮肾炎的病程长、易反复有关。

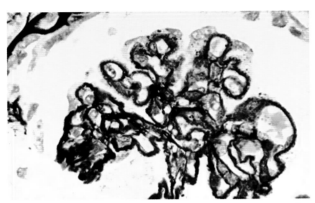

图7-15　V型狼疮肾炎，肾小球基底膜增厚，钉突形成（PASM×600）

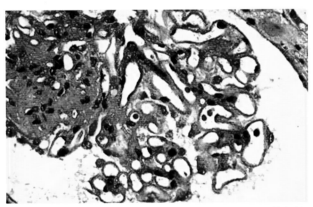

图7-16　Ⅲ＋V型狼疮肾炎，肾小球基底膜增厚，节段性增生硬化（Masson×400）

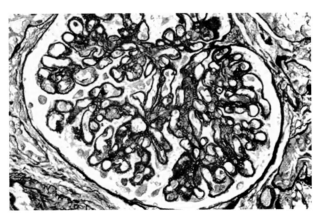

图7-17　Ⅳ＋V型狼疮肾炎，肾小球基底膜增厚，系膜细胞和内皮细胞增生（PASM×400）

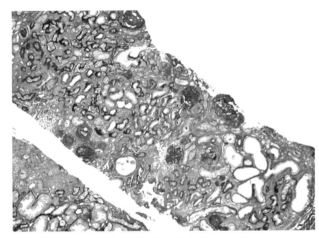

图7-18　Ⅵ型狼疮肾炎，肾单位均已萎缩硬化（PASM×100）

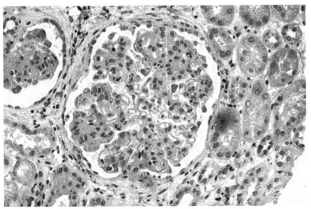

图7-19　狼疮肾炎，不同肾小球和不同节段细胞增生不均一，病变呈多样性（HE×400）

（2）病变具有不典型性：原发性肾小球肾炎病变特点突出而明确，如膜性肾病只表现为基底膜增厚，而各型狼疮肾炎常附加一些其他病变，如膜型（Ⅴ型）狼疮肾炎除基底膜增厚外，常伴有系膜增生（图7-20）。与典型的原发性肾小球肾炎相比，相应类型的狼疮肾炎应称为"不典型性"。

（3）狼疮肾炎的肾小球由于大量免疫复合物在毛细血管内皮下的条带状沉积，导致基底膜严重增厚和僵直，呈现铁丝环（wire loop）或白金耳样改变（图7-20、图7-21）。

（4）系统性红斑狼疮常有血液凝固障碍，易出现抗心磷脂抗体、冷球蛋白形成，所以易见肾小球内微血栓形成（图7-22）。

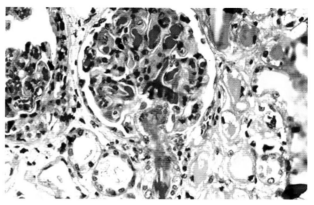

图7-22　狼疮肾炎，微血栓形成（Masson×400）

抗磷脂抗体（antiphospholipid antibody）由一组异质性抗体组成，包括狼疮抗凝物（lupus anticoagulant）和抗心磷脂抗体（anticardiolipin antibody）。狼疮抗凝物可延长磷脂依赖性凝血反应，抗心磷脂抗体可与带阴离子的磷脂作用。这些抗体不但与磷脂作用，而且与带阴离子物质的血浆蛋白作用，其中β2-糖蛋白1（β2-GP1）和凝血酶原最重要，所以抗磷脂抗体又称抗β2-GP1抗体。抗磷脂抗体，特别是抗β2-GP1抗体，可以通过活化内皮细胞核因子κB（NF-κB）导致内皮细胞产生的各种黏附分子增多，如细胞间黏附分子1（ICAM-1）、血管细胞黏附分子1（VCAN-1）和E选择素等。还可促使单个核细胞和内皮细胞产生的组织因子增多。所有这些因素均可导致血管内皮细胞损伤、血栓形成。

（5）因抗核抗体的作用，容易出现细胞核固缩、染色质减退，称苏木精小体（hematoxyphil bodies）（图7-23）。

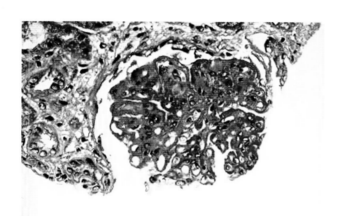

图7-20　狼疮肾炎，肾小球基底膜增厚，系膜增生，白金耳样结构形成，病变呈非典型性（Masson×400）

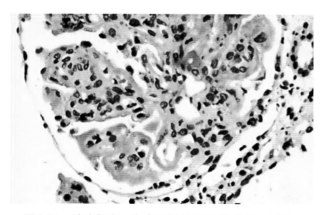

图7-21　狼疮肾炎，白金耳样结构形成（HE×600）

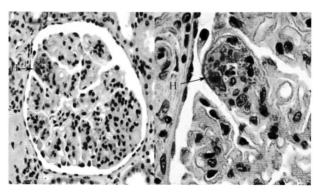

图7-23　狼疮肾炎，苏木精小体形成（H）
（HE，左：×400，右：×800）

（6）容易出现与肾小球病变程度不相符的、较严重的肾小球外病变，如肾间质炎、肾小血管炎、小血管的纤维蛋白样坏死等（图7-24、图7-25）。

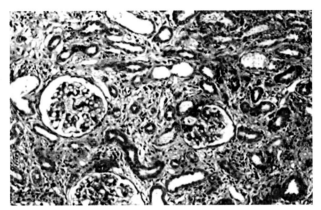

图7-24　狼疮肾炎，肾间质的炎症细胞浸润重于肾小球病变（HE×400）

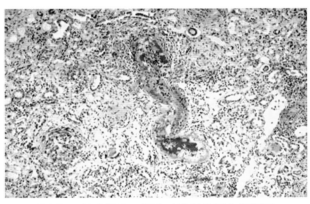

图7-25　狼疮肾炎，肾小动脉纤维蛋白样坏死（Masson×200）

肾小管和肾间质病变：免疫复合物不只沉积于肾小球，也可沉积于肾小管基底膜，而且细胞免疫也参与发病，肾小管上皮细胞呈现轻重不等的变性，乃至坏死，灶状、多灶状、大片状乃至弥漫性刷状缘脱落和萎缩均可能出现。免疫复合物沉积于肾小管基底膜是肾小管损伤的直接原因。一般而言，肾间质病变与肾小管和肾小球损伤有相应关系，但狼疮肾炎有各自分离的现象，可表现为水肿、炎症细胞浸润和纤维化，浸润的细胞以CD4和CD8淋巴细胞为主，而且两者的比例关系与病变的活动性有关（图7-24）。尤以Ⅳ型狼疮肾炎多见。

偶见以肾小管和肾间质损伤为主而肾小球病变轻微的狼疮肾炎。免疫荧光检查可见IgG和C3主要沉积于肾小管基底膜（图7-26），光镜表现为急性肾小管间质肾病（图7-27），肾间质浸润的细胞中，可见大量CD20阳性的B淋巴细胞，与一般的过敏性间质肾炎和严重的肾小球病变继发的反应性间质细胞浸润不同（图7-28），肾小球则病变轻微。电镜检查可见肾小管基底膜有电子致密物沉积，称肾小管间质肾病型狼疮肾炎（图7-29）[10]。

肾血管病变：狼疮肾炎的小叶间动脉和入球小动脉可出现纤维蛋白样坏死、血栓形成、慢性期则可见血管壁增厚和硬化（图7-25）。

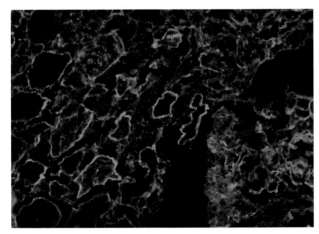

图7-26　狼疮肾炎，IgG沿肾小管基底膜沉积（荧光×200）和沿肾小球毛细血管壁沉积（右下：荧光×400）

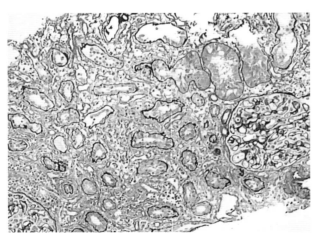

图7-27　狼疮肾炎，肾小管损伤，肾间质大量炎症细胞浸润（PASM×200）

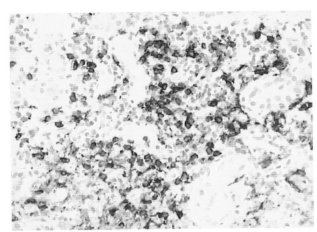

图7-28 狼疮肾炎，肾间质浸润的CD20阳性B细胞（免疫组化×200）

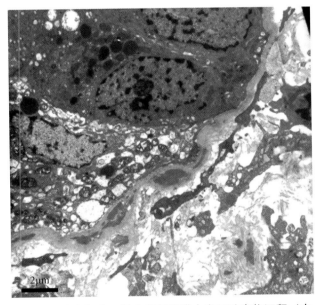

图7-29 狼疮肾炎，肾小管基底膜内电子致密物沉积（电镜×5000）

免疫病理学检查

　　由于狼疮肾炎是一种长期慢性的自身免疫性疾病，具有多种自身抗原，诱发出多种自身抗体，因此形成的免疫复合物的性状也不单一。参与的免疫球蛋白有IgG、IgA和IgM，而且沉积的强度均较强，通过经典途径激活补体也是其特点，所以，IgG、IgA、IgM、C3、C4、C1q和纤维蛋白均可高强度地沉积于系膜区和毛细血管壁，称"满堂亮"（full-house）现象。其中IgG亚型的IgG1、

IgG2、IgG3和IgG4都呈阳性，特别是IgG3更易阳性，PLA2R阴性。此外，也可沉积于肾小管基底膜和小动脉壁（图7-30～图7-33）。患者的皮肤（特别是有红斑处的皮肤）进行免疫荧光检查时，可见表皮和真皮交界处出现IgG的带状沉积，称狼疮带（图7-34）。病变较轻的Ⅰ型和Ⅱ型，以及以硬化为主的Ⅵ型狼疮肾炎，上述免疫球蛋白和补体沉积强度较弱。

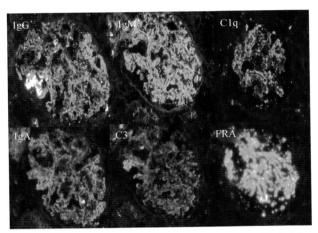

图7-30 狼疮肾炎，多种免疫球蛋白和补体呈"满堂亮"现象（荧光×400）

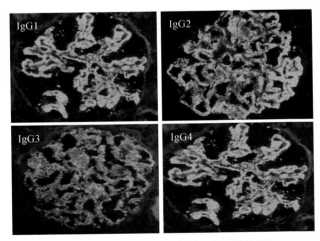

图7-31 膜性狼疮肾炎，多种IgG亚型均阳性（荧光×400）

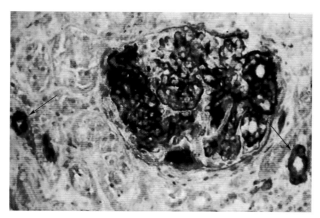

图7-32　狼疮肾炎，IgG在肾小球和小动脉壁（↑）沉积（免疫组化×400）

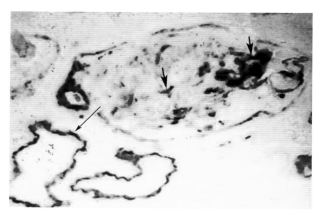

图7-33　狼疮肾炎，IgG在肾小球（粗↑）和肾小管基底膜（↑）沉积（免疫组化×400）

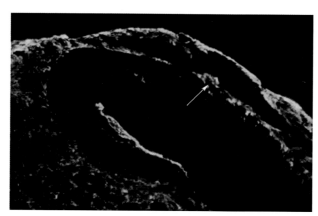

图7-34　狼疮肾炎，皮肤狼疮带：IgG沉积于真皮和表皮交界部位（↑）（荧光×200）

电镜检查

　　各型狼疮肾炎的肾小球内均可见多少不等的电子致密物沉积。轻型狼疮肾炎（Ⅰ型和Ⅱ型）的电子致密物以系膜区沉积为主。而Ⅲ型、Ⅳ型则可见大块高密度电子致密物在系膜区、上皮下、基底膜内和内皮下多部位沉积，甚至肾小球外部位也有沉积（图7-35），说明活动的狼疮肾炎患者体内有大量体积不同、理化性质不一的免疫复合物存在。有时可见Ⅱ型和Ⅲ型混合型的冷球蛋白沉积（图7-36、图7-37）[11]。Ⅴ型以肾小球上皮下和系膜区电子致密物沉积为主，合并Ⅲ型和Ⅳ型时，沉积部位更复杂。Ⅵ型属于晚期硬化性病变，电子致密物的多寡和部位均不定，甚至不能发现电子致密物。各型狼疮肾炎的吸收好转期均可发现电子致密物吸收后的电子透亮区。此外，

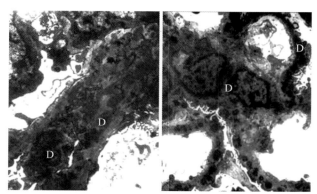

图7-35　狼疮肾炎。左：电子致密物（D）沉积于肾小球上皮下和内皮下（电镜×5000）；右：电子致密物（D）沉积于肾小球上皮下和系膜区（电镜×4000）

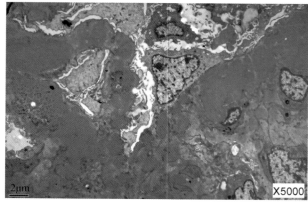

图7-36　狼疮肾炎，肾小球基底膜内和内皮下大块状电子致密物沉积（电镜×5000）

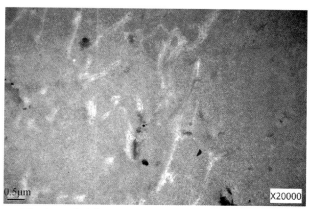

图7-37　狼疮肾炎，电子致密物内呈现结晶状物质（电镜×20 000）

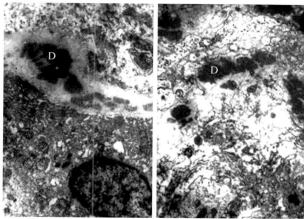

图7-38　狼疮肾炎。左：电子致密物（D）沉积于肾小管基底膜（电镜×6700）；右：电子致密物（D）沉积于肾间质（电镜×8000）

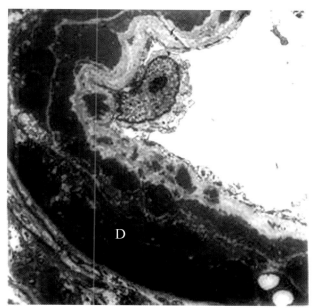

图7-39　狼疮肾炎，电子致密物（D）沉积于小动脉壁（电镜×5000）

肾小球外（肾小管基底膜、肾间质、小血管基底膜）的电子致密物沉积也较为常见（图7-38、图7-39）。

此外，电镜下特殊结构的出现对狼疮肾炎的诊断也有一定的价值：

（1）苏木精小体：细胞器完好，细胞核染色质浓缩和边集，核膜完整，与凋亡细胞相似。

（2）电子致密物中的指纹状结构（flngerprint conflguration）：可见于肾小球内皮细胞内和电子致密物中，为含有磷脂或冷球蛋白成分的结晶产物，虽然曾一度被认为是病毒感染的结果（图7-40）。

（3）管泡状小体（tubulovesicular bodies）：为一种直径20 nm的中空微管状结构，常见于内皮细胞质内，也见于肾间质的小血管内皮细胞内，偶见于系膜细胞和上皮细胞内，属于一种变性的糖蛋白，可能为细胞内质网的一种反应，而不是真正的病毒（如黏病毒等）（图7-41）。

指纹状结构和管泡状小体均属于具有特殊结构的沉积物（organized deposits），以冷球蛋白多见[11]，详见第十二章第十二节和第十八章。

（4）病毒样颗粒：是狼疮肾炎常见的现象，究竟是病毒感染引起系统性红斑狼疮，还是系统性红斑狼疮又合并了病毒感染，尚有待研究（图7-42）。

（5）肾小球毛细血管内皮下条带状高密度电子致密物沉积（图7-43）。

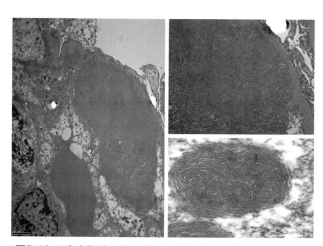

图7-40　狼疮肾炎。左：肾小球内皮下大块高密度电子致密物沉积（电镜×5000）；右上：电子致密物内指纹状结构形成（电镜×15 000）；右下：指纹状结构沉积于肾小球内皮细胞（电镜×30 000）

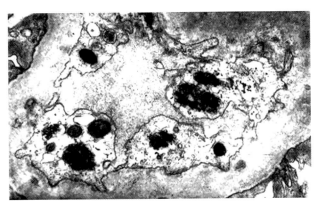

图7-41　狼疮肾炎，管泡状结构沉积于肾小球内皮细胞（电镜×8000）

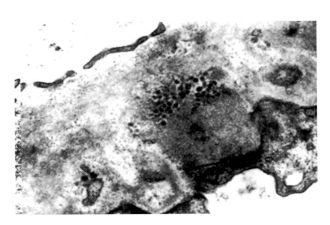

图7-42　狼疮肾炎，病毒样颗粒沉积于肾小球上皮细胞（电镜×30 000）

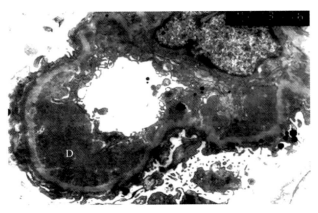

图7-43　狼疮肾炎，肾小球内皮下条带状高密度电子致密物沉积（D）（电镜×2500）

（6）肾小球基底膜增厚，足细胞内折性病变：在增厚的基底膜内，可见小圆泡状、小管状等微细结构位于基底膜内，称足细胞内折性肾小球病（podocytic infolding glomerulopathy）。这种病变虽然可出现于各种肾小球疾病，但狼疮肾炎等结缔组织疾病中最多见，形成机制不清，可能与足细胞形成基底膜的Ⅳ型胶原和代谢异常有关，与其他单纯的电子致密物导致的基底膜增厚相比，治疗较困难（图7-44、图7-45）[12-13]。

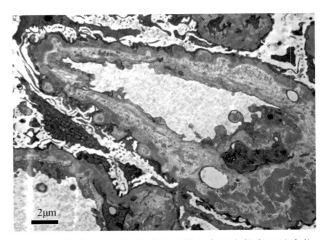

图7-44　狼疮肾炎，肾小球基底膜上皮下少数电子致密物沉积，基底膜内足细胞内折（电镜×10 000）

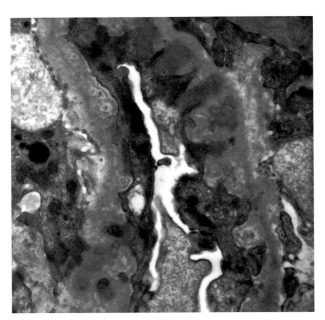

图7-45　狼疮肾炎，肾小球基底膜上皮下电子致密物沉积，基底膜内足细胞内折（电镜×10 000）

狼疮肾炎的活动性和非活动性病变 [14]

对于狼疮肾炎的肾活检，除进行病理学诊断外，还必须注意有无活动性病变（表7-6），以作为临床治疗的一种重要依据。据大宗病例的追踪观察，经量化的统计，有或无活动性病变的病例预后不同。

狼疮肾炎活动性病变和慢性病变的量化

近年来，根据临床治疗和预后判断的需要，将狼疮肾炎的活动性病变和非活动性病变或慢性病变折合为活动性指数（acute index，AI）和非活动性指数（chronic index，CI）[15]（表7-7）。

表7-6 狼疮肾炎的活动性和非活动性病变

部位	活动性病变	非活动性病变
肾小球	严重的细胞增生（图7-46）	单纯的基底膜增厚
	坏死（图7-47）	硬化
	中性粒细胞浸润（图7-48）	球囊粘连
	核缩和核碎形成（图7-48）	纤维性新月体
	苏木精小体形成（图7-23）	单纯的上皮下免疫复合物沉积
	纤维蛋白沉积（图7-25）	单纯的系膜区免疫复合物沉积
	白金耳样病变（图7-49）	
	微血栓形成（图7-50）	
	毛细血管壁断裂	
	细胞性新月体（图7-51）	
	内皮下免疫复合物沉积（图7-52）	
肾小管	上皮细胞严重变性乃至坏死（图7-27）	萎缩
肾间质	淋巴细胞、单核细胞浸润（图7-28、图7-53）	纤维化
肾血管	纤维蛋白样坏死（图7-25、图7-54）	硬化

表7-7 狼疮肾炎病理变化的活动性和非活动性指数

部位	活动性指数（AI）		非活动性指数（CI）	
肾小球	严重的细胞增生	0~3	单纯的基底膜增厚	
	毛细血管坏死	(0~3)×2	硬化	0~3
	中性粒细胞浸润	0~3	球囊粘连	0~3
	核缩和核碎形成	0~3	纤维性新月体	0~3
	苏木精小体形成	0~3		
	白金耳样病变	0~3		
	微血栓形成	0~3		
	细胞性新月体	(0~3)×2		
肾小管	上皮细胞严重变性乃至坏死	0~3	萎缩	0~3
肾间质	淋巴细胞、单核细胞浸润	0~3	纤维化	0~3
肾血管	纤维蛋白样坏死	(0~3)×2	硬化	0~3

一般而言，活动指数超过8意味着狼疮肾炎处于活动期

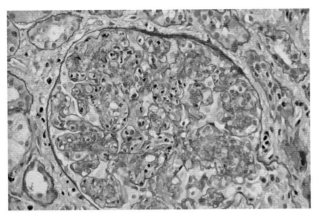

图7-46　狼疮肾炎，肾小球内皮细胞和系膜细胞弥漫增生
（PAS×400）

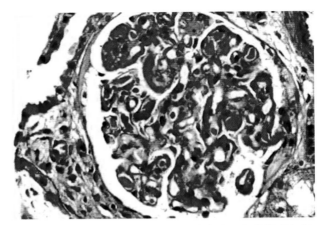

图7-49　狼疮肾炎，肾小球毛细血管内皮下条带状嗜复红
蛋白沉积，白金耳样结构形成（Masson×400）

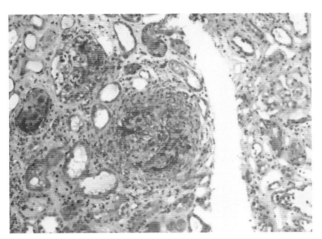

图7-47　狼疮肾炎，肾小球毛细血管纤维蛋白样坏死
（Masson×200）

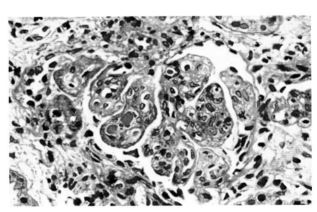

图7-50　狼疮肾炎，肾小球毛细血管内微血栓形成
（Masson×400）

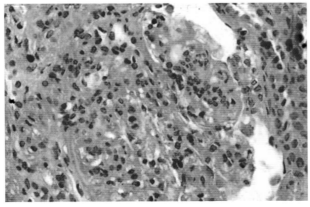

图7-48　狼疮肾炎，肾小球内中性粒细胞浸润，核碎形成
（HE×400）

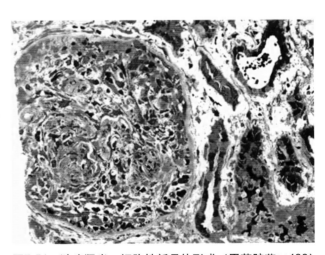

图7-51　狼疮肾炎，细胞性新月体形成（甲苯胺蓝×400）

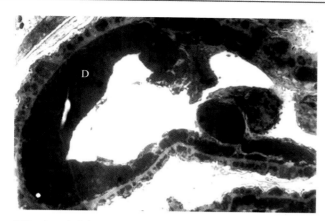

图7-52 狼疮肾炎，肾小球内皮下高密度条带状电子致密物沉积（电镜×8000）

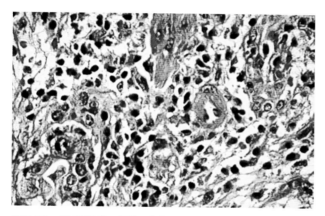

图7-53 狼疮肾炎，肾间质淋巴细胞和单核细胞浸润（HE×400）

狼疮肾炎的病理类型的转化[10]

系统性红斑狼疮是一种长期慢性疾病，患者机体状态的变化、抗原和抗体的消长、治疗的干预等多种因素的变化，导致了狼疮肾炎病变的多

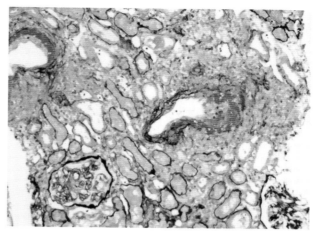

图7-54 狼疮肾炎，小动脉壁纤维蛋白样坏死（PASM×200）

样性和不典型性，并且其病理类型也可发生转化。经验证明，经过积极而正确的治疗，活动性的Ⅳ或Ⅲ型狼疮肾炎可转化为Ⅱ型，终止或不当的治疗可使Ⅱ型或Ⅴ型狼疮肾炎转化为Ⅳ型。这在原发性肾小球肾炎不会出现。

270例重复肾活检的狼疮肾炎患者资料表明，94例出现了病理类型的转化，占35%，24例Ⅱ型狼疮肾炎中，14例转成了Ⅳ型，7例转成了Ⅲ型，3例转成了Ⅴ型；36例Ⅲ型狼疮肾炎中，27例转成了Ⅳ型，3例转成了Ⅱ型，6例转成了Ⅴ型；22例Ⅳ型狼疮肾炎中，13例转成了Ⅴ型，4例转成了Ⅲ型，5例转成了Ⅱ型；12例Ⅴ型狼疮肾炎中，10例转成了Ⅳ型，2例转成了Ⅲ型[16]。

系统性红斑狼疮病程长，多种治疗干预的参与使狼疮肾炎的病理形态变得复杂，其基本变化如表7-8。

表7-8 各种狼疮肾炎的光镜、免疫荧光和电镜下的基本病变

类型	光镜		免疫荧光		电镜		
	系膜区	毛细血管壁	系膜区	毛细血管壁	系膜区	内皮下	上皮下
Ⅰ	0	0	+	0	+	0	0
Ⅱ	+	0	+	0	+	0	0
Ⅲ	+	+	++	+	++	+	+/-
Ⅳ	++	++	++	++	++	++	+
Ⅴ	+	++	+	++	+	+/-	++
Ⅵ	++	+	+	+	++	+	+

鉴别诊断

1. 与原发性肾小球肾炎的鉴别 狼疮肾炎的诊断中，临床表现和化验有重要的决定性作用，如果临床无系统性红斑狼疮的指征或指征不足，则不能确诊狼疮肾炎。如果肾活检中，免疫病理学、光镜表现和电镜检查均支持狼疮肾炎的病理表现，而临床指征不足，则可诊断为"可能为狼疮肾炎"或"前狼疮肾炎"（pre-lupus nephritis），提示临床应密切追踪观察。免疫病理学检查的免疫球蛋白和补体的"满堂亮"现象、光镜检查和电镜检查时呈现的具有诊断意义的狼疮肾炎的形态学依据均可作为鉴别的要点。

2. 与肝炎病毒相关性肾炎的鉴别 乙型肝炎病毒相关性肾炎在免疫病理学检查、光镜检查和电镜检查方面与狼疮肾炎相似，但是，肾组织内有乙型肝炎病毒抗原的沉积是诊断乙型肝炎病毒相关性肾炎的必要条件。乙型肝炎病毒相关性肾炎的病理类型以膜型最多见，其次是膜增生型和系膜增生型，其他类型少见，甚至不见。有时，狼疮肾炎也可合并乙型肝炎病毒抗原沉积，有可能乙型肝炎病毒感染就是狼疮肾炎的原因，也可能是一种合并感染。此外，系统性红斑狼疮的抗核抗体与乙型肝炎病毒的抗原有交叉反应，所以当狼疮肾炎有乙型肝炎病毒的抗原出现时，应先将抗核抗体洗脱，再进行乙型肝炎病毒的抗原检测。

丙型肝炎病毒相关性肾炎以膜增生型多见，其次为膜型，同样患者无系统性红斑狼疮的临床和化验异常，而肾活检标本中的丙型肝炎病毒抗原检测是诊断的重要依据。

3. 不同病理类型的狼疮肾炎的鉴别 Ⅰ型和Ⅱ型 LN 病变轻微，不难与其他四型鉴别，Ⅲ型和Ⅳ型 LN 均有不同程度的细胞增生，Ⅴ型 LN 的基本病变是基底膜弥漫增厚，Ⅵ型 LN 基本全部呈现硬化。其中有几点易混淆的病理特点值得提出：①Ⅰ型和Ⅱ型 LN 的病变均较轻微，这时应参考其临床表现，Ⅰ型 LN 仅有肾外临床表现，无肾疾病的临床表现，或其他原因导致了肾疾病，如Ⅰ型 LN 合并过敏性间质性肾炎；Ⅱ型 LN 虽然仅有系膜轻度增生，但临床一定表现轻度异常，即轻到中度的蛋白尿，伴或不伴镜下血尿，不会出现肾功能损伤。②Ⅲ型和Ⅳ型 LN 的鉴别。Ⅲ型 LN 虽然表现为坏死、增生和硬化病变，但肾小球的累及范围不超过 50%，Ⅳ型 LN 肾小球的累及范围必须超过 50%，一般在 90% 以上。③Ⅳ-S(A)、Ⅳ-S(A/C) 和Ⅳ-S(C) 与相应的Ⅳ-G 病理类型的鉴别。前者强调了节段性病变的特点，而且这一节段性病变具有弥漫分布的特点（超过 50%），低于 50% 者划归为Ⅲ型 LN，弥漫增生的球性病变超过 50% 者划归为Ⅳ-G 型 LN。④Ⅳ-G(C) 型 LN 与Ⅵ型 LN 的鉴别。前者肾小球病变虽然弥漫分布，但一般在 50%~75%，而且增生和硬化病变混杂存在，而Ⅵ型 LN 的肾小球病变均为硬化病变，而且累及 90% 以上。

病因和发病机制[17]

狼疮肾炎属于自身免疫性疾病，是系统性红斑狼疮脏器损伤的一部分。其病因和发病机制相当复杂，包括：①免疫功能的异常。患者体内存在多种自身抗原和抗体，如抗核抗体、抗 DNA 核蛋白抗体、抗双链 DNA 抗体、抗细胞质抗体、抗细胞膜抗体、抗甲状腺球蛋白抗体、抗平滑肌抗体等，其中的抗 DNA 抗体，特别是抗双链 DNA 抗体对发病的作用较为肯定。此外，患者的 CD4 淋巴细胞降低而 CD8 淋巴细胞升高，进而导致 B 淋巴细胞功能失调。近来，还发现患者的细胞凋亡失调，使凋亡细胞和细胞核碎片积存和暴露，导致自身抗体形成。②补体激活。LN 的补体激活主要为经典途径，近年来发现旁路激活和甘露糖-凝集素途径也可参与，补体被激活后，对炎症的发生和肾小球损伤均有重要作用。③遗传因素。狼疮肾炎患者有家族史者占 0.4%~3.4%，近亲发病率高达 5%~12%，同卵双胞胎发病可达 69%，进而证明本病的遗传易感基因位于第 6 对染色体。④环境因素。紫外线、有机染料、药物等长期接触和服用。⑤内分泌异常。系统性红斑狼疮有明显的性别差异，长期应用雌激素者发病率高。

系统性红斑狼疮所产生的多种抗体和免疫复合物均可导致狼疮肾炎。

免疫复合物介导引起狼疮肾炎已成共识。较少的大分子或高价抗体和抗原免疫复合物常导致Ⅱ型狼疮肾炎，大量的中分子或高价过剩的抗体免疫复合物常导致Ⅲ型和Ⅳ型狼疮肾炎，小分子循环免疫复合物或原位免疫复合物常导致Ⅴ型狼疮肾炎。

第二节 干燥综合征的肾损伤

干燥综合征（Sjögren syndrome，SS）又称Sjögren综合征，分为原发性和继发性两类，继发性者常与其他结缔组织病先后或合并发生，属于本章第三节的混合性结缔组织病和重叠综合征的范畴。原发性干燥综合征以唾液腺和泪腺的慢性炎症细胞浸润为特点，导致唾液和眼泪分泌减少，出现眼、口干燥、龋齿形成。有时也可出现肾、肺、食管、甲状腺、胃以及胰的慢性炎症。患者可出现高球蛋白血症、类风湿因子增高、抗核抗体、抗 Ro/SSA、抗 La/SSB，而补体正常。

累及肾时，常见肾小管间质疾病，详见第九章第九节。也可出现各种免疫复合物介导的肾小球肾炎。

第三节 混合性结缔组织病和重叠综合征的肾损伤

结缔组织病是自身抗原和抗体导致的一组系统性变态反应性疾病，由于病因和发病机制的相似，同一患者可有几种不同类型的结缔组织病同时出现。

混合性结缔组织病（mixed connective tissue disease）于 1972 年由 Sharp 命名[18]，是一组系统性红斑狼疮、进行性系统性硬化病或硬皮病以及多发性肌炎或皮肌炎重叠表现的临床综合征。以女性多见，除上述结缔组织病的多系统损伤和自身抗体外，常有高滴度的抗核糖体蛋白（ribonuclear protein, RNP）。肾累及率在成人为 10%～26%，在儿童则达 33%～50%。

除上述三种结缔组织病发生于同一患者外，又出现了不同结缔组织病之间的移行、合并、重叠的病例，用传统的诊断标准和分类无法作出确切的诊断，故称为重叠综合征（overlapping syndrome）[19]，其包括的范围更广一些，系统性红斑狼疮、进行性系统性硬化病、类风湿关节炎、多发性肌炎、风湿热、结节性多动脉炎、干燥综合征、白塞病、脂膜炎，乃至甲状腺炎、免疫性溶血性贫血等多种结缔组织病范畴的疾病可同时、先后或相互移行出现。重叠综合征比混合性结缔组织病的范围更广，而且囊括了混合性结缔组织病。波及肾时，免疫病理学、光镜和电镜检查与狼疮肾炎的病变相似，膜性肾病型多见，其次为系膜增生性病变[20]。

第四节 IgA 肾病

以 IgA 和补体 C3 为主的沉积于肾小球系膜区的肾小球疾病称 IgA 肾病（IgA nephropathy），所以 IgA 肾病是一种免疫病理学诊断的肾小球疾病。

本病首先于 1968 年由 Berger 和 Hinglais 报道，故又称 Berger 病（Berger's disease）[21]。其病理特点是肾小球系膜细胞和系膜基质增生伴有以 IgA 为主的免疫复合物沉积，虽然其他免疫球蛋白也可伴同沉积，但强度较弱，故又称系膜性 IgA 肾病（mesangial IgA nephropathy）、IgA-IgG 肾病（IgA-IgG nephropathy）或 IgA 相关性肾小球肾炎（IgA associated glomerulonephritis）。临床表现以无症状性血尿为主，当时称良性血尿，后来发现

表现多样，从无症状性血尿到急进性肾小球肾炎均可出现，约40%的病例可发展为终末肾。

IgA肾病有明显的地域性分布，亚洲地区为高发区，占肾活检病例的30%~40%，欧洲次之，占20%，北美最低，仅占10%。虽无年龄性发病特点，但以16~35岁最常见，10岁以下的婴幼儿少见。男性多于女性[22]。

病理表现[23-24]

大体表现

IgA肾病的组织病理学表现多种多样，所以与其相对应的大体表现可为无明显异常、蚤咬肾、大白肾，乃至颗粒性萎缩肾。

光镜检查

基本病理类型为系膜增生（增生状态和分级详见第四章第一节）。但也可表现为其他各种病变，包括：

1. 轻微病变型 临床仅表现为隐匿性肾炎或轻度镜下血尿，免疫荧光可见IgA沉积于系膜区，光镜下无明显病变，与正常肾组织相似。

2. 轻度系膜增生型 仅表现为肾小球系膜细胞轻度增生，肾小管和肾间质不受影响，肾功能也不受影响（图7-55）。

3. 局灶增生型 肾小球系膜细胞和系膜基质轻度弥漫性增生，局灶节段性中度加重，不足25%的肾小球偶见局灶节段性内皮细胞增生、节段性硬化、新月体形成，肾小管灶状萎缩，肾间质灶状淋巴细胞和单核细胞浸润伴或不伴纤维组织增生（<肾皮质总面积的25%），肾功能不受影响（图7-56、图7-57）。

4. 局灶增生硬化型 在局灶增生型的背景下，出现了25%~50%左右的肾小球硬化，肾小管多灶状和片状萎缩，肾间质多灶状和片状淋巴细胞和单核细胞浸润伴纤维化（占肾皮质总面积的25%左右），常有肾功能受损（图7-58）。

5. 弥漫性中度系膜增生型 病变肾小球的病变呈弥漫性分布，系膜细胞和基质中度弥漫增生，少数肾小球可有节段性重度增生。肾小管可出现灶状萎缩，肾间质灶状淋巴细胞和单核细胞浸润伴纤维化（图7-59）。

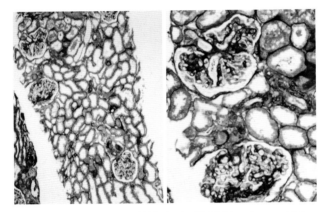

图7-56 IgA肾病，局灶增生型（PASM，左：×100，右：×200）

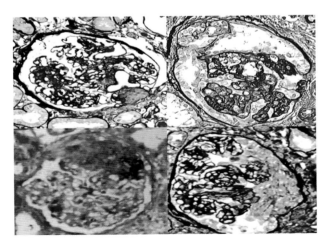

图7-57 IgA肾病，局灶增生型。左上：系膜细胞和基质节段性中度加重（PASM×400）；左下：节段性硬化（Masson×400）；右上：局灶性内皮细胞增生（PASM×400）；右下：小新月体形成（PASM×400）

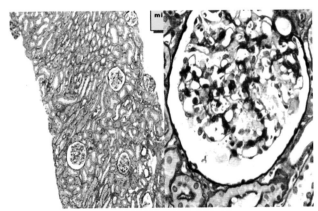

图7-55 IgA肾病，轻度系膜增生型（PASM，左：×100，右：×400）

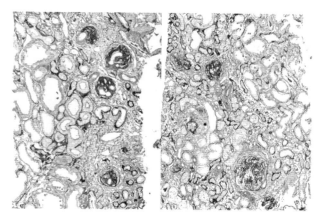

图7-58 IgA肾病，局灶增生硬化型（PASM×200）

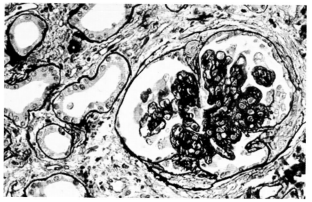

图7-60 IgA肾病，毛细血管内增生型（PASM×400）

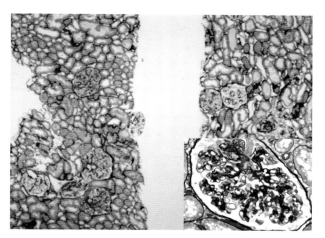

图7-59 IgA肾病，弥漫性中度系膜增生型，系膜细胞和基质弥漫中度增生（PASM×200，右下：PASM×400）

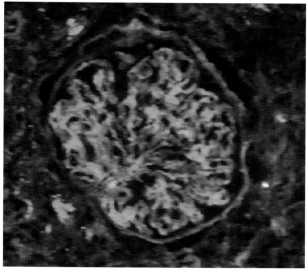

图7-61 IgA沉积为主的感染后毛细血管内增生性肾小球肾炎，IgA沿肾小球毛细血管壁和系膜区颗粒状沉积（荧光×400）

6. 弥漫性毛细血管内增生型 肾小球系膜细胞和内皮细胞弥漫性增生，与链球菌感染后毛细血管内增生性肾小球肾炎相似（图7-60）。

部分毛细血管内增生性肾小球肾炎以IgA沉积为主，而且免疫荧光检查显示IgA呈肾小球系膜区和毛细血管壁颗粒状沉积（图7-61），电镜下除系膜区电子致密物沉积外，上皮下尚可见驼峰状电子致密物沉积（图7-62），称IgA沉积为主的感染后毛细血管内增生性肾小球肾炎（IgA-dominant postinfective proliferative endocapillary glomerulo-nephritis），多数为葡萄球菌感染引起[25-26]。

7. 膜增生型 肾小球系膜细胞和系膜基质弥漫性中重度增生，广泛插入，基底膜弥漫增厚和双轨征形成（图7-63）。

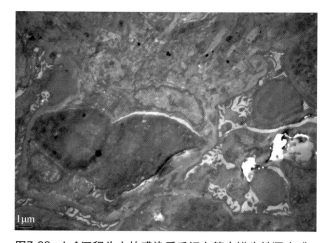

图7-62 IgA沉积为主的感染后毛细血管内增生性肾小球肾炎，肾小球系膜区和毛细血管基底膜上皮下电子致密物沉积，驼峰状结构形成（电镜×8000）

137

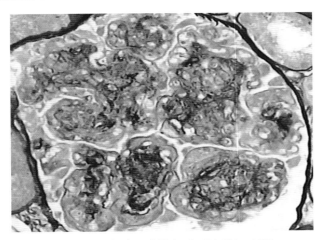

图7-63　IgA肾病，膜增生型（PASM×400）

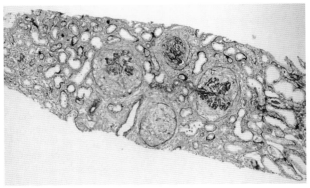

图7-64　IgA肾病，新月体型（PASM×100）

8. 新月体型　大部分肾小球毛细血管袢均严重破坏（＞50%），新旧不等的新月体形成，肾小管和肾间质严重损伤，肾功能严重受损（图7-64）。

9. 复合型　其他类型的肾小球肾炎或肾小球病合并 IgA 肾病称复合型 IgA 肾病 (compound IgA nephropathy)。我国是 IgA 肾病的高发区，可出现下列特殊情况：①有时肾小球的荧光检查表现 IgA 阳性，但光镜和电镜检查并无明显病变，临床也无肾病表现，这种病例可称为亚临床型 IgA 沉积或肾小球伴有 IgA 沉积。②患者表现为肾病综合征，但免疫荧光可见 IgA 在系膜区明显的沉积，电镜检查可见系膜区高密度电子致密物沉积，上皮细胞足突弥漫性融合，部分学者称之为 IgA 肾病伴微小病变性肾小球病（图7-65、图7-66)[27-29]。③荧光检查表现为 IgG 呈颗粒状沿毛细血管壁高强度沉积，IgA 呈团块状沿系膜区高强度沉积，电镜检查可见肾小球上皮下和系膜区电子致密物沉积，称 IgA 肾病伴膜性肾病（图7-67~图7-71)[30]。④一些其他肾小球病也可合并 IgA 肾病，如糖尿病肾病合并 IgA 肾病、薄基底膜肾病伴 IgA 肾病、细菌感染后肾小球肾炎伴 IgA 肾病等[31-32]。

10. 弥漫性增生硬化型和弥漫性硬化型　在各种中重度增生型 IgA 肾病的背景下，75% 的肾小球趋于硬化称弥漫性增生硬化性 IgA 肾病，90%以上的肾小球趋于硬化称弥漫性硬化性 IgA 肾病，肾小管和肾间质均呈大片和弥漫性陈旧性损伤(图7-72)，呈慢性肾衰竭的临床表现。

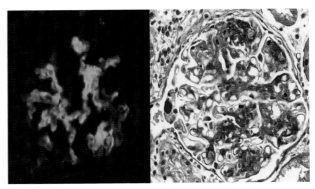

图7-65　IgA肾病伴微小病变性肾小球病。左：系膜区IgA沉积（荧光×400）；右：系膜区嗜复红蛋白沉积（Masson×400）

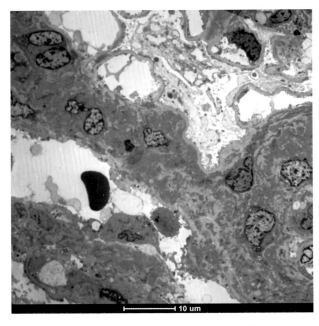

图7-66　IgA肾病伴微小病变性肾小球病，系膜区电子致密物沉积，上皮细胞足突弥漫性融合（电镜×5000）

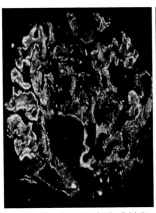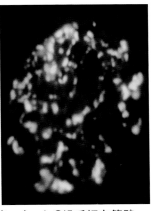

图7-67　IgA肾病伴膜性肾病。左：IgG沿毛细血管壁颗粒状沉积(荧光×400)；右：IgA沿系膜区团块状沉积（荧光×400）

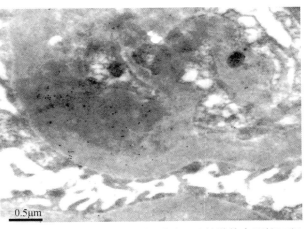

图7-70　IgA肾病伴膜性肾病，标记IgA的胶体金颗粒沉积于系膜区的电子致密物（免疫电镜×10 000）

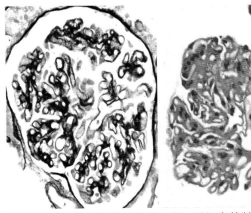

图7-68　IgA肾病伴膜性肾病。左：毛细血管基底膜弥漫增厚，系膜细胞和基质增生（PASM×400）；右：肾小球上皮下和系膜区嗜复红蛋白沉积（Masson×400）

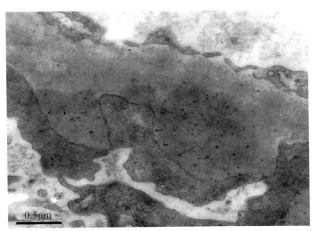

图7-71　IgA肾病伴膜性肾病，标记IgG的胶体金颗粒沉积于上皮下的电子致密物（免疫电镜×10 000）

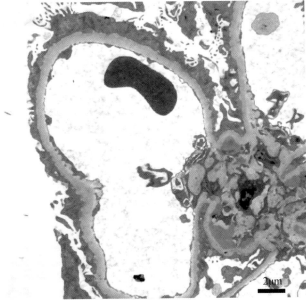

图7-69　IgA肾病伴膜性肾病，肾小球上皮下和系膜区电子致密物沉积（电镜×5000）

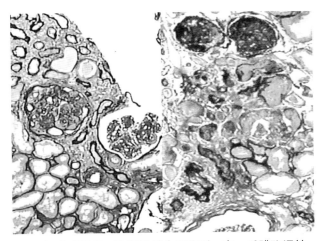

图7-72　IgA肾病，弥漫性增生硬化型。左：系膜弥漫性中重度增生，节段性硬化（PASM×200）；右：多数肾小球硬化（PASM×200）

Masson 染色在系膜区出现大块状、凸向肾小囊腔的嗜复红蛋白沉积可作为 IgA 肾病的一个病理特点（图 7-73）。

肾小管和肾间质的病变基本与肾小球的病变相吻合，如轻度系膜增生性 IgA 肾病时，肾小管和肾间质无明显病变；而弥漫增生性 IgA 肾病（毛细血管内增生型、膜增生型、新月体型等）时，肾小管上皮细胞可出现空泡和颗粒变性、刷状缘脱落和灶状萎缩，肾间质水肿、灶状淋巴细胞和单核细胞浸润等；弥漫性增生硬化性和弥漫性硬化性 IgA 肾病时，肾小管则呈现片状或弥漫性萎缩，肾间质也呈现纤维化。

当 IgA 肾病出现大量血尿时，可呈现较多的红细胞管型，可导致肾功能损伤（图 7-74）。

肾小动脉常见管壁增厚，尽管患者尚无高血压，但其预后的意义尚不清楚。

基于上述 IgA 肾病病变的多样性，并且其临床表现和预后也不尽相同，一些学者根据大宗病例的分析和追踪观察，效仿狼疮肾炎将其分为数个病理类型。首推 Lee 等于 1982 年倡导的五型分类[33-34]（表 7-9），该分类影响深远，经 20 多年的实践，证实是可行的[34]。

经过实践，有研究认为 I～III 级预后较好，属于低危险组，IV 和 V 级则属于高危险组[34]。

Haas M 在 Lee 等的基础上，观察和追踪了更多的病例，于 1997 年对于 IgA 肾病的肾小球

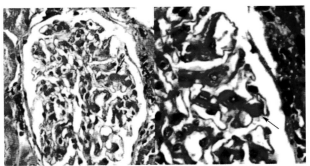

图7-73 IgA肾病，嗜复红蛋白在系膜区团块状沉积（↑）（Masson，左：×400，右：×600）

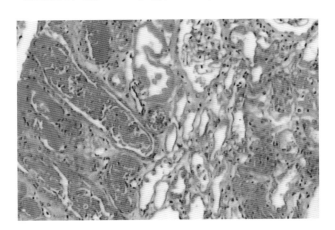

图7-74 IgA肾病，肾小管内多数红细胞管型（PAS×400）

病变做了进一步细化，而且更加明确 IgA 肾病的组织变化与预后有显著的关系，其中新月体的数量、肾小管和肾间质的损伤程度与预后关系密切，电子致密物的多寡和部位则与预后无关[35-36]（表

分级	肾小球病变	肾小管和肾间质病变
I	基本正常，偶见局灶节段性系膜细胞轻微增生	基本正常
II	半数以下肾小球的系膜细胞和基质局灶节段性轻度增生，节段性中度加重或硬化，或可见小新月体	基本正常
III	系膜细胞和基质弥漫性轻至中度增生，局灶节段性加重，偶见球囊粘连和小新月体	肾小管局灶性萎缩，肾间质局灶性单个核细胞浸润
IV	系膜细胞和基质弥漫性中重度增生，45%以下的肾小球可见新月体和硬化	肾小管多灶状萎缩，肾间质多灶状单个核细胞浸润伴纤维化
V	与IV级相似，但更严重，或45%以上的肾小球可见新月体	与IV级相似，但更严重

表7-9 IgA肾病的病理组织学分级（Lee,1982）

表7-10　IgA肾病的病理组织学分级（Haas, 1997）

Ⅰ级　轻微病变型

仅见肾小球系膜区轻微的系膜细胞增生，无节段性或球性硬化，无新月体

Ⅱ级　局灶节段性肾小球硬化型

与原发性局灶性节段性肾小球硬化症相似，无新月体

Ⅲ级　局灶增生型

不足50%的肾小球出现细胞增生，增生的细胞可只限于系膜细胞，也可伴有内皮细胞增生，主要以节段性分布为主，可有少数新月体

Ⅳ级　弥漫增生型

超过50%的肾小球出现细胞增生，常为系膜细胞中度以上的增生，也可伴有内皮细胞增生，多数弥漫性增生，部分节段性增生，可有新月体

Ⅴ级　进行性慢性肾炎型

≥40%的肾小球呈现球性硬化，常见肾皮质约40%的肾小管萎缩或消失，从未硬化的肾小球可看出是由哪种类型病变演变而来

7-10）。

上述较有影响的、用于实践的 IgA 肾病病理学分类基本属于单一的与临床和预后相联系的病理分类，黎磊石等（2006）从临床和病理结合的角度，将 IgA 肾病分为 7 型：L-H 型（镜下血尿型）、U-ab 型（尿检异常型）、R-GH 型（反复发作肉眼血尿型）、Cres 型（新月体型）、MP 型（大量蛋白尿型）、HT 型（高血压型）和 EsRD 型（终末肾型）。上述临床表现与肾病变有一定的关联性[37]。

相继又出现了量化和半定量的有关 IgA 肾病的病理、临床和预后的多因素研究报告[38-42]，Kata-fuchi 于 1998 年也做了类似研究，而且进一步做了量化，结论较一致[43]。Schena 和 Coppo（2005）也做了相似而且结果相似的研究，并对各项病变做了量化观察。蒋镭等（2007）[44]参考狼疮肾炎的分级和量化的结果，将 IgA 肾病的组织病理学变化分为急性病变和慢性病变，与预后有紧密联系，而且对临床治疗很有帮助。

2009 年，世界肾脏病理协会和世界 IgA 肾病工作组组织了亚洲的中国和日本，欧洲的法国、意大利和英国，北美的加拿大和美国，南美的智利等世界各国家和地区，汇集了 265 例成人和儿童 IgA 肾病，随访达 5 年以上，经周密的统计学处理和分析，得出结论：肾小球系膜增生（M）、肾小球节段性硬化（S）、毛细血管内皮细胞增生（E）、肾小管萎缩和肾间质纤维化（T）等 4 种病变在肾活检标本中的存在和所占比例与患者的预后有直接关系[45-46]，称 IgA 肾病的牛津分型（the Oxford classiflcation of IgA nephropathy）。但是，经多方验证，这一分类方案用于临床尚有困难，可能与病例来源、治疗情况的不同资料汇集不当有关[47]。

大宗病例统计显示，约 13% 的病例属于轻度系膜增生型，6% 为弥漫增生型，80% 显示局灶性节段性肾小球硬化伴或不伴节段性增生和新月体形成，约 1% 为增生硬化型和硬化型[47]。

根据我们的多年经验，并与临床密切配合，认为各种有关 IgA 肾病的病理学分类均有一定的人为因素，应根据自己的实际情况进行应用，本书推荐的分类方案见表 7-11[24]。

自 1982 年 Lee 的 IgA 肾病组织学分类发表以来，虽然陆续有分类方案发表，但没有原则性的改动。所以本书主张肾活检病理检查报告应将肾小球、肾小管、肾间质和小血管的病变如实地向临床医生报告，这样有利于临床医生对患者肾疾病病理变化的理解，至于肾小管、肾间质和肾血管的病变，与肾小球病变应是相对应和一致的（不包括药物过敏等附加的间质性肾炎或肾小管坏死和损伤），即肾小球的病变，特别是慢性病变，必然导致肾小管损伤、肾间质病变和小血管壁增厚。

表7-11　本书推荐的IgA肾病病理组织学分类

1. 轻微病变型（minor lesion）　相当于Lee和Hass分级中的Ⅰ级

2. 轻度系膜增生型（mild mesangial proliferation）　相当于Lee和Haas分级中的Ⅰ级

3. 局灶增生型（focal proliferation）　相当于Lee和Haas分级中的Ⅱ级

4. 局灶增生硬化型（focal proliferation and sclerosis）　相当于Lee和Haas分级中的Ⅱ和Ⅲ级

5. 弥漫性中度系膜增生型（diffuse moderate mesangioproliferativition）　相当于Lee和Haas分级中的Ⅲ和Ⅳ级

6. 弥漫性毛细血管内增生型（diffuse endocapillary proliferation）　相当于Lee和Haas分级中的Ⅳ级

7. 弥漫性膜增生型（diffuse membranoproliferation）　相当于Lee和Haas分级中的Ⅳ级

8. 弥漫性新月体型（diffuse crescent formation）　相当于Lee和Haas分级中的Ⅳ级

9. 弥漫增生硬化型（diffuse proliferation and sclerosis）　相当于Lee和Haas分级中的Ⅴ级

10. 特殊型和复合型（special and compound type）

例如，肾穿刺组织可见 23 个肾小球，肾小球系膜细胞和基质轻度弥漫性增生，伴嗜复红蛋白沉积，毛细血管壁无明显病变，其中 3 个肾小球系膜细胞和基质中重度加重，球囊粘连，2 个肾小球细胞纤维性新月体形成。肾小管上皮细胞颗粒和空泡状变性，灶状萎缩。肾间质灶状淋巴细胞和单核细胞浸润。小动脉管壁轻度增厚。结合荧光检查，符合局灶增生性 IgA 肾病。与上述 IgA 肾病病理分级相比，肾小球增生性病变为局灶性，肾小管和肾间质病变不足 25%，小动脉病变不明显，符合局灶增生性 IgA 肾病。应归入 Lee 或 Haas 分级中的Ⅲ级。

近年来，肾小管和肾间质病变对肾疾病的预后影响引起了肾病理学界的重视，所以在 IgA 肾病的病理与临床的联系中，肾小管间质病变也成为了重要指标，有研究强调了肾小管萎缩的评分（0：无；1＋：低于 25%；2＋：25%～50%；3＋：超过 50%）、肾间质的评分（0：无；1＋：低于 25%；2＋：25%～50%；3＋：超过 50%）和小血管壁增厚的评分（0：无增厚，占小血管直径的 60%；1＋：轻度增厚，占小血管直径的 70%；2＋：中度增厚，占小血管直径的 80%；3＋：重度增厚，超过小血管直径的 90%）[44]。

IgA 肾病的血管病变颇引人注意，即使患者无高血压的症状，肾小球病变轻微，小动脉管壁也可增厚。而且在继发性恶性高血压中，IgA 肾病占有很大比例[37, 44]。

免疫病理学检查

免疫荧光和免疫组织化学染色是诊断 IgA 肾病的首要和必需的决定性诊断方法。IgA 肾病的免疫病理学表现为肾小球系膜区或伴有毛细血管壁的高强度、粗大颗粒状或团块状 IgA 沉积（图7-75）。单纯的 IgA 沉积在 IgA 肾病中并不多见[24]，53%～78% 的病例合并 IgG 沉积，22%～60% 的病例合并 IgM 沉积，但后两者的强度均较弱。80% 的病例有 C3 沉积，部位和形状与 IgA 相似，无 C4 和 C1q 沉积，说明为补体的旁路激活途径。有

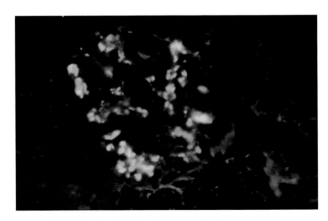

图7-75　IgA肾病，IgA沿系膜区团块状沉积
（荧光×400）

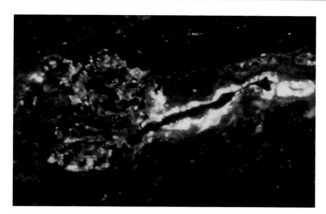

图7-76 IgA肾病，IgA沿系膜区和入球小动脉团块状沉积（荧光×200）

膜区沉积者为70.7%，系膜区伴内皮下沉积者为11.3%，系膜区伴上皮下沉积者为6.5%，系膜区伴基底膜内沉积者为2.3%，系膜区伴内皮下和上皮下沉积者为3.7%，系膜区伴内皮下、上皮下和基底膜内沉积者为2.6%，系膜区伴内皮下和基底膜内沉积者为1.2%，系膜区伴上皮下和基底膜内沉积者为0.9%。当肾小球系膜区的吞噬清除功能下降，基底膜通透性增加时，甚至可呈现系膜区电子致密物沉积伴基底膜上皮下的驼峰状电子致密物沉积（图7-78）[50]。

时肾小球入球小动脉或小叶间动脉的管壁也可见IgA沉积（图7-76）。膜性IgA肾病或膜性肾病伴系膜增生性IgA肾病已如上所述，IgG和IgA在毛细血管壁和系膜区呈现不同的沉积形态。部分病例可见IgA沿肾小球毛细血管壁颗粒状沉积，有报告称有该特点的患者预后较差，常出现于继发性膜性肾病或不典型膜性肾病[48]。

部分病例可检测到轻链蛋白阳性，尤以λ轻链多见，但血和尿内并无轻链蛋白，具体机制尚不清楚。

电镜检查

主要病变是肾小球系膜区高密度电子致密物沉积，呈丘状突向肾小囊腔，有一定的诊断意义。有时电子致密物可延续到副系膜区和毛细血管内皮细胞下，足细胞足突节段性融合（图7-77）。膜性IgA肾病已如上所述，可见肾小球系膜区和上皮细胞下电子致密物复合性沉积。当有大量蛋白尿或肾病综合征时，足细胞足突融合较弥漫，有人认为是系膜增生性IgA肾病伴微小病变性肾小球病[24]。

IgA肾病的电镜检查虽然以肾小球系膜区的高密度电子致密物为特征性病变，但基底膜的电子致密物的沉积也可出现，并非只有上述的膜性IgA肾病或膜性肾病伴系膜增生性IgA肾病。Haas统计了573例IgA肾病的电镜检查资料[49]，发现肾小球内无电子致密物沉积者为0.7%，系

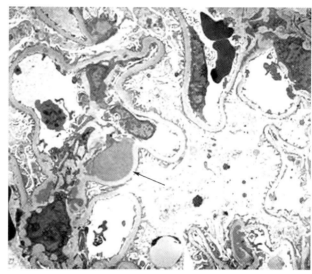

图7-77 IgA肾病，系膜区大块高密度电子致密物沉积（↑）（电镜×5000）

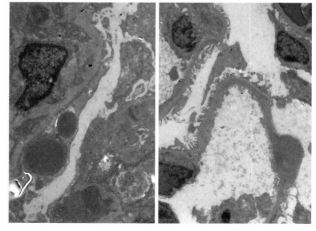

图7-78 IgA肾病，系膜区电子致密物沉积，上皮下驼峰状电子致密物沉积（电镜×5000）

鉴别诊断

IgA 肾病的确诊首先依赖于免疫荧光或免疫组化的检查。此外，光镜下 Masson 染色时，肾小球系膜区出现大块状凸向肾小囊的嗜复红蛋白，或电镜下肾小球系膜区出现高密度的丘状电子致密物可作为 IgA 肾病诊断的佐证。再者，肾小球病变的多样性、肾病变的严重程度与临床表现脱节也可供参考，即病变严重而临床表现轻，或病变轻而临床表现较重。

原发性 IgA 肾病必须与其他各种能引起 IgA 在肾小球沉积的肾小球疾病鉴别（表 7-12）。

表7-12　IgA沉积的肾小球疾病

原发性IgA肾病

继发性肾小球IgA沉积

系统性红斑狼疮	肿瘤
过敏性紫癜	蕈样肉芽肿
HIV感染	肺癌
弓形虫病	黏液分泌性癌
血清阴性的脊柱畸形	周期性中性粒细胞减少症
非特异性腹部疾病	血栓性血小板减少性紫癜
疱疹样皮炎	谷胶过敏性肠病
克罗恩病	巩膜炎
肝病	干燥综合征
酒精性肝硬化	乳腺炎
强直性脊柱炎	肺含铁血黄素沉着症
Reiter综合征	Berger下肢血栓性动脉炎
麻风病	葡萄球菌感染

家族性IgA肾病

膜性 IgA 肾病或膜性肾病合并系膜增生性 IgA 肾病应与非典型膜性肾病鉴别：膜性肾病合并系膜增生性 IgA 肾病时，IgA 呈团块状沉积于系膜区，IgG 呈颗粒状沉积于肾小球毛细血管壁，电镜下除系膜区的高密度电子致密物外，仅见肾小球上皮下有电子致密物；非典型膜性肾病的免疫病理学表现更繁杂，常呈"满堂亮"表现，而且 IgA 与 IgG 一样均呈颗粒状沉积于肾小球毛细血管壁，电镜下可见电子致密物表现为更复杂的

多部位沉积，而且常可发现明确的病因（系统性红斑狼疮、乙型肝炎等）。

病因和发病机制 [51-58]

虽然公认 IgA 肾病是免疫复合物介导的炎症反应，但其病因和发病机制尚有很多值得深入研究的问题。

黏膜免疫反应与 IgA 肾病有密切的关系。临床观察证明，扁桃体、上呼吸道、消化道、泌尿生殖道、皮肤等部位的感染与 IgA 肾病的发生、发展和恶化有关。

IgA 分为 IgA1 和 IgA2 两个亚型，与 IgA 肾病有关的主要为 IgA1。IgA1 由骨髓 B 细胞产生；IgA 2 由黏膜的 B 细胞产生，称分泌型 IgA。首先，黏膜感染后，生成分泌型 IgA，是启动因素，进而刺激骨髓产生 IgA1，出现一系列免疫反应。IgA 1 在 IgA 肾病的发生和发展过程中是中心环节。IgA 肾病患者的 IgA1 绞链区 O- 糖链末端半乳糖缺失，易形成 IgA1 的多聚体，多聚 IgA1 易沉积于肾小球系膜区。尚有报告认为患者的肾小球系膜细胞有特殊的 IgA1 受体，有人则认为循环中单核细胞和中性粒细胞有 IgA1 的 Fc 段 α 受体，它们浸润于肾小球时，起到了载体作用[51-52]。此外，IgA1 主要通过肝清除，因为肝细胞表面有唾液酸糖蛋白受体，可与正常的 IgA1 分子绞链区 O 型寡糖侧链半乳糖残基结合，从而达到清除结果，但患者的 IgA1 绞链糖基化异常，不能与肝细胞的唾液酸糖蛋白受体结合，使其清除率下降，若肝功能异常，则清除率更低，最终出现血内 IgA1 升高并沉积于肾[57]。

家族性和遗传性 IgA 肾病已屡见报道，已经发现患者的 IgA 基因变异和 HLA 异常[48]。通过对多个家族性 IgA 肾病的遗传学研究，发现 6q22 ~ 23、3p23 ~ 24、4q26 ~ 31、17q12 ~ 22 等基因位点的突变，只是尚未出现规律性的结论。

以 IgA1 为主的免疫复合物沉积于系膜区导致系膜细胞增殖并产生促炎症和促纤维化的作用[58]，可通过甘露糖结合凝集素（mannose-binding lectin, MBL）途径激活补体，并产生多数细胞因子和致炎因子。

第五节　过敏性紫癜肾炎

过敏性紫癜肾炎（nephritis of anaphylactoid purpura）由 Heberden 于 1801 年首先报告。Willan 于 1808 年发现患者不但有紫癜和血尿，还可有腹痛和关节痛。Schonlein 于 1832 年，Henoch 于 1868 年和 1895 年分别对该病进行了较全面的描述，所以又称 Schonlein-Henoch 紫癜肾炎（nephritis of Schonlein-Henoch purpura）[59]。

目前已确定，过敏性紫癜是一种系统性血管炎，以皮肤紫癜为主，尚可伴有出血性胃肠炎、关节炎和肾损伤，约 1/3 的过敏性紫癜患者出现轻重不等的肾损伤，称过敏性紫癜肾炎。

病理表现 [60-61]

大体表现

多数表现为以点片状出血为主的蚤咬肾，部分可呈现大白肾，有的迁延为颗粒性萎缩肾。

光镜检查

与 IgA 肾病相似。肾小球病变呈多样性表现，常见系膜增生为主的病变类型（图 7-79），易出现灶状节段性纤维蛋白样坏死和新月体（图 7-80），此外，轻微病变型、局灶增生型、毛细血管内增生型、

膜增生型和弥漫增生硬化型也可出现（图 7-81）。免疫组化研究证实，常见单核细胞、CD4 和 CD8 阳性的淋巴细胞浸润于肾小球。

根据国际儿童肾脏病研究组（ISKD）的病理和临床关系的研究，将其光镜表现分为 6 型[62]（表 7-13）。

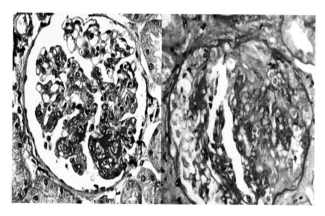

图7-80　过敏性紫癜肾炎。左：肾小球毛细血管节段性纤维蛋白样坏死（Masson×400）；右：新月体形成（PAS×400）

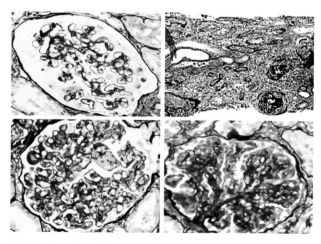

图7-81　过敏性紫癜肾炎。左上：肾小球轻微病变型（PASM×400）；右上：局灶增生型（PASM×200）；左下：毛细血管内增生型（PASM×400）；右下：膜增生型（PASM×400）

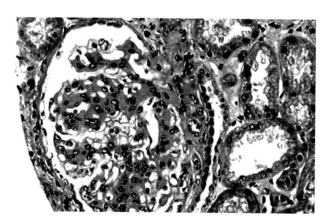

图7-79　过敏性紫癜肾炎，系膜细胞和基质增生（Masson×400）

表7-13 过敏性紫癜肾炎的病理分型（ISKD）	
I	轻微病变
II	系膜增生型
III	局灶坏死、增生或硬化型
	IIIa，局灶性系膜增生的背景下，不足50%的肾小球出现节段性血栓、节段性坏死、新月体或硬化
	IIIb，弥漫性系膜增生的背景下，不足50%的肾小球出现节段性血栓、节段性坏死、新月体或硬化
IV	多数新月体形成型
	在IIIa、b型局灶或弥漫系膜增生的背景下，50%～75%的肾小球出现新月体
V	新月体型
	在III型或IV型的背景下，75%以上的肾小球出现新月体
VI	假性膜增生型
	系膜细胞和基质以及内皮细胞弥漫性中重度增生，基底膜增厚

血尿见于各种病理类型的过敏性紫癜肾炎，在I、II、III型中，约25%的患者可出现大量蛋白尿或肾病综合征。IIIb、IV、V型呈现持续进展的病程，直到肾衰竭。

偶见肾小球外血管炎。

本书仍主张与IgA肾病相似的描述性诊断，如肾穿刺组织，可见23个肾小球，系膜细胞和基质轻度弥漫性增生，局灶节段性中度加重，伴嗜复红蛋白沉积，其中1个肾小球节段性纤维蛋白样坏死、3个细胞性新月体、2个小型细胞纤维性新月体和1个纤维性新月体形成。肾小管灶状萎缩。肾间质灶状淋巴细胞和单核细胞浸润。小动脉无明显病变。结合荧光检查和临床表现，符合局灶增生坏死性紫癜肾炎（IIIb型）。

免疫病理学检查

与IgA肾病相似。IgA为主，可伴有强度较弱的IgG和IgM，补体以C3为主，可见纤维蛋白沉积。主要在肾小球系膜区和副系膜区团块状沉积（图7-82）。同时可见沉积于皮下和胃肠道的小血管壁，特别是紫癜的部位（图7-83）。IgA的分子结构以IgA1为主，但无分泌片。

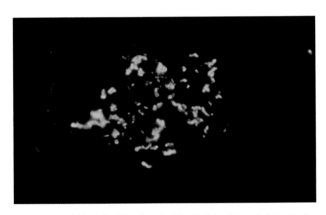

图7-82 过敏性紫癜肾炎，IgA团块状沉积于肾小球系膜区（荧光×400）

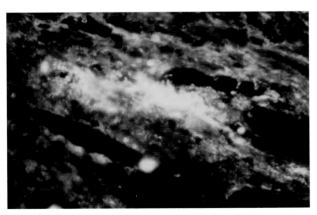

图7-83 过敏性紫癜肾炎，IgA沉积于皮下小血管壁（荧光×400）

电镜检查

与 IgA 肾病相似，在肾小球系膜区可见高密度电子致密物（图 7-84）。有的病例可出现于副系膜区，并可延伸于内皮细胞下。有的病例在上皮细胞下可见类似于链球菌感染后的毛细血管内增生性肾小球肾炎的驼峰状电子致密物。有的病例出现毛细血管壁断裂，新月体形成。

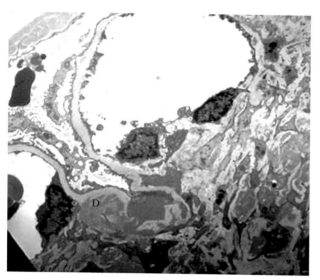

图7-84　过敏性紫癜肾炎，电子致密物（D）沉积于肾小球系膜区（电镜×5000）

鉴别诊断

免疫病理学检查、光镜检查和电镜检查与 IgA 肾病无异，临床有或有过过敏性紫癜是诊断本病的首要根据。

病因和发病机制[62]

过敏性紫癜是一种免疫复合物性系统性血管炎，患者血清中有含 IgA 的免疫复合物。免疫复合物中的 IgA 主要为多聚 IgA，而且以 IgA1 亚型为主。含有多聚 IgA（IgA1 等）的循环免疫复合物沉积于肾小球系膜区和皮肤及内脏的血管壁，并通过旁路途径激活补体是肯定的事实。

IgA1 分子绞链区糖基化异常可能在过敏性紫癜肾炎的发病中发挥了与 IgA 肾病中同样的作用。

虽然感染、食物、药物均可能成为其过敏原，但确切的特异性抗原仍不明确。

过敏性紫癜肾炎与 IgA 肾病的发病机制有很多相似之处，所以有人认为 IgA 肾病是过敏性紫癜肾炎的一个亚型。

第六节　肝病性肾小球硬化症

各种慢性肝病及肝硬化患者经常出现尿异常或无明显的临床表现，呈亚临床型。肾病变主要表现为肾小球的系膜组织增多，称肝病性肾小球硬化症（hepatic glomerulosclerosis）[63]。

病理表现[64]

大体表现

无明显变化。

光镜检查

肾小球系膜基质增多，系膜区增宽，毛细血管基底膜不规则增厚，故有肝病性肾小球硬化症之称（图 7-85）。

免疫病理学检查

免疫球蛋白 IgA 和补体 C3 在系膜区团块状沉积（图 7-86）。

电镜检查

在增宽的系膜区有密度较低的电子致密物（图 7-87），毛细血管基底膜不规则增厚，并出现电子密度降低区和透亮区，内皮下区增宽。

鉴别诊断

由于本病的病理变化与 IgA 肾病相似，所以被认为是一种特殊类型的 IgA 肾病。诊断本病时，必须证实有慢性肝病或肝硬化，但无明显的肾疾

病的临床表现，否则与 IgA 肾病、过敏性紫癜肾炎和某些狼疮肾炎不易区分。

病因和发病机制[65]

IgA 主要在肝内分解清除，病变的肝清除多聚体 IgA 的功能下降，导致 IgA 在肾内沉积，所以，这种状态下，肾内的 IgA 沉积仅是一种伴同现象，不表现 IgA 肾病的症状，常称为亚临床型 IgA 肾病。另一方面，病变肝对消化道来源的细菌、病毒及食物中的抗原分解破坏能力下降，从而使其被大量吸收入体内，可导致真性 IgA 肾病的发生。

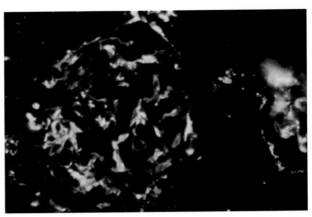

图7-86　肝病性肾小球硬化症，IgA 呈团块状沉积于系膜区和毛细血管壁（荧光×400）

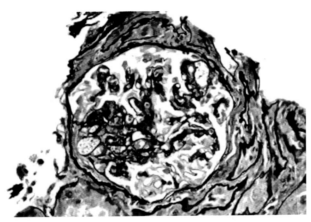

图7-85　肝病性肾小球硬化症，系膜增生，基底膜增厚（PASM×400）

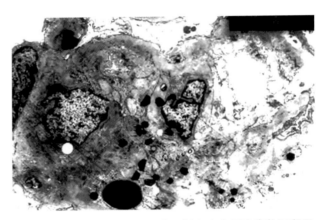

图7-87　肝病性肾小球硬化症，低密度电子致密物沉积于系膜区（电镜×5000）

第七节　抗肾小球基膜型肾小球肾炎和 Goodpasture 综合征

抗肾小球基膜型肾小球肾炎（anti-GBM glomerulonephritis）是体内针对基底膜Ⅳ型胶原的自身抗体导致的肾小球和（或）其他组织的严重损伤。Goodpasture 于 1919 年在一次暴发性流行性感冒中，首先报道了一例 18 岁男性患者肾小球损伤合并肺出血的病例，后来证实是由于抗基底膜抗体导致肾小球和肺泡壁的毛细血管基底膜的严重损伤，从而出现了肺与肾的联合病变，称为 Goodpasture 综合征 (Goodpasture's syndrome)[66]。

抗肾小球基膜型肾小球肾炎和 Goodpasture 综合征发病存在两个高峰，一为青壮年，二为中老年。美国以第二高峰为主，我国二者并存。表现为急

性肾衰竭和肺功能衰竭，预后很差。

病理表现[67]

大体表现

肾肿胀充血，表面可见点片状出血，切面皮髓质分界不清。肺肿胀实变，肺膜及切面均可见出血，肺泡腔实变，充以血性渗出物（图 7-88）。

光镜检查

本病的肺表现为出血性肺炎，肺泡内出现大量陈旧和新鲜的出血，单核细胞浸润，含铁血黄

素沉积，肺泡壁断裂及纤维化（图7-89）。

肾小球则表现为局灶节段性纤维蛋白样坏死，进而发展为Ⅰ型新月体性肾小球肾炎（图7-90）。

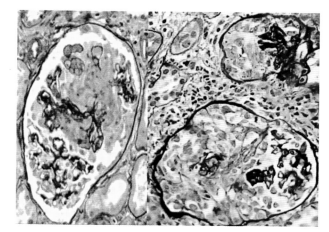

图7-90　抗肾小球基膜型肾小球肾炎。左：肾小球节段性纤维蛋白样坏死（PASM×400）；右：细胞性新月体形成（PASM×400）

免疫病理学检查

可见免疫球蛋白 IgG 和补体 C3 沿肺泡壁（图7-91）和肾小球毛细血管壁呈线状沉积（图7-92）。应用患者自身的血清与其他非 Goodpasture 综合征患者的肾组织孵育进行间接免疫荧光检查，阳性者更有意义（图7-93）。

部分患者尚可出现 IgA 或 IgM 呈线状沉积于肺或肾小球毛细血管壁（图7-94），或 IgG 与 IgA 或 IgM 混合性线状沉积，称 IgA 或 IgM 沉积为主的抗肾小球基膜型肾小球肾炎（IgA/IgM dominant anti-GBM glomerulonephritis）[68-69]。Jennette 等统计了 58 例抗肾小球基膜型肾小球肾炎的免疫荧光表现，多数为 IgG 沉积，合并 IgA 沉积者占 39%，合并 IgM 沉积者占 55%[70]。

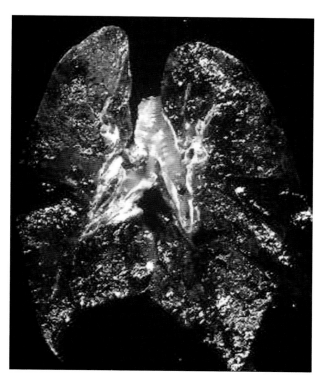

图7-88　Goodpasture综合征，肺出血及实变

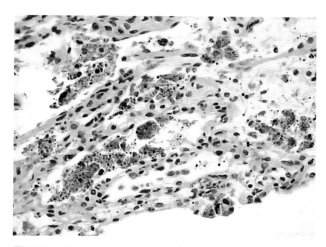

图7-89　Goodpasture综合征，肺泡腔充以吞噬含铁血黄素的单核细胞，肺泡壁纤维化（HE×200）

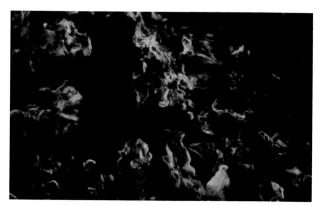

图7-91　Goodpasture综合征，IgG呈线状沉积于肺泡壁（荧光×200）

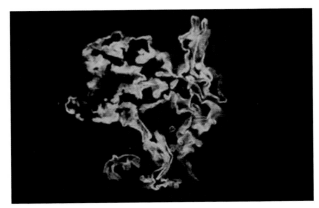

图7-92 抗肾小球基膜型肾小球肾炎，IgG呈线状沉积于肾小球毛细血管壁（荧光×400）

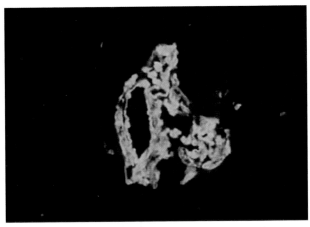

图7-93 抗肾小球基膜型肾小球肾炎，患者血清的IgG呈线状沉积于一例病变轻微患者的肾小球毛细血管壁（间接荧光×400）

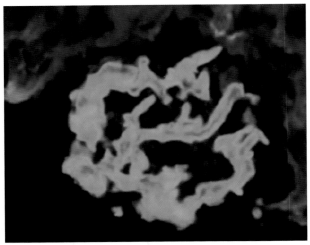

图7-94 抗肾小球基膜型肾小球肾炎，IgA呈线状沉积于肾小球毛细血管壁（荧光×400）

电镜检查

肺泡壁断裂，部分纤维组织增生，肺泡腔充以红细胞和吞有含铁血黄素的单核巨噬细胞。肾小球毛细血管壁断裂，纤维蛋白沉积，单核细胞浸润，上皮细胞和成纤维细胞增生。不能发现电子致密物。

鉴别诊断

肺出血伴肾小球损伤见于多种疾病，如系统性红斑狼疮、抗中性粒细胞胞质抗体相关性多血管炎、急进性肾小球肾炎、过敏性紫癜、尿毒症、肾小球肾炎伴发肺栓塞等。所以，Goodpasture 综合征必须符合三个条件：①肾小球肾炎；②肺出血；③体内有抗肾小球基底膜抗体。

病因和发病机制 [71]

多种原因（病毒感染、吸烟、粉尘污染、有机溶剂、免疫复合物损伤等）可导致基底膜损伤，诱发抗基底膜（GBW）抗体形成，是本病的核心。抗 GBM 抗体的靶抗原是 GBM 的 IV 型胶原 α_3 链非胶原区（NC1），称 Goodpasture 抗原（GP 抗原）。IV 型胶原是一种非纤维性基底膜胶原，是由 α_1 ~ α_6 组成的复杂螺旋结构的六聚体。GBM 主要含 α_3、α_4 和 α_5 链，正常状态下，两种 GP 抗原（A、B）隐藏于 α_3 链 NC1 区的 E 段，GBM 变性时，使其螺旋结构的六聚体解离，GP 抗原暴露，形成自身抗原，诱发自身抗体。抗 GBM 抗体多数为 IgG，以 IgG1 为主，部分表现为 IgA 或 IgM。抗 GBM 抗体与 GBM 结合后，通过激活补体、活化 T 淋巴细胞和多种趋化因子的释放而致病，并无可见的免疫复合物。

抗 GBM 抗体和抗中性粒细胞胞质抗体（antineutrophilic cytoplasmic antibody, ANCA）：约 1/3 的患者血清中的抗 GBM 抗体和 ANCA 共存，曾被称为 IV 型新月体性肾小球肾炎。既往认为抗 GBM 抗体所识别的抗原和抗原决定簇与 ANCA 一致，但北京大学第一医院的研究发现，双抗体阳性者识别的抗原谱更为广泛，提示单阳性和双阳性两者的抗 GBM 抗体产生的机制可能存在差异 [72]。

有时血清抗基底膜抗体滴度已很高，双肺已出现了出血的表现，但肾小球仅表现为轻微病变。另者，有时典型的急进性肾炎病理形态为典型的Ⅰ型新月体性肾炎，而肺病变并不明显，机制不详，可能与肺泡细胞完整而肾小球内皮细胞具有窗孔的微细结构不同有关，而且与肺泡基底膜和肾小球基底膜的Ⅳ型胶原存在某些差异也有关系。

部分病例先有免疫复合物的破坏，导致基底膜的抗原显现，继而抗基底膜抗体形成，最终出现免疫复合物沉积和抗基底膜性新月体性肾小球肾炎的复合表现，详见第六章第八节。

统计证明，上呼吸道感染（特别是病毒感染）、吸入碳氢化合物、吸烟等是诱发 GBM 的 Goodpasture 抗原暴露的必要因素。并且其遗传易感性与 HLA-DR2 密切相关。

第八节　感染后肾小球肾炎

有明确的病原体感染引起的肾小球肾炎统称为感染后肾小球肾炎 (postinfective glomerulonephritis)。致病性病原体多种多样，包括病毒、细菌、支原体、螺旋体、真菌、寄生虫等。上述病原体导致的肾小球肾炎，有的主要通过抗原（病原体的抗原成分）和抗体的作用，导致肾小球的变态反应性炎症病变，以系膜增生性肾小球肾炎多见；有的则为治疗过程中的药物反应，如梅毒螺旋体感染后的驱梅药物导致的膜性肾病。病毒感染除免疫反应介导的肾小球肾炎外，尚可通过病毒在肾实质细胞内的繁殖和复制，导致细胞损伤和坏死。

一、甲种溶血性链球菌感染

其与毛细血管内增生性肾小球肾炎的关系早在 19 世纪中期即被阐明，所以狭义的感染后肾小球肾炎即指链球菌感染引起的肾小球肾炎。其抗原成分为细菌胞壁的 M 蛋白或胞质内的链球菌素。其病理变化详见第六章第六节。

二、急性细菌性心内膜炎肾损伤

急性细菌性心内膜炎（acute bacterial endocarditis）多由金黄色葡萄球菌引起。患者呈现严重的脓毒血症的临床表现。常导致心瓣膜的疏松易脱落的细菌性血栓形成，从而出现多部位的栓塞性小脓肿。急性细菌性心内膜炎肾损伤时，多发性栓塞性小脓肿是常见的并发症（图 7-95），偶见肾小球肾炎[73]。

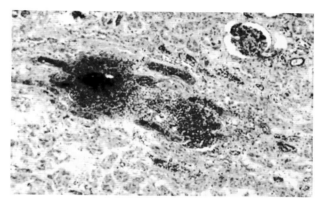

图7-95　急性细菌性心内膜炎，肾栓塞性小脓肿（HE×200）

三、亚急性细菌性心内膜炎肾损伤

亚急性细菌性心内膜炎（subacute bacterial endocarditis）多由草绿色链球菌感染引起，部分由肠球菌引起。亚急性细菌性心内膜炎肾损伤的患者常有发热、衰弱、皮肤出血点、脾大、低补体血症等症状。肾损伤则可表现为血尿、蛋白尿，有时出现急性肾炎综合征或肾病综合征。肾损伤可表现为多种病变，如因细菌栓子栓塞引起局灶坏死和增生性肾小球肾炎（图 7-96），有时因心瓣膜的血栓脱落而导致肾梗死，有时小血管损伤、痉挛而出现肾皮质坏死。部分病例有免疫反应参与，因免疫复合物形成而导致毛细血管内增生性肾小球肾炎，虽然与原发性毛细血管内增生性肾小球肾炎相似，但免疫荧光检查常显示多种免疫球蛋白和补体阳性的"满堂亮"现象（图 7-97）[74]。部分病例可出现新月体性肾小球肾炎。

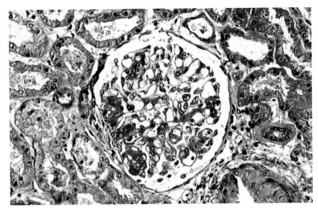

图7-96　亚急性细菌性心内膜炎肾损伤，肾小球节段性纤维蛋白样坏死（Masson×400）

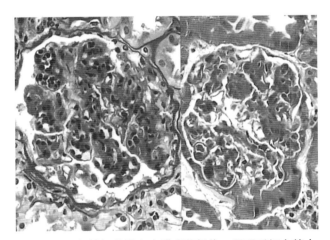

图7-97　亚急性细菌性心内膜炎肾损伤，呈现毛细血管内增生性肾小球肾炎病变，上皮下、内皮下和系膜区嗜复红蛋白沉积（左：PAS×400，右：Masson×400）

四、分流性肾炎

因脑积水而进行脑室–心房分流术的患者可出现系膜增生性或毛细血管内增生性肾小球肾炎，特称为分流性肾炎（shunt nephritis）或脑室–心房分流术相关性肾小球肾炎（infected ventriculoatrial shunt related glomerulonephritis），多由白色葡萄球菌感染引起[75]。

五、葡萄球菌感染相关肾小球肾炎

近年来，出现了严重的葡萄球菌感染的流行，尤其是耐甲氧西林金黄色葡萄球菌（methicillin resistant staphylococcus aureus, MRSA）的感染。发达国家的链球菌感染后肾小球肾炎的发病率正在下降，而包括美国在内的西方国家的金黄色葡萄球菌感染相关肾小球肾炎的发病率大幅度上升。在此强调，葡萄球菌感染相关肾小球肾炎（staphylococcus infection associated glomerulonephritis）不是通常所指的感染后肾小球肾炎，因为出现肾小球肾炎症状时仍然可见活动性的葡萄球菌感染[76]。

葡萄球菌感染相关肾小球肾炎通常累及已经具有某些潜在诱发因素的患者，如糖尿病、肥胖症、恶性肿瘤、外伤感染患者及老年人。但偶尔该病也可以发生在既往身体健康者[77]。

大多数患者表现为急性肾功能损伤、严重蛋白尿和血尿，蛋白尿经常为肾病综合征水平。潜在的葡萄球菌感染有时不明显，有时为了发现感染源需要进行仔细的检查；部分患者表现为明显的败血症。有些患者出现类似过敏性紫癜的临床表现。与链球菌感染后肾小球肾炎不同，患者血清补体水平通常正常，仅20%~30%的患者C3水平略降低[78]。

病理表现

免疫病理学检查

几乎所有病例都可以看到IgA在系膜区和肾小球毛细血管壁不同程度的沉积，伴有明显的C3和不同程度的IgG沉积（图7-98）[78]，但在大多数病例中，IgA沉积占优势。有时临床症状很重，但肾小球IgA和免疫复合物沉积很少。

光镜检查

几乎所有活检组织都可以看到肾小球内细胞数量增多（图7-99），但是细胞增多的程度差别很大。有时尽管蛋白尿和血尿很严重，但肾小球内细胞增生并不明显；另外一些患者肾小球毛细血管内细胞数量明显增多，但毛细血管内浸润的中

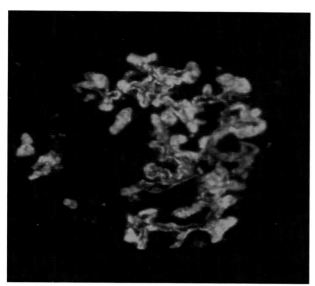

图7-98 葡萄球菌感染相关肾小球肾炎，IgA沿肾小球系膜区和毛细血管壁团块及颗粒状沉积（荧光×400）

性粒细胞数量通常少于链球菌感染后肾小球肾炎。少见的情况下可以看到新月体形成。葡萄球菌感染相关肾小球肾炎常伴同急性肾小管损伤和肾间质内活动性炎症细胞浸润，病变不累及小动脉[78]。

电镜检查

可见系膜区电子致密物沉积，部分病例也可以见到电子致密物沉积在毛细血管壁（图7-99）。偶见上皮下驼峰状电子致密物沉积，但并不普遍[78]。

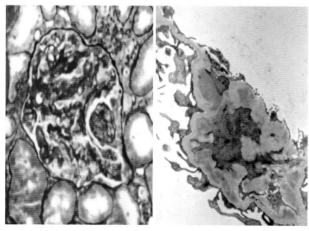

图7-99 葡萄球菌感染相关肾小球肾炎。左：毛细血管内增生性病变（PASM×400）；右：肾小球系膜区电子致密物沉积（电镜×6000）

鉴别诊断

主要应与IgA肾病鉴别，如果一个以IgA沉积为主的病例有潜在感染的证据或肾小球肾炎伴有急性肾损伤和大量蛋白尿，或患者具有某些基础疾病（糖尿病等），需要考虑葡萄球菌感染的可能。如果老年患者出现过敏性紫癜样的临床综合征，必须除外葡萄球菌感染。成年和老年患者中，葡萄球菌感染相关的过敏性紫癜样表现多见。如果上皮下驼峰状电子致密物沉积伴IgA沉积，则不太可能是IgA肾病。葡萄球菌感染相关肾小球肾炎血清补体水平降低不常见，但是如果血清C3水平降低，可以确定是葡萄球菌感染，因为IgA肾病时，C3水平正常。将葡萄球菌感染相关肾小球肾炎和IgA肾病进行鉴别很有必要，若存在活动性的葡萄球菌感染，免疫抑制剂的应用可能导致败血症。其他感染相关的肾小球肾炎少见与IgA的沉积有关。

预后取决于控制感染、慢性肾损伤的程度和患者的一般状况，一般而言，约50%的患者肾功能可能恢复正常。

致病因子和发病机制

葡萄球菌抗原，尤其是葡萄球菌超抗原可能起重要作用[79]。

六、病毒感染与肾病[80-82]

病毒感染引起的肾疾病针对两种类型的患者：一种是免疫功能正常的患者，另一种是更为常见的免疫功能低下的患者。病毒感染对肾的损伤包括三种机制：①病毒感染引起的细胞免疫或体液免疫的免疫复合物介导的损伤；②病毒在肾实质细胞内复制和繁殖，导致细胞损伤和坏死；③各种炎症介质介导的炎症反应。

病毒是致病性微生物中体积最小的一种，为20~300 nm，本身不具备细胞器，仅有核酸和蛋白质，不能独立产生能量，所以只能在宿主的细胞内寄生。病毒与宿主细胞的关系包括与细胞表面的病毒受体作用而吸附、穿入细胞内，借助溶酶

体酶而脱壳释放基因组核酸，在宿主细胞内进行生物合成和复制，最后进行装配成熟，随后释放并继续损伤其他细胞，并可导致机体的炎症反应（图7-100）。目前，可供病理形态观察的指征包括：光镜观察宿主细胞的损伤和坏死、病毒包涵体，免疫病理学观察病毒抗原，分子病理学观察病毒 DNA 或 RNA，电镜观察细胞内的病毒体或病毒颗粒和病毒包涵体。

　　病毒感染导致的肾病变应具备如下临床病理特点：①临床症状和血清学检查有病毒感染的依据（图7-101）；②光镜检查可见肾细胞内有病毒包涵体（图7-102、图7-103）；③免疫病理学检查证实肾内有病毒抗原存在（图7-104、图7-105）；④原位杂交等分子病理学方法证实病毒在肾细胞内繁殖和复制（图7-106）；⑤电镜检查证实肾细胞内有病毒包涵体和病毒体存在（图7-107、图7-108）。病毒包涵体是宿主细胞对病毒的反应产物，病毒体进入细胞内，形成有核壳膜包绕的有形结构（图7-109）。应用亚甲蓝伊红等特殊染色（Mann 法）在光镜下也可观察（图7-110）。

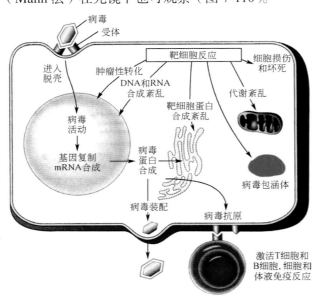

图7-100　病毒进入宿主细胞复制和成熟并引起机体反应模式图

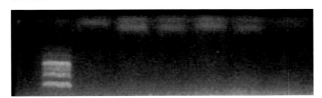

图7-101　微小病毒B19感染性肾病，血清PCR

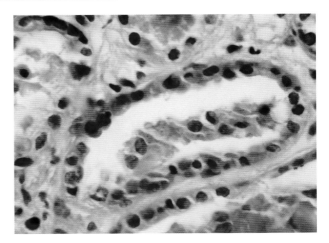

图7-102　腺病毒感染性肾病，肾小管的污秽（smudgy）细胞样包涵体（HE×600）

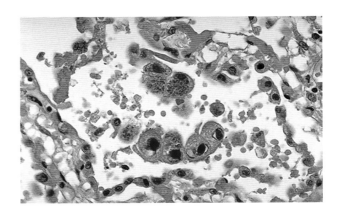

图7-103　巨细胞病毒感染性肾病，肾小管细胞的鹰眼状包涵体（HE×600）

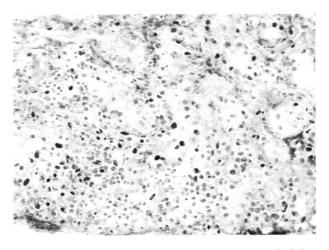

图7-104　腺病毒感染性肾病，部分肾小管细胞核内病毒抗原阳性（免疫组化×400）

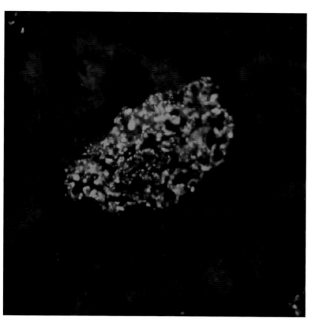

图7-105 水痘病毒感染性肾病，病毒抗原沉积于肾小球毛细血管壁和系膜区（荧光×400）

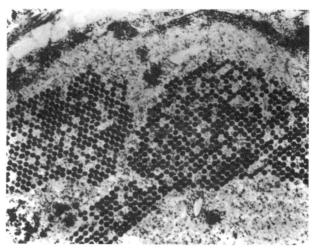

图7-108 腺病毒感染性肾病，肾小管细胞的病毒体（电镜×20 000）

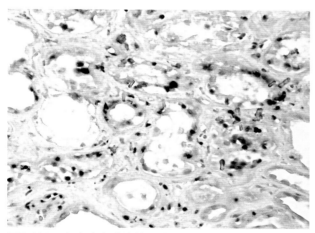

图7-106 水痘病毒感染性肾病，部分肾小球、肾小管细胞核水痘病毒DNA阳性（原位杂交×400）

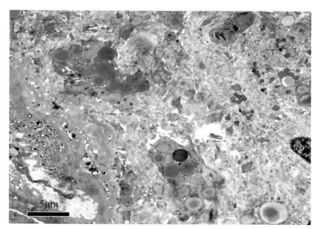

图7-109 水痘病毒感染性肾病，肾小管细胞内病毒包涵体（电镜×10 000）

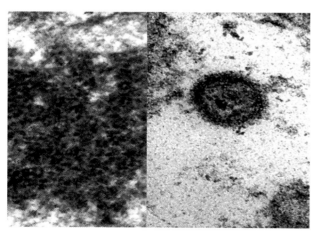

图7-107 SARS病毒感染性肾病，肾小管细胞的病毒体（电镜，左：×8000，右：×20 000）

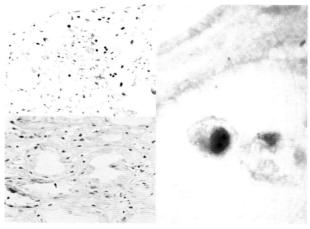

图7-110 水痘病毒感染性肾病，肾小球和肾小管细胞的核内包涵体（Mann亚甲蓝伊红病毒包涵体特殊染色，左上：×200，左下：×200，右：×600）

近年来，病毒感染导致的肾疾病屡有报道，见表 7-14。

表7-14　病毒感染导致的肾病	
急性肾小球肾炎	**肾小管间质肾病**
微小病毒B19	汉坦病毒
甲型肝炎病毒	SARS冠状病毒
麻疹病毒	多瘤病毒
黄热病病毒	登革热病毒
腺病毒	腺病毒
水痘病毒	水痘病毒
EB病毒	EB病毒
慢性肾小球肾炎	A型流感病毒
乙型肝炎病毒（HBV）	B组柯萨基病毒
丙型肝炎病毒（HCV）	巨细胞病毒
人类免疫缺陷病毒（HIV）	
微小病毒B19	

在此仅讨论一些较常见的病毒感染相关性肾疾病。

（一）乙型肝炎病毒相关性肾炎

甲型、乙型、丙型、丁型和戊型肝炎病毒不但引起相应的病毒性肝炎，而且可伴同相应的继发性肾小球肾炎，是通过抗原-抗体结合形成的免疫复合物沉积导致的变态反应性炎症。

甲型、丁型和戊型肝炎病毒不易累及肾，或仅引起轻度系膜增生性肾小球肾炎，临床出现微量蛋白尿和血尿，表现为隐匿性肾炎，预后良好。

乙型肝炎病毒为 DNA 病毒，我国的慢性乙型肝炎病毒感染者超过 1.2 亿，占总人口的 9.8%。乙型肝炎病毒易引起肾损伤，历来的研究报道也较多，而且肾内可以发现乙型肝炎病毒抗原和抗体，所以称为乙型肝炎病毒相关性肾炎 (hepatitis B virus associated nephritis)[83]。

病理表现

大体表现

患者出现肾病综合征，肾体积肿大，苍白，呈"大白肾"样变化。

光镜检查

以膜性肾病和膜增生性肾小球肾炎最常见（图7-111），系膜增生性、毛细血管内增生性及局灶性肾小球肾炎也可出现（图7-112）。膜性乙型肝炎病毒相关性肾炎的肾小球毛细血管基底膜不规则增厚，呈现假双轨或链环状结构，系膜细胞和系膜基质呈弥漫性轻至中度增生，Masson 染色可见嗜复红蛋白（即免疫复合物）沉积于基底膜上皮下、基膜内和系膜区，与仅有基底膜增厚、免疫复合物只沉积于肾小球上皮下、

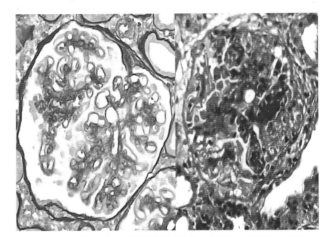

图7-111　乙型肝炎病毒相关性肾炎，膜型，基底膜增厚，系膜增生，上皮下、基膜内、内皮下和系膜区嗜复红蛋白沉积（左：PASM×400，右：Masson×400）

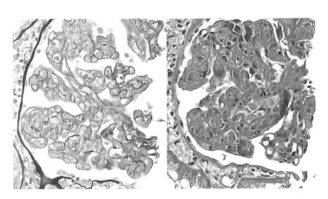

图7-112　乙型肝炎病毒相关性肾炎，毛细血管内增生型，内皮下条带状嗜复红蛋白沉积（左：PASM×100，右：Masson×400）

导致基底膜有钉突形成的原发性膜性肾病不同，称为非典型膜性肾病。膜增生性乙型肝炎病毒相关性肾炎常有较多的内皮细胞增生，与原发性膜增生性肾小球肾炎略有区别（图7-113）。有时也可表现为与典型的原发性膜性肾病或膜增生性肾小球肾炎相同的光镜表现，但通过免疫病理学和电镜检查仍可发现与典型的原发性膜性肾病和膜增生性肾小球肾炎有区别。系膜增生性、毛细血管内增生性乙型肝炎病毒相关性肾炎除免疫病理学特点外，与相应的原发性肾小球肾炎相比，并无太多特点[84]。

免疫病理学检查

由于乙型肝炎病毒的抗原和抗体成分较复杂，并通过经典途径激活补体，所以，病变肾小球内呈现免疫球蛋白 IgG、IgA、IgM，补体 C3、C4、C1q 和 Fibrin 全部"满堂亮"样的阳性（图7-114），而且 IgG1、IgG2、IgG3、IgG4 等多数 IgG 的亚型均可阳性（图7-115），与典型的原发性膜性肾病和膜增生性肾小球肾炎不同。并且在肾内显示乙型肝炎病毒的核心抗原 (HBcAg)、表面抗原 (HBsAg)、e 抗原 (HBeAg) 的部分或全部阳性（图7-116）[85]。

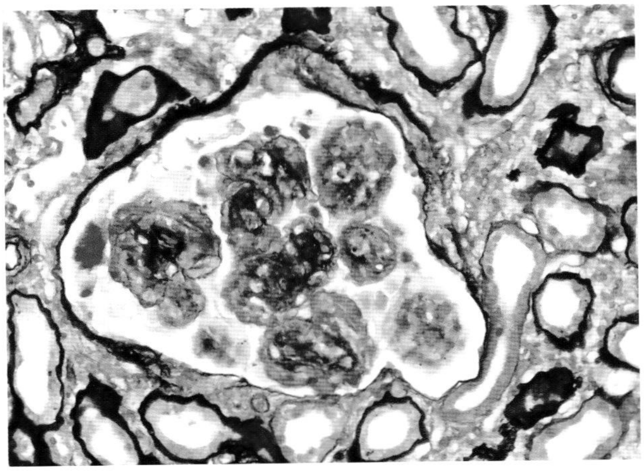

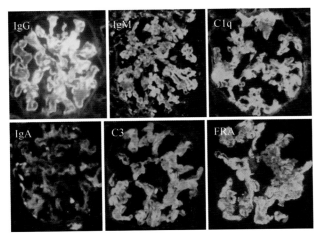

图7-113　乙型肝炎病毒相关性肾炎，膜增生型（PASM＋Masson×400）

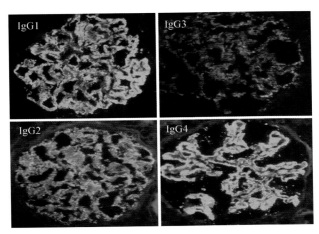

图7-115　乙型肝炎病毒相关性肾炎，膜型，IgG1、IgG2、IgG3、IgG4呈颗粒状沉积于毛细血管壁和系膜区（荧光×400）

图7-114　乙型肝炎病毒相关性肾炎，膜型，IgG、IgA、IgM、C3、C1q、FRA呈颗粒状沉积于毛细血管壁和系膜区（荧光×400）

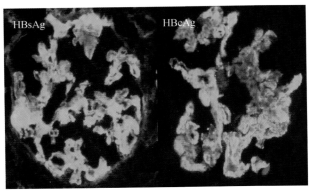

图7-116　乙型肝炎病毒相关性肾炎，膜型，HBsAg、HBcAg呈颗粒状沉积于毛细血管壁（荧光×400）

电镜检查

可在肾小球毛细血管壁和系膜区的不同部位出现体积和密度均不相同的电子致密物（图7-117），与原发性膜性肾病不同，后者的电子致密物仅存在于毛细血管基底膜的上皮细胞下。即使是Ⅲ期膜性肾病，也不如膜性乙型肝炎病毒相关性肾炎出现的电子致密物的位置、体积和密度那样复杂。同样，膜增生性肾小球肾炎的电子致密物沉积部位也较单纯，而且易在病变肾小球内发现病毒样颗粒（图7-118）。其他类型的乙型肝炎病毒相关性肾炎也具备这些电镜特点[86]。

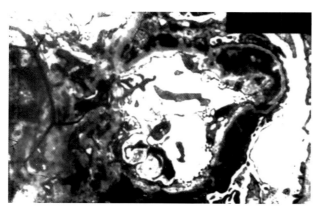

图7-117 乙型肝炎病毒相关性肾炎，电子致密物沉积于上皮下、基膜内、内皮下和系膜区（电镜×5000）

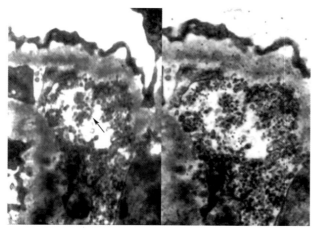

图7-118 乙型肝炎病毒相关性肾炎，病毒样颗粒（↑）。左：病毒样颗粒（电镜×30 000）；右：表面抗原标记阳性（免疫电镜×30 000）

鉴别诊断

1990年，中华医学会内科学分会发布了乙型肝炎病毒相关性肾炎的诊断标准：①患者有HBV感染的病史，或血液内有HBV感染的标志物；②患者有肾损伤的临床表现，常以蛋白尿伴血尿、肾病综合征为主；③肾组织内HBV抗原阳性。其中第3条最重要[87]。2010年，中华医学会儿科学分会制定了《儿童乙型肝炎病毒相关性肾炎诊断治疗指南》：①血清乙型肝炎病毒标志物阳性[HBV抗原、抗体或（和）HBV-DNA]；②出现肾病或肾炎临床表现，可除外其他肾小球疾病[88]；③病变肾小球中可检出1种或多种HBV抗原；④多数为膜性肾炎，少数为膜增生性和系膜增生性肾小球肾炎。具备第②条和第③条即可确诊[88-89]。

1. 与狼疮肾炎的鉴别 虽然在光镜和电镜的病理表现方面，两者有很多相似之处，但临床的表现和化验方面，狼疮肾炎有特异的指征，是确诊狼疮肾炎的重要依据。乙型肝炎病毒相关性肾炎的诊断依据是：首先，临床血清学检查有乙型肝炎病毒的抗原或抗体阳性指征；其次，有肾疾病的临床表现；最后，肾组织内有乙型肝炎病毒抗原存在。在确诊的狼疮肾炎中，有时肾组织中也显示乙型肝炎病毒抗原阳性，目前有不同看法，有人认为是合并感染，有人认为抗核抗体与乙型肝炎病毒抗体有相似的分子结构，属于交叉反应或假阳性。

2. 与其他非典型膜性肾病的鉴别 一些代谢性肾小球病（淀粉样肾小球病、特殊免疫球蛋白肾小球病等）也可表现为非典型膜性肾病的病理表现，但它们的免疫病理学检查和电镜检查均有各自的特点。

病因和发病机制[90-91]

乙型肝炎病毒相关性肾炎的发病机制较复杂：①免疫复合物介导；②HBV直接感染肾，可原位表达HBV抗原及其他产物介导肾损伤；③HBV感染后，宿主免疫功能缺陷或耐受，导致难以产生足够的中和抗体，从而使持续存在的病毒造成肾损伤；④HBV基因变异导致病毒致病力改变，并影响机体清除病毒；⑤部分患者存在乙型肝炎病毒相

关性肾炎的易感基因[84]。

乙型肝炎病毒相关性肾炎是免疫复合物沉积所致。乙型肝炎病毒具有表面抗原、核心抗原和 e 抗原等多种致肾炎性抗原，形成的免疫复合物的类型也较多，从而使乙型肝炎病毒相关性肾炎的病理类型、免疫病理学和电镜检查的表现均较复杂。

乙型肝炎病毒具有三种抗原，可诱发三种免疫复合物，其中 e 抗原分子量最小（ 3.0×10^4 ~ 9.0×10^4），其次为表面抗原（ 3.7×10^6 ~ 4.6×10^6），核心抗原分子量最大（ 6.5×10^6 ~ 9.0×10^6），而只有低于 1.0×10^6 的物质方能通过肾小球内皮细胞和基底膜，所以 e 抗原可直接植入肾小球基底膜上皮下，通过原位免疫复合物的方式形成膜性肾炎。即使与 IgG 形成循环免疫复合物，分子量也只有 1.6×10^5，仍可通过循环免疫复合物沉积于肾小球基底膜上皮下，导致膜性肾小球肾炎。而表面抗原和核心抗原诱发的免疫复合物只能沉积于内皮细胞下或系膜区，形成膜增生性肾小球肾炎或系膜增生性肾小球肾炎。一般而言，乙型肝炎患者三种免疫复合物均可形成，所以，各种类型的乙型肝炎病毒相关性肾炎均可检出三种乙型肝炎病毒的抗原，只是多少不同。

有时患者血内已无病毒感染的标记，但仍可出现乙型肝炎病毒相关性肾炎，说明患者已清除了血内的肝炎病毒标记物，但肾内仍然存在。

（二）丙型肝炎病毒相关性肾炎

丙型肝炎病毒（HCV）属于 RNA 病毒，对肝损伤较重，且易慢性化。我国的感染率为 1.0%~3.0%，即 0.4 亿人口感染 HCV，仅次于非洲。感染途径常见静脉注射毒品（40%~50%）、血液透析（20%）、输血（5%~10%）等。丙型肝炎病毒导致的肾小球肾炎也较常见，称丙型肝炎病毒相关性肾炎（hepatitis C virus associated nephritis）[92]。

病理表现[93-94]

光镜检查

丙型肝炎病毒相关性肾炎主要为膜增生性肾小球肾炎和膜性肾病，且易合并混合型冷球蛋白

血症。纤维样肾小球病和免疫触须样肾小球病也有报道。膜增生性丙型肝炎病毒相关性肾炎常伴有内皮细胞增生，微血栓形成（图7-119）。

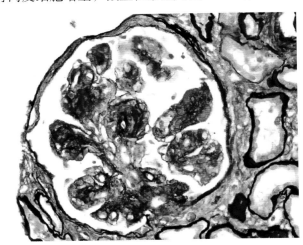

图7-119　膜增生性丙型肝炎病毒相关性肾炎，增生的系膜细胞和基质插入，伴内皮细胞增生，微血栓形成（HE×400）

免疫病理学检查

可见 IgG、IgM、C3 以及 HCV 抗原沉积于肾小球系膜区和毛细血管壁，并可见多数单核巨噬细胞浸润于肾小球和肾间质（图7-120~图7-122）。

电镜检查

可见内皮下电子致密物沉积，有时可见病毒样颗粒和冷球蛋白的结晶物质，属于Ⅱ型和Ⅲ型混合型冷球蛋白（图7-123~图7-125）。

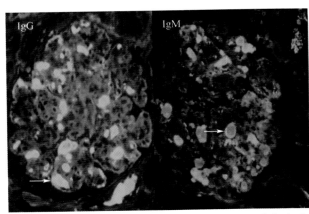

图7-120　丙型肝炎病毒相关性肾炎，IgG、IgM在肾小球系膜区和毛细血管壁沉积，并显示于微血栓内（↑）（荧光×400）

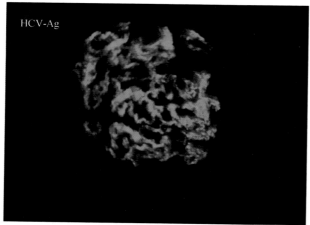

图7-121　丙型肝炎病毒相关性肾炎，HCV抗原在肾小球系膜区和毛细血管壁沉积（荧光×400）

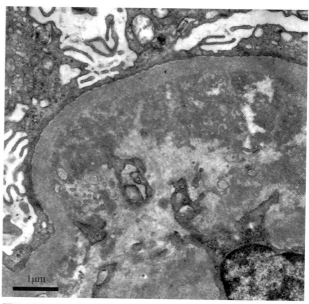

图7-124　丙型肝炎病毒相关性肾炎，内皮下特殊结晶的冷球蛋白沉积（电镜×14 000）

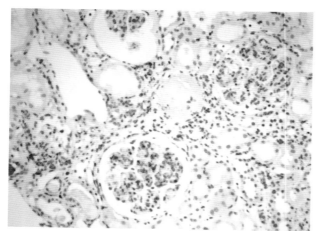

图7-122　丙型肝炎病毒相关性肾炎，肾小球及肾间质可见多数CD68阳性的单核巨噬细胞（免疫组化×200）

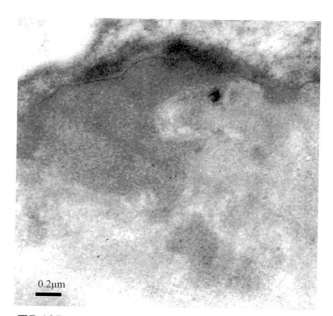

图7-125　丙型肝炎病毒相关性肾炎，电子致密物内可见丙型肝炎病毒抗体标记的胶体金颗粒沉积（免疫电镜×20 000）

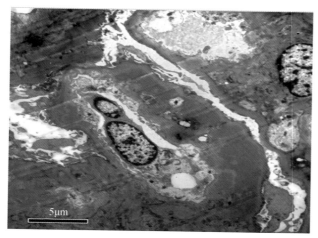

图7-123　丙型肝炎病毒相关性肾炎，系膜细胞和基质增生、插入，内皮下电子致密物沉积（电镜×5000）

鉴别诊断

丙型肝炎病毒相关性肾炎常导致膜增生性肾小球肾炎，且常合并冷球蛋白沉积。与特发性膜增生性肾小球肾炎相比，内皮下免疫复合物或电子致密物沉积较多，内皮细胞增生较明显，冷球

蛋白沉积引起的微血栓常见，白细胞和单核巨噬细胞浸润较明显，易见血管炎和纤维蛋白样坏死。

病因和发病机制

丙型肝炎病毒相关性肾炎常表现为膜增生性肾小球肾炎和膜性肾病，均属免疫复合物介导的肾小球肾炎，与乙型肝炎病毒相关性肾炎的发病机制相似。丙型肝炎病毒感染常引起冷球蛋白血症（> 50%），70%~90% 的膜增生性肾小球肾炎合并 II 型和 III 型混合性冷球蛋白血症患者有 HCV 感染。该病毒属黄病毒科，为有包膜的单链 RNA 病毒，B 淋巴细胞和肝细胞表面有 CD81 受体，为 HCV 感染的靶细胞，HCV 包膜蛋白与 CD81 结合，使 CD81 与膜上相关的 CD19、CR2、主要组织相容性复合体（major histocompatibility complex, MHC）II 类分子等形成复合物，B 淋巴细胞反应增强，产生 IgMκ 的优势 B 淋巴细胞克隆形成。HCV 感染后，既损伤肝细胞又可使 B 淋巴细胞活化阈值降低，B 淋巴细胞多克隆和单克隆增生，血中类风湿因子或 IgMκ 增多，导致冷球蛋白的形成（图 7-126）[95-96]，详见第十二章第十二节。

非冷球蛋白性 HCV 相关性肾小球肾炎的发病机制与 HBV 相关性肾小球肾炎相同。

总之，下述几点可作为肝炎病毒相关性肾炎的诊断依据：①患者有病毒性肝炎的临床表现和血清学指征，但需注意，有的病例血清学指征已经转阴，肾组织内仍可保持阳性，并导致肝炎病毒相关性肾炎；②肾组织内有肝炎病毒或其抗原存在；③非典型膜性肾病或膜增生性肾小球肾炎的病理表现；④免疫病理呈现抗体和补体的"满堂亮"现象；⑤儿童期原发性膜性肾病极少见，所以儿童的膜性肾病多数是肝炎病毒相关性肾炎。

（三）人类免疫缺陷病毒感染导致的肾病和肾小球肾炎

据世界卫生组织统计，1997 年世界范围内的获得性免疫缺陷综合征（acquired immunodeficiency syndrome，AIDS）患者已达 780 万，2003 年已增长到 4000 万，我国目前也有 5 万~10 万患者。人类免疫缺陷病毒（human immunodeficiency virus, HIV）是 AIDS 的病原体，HIV 导致的肾损伤称人类免疫缺陷病毒相关性肾病（HIV-associated nephropathy, HIV-AN）。HIV-AN 患者主要表现为大量蛋白尿、肾病综合征，乃至肾衰竭。HIV-AN 出现于严重的 AIDS 患者是生命终结的预兆。AIDS 患者出现 HIV-AN 以黑人多见，约为白人患者的 12 倍[97]。据我国北京地坛医院的 20 例 AIDS 解剖病例分析，尚未见典型的 HIV-AN。

病理表现[98-100]

大体表现

早期肾肿胀苍白，呈"大白肾"样改变，晚期呈现颗粒状萎缩肾。

光镜检查

多数（65%~75%）表现为塌陷型局灶性节段性肾小球硬化症（collapsing FSGS）。早期可见部分肾小球的毛细血管袢塌陷，尤以血管极周围最明显，塌陷的毛细血管袢周围的足细胞增生、肥大并且空泡变性，PAS 染色可见粗颗粒的胞质（图 7-127）。晚期出现多数毛细血管袢塌陷，乃至球性硬化。肾小管灶状或多灶状萎缩，管腔扩张，充以蛋白管型（图 7-128）。肾间质灶状或多灶状淋巴细胞和单核细胞浸润和纤维化。小动脉管壁增厚。

HIV 性狼疮样肾炎（lupus-like nephritis in

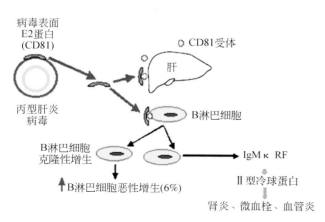

图7-126　丙型肝炎病毒相关性肾炎与冷球蛋白血症

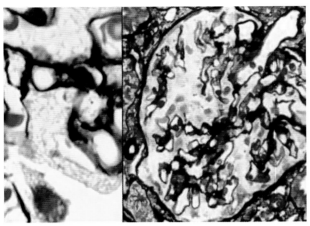

图7-127　获得性免疫缺陷综合征继发塌陷型FSGS。左：足细胞增生，空泡变性（Masson×800）；右：肾小球基底膜塌陷（Masson×400）

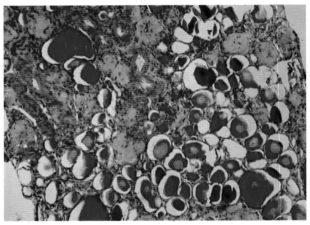

图7-128　获得性免疫缺陷综合征肾损伤，肾小管萎缩，囊性扩张（HE×200）

HIV infection）[94]：患者有 HIV 感染的前提下，光镜下表现为肾小球系膜增生、局灶增生、弥漫性增生、膜性肾病等病变，免疫病理学和电镜检查可见系膜区、内皮下、上皮下等多部位免疫复合物沉积。临床有系统性红斑狼疮的表现（发热、关节痛、浆膜炎以及多系统损伤，抗核抗体和抗DNA抗体阳性，低补体等）。

HIV 相关性膜性肾病：在 HIV 感染的前提下，可呈现不典型膜性肾病。

AIDS 患者免疫功能严重受损，所以机会性感染的发生率极高[92]，如各种病毒、真菌感染等。此外，除上述典型的塌陷型 FSGS 病变外，还可见免疫复合物介导的肾小球肾炎，来自巴黎的一

组病例报告显示，50%以上的白人患者和21%的黑人患者有免疫复合物介导的肾小球肾炎。此外，根据 100 例 AIDS 患者的肾活检病理分析，75%为塌陷型 FSGS，10%为膜增生性肾小球肾炎，6%为微小病变性肾小球病，3%为狼疮样肾炎，2%为急性感染后性肾小球肾炎，2%为膜性肾病，尚有个别的局灶节段性坏死性肾小球肾炎、血栓性微血管病（溶血性尿毒症综合征/血栓性血小板减少性紫癜）、IgA 肾病、免疫触须样肾病等[99]。

因水和电解质紊乱、药物中毒、血液循环障碍等多种因素导致的急性肾小管坏死、血栓性微血管病等，也可见于 AIDS 患者。

疾病后期因免疫功能极度低下，可出现肾内的真菌、抗酸杆菌、病毒等感染（图 7-129、图7-130）。Kaposi 肉瘤和淋巴瘤也可见于肾内（图17-131）。

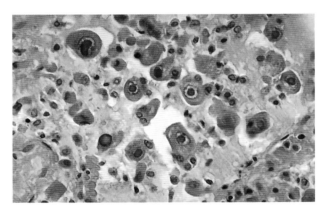

图7-129　HIV肾病，肾内可见巨细胞病毒感染（HE×600）

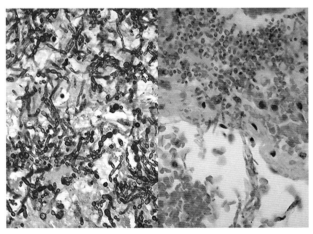

图7-130　HIV肾病，肾内可见真菌感染（左：麴菌感染，HE×600；右：念珠菌感染，HE×600）

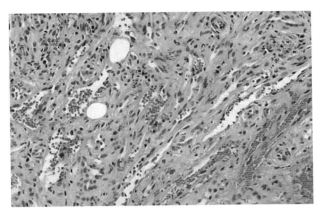

图7-131　HIV肾病，肾内Kaposi肉瘤，梭形瘤细胞增生，血管丰富伴出血（HE×200）

免疫病理学检查

仅见 IgM 和（或）C3 在肾小球系膜区局灶性阳性或弱阳性，呈团块状沉积，有时阴性。当合并其他肾小球疾病时，可出现相应的免疫病理学表现，如合并 IgA 肾病时，IgA 强阳性。在病原学检测中，可见肾小球和肾小管细胞核的 HIV 壳蛋白 HIV p24 阳性（图3-34）。

电镜检查

除合并其他肾小球病外，典型的 HIV-AN 无电子致密物，常见肾小球和小血管内皮细胞内的管网状结构、病毒体和包涵体，不除外继发性病毒感染（图7-132），主要位于扩张的滑面内质网内，直径约 24 nm[101]。

鉴别诊断

上述所有 HIV-AN 的病理表现均非其独有的特点，所以患者有 HIV 感染的确切证据是诊断 HIV-AN 的根据。

病因和发病机制[101-103]

HIV 直接感染肾小球和肾小管上皮细胞是 HIV-AN 的发病原因。肾活检标本和动物实验中发现肾可有 HIVp24 和 HIVgp120 表现，应用原位杂交技术发现，患者的肾小球三种固有细胞、肾小管上皮细胞和肾间质浸润的白细胞均显示 HIV-1 的 DNA 阳性，但尚无证据说明 HIV-AN 由

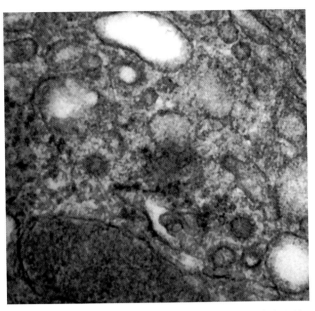

图7-132　HIV肾病，小血管内皮细胞内质网内的病毒体和包涵体（电镜×20 000）

HIV 直接引起。可能 HIV 所导致的诸多细胞因子和生长因子，如 TGF-β、TNF、IL-1、IL-6 等的变化，共同导致了 HIV-AN。有研究证明肾小球足细胞是 HIV-AN 首要受损的靶细胞，WT-1 和细胞周期蛋白依赖性激酶（cyclin-dependent kinase）减少和丢失。

（四）腺病毒感染与肾病[104-105]

腺病毒（adenovirus）为双链 DNA 无包膜的病毒。常通过呼吸道传染。其中 B 组 7、11、34 和 35 血清型与肾病关系密切。

腺病毒感染可导致急性肾小管间质肾病（图 7-133）以及少见的坏死性肾小球肾炎（图 7-134），称腺病毒感染性肾病（adenovirus infective nephropathy）。

病变肾小管上皮细胞和肾小球细胞内可见病毒体，应用原位杂交技术和免疫组化方法可见病毒复制，并可见污秽细胞（smudgy cell）样病毒包涵体（图 7-102、图 7-104、图 7-108、图 7-135）。

此外，尚有出血性膀胱炎的报道。

（五）水痘-带状疱疹病毒感染与肾病[106-107]

水痘-带状疱疹病毒（varicella-zostervirus）属于 α 疱疹病毒亚科，为线形双股 DNA 病毒，

经呼吸道传染。首先在呼吸道黏膜细胞中繁殖复制，然后通过血液播散于全身，中枢神经、心、肝、肺和肾均可累及。皮肤和黏膜可出现水疱[100]（图7-136），累及肾时，称水痘 - 带状疱疹病毒感染性肾病（varicella-zoster virus infective nephropathy）。

水痘 - 带状疱疹病毒感染性肾病常表现为毛细血管内增生性肾小球肾炎（图7-137），并可导致足细胞增生（图7-138），IgG 和 C3 沿肾小球毛细血管壁呈颗粒状沉积（图7-139），病毒抗原导致免疫复合物形成（图7-140）。肾小管和肾间质也可受

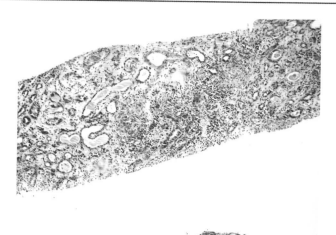

图7-133 腺病毒感染性肾病，急性肾小管间质肾病（HE×200）

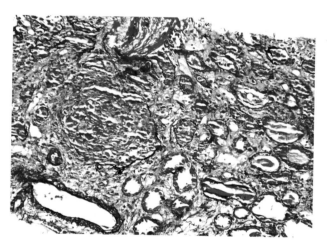

图7-134 腺病毒感染性肾病，坏死性肾小球肾炎（PASM+Masson×200）

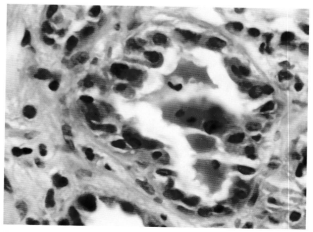

图7-135 腺病毒感染肾病，肾小管的污秽细胞样包涵体（HE×400）

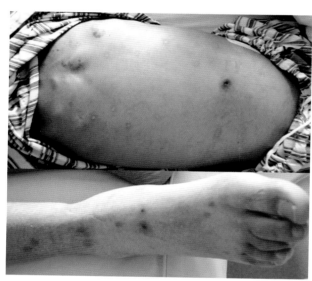

图7-136 水痘感染患者，皮肤出现水疱

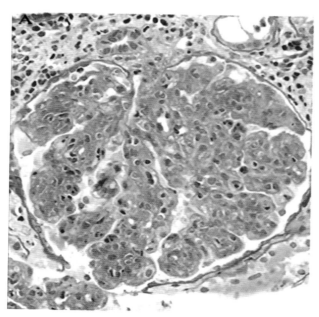

图7-137 水痘-带状疱疹病毒感染性肾病，肾小球系膜和内皮细胞弥漫增生（HE×400）

累。通过免疫组化、原位杂交方法，可见在肾小球细胞和肾小管上皮细胞内发现病毒增生和复制（图7-141）。

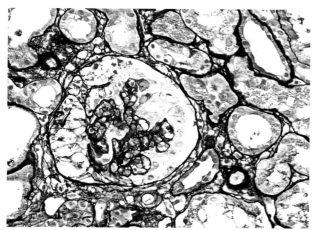

图7-138　水痘-带状疱疹病毒感染性肾病，肾小球系膜和足细胞增生（PASM×400）

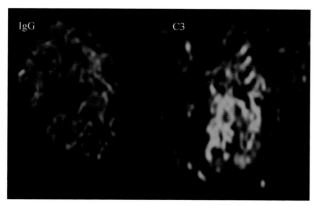

图7-139　水痘-带状疱疹病毒感染性肾病，IgG和C3沉积于肾小球毛细血管壁（免疫荧光×400）

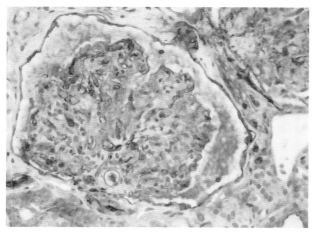

图7-140　水痘-带状疱疹病毒感染性肾病，病毒抗原沉积于肾小球基底膜（免疫组化×400）

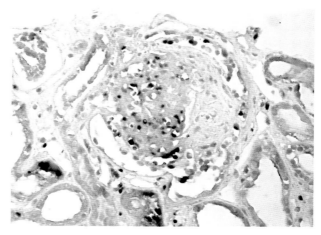

图7-141　水痘-带状疱疹病毒感染性肾病，肾小球水痘-带状疱疹病毒DNA阳性（原位杂交×400）

（六）微小病毒B19感染与肾病[108]

微小病毒B19（parvovirus B19）属于自主微小病毒属，为DNA病毒，可通过呼吸道、密切接触和宫内感染等途径感染人体。

微小病毒B19可引起毛细血管内增生性肾小球肾炎和肾小球毛细血管内皮病（图7-142），在肾小球内和肾小管上皮细胞内，均可显示病毒的存在（图7-143），称微小病毒B19感染性肾病（parvovirus B19 infective nephropathy）。

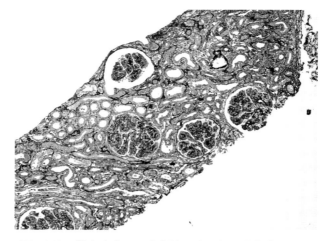

图7-142　微小病毒B19感染性肾病，肾小球内皮细胞弥漫增生（HE×100）

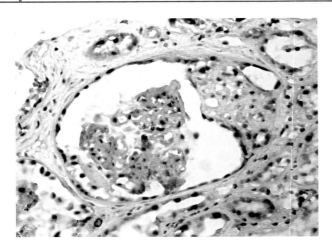

图7-143 微小病毒B19感染性肾病，肾小球细胞微小病毒B19DNA阳性（原位杂交×400）

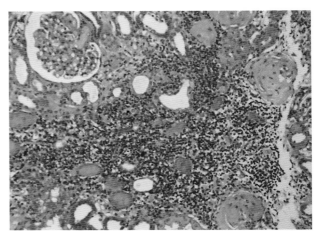

图7-144 EB病毒感染性肾病，肾间质大量淋巴细胞和单核细胞浸润（HE×200）

（七）汉坦病毒感染与肾病[109-110]

汉坦病毒（Hantan virus）是引起肾综合征出血热（hemorrhagic fever with renal syndrome，HFRS）的病毒，属布尼亚病毒科（Bunyaviridae）的汉坦病毒属。通过啮齿类动物传播。

受累肾的血管内皮细胞、淋巴细胞和单核巨噬细胞内均有病毒繁殖和复制，特别是对血管内皮细胞的损伤，可导致肾间质水肿和出血、淋巴细胞和单核细胞浸润，使患者出现急性肾衰竭（详见第九章第十节）。

（八）EB病毒感染与肾病[111]

EB病毒（Epstein-Barr virus）为双链DNA病毒，与疱疹病毒相似，可通过呼吸道、输血和密切接触传染。我国人群中感染率较高，成人抗体的阳性率高达90%以上。EB病毒主要感染B淋巴细胞，B淋巴细胞表面具有EB病毒的受体。可引起传染性单核细胞增多症、淋巴瘤、鼻咽癌等。

EB病毒感染主要导致以B淋巴细胞和浆细胞浸润为主的间质性肾炎（图7-144、图7-145），并可证实EB病毒感染（图7-146），称EB病毒感染性肾病（Epstein-Barr virus infective nephropathy）。

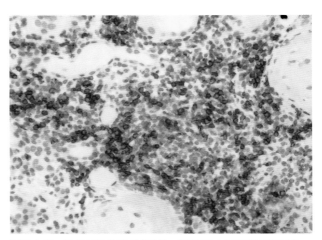

图7-145 EB病毒感染性肾病，肾间质大量B淋巴细胞和浆细胞浸润（免疫组化，CD20×400）

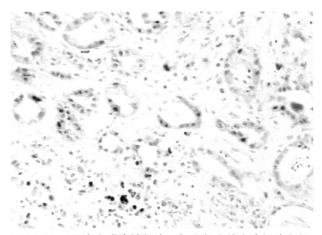

图7-146 EB病毒感染性肾病，部分肾小管上皮细胞和间质浸润细胞EB病毒DNA阳性（原位杂交×400）

（九）巨细胞病毒感染与肾病 [112]

巨细胞病毒（cytomegalo virus）又称巨细胞包涵体病毒，因感染的细胞肿大并伴有巨大的核内包涵体而得名。与疱疹病毒相似，属DNA病毒。通过密切接触感染。累及肾时，称巨细胞病毒感染性肾病（cytomegalo virus infective nephropathy）。

巨细胞病毒感染常出现于免疫功能低下的患者，呈现肾小管损伤，肾小管上皮细胞内出现巨大的鹰眼状（owl's eye body）核内包涵体，巨大的包涵体周出现透亮的晕（图 7-147）。

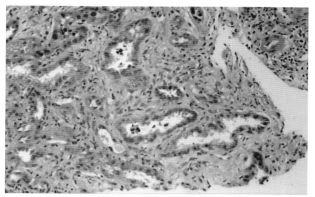

图7-148　多瘤病毒感染性肾病，肾小管上皮细胞异型增生，细胞核增大（HE×400）

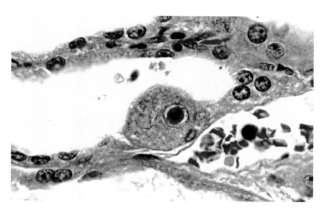

图7-147　巨细胞病毒感染性肾病，肾小管上皮细胞鹰眼状核内包涵体（HE×400）

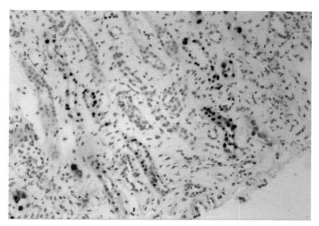

图7-149　多瘤病毒感染性肾病，肾小管上皮细胞核多瘤病毒SV40-T阳性（免疫组化×200）

（十）多瘤病毒感染与肾病 [113]

多瘤病毒（polyoma virus）为DNA病毒，通过呼吸道传染。感染多见于免疫功能低下的移植肾，感染率为1%~5.5%，可导致移植肾功能受损，称多瘤病毒感染性肾病（polyoma virus infective nephropathy）。

病变以肾小管损伤、急性肾小管坏死、急性间质性肾炎常见。采用免疫组化、原位杂交及电镜检查，肾小管上皮细胞内可见多瘤病毒的标记，细胞核内或细胞质内可见病毒包涵体及病毒体（图 7-148、图 7-149），均证实病毒侵犯肾小管上皮细胞。

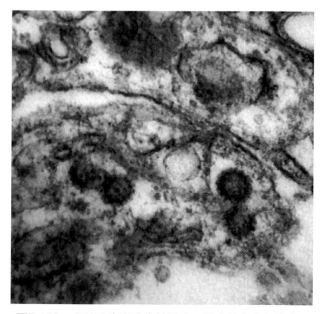

图7-150　SARS病毒感染性肾病，肾小管上皮细胞内可见冠状病毒和包涵体（电镜×25 000）

（十一）SARS 病毒感染与肾病 [114]

Severe acute respiratory syndrome（SARS）病毒是一种冠状病毒（coronavirus），为有包膜的单股正链 RNA 病毒，通过呼吸道传染。虽然肺的病变最严重，但也可导致全身多系统的损伤，累及肾时，称 SARS 病毒感染性肾病（SARS virus infective nephropathy）。

病毒主要在肾小管上皮细胞和浸润的淋巴细胞内繁殖和复制，导致急性肾小管损伤、坏死和急性间质性肾炎（图 7-150）。

综上所述，常见的病毒感染性肾病的病变总结于表 7-15。

除上述常见的病毒感染性肾病外，其他病毒感染性肾病也有报道，如麻疹报道、腮腺炎病毒等，但有作者认为是伴随疾病。

表7-15　常见病毒感染的肾内表现

包涵体	Poly V	Cytom V	Ade V	EB V	Vari V	Par V B19	HIV	SARS
污秽细胞样	++	+/-	++	-	++	++	++	++
鹰眼细胞样	+	+++	+/-	-	-	-	-	-
分布								
肾小管上皮细胞	+++	++	+++	++	-	-	-	++
内皮细胞	-	++	-	-	-	++	++	++
单核细胞	-	+	-	+++	-	++	++	++
肾小管坏死	+/+++	+/-	+++	+/-	+	-	+	+
局灶肾实质坏死	-	-	+/+++	+/-	-	-	+	+
间质出血	-	-	+++	-	-	-	-	-
间质肉芽肿	-	+/-	++	+++	-	-	-	-
间质炎症反应	+	+	++	+++	+	+	+	+

Poly V，多瘤病毒；　Cytom V，巨细胞病毒；　Ade V，腺病毒；　EB V，EB病毒；　Vari V，水痘-带状疱疹病毒；Par V B19，微小病毒B19；　HIV，人类免疫缺陷病毒；　SARS，SARS病毒

第九节　继发性膜性肾病和不典型膜性肾病

据近年来的研究和观察结果，可将膜性肾病分为三大类：

1. 病因不明的膜性肾病（如上述）称特发性或原发性膜性肾病（idiopathic/primary MN）。病理学特点：①免疫病理学表现为 IgG（主要为 IgG4）、C3 和 PLA2R 呈颗粒状沿肾小球毛细血管壁沉积；②光镜下只有肾小球毛细血管基底膜增厚，无明显的细胞增生；③电镜下可见电子致密物只沉积于肾小球上皮下或（和）基底膜内，详见第六章第四节。

2. 继发性膜性肾病（secondary MN）病因明确，如膜性狼疮肾炎、膜性乙型肝炎病毒相关性肾炎、HIV 相关性膜性肾病、肿瘤相关性膜性肾病等。病理学特点：①免疫病理学表现为 IgG（IgG1~4 均阳性）、IgA、IgM、C3、C1q、FRA 等呈"满堂亮"、颗粒状和团块状在肾小球毛细血管壁和系膜区沉积，而 PLA2R 阴性（图 7-151、图 7-152）；②光镜下除肾小球毛细血管基底膜增厚外，系膜细胞和（或）内皮细胞也增生（图 7-153）；③电镜下可见电子致密物在肾小球上皮下或（和）基底膜内、内皮下、系膜区多部位沉积（图 7-154）[115-117]。

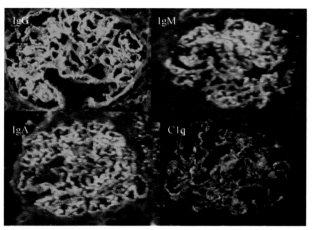

图7-151　继发性和不典型膜性肾病，IgG、IgA、IgM、C3、C1q等均沉积于肾小球毛细血管壁和系膜区（免疫荧光×400）

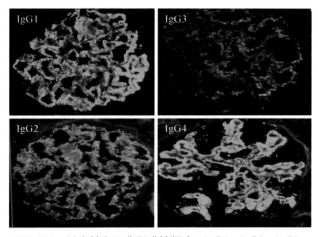

图7-152　继发性和不典型膜性肾病，IgG1、IgG2、IgG3、IgG4等均沉积于肾小球毛细血管壁和系膜区（免疫荧光×400）

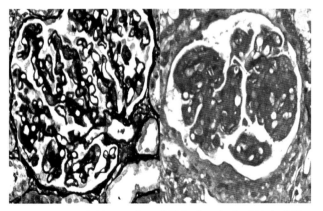

图7-153　继发性和不典型膜性肾病，肾小球基底膜增厚，系膜细胞和基质增生，多部位嗜复红蛋白沉积（左：PASM×400；右：Masson×400）

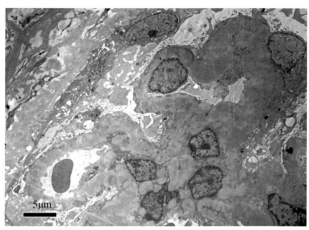

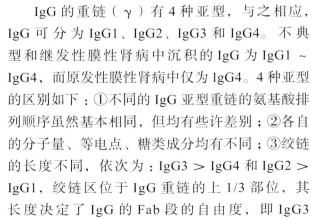

图7-154　继发性和不典型膜性肾病，肾小球基底膜增厚，系膜细胞和基质增生，电子致密物多部位沉积（电镜×5 000）

3. 不典型膜性肾病（atypical MN）　病理学特点与继发性膜性肾病相同，但病因不明确，可能与病毒感染、空气污染、水和食物污染等因素有关。①免疫病理学表现为IgG（主要为IgG1、IgG2、IgG3、IgG4）、IgA、IgM、C3、C1q等呈颗粒状和团块状沿肾小球毛细血管壁和系膜区沉积，特别是IgA和IgM等也沿毛细血管壁沉积，而不像IgA肾病那样呈团块状沉积于系膜区（图7-151、图7-152），PLA2R阴性；②光镜下除肾小球毛细血管基底膜增厚外，尚有系膜细胞和基质等增生（图7-153）；③电镜下可见电子致密物沉积于肾小球上皮下、基膜内、内皮下和系膜区等多部位（图7-154）[118]。

IgG的重链（γ）有4种亚型，与之相应，IgG可分为IgG1、IgG2、IgG3和IgG4。不典型和继发性膜性肾病中沉积的IgG为IgG1～IgG4，而原发性膜性肾病中仅为IgG4。4种亚型的区别如下：①不同的IgG亚型重链的氨基酸排列顺序虽然基本相同，但均有些许差别；②各自的分子量、等电点、糖类成分均有不同；③绞链的长度不同，依次为：IgG3＞IgG4和IgG2＞IgG1，绞链区位于IgG重链的上1/3部位，其长度决定了IgG的Fab段的自由度，即IgG3的转动自由度最大，而IgG1几乎不能转动，

从而使不同的IgG亚型与抗原结合的活性不同。④不同的IgG亚型激活补体的途径有一定差别，IgG1和IgG3通过经典途径激活补体，IgG4通过旁路途径激活补体，IgG2大多数情况下通过经典途径。所以IgG1、IgG2、IgG3与抗原结合后，必有C1q出现。⑤多糖类抗原易诱发IgG1和IgG2，蛋白类抗原易诱发IgG1、IgG3和IgG4；⑥不同IgG亚型在血浆内的含量不同，由多至少依次为：IgG1（900 mg/dl）、IgG2（300 mg/dl）、IgG3（100 mg/dl）、IgG4（50 mg/dl）；⑦它们的半衰期不同，IgG3约为数天，而IgG1、IgG2和IgG4则为23天。这可能是不典型膜性肾病或继发性膜性肾病在免疫病理学方面与原发性膜性肾病表现不同的原因。

参考文献

[1] Cameron J S.Lupus nephritis. J Am Soc Nephrol, 1999, 10: 413-424.

[2] 刘玉春，王海燕，王文勇，等．以肾脏受累为首发症状表现的系统性红斑狼疮22例分析．北京医学杂志，1990, 12: 4-6.

[3] 邹万忠，王海燕．狼疮肾炎病理学分类的演变和现状．中华肾脏病杂志，2004, 20: 377-379.

[4] Pirani C L. Renal involvement in systemic lupus erythematosus (SLE): a study of 56 patients emphasizing histologic classiflcation. Medicine, 1978, 75:371-410.

[5] Churg J, Sobin L H. Renal disease: Classification and atlas of glomerular disease. Tokyo: Igaku-Shoin, 1982.

[6] Churg J, Bernstein J, Glassock R J. Renal disease: classiflcation and atlas of glomerular diseases. 2nd ed. Tokyo: Igaky-Shoin, 1995.

[7] Weening J J, D'Agati V D, Schwartz M M, et al. The classification of glomerulonephritis in systemic lupus erythematousus revisited. Kidney Int, 2004, 65:521-530.

[8] D'Agati V D. Renal disease in systemic lupus erythematosus, mixed connective tissue disease, Sjögren's syndrome and rheumatoid arthritis //Jennete J C, Olson J L, Schwartz M M, Silva F G(eds). Heptinstall's Pathology of the Kidney, 6th ed. Vol 1. Philadelphia: Lippincott-Raven, 2007: 517-558.

[9] Zhou F D, Zhao M H, Zou W Z, et al. The changing spectrum of primary glomerular diseases within 15 years: a survey of 3331 patients in a single Chinese centre. Nephrol Dial Transplant, 2009, 24:870-876.

[10] Makker S P. Tubular basement membrane antibody induced interstitial nephritis in systemic lupus erythematousus. Am J Med, 1980, 69: 649-654.

[11] Stoebner P, Renversez J, Groulade I, et al. Ultrastructural study of human IgG and IgM cryoglobulins. Am J Clin Pathol, 1979, 71: 404-452.

[12] Hitoshi Sugiyama, Mie Maruyama, Hiroshi Morinaga, et al. Unique microstru- ctures and podocytic infolding in glomerularbasement membrane associated with collagen diseases: a reportof three cases. Clin Exp Nephrol, 2008, 12:450-454.

[13] Mizuko Tanaka, Kazuo Watanabe, Koichi Asah, et al. Lupus nephritis with podocytic infolding and intramembranous microstructures. Clin Exp Nephrol, 2008, 12:485-488.

[14] Bates W D, Halland A M, Tribe R D, et al. Lupus nephritis, Part I ,Histopathological classiflcation, activity and chronicity scores. S Afr med J, 1991, 79: 256-259.

[15] Hill G S, Delahousse M, Nochy D, et al. Predictive power of the second renal biopsy in lupus nephritis. Kidney Int, 2001, 59: 304-316.

[16] Pirani C L. Clinicalpathologic correlations in lupus nephritis//D'Amico C (ed). Contributions to nephropathy. Vol 45. Basel: Karger, 1995: 185-197.

[17] 陈德茂．系统性红斑狼疮肾炎 // 王海燕．肾脏病学．3版．北京：人民卫生出版社，2008: 1321-1342.

[18] Sharp G C, Irvin W S, Tan E M, et al. Mixed connective tissue disease-an apparently distinct rheumatic disease syndrome associated with a specific antibody to an extractable nuclear antigen（ENA）. Am J Med, 1972, 52: 148-159.

[19] Danieli M G, Fraticelli P, Salvi A, et al. Undifferentiated connective tissue disease : natural history and evolution into deflnite CTD assessed in 84 patients initially diagnosed as early UCTD. Clin Rheumatol, 1998, 17: 195-201.

[20] Venables P J. Mixed connective tissue disease. Lupus, 2006, 15: 132-137.

[21] Berger J, Hinglais N. Intercapillary deposits of IgA-IgG. J Urol Nephrol, 1968, 74: 694-695.

[22] Donadio J V, Grande J P. IgA nephropathy. N Engl J Med, 2002, 347: 738-748.

[23] Jennette J C. The immunohistology of IgA nephropathy. Am J Kidney Dis, 1988, 12: 348-352.

[24] 邹万忠. IgA 肾病 // 邹万忠. 肾活检病理学. 3 版. 北京：北京大学医学出版社, 2014: 126-136.

[25] Satoskar A, Nadasdy G, Plaza J A, et al. Staphylococcus infection associated glomerulonephritis mimicking IgA nephropathy. Clin J Am Soc Nephrol, 2006, 1: 1179-1186.

[26] Nasr S H, Markowitz G S, Whelan J D, et al. IgA-dominant acute poststaphylococcal glomerulonephritis complicating diabetic nephropathy. Hum Pathol, 2003, 34: 1235-1241.

[27] 李航, 文煜冰, 李学旺. 微小病变肾病合并系膜区 IgA 沉积的临床和病理分析. 北京医学, 2007, 29: 365-368.

[28] Lai K N, Lai F M, Chan K W, et al. An overlapping syndrome of IgA nephropathy and lipoid Nephrosis. Am J Clin Pathol, 1986, 86: 716-723.

[29] Hyeon J J, Soon H J, Joon C. Electron microscopic study of the cases of minimal change nephritic syndrome with mesangial IgA deposition. Yonsei Med J, 1992, 33:122-126.

[30] 王素霞, 邹万忠, 杨莉, 等. 膜性肾病合并 IgA 肾病的临床病理特点. 中华病理学杂志, 2007, 36: 171-174.

[31] Mazzucco G, Bertani T, Fortunato M, et al. Different patterns of renal damage in type 2 diabetes mellitus: a multicenter study on 393 biopsies. Am J Kidney Dis, 2002, 39:713-720.

[32] Koyama A, Kobayashi M, Yamaguchi N, et al. Glomerulonephritis associated with MRSA infection: a possible role of bacterial superantigen. Kidney Int, 1995, 47: 207-216.

[33] Lee S M, Rao V M, Frankin W A, et al. IgA nephropathy: morphologic predictors of progressive renal disease. Human Pathology, 1982, 13: 314-322.

[34] Lee H S, Lee M S, Lee S M, et al. Histological grading of IgA nephropathy predicting renal outcome: revisiting H. S. Lee's glomerular grading system. Nephrol Dial Transplant, 2005, 20: 342-348.

[35] Haas M. Histologic subclassification of IgA nephropathy: A clinicopathologic study of 244 cases. Am J Kidney Dis, 1997, 29:829-842.

[36] Manno C, Strippoli G F, D'Atli C, et al. A novel simpler histological classification for renal survival in IgA nephropathy: a retrospective study. Am J Kidney Dis, 2007, 49:763-775.

[37] 鲍浩, 黎磊石, 刘志红, 等. 不同类型 IgA 肾病的临床病理比较. 肾脏病与透析肾移植杂志, 2006, 15: 409-415.

[38] D'Amico G. Natural history of idiopathic IgA nephropathy: role of clinical and histological prognostic factors. Am J Kidney Dis, 2000, 36: 227-237.

[39] Katafuchi R, Kiyoshi Y, Oh Y, et al. Glomerular score as a prognosticator in IgA nephropathy : its usefulness and limitation. Clin Neph, 1998, 49: 1-8.

[40] Okada H, Suzuki H, Konishi K, et al. Histological alterations in renal specimens as indicators of prognosis of IgA nephropathy. Clin Nephrol, 1992, 37: 235-238.

[41] Alamartine E, Sebatier J C, Guerin C, et al. Prognostic factors in mesangial IgA glomerulonephritis: an extensive study with univariate and multivariate analyses. Am J Kidney Dis, 1991, 18: 12-19.

[42] Kusumoto Y, Takebayashi S, Taguchi T, et al. Long-term prognosis indices of IgA nephropathy in juvenile and in adult Japanese. Clin Nephrol, 1987, 28: 118-124.

[43] Wakai K, Kawamura T, Endoh M, et al. A scoring system to predict renal outcome in IgA nephropathy: from a nationwideprospective study. Nephrol Dial Transplant, 2006, 21: 2800-2808.

[44] 蒋镭, 吕继成, 陈文芳, 等. IgA 肾病简明半定量评分方法及其与预后的关系. 中华肾脏病杂志, 2007, 23: 278-282.

[45] A working group of the international IgA nephropathy network and the renal pathology society: Roberts S D, Cook M T, Troyanov S, et al. The Oxford classification of IgA nephropathy: Pathology definitions, correla-

tions, and reproducibility. Kidney Int, 2009, 76:534-545.

[46] A working group of the international IgA nephropathy network and the renal pathology society: Cattran D C, Coppo R, Cook M T, et al. The Oxford classification of IgA nephropathy: Retionale, Clinicopathological correlations, and Classification. Kidney Int, 2009, 76: 546-556.

[47] 师素芳，张宏. 对于 IgA 肾病牛津病理分型验证现状的分析. 中华肾脏病杂志，2012, 28: 167-169.

[48] 邹万忠，王海燕. 肾小球毛细血管璧 IgA 沉在 IgA 肾病中的意义. 中华肾脏病杂志，1988, 4: 130-133.

[49] Haas M. IgA nephropathy and Henoch-Schonlein purpura nephritis// Jennette J E, Olson J L, Schiwartz M M, Silva F G(eds). Heptinstall's Patholy of the Kidney. 6th ed. Philadelphia: Lippincott Willams & Wilkins, 2007: 423-486.

[50] Yoshimura M, Kida H, Abe T, et al. Significance of IgA deposits on the glomerular capillary walls in IgA nephropathy. Am J Kidney Dis, 1987, 9: 404-409.

[51] 赵明辉. 当前 IgA 肾病临床和基础研究的几点认识. 中华肾脏病杂志，2007, 23: 275-277.

[52] Lai K N. Pathogenesis of IgA nephropathy. Nat Rev Nephrol, 2012, 8: 275-283.

[53] Robert J W, Bruce A J. IgA nephropathy. N Engl J Med, 2013, 368: 2402-2412.

[54] Koyama A, Sharmin S, Sakurai H, et al. Staphylococcus aureus cell envelope antigen is a new candidate for the induction of IgA nephropathy. Kidney Int, 2004, 66: 121-132.

[55] Tanaka M, Seki G, Someya T, et al. Aberrantly glycosylated IgA1 as a factor in the pathogenesis of IgA nephropathy. Clin Dev Immunol, 2011, 47: 270-280.

[56] 张庆娴，朱历，张宏. IgA1 分子异常糖基化在 IgA 肾病发病机制中的研究进展. 中华肾脏病杂志，2011, 27: 221-227.

[57] Hastings M, Moldoveanu Z, Julian B, et al. Calactose-deflciencient IgA1 in African Americans with IgA nephropathy: serum levels and heritability. Clin J Am Soc Nephrol, 2011, 5: 2069-2074.

[58] Gahavi A G, Moldovvean Z, Wyatt R J, et al. Aberrnt IgA1 glycosylation is inherited in familial and sporadic IgA nephropathy. Am Soc Nephrol, 2008, 19: 1008-1014.

[59] Tizard E J. Henoch-Scholein purpura. Arch Dis Chid, 1999, 80: 380-386.

[60] Saulsbury F T. Henoch-Schonlein purpura in children: Report of 100 patents and review of the literature. Medicine, 1999, 78: 395-402.

[61] 张国珍，吴小川，易红，等. 儿童紫癜性肾炎临床与病理相关性分析. 中国当代儿科杂志，2007, 9: 127-132.

[62] Thervet E, Hill G. Henoch-Schonlein purpura in adults: Outcome and prognostic factors. J A Am Soci Nephrol, 2002, 13: 1271-1278.

[63] Appel G B, Radhakrishnan J, D'Agati V D. Secondary glomerular disease//Brenner B M. The Kidney. 7th ed. Philadelphia: Saunders, 2004: 1381-1482.

[64] Woodroffe A J. IgA glomerulonephritis and liver disease. Aust NZ J Med, 1981, 11:109-115.

[65] 俞雁平，王海燕，邹万忠，等. 肝炎后肝硬化继发肾损害. 中华内科杂志，1992, 31: 225-228.

[66] Salama A D, Levy J B, Lighstone L, et al. Goodpasture's disease. Lancet, 2001, 358: 917-920.

[67] Pusey C D. Anti glomerular basement membrane disease. Kidney Int, 2003, 64: 1535-1550.

[68] Ke C L, Wen Y K, Chen M L. IgA variant of anti-glomerular basement membrane glomerulonephritis associated with pulmonary hemorrhage and microangiopaththic hemolytic anemia. Renal Failure, 2012, 34: 657-660.

[69] Wen Y K, Wen K I. An unusual case of IgA-mediated anti-glomerular basement membrane disease. Int Urol Nephrol, 2013, 45: 1229-1234.

[70] Jennette J C, Nickeleit V. Anti-glomerular basement membrane glomerulonephritis and Goodpasture's syndrome//Jennette J C, Olson J L, Schwartz M M, Silva F G (eds). Heptinstall's Pathology of the Kidney. 6th ed. Vol 1. Philadelphia: Lippincott-Raven, 2007: 626-629.

[71] Borza D B. Autoepitopes and alloepitoes of type IV collagen: role in the molecular pathogenesis of antiGBM antibody glomerulonephritis. Nephron Exp Nephrol, 2007, 106: 37-43.

[72] Yang R, Hellmark T, Zhao J, et al. Antigen and epitope specificity of anti-glomerular basement membrane antibodies in patients with goodpasture disease with or

without anti-neutrophil cytoplasmic antibodies. J Am Soc Nephrol, 2007, 18: 1338-1343.

[73] 高瑞通，文煜冰，李航，等．感染性心内膜炎的肾脏损伤．中华肾脏病杂志，2005, 21: 438-442.

[74] Neugarten J, Baldwin D S. Glomerulonephritis in sub-acute bacterial endocarditis. Am J Med, 1984, 77: 297-304.

[75] Vella J, Carmody M, Campbell E, et al. Glomerulone-phritis after vetriculo-atrial shunt. QJM, 1995, 88: 911-918.

[76] Sorger K, Gessler U, Hubner F K, et al. Subtypes of acute postinfectious glomerulonephritis: synopsis of clinical and pathological features. Clin Nephrol, 1982, 17: 114-128.

[77] Nasr S H, Fidler M E, Valeri A M, et al. Postinfectious glomerulonephritis in the elderly. J Am Soc Nephrol, 2011, 22: 187-195.

[78] Satoskar A A, Molenda M, Scipio P, et al. Henoch-Schönlein purpura-like presentation in IgA-domi-nant Staphylococcus infection-associated glomeru-lonephritis-a diagnostic pitfall. Clin Nephrol, 2013, 79:302-312.

[79] Nadasdy T, Hebert L A. Infection-related glomerulone-phritis: understanding mechanisms. Semin Nephrol, 2011, 31: 369-375.

[80] 邹古明，谌贻璞，董鸿瑞．病毒性肾病．中华病理学杂志，2010, 39: 130-132.

[81] Bems J S, Bloom R D. Viral nephropathies: Core cur-riculum 2008. Am J Kidney Dis, 2008, 52: 370-381.

[82] Singh H K, Nickeleit V. Kidney disease caused by viral infections. Current Diagnostic Pathology, 2004, 10: 11-21.

[83] Seeger C, Mason W S. Hepatitis B virus biology. Mi-crobiol Mol Biol Rev, 2000, 64: 51-59.

[84] Lai K N, Lai F M, Chan K W, et al. The clinic-patholog-ic feature of hepatitis B virus-associated Glomerulone-phritis. Q J Med, 1987, 240: 323-330.

[85] 张月娥，方利君，马学玲，等．乙型肝炎病毒感染在肾小球肾炎发病中的作用．中华病理学杂志，1995, 24: 341-344.

[86] 王素霞，邹万忠，王盛兰，等．乙型肝炎病毒相关性肾炎的超微结构及免疫电镜观察．中华病理学杂志，2001, 30: 289.

[87] 编委会．乙型肝炎病毒相关性肾炎座谈会纪要．中华内科杂志，1990, 29:519.

[88] 中华医学会儿科学会肾脏病学组．儿科常见肾脏疾病诊治循证指南（试行）（五）：儿童乙型肝炎病毒相关性肾炎诊断治疗指南．中华儿科杂志，2010, 48:592-595.

[89] 刘玉梅，汪年松．规范乙型肝炎病毒相关性肾小球肾炎的诊断和治疗．临床肾脏病杂志，2014, 14: 249-252.

[90] Lai K N, Lai F M, Tam J S. Comparison of polyclonal and monoclonal antibodies in determination of glomer-ular deposits of hepatitis B virus antigens in hepatitis B virus-associated glomerulonephritis. Am J Clin Pathol, 1989, 92: 159-168.

[91] 忻青．病毒感染相关肾损伤 // 陈灏珠，林果为，王吉跃．实用内科学．14 版．北京：人民卫生出版社，2013: 2222-2225.

[92] Johnson R J, Willson R, Yamabe H. Renal manifesta-tions of hepatitis C virus infection. Kidney Int, 1994, 46: 1255-1263.

[93] Yamabe H, Johnson R J, Gretch D R, et al. Hepatitis C virus infection and membranoproliferative glomerulone-phritis in Japan. J Am Soc Nephrol, 1995, 6: 220-228.

[94] 王海燕，王丽，张国庆，等．丙型肝炎病毒感染与肾小球肾炎．中华内科杂志，1994, 6: 402-408.

[95] Misiani R, Belllavita P, Fenili D. Hepatitis C virus in-fection in type II cryoglobulinemia. Am Interin Med, 1992, 117: 573-577.

[96] Ni J, Hembrador E, Bisceglie A D, et al. Accumulation of B lymphocytes with a naïve, resting phenotype in a subset of hepatitis C patients. J Immunol, 2003, 170: 3429-3912.

[97] D'Agati V, Appel G B. Renal pathology of human im-munodeflciency virus infection. Semin Nephrol, 1998, 18:406-421.

[98] Alpers C E, Tsai C C, Hudkins K L, et al. Focal seg-mental glomerulosclerosis in primates infected with a simian immunodeficiency. AIDS Research in Human Retroviruses, 1997, 13: 413-424.

[99] Cohen A H, Nast C C. HIV-associated nephropathy. A unique combined glomerular, tubular, and interstitial lesion. Modern Pathology, 1988, 1: 87-97.

[100] D'Agati V, Suh J I, Carbone L, et al. Pathology of HIV-associated nephropathy: a detailed morphologic and comparative study. Kidney Int, 1988, 35: 1358-1370.

[101] Nochy D, Glotz D, Dosquet P, et al. Renal disease associated with HIV infection: a multicentric study of 60 patients from Paris hospitals. Nephrol Dial Transplant, 1993, 8: 11-19.

[102] Ross M J, Klotman P E. Recent progress in HIV-associated nephropathy. J Am Soci Nephrol, 2002, 13: 2997-3004.

[103] Weiner N J, Goodman J W, Kimmel P L. The HIV associated renal diseases: current insight into pathogenesis and treatment. Kidney Int, 2003, 63: 1618-1631.

[104] Mazoyer E, Daugas E, Verine J, et al. A case report of adenovirus related acute interstitial nephritis in a patient with AIDS. Am J Kidney Dis, 2008, 51: 121-126.

[105] Tobar A, Alsoad K O, Belanger E, et al. Adenovirus related acute haemorrhagic necrotizing glomerulonephritis in renal allograft. Nephrol Dial Transplant, 2008, 23: 1237-1250.

[106] Zou Gu-ming, Chen Yi-pu, Li Wen-ge. A case of varicella-zoster virus infection associated glomerulonephritis and encephalitis. Journal of Peking University, 2011, 43:914-918.

[107] 邹古明, 谌贻璞, 程 虹, 等. 水痘带状疱疹病毒相关性肾小球肾炎及脑炎一例报告及文献复习. 中华肾脏病杂志, 2009, 25: 901-905.

[108] Mori Y, Yamashita H, Umeda Y, et al. Associated of parvovirus B19 infection with acute glomerulonephritis in healthy adults: case report and review of the literature. Clin Nephrol, 2002, 57: 69-73.

[109] 陈惠萍, 张景红, 黎磊石, 等. 流行性出血热肾组织学特点及与临床的联系. 中华肾脏病杂志, 1993, 9: 329-332.

[110] Muranyi W, Bahr U, Zeier M. Hantavirus infection. J Am Soc Nephro, 2005, 16: 3669-3679.

[111] 包丽华, 章友康, 邹万忠, 等. 间质性肾炎中 EB 病毒的原位杂交检测. 中华肾脏病杂志, 1997, 13: 131-133.

[112] Battegay E J, Mihatsch M J, Mazzucchelli L, et al. Cytomegalovirus and glomerulopathy. Clin Nephrol, 1988, 30: 239-347.

[113] Hirsch H H, Knowles W, Dickenmann M, et al. Prospective study of polyomavirus type BK replication and nephropathy in renal transplant recipients. N Engl J Med, 2002, 347: 488-496.

[114] 陆江阳, 赵景民, 李 宁, 等. SARS 冠状病毒感染致全身多脏器损伤的电镜观察. 感染、炎症、修复杂志, 2003, 4: 145-148.

[115] 陈国柱, 章友康, 邹万忠, 等. 乙型肝炎病毒在成人膜性肾病中的致病作用. 中华医学杂志, 1999, 75: 540-542.

[116] Song Y S, Min K W, Kim J H, et al. Differential diagnosis of lupus and primary membranous nephropathies by IgG subclass analysis. Clin J Am Soc Nephrol, 2012, 7: 1947-1955.

[117] Lefaucheur C, Stengel B, Nochy D, et al. Membranous nephropathy and cancer: epidemiologic evidence and determinants of high-risk cancerassociation. Kidney Int, 2006, 70: 1510-1517.

[118] Skvaril F. IgG subclass in viral infection. MonogrAllergy, 1986, 19:134-143.

第八章 肾小管疾病

主要损伤肾小管的肾疾病称肾小管疾病（tubular disease）。由于肾小管和肾间质的结构和功能非常密切，两者的病变常互为因果，同时出现，所以一些作者将其统称为肾小管间质疾病（tubulo-interstitial disease）。本书认为，如果能从临床和病理学形态上证实肾小管损伤严重，继发了肾间质病变，则仍称肾小管疾病，以利于临床治疗，因为重度肾小管损伤和急性肾小管坏死的治疗与间质性肾炎的治疗有区别。

有一些主要损伤肾小管的疾病，如高尿酸血症肾病、高钙性肾病、高草酸尿肾病、胱氨酸肾病、糖原贮积症肾病等，从病因看来，均为先天或后天性的因素导致的物质代谢异常，因此将它们划归第十三章"代谢异常导致的肾疾病"叙述。

在肾小管和肾间质疾病中，也要注意病变分布和病变类型两方面。

病变分布：根据病变占肾活检标本的比例，分为小灶状和灶状（≤25%）、多灶状（25%~50%）、多灶状伴大片状（50%~75%）和弥漫性（>75%，甚至100%）。

病变类型：肾小管病变包括变性、坏死、管型、特殊结晶、萎缩和消失。肾间质病变包括水肿、出血、细胞浸润（中性粒细胞、嗜酸性粒细胞、淋巴细胞、浆细胞、单核细胞）、特殊结晶、纤维化等。

1985年，WHO发表了肾小管间质疾病的分类（表8-1）[1]：

表8-1 肾小管间质疾病的病理学分类（WHO，1985）

感染性肾小管间质肾炎

急性感染性肾小管间质肾炎（急性肾盂肾炎）

　急性细菌性、真菌性、病毒性感染

系统性感染伴发的急性肾小管间质肾炎

　急性A组链球菌、白喉杆菌、弓形虫、军团菌病、布鲁菌病、病毒和其他感染

慢性感染性肾小管间质肾炎（慢性肾盂肾炎）

　非阻塞性反流性肾盂肾炎、慢性阻塞性肾盂肾炎、黄色肉芽肿性肾盂肾炎、软斑病、巨细胞病毒性间质肾炎和其他感染的慢性肾盂肾炎

特殊病原体感染

　结核分枝杆菌、麻风杆菌、梅毒螺旋体、流行性出血热病毒感染等

药物性肾小管间质肾炎

急性药物中毒性肾小管损伤

　直接损伤、间接损伤

药物过敏性肾小管间质肾炎

慢性药物性肾小管间质肾炎

　镇痛剂肾病、锂中毒肾病、氯乙基环己基亚硝基脲中毒肾病等

续表

表8-1 肾小管间质疾病的病理学分类（WHO，1985）

免疫性肾小管间质肾炎

　肾小管抗原抗体反应

　　抗肾小球基底膜病或Goodpasture综合征伴肾小管损伤

　　免疫复合物介导的肾小球肾炎和肾小管损伤

　药物

　移植肾

　特发性

　肾外性自身免疫性疾病引起的免疫复合物性肾小管间质肾炎

　　系统性红斑狼疮

　　混合性冷球蛋白血症

　　细菌性免疫复合物介导性肾小球肾炎伴肾小管损伤

　　干燥综合征

　　伴有血管炎的低补体血症性肾小球肾炎伴肾小管损伤

　　移植肾

　细胞免疫反应性肾小管间质肾炎

　　细菌、病毒、寄生虫感染，药物，化学物质，移植肾

　速发型超敏反应（IgE型）肾小管间质肾炎

　　药物，寄生虫感染

尿路梗阻性肾小管间质肾炎

　不伴感染的肾盂积水

　伴有感染的肾盂积水，肾盂积脓

反流性肾病

伴有肾乳头坏死的肾小管间质肾炎

　糖尿病肾损伤、尿路梗阻、镇痛剂肾病、镰状细胞病肾病、新生儿出血性肾乳头坏死、血管性肾损伤、结核病等

重金属中毒性肾小管病变和肾小管间质病变

　铅中毒肾病、汞中毒肾病、顺铂中毒肾病、镉中毒肾病以及金、银、铜、铁等中毒肾病

急性肾小管损伤和坏死

　中毒性、缺血性、严重挤压伤、流产、严重烧伤、休克、败血症、血型不符输血和肌红蛋白尿等

代谢异常导致的肾小管病变和肾小管间质病变

　高钙血症肾病、高尿酸血症肾病、高草酸尿肾病、胱氨酸肾病、低钾血症肾病、高渗性肾病、糖原贮积症肾病、脂肪变性、玻璃滴状变性、胆色素肾病、铜沉积（肝豆状核变性）、铁沉积等

先天性和遗传性肾小管间质疾病

　髓质囊肿病（青少年肾痨）、家族性间质肾炎、Alport综合征

肿瘤性肾小管间质肾炎

　浆细胞病（骨髓瘤、单克隆免疫球蛋白肾病）、IgG-IgM混合性冷球蛋白血症、巨球蛋白血症、白血病和淋巴瘤浸润

肾小球病和血管性疾病导致的肾小管间质病变

　急性和慢性肾小球疾病、缺血性萎缩、终末性固缩肾

其他疾病导致的肾小管间质病变

　放射性肾炎、巴尔干肾病、结节病肾病、特发性肾小管间质肾病（急性、肉芽肿性、慢性）

第一节　高渗性肾病

短时间大量高渗性液体输入体内导致的肾小管上皮细胞重度空泡变性称高渗性肾病（osmotic nephropathy or nephrosis）。轻者无明显的功能变化，去除损伤因素可很快恢复，重者可出现急性肾功能损伤。

病理表现[2]

光镜检查

肾小管上皮细胞胞质充满细小的空泡，使细胞透明肿胀，肾小管管腔狭窄。细胞膜完整。细胞核轻度固缩。病变以近端肾小管最严重（图8-1）。有时肾小球上皮细胞也出现空泡变性。

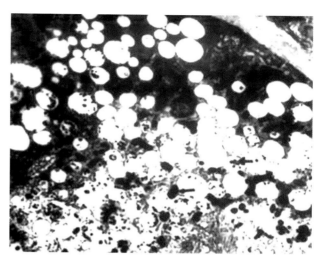

图8-2　高渗性肾病，肾小管上皮内质网扩张，吞噬泡增多（电镜×2700）

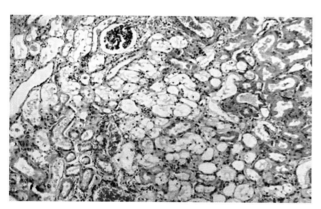

图8-1　高渗性肾病，肾小管上皮重度细空泡变性（HE×100）

免疫病理学检查

依原有的肾小球病，肾小球可有或无阳性表现。

电镜检查

肾小管上皮细胞胞质内可见多数空泡，由内质网肿胀演变而来，并有较多的吞噬泡。其他细胞器病变不明显（图8-2）。细胞核染色质可出现边集状态。细胞腔面微绒毛可见脱落现象。

鉴别诊断

大量蛋白尿或肾病综合征的患者均可出现肾小管上皮细胞空泡变性，但常与颗粒变性并存，而且病变分布不广泛；电镜下可见多数蛋白滴和各级溶酶体。

肾小管上皮细胞脂肪变性见于多种肾病，胞质内的空泡较大，苏丹Ⅲ染色阳性；电镜下可见脂滴。

低钾血症肾病的肾小管空泡变性的空泡体积最大，电镜下空泡主要位于肾小管上皮细胞的基底皱褶。

病因和发病机制[2]

本病多数是由于通过静脉大量输入高张糖类物质（如高张葡萄糖、甘露醇等）以增加血浆胶体渗透压造成的。上述高张糖类物质易渗入肾小管上皮细胞。

第二节 低钾血症肾病

多种原因可导致血钾过低（<4 mmol/L），如慢性胃肠功能性疾病造成的长期钾摄入不足、胃肠道或肾疾病导致的失钾过多，以及滥用药物（泻药、利尿剂、皮质类固醇药物等）、原发性醛固酮增多症、Liddle 综合征、Bartter综合征、Gitelman综合征等失钾性肾病等引起的失钾过多等。血钾过低可导致肾小管损伤，称低钾血症肾病（hypokalemia nephropathy）。

患者主要表现为肾小管浓缩和稀释功能的障碍，后期出现肾小球功能障碍。

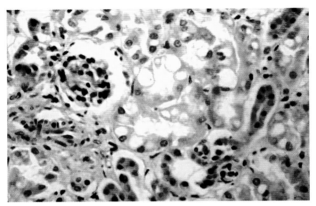

图8-3 低钾血症肾病，肾小管上皮细胞大空泡形成（HE×200）

病理表现[3]

光镜检查

肾小管上皮细胞大空泡变性，尤以近端肾小管损伤为重，肾间质水肿。后期呈现肾小管萎缩和肾间质纤维化（图8-3）。

免疫病理学检查

依原有的肾小球病，肾小球有或无阳性表现。

电镜检查

肾小管上皮细胞基底皱褶重度扩张，空泡形成。晚期细胞萎缩，微绒毛消失。

鉴别诊断

各种原因导致的低血钾的临床和化验指征是诊断本病的重要依据。肾小管上皮细胞空泡变性的鉴别诊断详见本章第一节。

病因和发病机制[3]

导致低血钾的各种原因已如上述。肾小管上皮细胞的形态异常与钾的代偿性转运有关。

第三节 肾小管上皮细胞的病毒感染

肾小管上皮细胞的病毒感染常发生于免疫力低下的患者，肾小管上皮细胞易感性较明显，如对巨细胞病毒、腺病毒、EB病毒、多瘤病毒、水痘–带状疱疹病毒、SARS病毒、汉坦病毒、登革热病毒、A型流感病毒、柯萨基病毒等易感，详见第七章第八节。

病理检查中，不但要有光镜和免疫病理学的资料，而且要有原位杂交和电镜观察证实，证明病毒的确在细胞内生长和繁殖，以排除血清抗体的污染[4]。

第四节　急性肾小管坏死

各种原因的肾缺血和肾毒性物质导致的肾小管凝固性坏死称急性肾小管坏死（acute tubular necrosis）。患者可出现急性肾衰竭[5]。

病理表现[6]

大体表现

肾体积增大、苍白，切面可见肾皮质增厚、苍白，肾髓质淤血，呈红紫色。

光镜检查

肾小球无明显病变。肾小管上皮细胞常见重度空泡和（或）颗粒变性，刷状缘脱落，细胞扁平，管腔扩张，在上述严重变性的背景下，可见弥漫性或灶状细胞崩解、脱落，部分肾小管腔内可见细胞碎片或颗粒管型堵塞。肾间质弥漫水肿，伴有灶状淋巴细胞和单核细胞浸润（图8-4）。有的病例肾小管上皮细胞刷状缘脱落，细胞扁平，管腔扩张，也属于急性肾小管坏死的范畴，但未见明确的坏死崩解的细胞碎片，病理诊断只能称急性重度肾小管损伤（acute serious tubular damage），崩解的细胞碎片可能已被尿液冲入下肾单位。有时上皮细胞完全脱落消失，仅余

肾小管基底膜，称裸基底膜形成，有的则可见肾小管基底膜断裂（图8-5）。

后期或恢复期，肾小管上皮细胞出现再生现象：细胞扁平，细胞核染色质增粗浓染，排列紊乱（图8-6）。

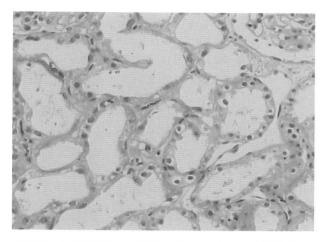

图8-5　急性重度肾小管损伤，肾小管上皮细胞刷状缘脱落，管腔扩张（HE×200）

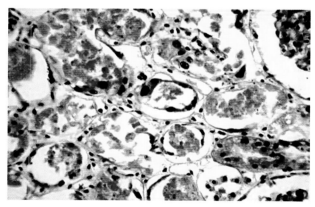

图8-4　急性肾小管坏死，肾小管上皮细胞崩解坏死（HE×200）

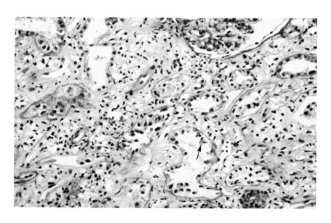

图8-6　急性肾小管坏死恢复期，肾小管上皮细胞再生（↑）（HE×200）

免疫病理学检查

依原有的肾小球病，肾小球有或无阳性表现。

电镜检查

依原有的肾小球病，肾小球有或无电子致密物。肾小管上皮细胞吸收空泡和溶酶体增多，微绒毛脱落，胞质崩解（图8-7）。

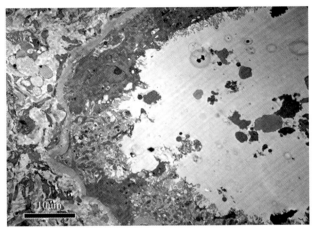

图8-7　急性肾小管坏死，肾小管上皮细胞崩解脱落，管腔内可见细胞碎片（电镜×3000）

多种原因均可导致肾小管坏死，但不同原因引起的肾小管坏死尚可出现各自的一些特点[6]：

1.急性缺血性肾小管坏死或休克肾（acute ischemic tubular necrosis）　各种原因引起的休克导致的有效循环血量下降，或肾动脉及其主要分支阻塞引起的急性肾缺血首先累及肾小管，因为肾小管的营养来自出球小动脉二次分支形成的肾小管周围毛细血管网。缺血性肾小管坏死或休克肾的病变不如中毒性急性肾小管坏死明显，仅见近端肾小管上皮细胞刷状缘脱落，细胞扁平，管腔扩张，肾间质水肿（图8-8），远端肾小管和集合管可见细胞碎片（图8-9）、颗粒管型、色素管型以及含有T-H蛋白的透明管型，节段性基底膜断裂，基底膜断裂部位可见淋巴细胞、单核巨噬细胞、中性粒细胞和少量嗜酸性粒细胞浸润。肾髓质淤血水肿，直小静脉聚积大量红细胞、幼稚血细胞和单个核细胞。

2.红细胞管型堵塞和血红蛋白损伤　各种原

因导致的血尿，特别是突发性大量肉眼血尿，均可引起肾功能损伤或急性肾衰竭，如IgA肾病、抗凝治疗相关性肾病（anticoagulation associated nephropathy）等[7]。肾活检发现，肾小管内可见多数红细胞管型，同时因红细胞破坏，释放的血红蛋白导致肾小管上皮细胞变性坏死（图8-10）。

3.肾毒性物质导致的急性肾小管坏死（nephrotoxic acute tubular necrosis）　病变分布弥漫，程度也较缺血性急性肾小管坏死严重。各段肾小管上皮均可见凝固性坏死和崩解脱落。肾间质弥漫水肿，灶状淋巴细胞和单核细胞浸润（图8-11）。

4.重金属制剂中毒导致的急性肾小管坏死　包括汞、铅、铋等制剂。主要损伤近端肾小管直部。早期可见肾小管上皮细胞核固缩，进而出现坏死。经特殊染色可在损伤肾小管上皮细胞核内发现特殊的包涵体。易见肾小管和肾间质的钙化（图8-12、图8-13）。

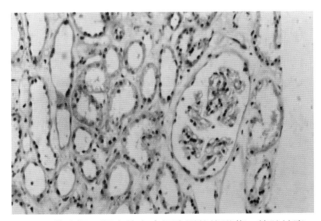

图8-8　休克肾，肾小管上皮细胞刷状缘脱落，管腔扩张，间质水肿（HE×200）

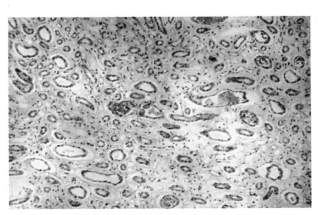

图8-9　休克肾，集合管内可见细胞碎片（HE×200）

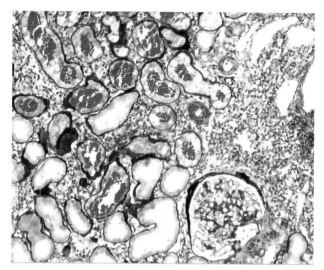

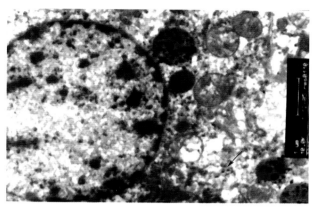

图8-13　急性肾小管坏死，上皮细胞内可见铋颗粒沉积（↑）（电镜×10 000）

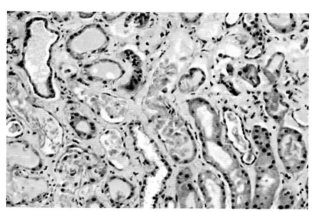

图8-10　肾小管红细胞管型堵塞（HE×200）

图8-11　急性肾小管坏死，肾小管内可见细胞碎屑，间质水肿（Masson×200）

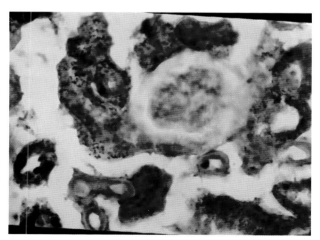

图8-12　急性肾小管坏死，上皮细胞内可见铋颗粒沉积（特染×600）

5. 四氯化碳和有机磷中毒导致的急性肾小管坏死　对肝细胞和肾小管上皮细胞均造成严重损伤。虽然近端小管损伤最严重，但其他节段肾小管也有损伤，首先导致肾小管上皮细胞的脂肪变性，继而出现坏死。

6. 生物毒素导致的急性肾小管坏死　蛇毒、蜂毒、生鱼胆、毒蕈等均可引起肾小管坏死，除毒性损伤外，常有因血压降低而出现的肾缺血因素。

7. 抗生素中毒导致的急性肾小管坏死　新霉素、卡那霉素、庆大霉素、多黏菌素、先锋霉素、两性霉素B等中毒导致的肾小管损伤和坏死与其他中毒性肾小管坏死的病变无明显差异，电镜检查有时可能发现一些特点，如多数髓磷脂样小体形成（见下文）。

8. 磺胺类药物中毒导致的急性肾小管坏死　除肾小管上皮细胞损伤和坏死外，易见肾小管内的药物结晶。

9. 造影剂导致的急性肾小管坏死　血管造影或介入性治疗时，在血管内注入造影剂（多为碘对比剂）可导致急性肾小管坏死，称造影剂肾病（radiocontrast-medium-induced nephropathy, RCIN），以肾髓质的髓袢和集合管损伤最严重。造影剂导致肾血管收缩和其对肾小管的毒性作用是造影剂肾病的主要病因和发病机制[8]。

10. 中草药中毒导致的急性肾小管坏死　含马兜铃酸的中草药（关木通、广防己、仙人藤、寻骨风、朱砂莲等）对肾小管上皮细胞的损伤尤为严重，小剂量长期服用仅有空泡和颗粒变性，

但易导致慢性肾小管间质肾病，大剂量者受损的上皮细胞脱落消失（详见第十章第四节）（图8-14）。

11. 突发性大量溶血时，出现血红蛋白尿，肾小管出现多数血红蛋白管型（图8-15、图8-16）。慢性溶血者可见肾小管上皮细胞的含铁血黄素沉积（图8-17）[9]。突发性大面积肌肉损伤（挤压综合征、皮肌炎等）时，出现肌红蛋白尿，肾小管出现多数肌红蛋白管型（图8-18~图8-20）[10]。各种原因导致肝细胞损伤和坏死时，直接胆红素可进入尿内，肾小管内可见胆色素管型（图8-21）。上述各种管型不但阻塞肾小管，而且对肾小管上皮细胞有一定的毒性损伤作用，使肾小管上皮细胞损伤和坏死，出现急性肾衰竭。

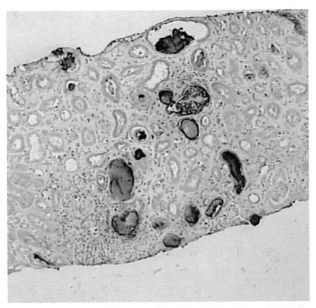

图8-16　急性肾小管坏死，血红蛋白管型形成，血红蛋白标记阳性（免疫组化×100）

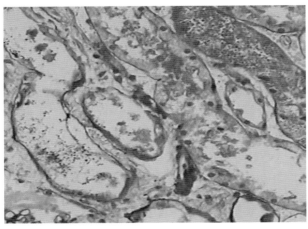

图8-14　急性马兜铃酸肾病，肾小管上皮细胞坏死脱落，裸基底膜形成，间质水肿（HE×200）

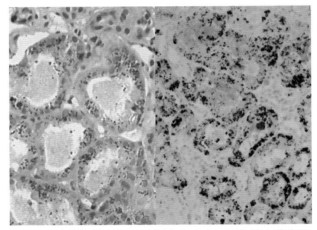

图8-17　急性肾小管坏死，肾小管上皮可见含铁血黄素沉积（左：HE×200；右：铁染色×200）

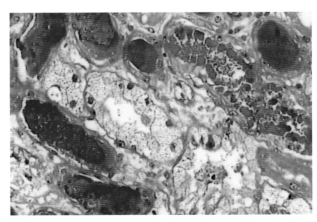

图8-15　急性肾小管坏死，血红蛋白管型形成（Masson×200）

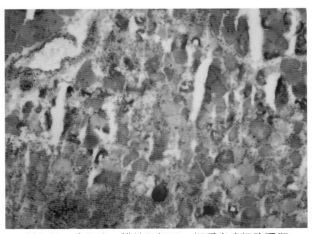

图8-18　皮肌炎，横纹肌坏死，间质炎症细胞浸润（HE×200）

免疫病理学检查：无特异表现。

电镜检查：受损伤的肾小管上皮细胞内质网扩张，溶酶体增多，吞噬泡增多，微绒毛脱落（图8-22）。坏死时，则见细胞结构消失。血红蛋白损伤时，可见血红蛋白管型中的含铁颗粒(图8-23、图8-24)。重金属中毒者，如急性无机汞中毒，可导致急性肾小管坏死。慢性有机汞中毒，除导致微小病变性肾小球病和膜性肾病外，肾小管上皮细胞内可见溶酶体内的特殊包涵物（图8-25）。慢性铅中毒则可见肾小管上皮细胞内的溶酶体内的特殊包涵物（图8-26）。庆大霉素等氨基糖苷类抗生素中毒者，可见多数髓磷样小体（图8-27、图8-28）[11]。溶血导致的肾小管损伤可见肾小管上皮细胞内次级溶酶体内的多数致密颗粒。

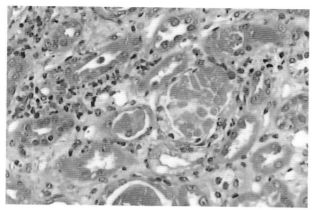

图8-19　急性肾小管坏死，肌红蛋白管型形成（HE×200）

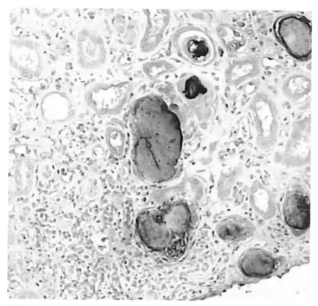

图8-20　急性肾小管坏死，肌红蛋白管型形成，肌红蛋白标记阳性（免疫组化×200）

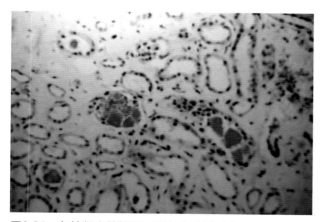

图8-21　急性肾小管坏死，胆色素管型形成（HE×200）

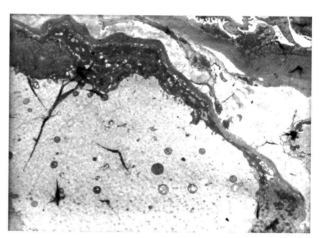

图8-22　急性肾小管坏死，肾小管上皮细胞崩解脱落（电镜×3000）

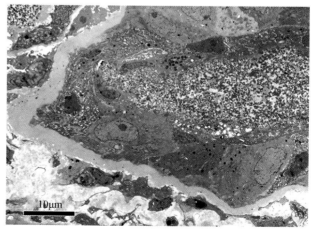

图8-23　急性肾小管坏死，肾小管内血红蛋白管型，含铁颗粒（电镜×3000）

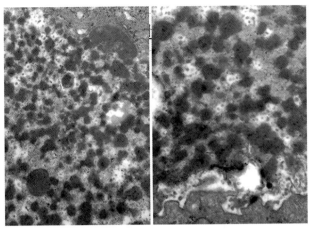

图8-24　急性肾小管坏死，肾小管内血红蛋白管型，含铁颗粒（电镜，左：×30 000，右：×40 000）

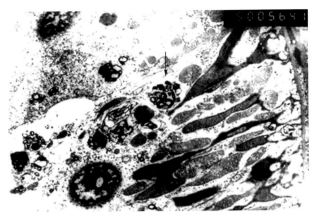

图8-27　庆大霉素中毒性肾病，肾小管上皮细胞内髓磷脂样小体形成（↑）（电镜×5 000）

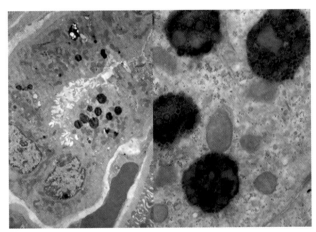

图8-25　慢性化妆品汞中毒性肾病，肾小管上皮细胞溶酶体内的特殊包涵物（电镜，左：×5000，右：×40 000）

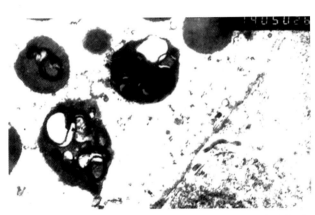

图8-28　庆大霉素中毒性肾病，肾小管上皮细胞内次级溶酶体和髓磷脂样小体形成（电镜×10 000）

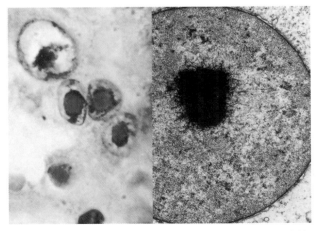

图8-26　慢性铅中毒性肾病，肾小管上皮细胞溶酶体内的特殊包涵物（电镜，左：×5000，右：×60 000）

鉴别诊断

急性肾小管坏死是导致急性肾衰竭的常见原因。

各种原因导致的肾前性氮质血症患者，病理检查可无肾小管坏死的病变。

急性肾小管坏死的病变并非全部为弥漫性坏死，多数为多灶状或片状坏死，临床有急性肾衰竭的表现，肾小管上皮细胞出现严重的变性，刷状缘脱落，细胞扁平，管腔扩张，节段性细胞坏死和脱落，便可诊断急性肾小管坏死。

部分急性肾小管坏死的病例仅见肾小管上皮细胞刷状缘脱落，细胞扁平，管腔扩张，但临床

检查已出现肾功能损伤，虽然病理诊断为急性重度肾小管损伤，实与急性肾小管坏死有同等的价值。这时，肾间质仅有弥漫性水肿，有少量或无炎症细胞浸润，否则应诊断为急性肾小管间质性肾病。

急性肾小管坏死的恢复期可见明显的细胞再生现象，临床进入多尿期。

病因和发病机制

多种原因可导致急性肾小管坏死（表8-2）[12]。

表8-2　急性肾小管坏死的原因

急性肾缺血

1. 创伤、烧伤及大手术
2. 大出血、严重脱水
3. 血管炎
4. 肾动脉及其主要分支的血栓形成
5. 肾动脉及其主要分支胆固醇栓塞
6. 血栓性微血管病
7. 急性血红蛋白尿
8. 革兰氏阴性杆菌败血症
9. 败血症性流产、子痫、胎盘早剥、产后急性肾衰竭

急性肾毒性物质损伤

1. 内源性

（1）尿酸和尿酸盐沉积、草酸盐沉积、胱氨酸沉积

（2）骨髓瘤管型肾病、肌红蛋白管型、血红蛋白管型、胆色素管型

2. 外源性

（1）重金属制剂：含汞、铅、镉、铀、铋、金、铂、铬、锂、砷、磷等的制剂

（2）抗生素类：两性霉素B、多黏菌素、氨基糖苷类抗生素、头孢菌素类、红霉素、新霉素、卡那霉素、先锋霉素等

（3）免疫抑制剂：环孢素、FK506等

（4）消炎镇痛药：磺胺类、乙酰唑胺、非甾体消炎药、利福平等

（5）含马兜铃酸的中草药

（6）抗凝药物：华法林等

（7）造影剂

（8）化学性毒物：有机磷、杀虫剂、除草剂、四氯化碳、氯仿、甘油、乙二醇、苯、酚等

（9）生物性毒素：蛇毒、生鱼胆、蝎毒、蜂毒、斑蝥毒素、毒蕈等

急性肾小管坏死由肾缺血和中毒两大类因素引起，但两者常先后或同时发生损伤作用。

由于肾小管的血供来源于出球小动脉，构成肾小管周围毛细血管网，所以，肾小管对肾缺血的敏感性大于肾小球，因而首先出现肾小管的缺血性坏死。

体内的各种毒性物质多数由肾排出体外，血内的毒性物质自肾小球滤出，在肾小管内浓缩，可直接损伤肾小管上皮细胞。

在肾缺血和中毒过程中，肾素-血管紧张素系统、肾前列腺素系统以及内皮素、白介素、肿瘤坏死因子、氧自由基等均起一定作用。

第五节　华法林或抗凝药物治疗相关性肾病

华法林为一种高强度的抗凝药物，过度抗凝治疗后，出现一种以急性肾损伤为特征的病变，称华法林或抗凝药物治疗相关性肾病（warfarin or anticoagulation related nephropathy）[13]。这些患者出现急性肾损伤，并伴有严重的肉眼血尿。肾活检可见急性肾小管坏死，在肾小管管腔内可见多数红细胞管型（图8-29）。多数患者都有一定程度的慢性肾疾病，这种已有的肾疾病常是发病的诱因。预后较差，很多患者不能完全恢复。肾功能恢复的程度取决于原有的慢性肾损伤的程度和患者的一般状况。这种病变除了见于接受华法林治疗的患者外，还见于使用过量其他抗凝血剂治疗的患者，因此最好被称为抗凝药物治疗相关性肾病。

发病机制是血液凝固障碍导致大量出血，通过肾小球漏出，导致肾小管大量红细胞管型，阻塞并损伤肾小管上皮细胞。

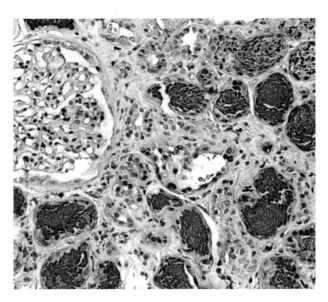

图8-29　华法林治疗相关性肾病，肾小管严重损伤，大量红细胞管型（HE×200）

第六节　肾小管管型

尿内异常成分浓缩后，形成圆柱状物质阻塞肾小管管腔，称管型。管型不多时，除轻微阻塞外，对肾小管上皮细胞无明显毒性作用，如蛋白管型；有的管型不但有阻塞作用，而且对肾小管上皮细胞有严重的毒性作用，如大量红细胞管型、血红蛋白管型、肌红蛋白管型、胆汁管型、骨髓瘤肾病的本周蛋白管型等。详见第四章第二节。

第七节　肾小管上皮细胞特殊色素沉积

尿内的特殊物质被肾小管上皮细胞吸收后，有的直接沉积于肾小管上皮细胞内，有的经溶酶体改造，可导致肾小管上皮细胞的特殊色素沉积。

1. 高龄患者的脂褐素沉积　老年人代谢功能低下，细胞内的自噬溶酶体（autophagolysosome）中的细胞器碎屑积存或细胞功能衰减，溶酶体酶不能消化而形成的不溶性残存小体，称脂褐素。

脂褐素50%的成分为脂质，其余为蛋白质及其他物质（图8-30）。

2. 先天性遗传性尿黑酸尿症　为常染色体隐性遗传性疾病，患者体内缺乏尿黑酸酶，导致棕褐色甚至黑色色素沉积于皮肤、关节滑膜、心脏、肌肉、胃肠道、肾小管及结缔组织等部位，引起沉积部位的变性，甚至纤维化。详见第十四

章第十二节（图8-31）。

3. 重金属肾小管上皮细胞沉积　汞、铅、镉等污染的尿液经肾小管上皮细胞吸收、改造后，可沉积于肾小管上皮细胞内，并损伤肾小球（图8-32）。

4. 溶血时产生的含铁血黄素沉积　血红蛋白通过肾小球进入肾小管，对肾小管上皮有损伤作用，同时肾小管上皮细胞吸收并经溶酶体氧化处理后，形成含铁血黄素（hemosiderin），含铁血黄素是由铁蛋白（ferritin）微粒集结而成的棕黄色颗粒（图4-90），由于铁蛋白含有高价铁（Fe^{+++}），故遇氧化钾及盐酸后，呈蓝色反应，称普鲁士蓝反应（图4-90）。电镜下，含铁血黄素呈无定形的颗粒状（图4-92）。

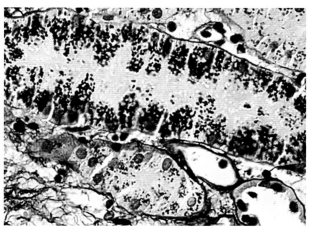

图8-31　尿黑酸尿症，肾小管上皮细胞黑色色素沉积（HE×200）

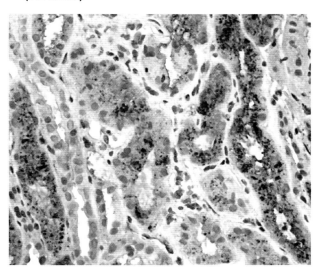

图8-32　汞中毒肾病，棕褐色颗粒沉积于肾小管上皮细胞（HE×400）

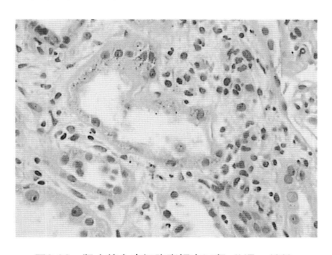

图8-30　肾小管上皮细胞脂褐素沉积（HE×400）

第八节　急性肾小管坏死中的细胞凋亡

急性肾小管损伤和坏死过程中，细胞凋亡现象很常见，此外，在损伤恢复和再生过程中，也必然出现凋亡现象，以消除过多而不必要增生的细胞[14]。

细胞凋亡（apoptosis）又称程序化细胞死亡（programmed cellular death），是机体维持内环境稳定、对生理性（如衰老细胞、增生后多余的细胞等）和病理性刺激的一种应答反应。与一般的细胞坏死不同，凋亡是细胞内源性特定信号和基因调控的程序化过程，只有单个细胞的死亡，不会引起周围的炎症反应。而真正的坏死是在强烈的损伤因素作用下，细胞和组织结构的彻底破坏，表现为多数细胞的死亡，周围伴有炎症反应。

病理表现

光镜检查

凋亡的细胞，细胞核核仁消失、极度浓缩，进而细胞核形成碎块，称凋亡小体。

免疫病理学检查

无特异表现。

电镜检查

凋亡的细胞，细胞膜和细胞器等微细结构无明显变化，只是细胞核核仁肿胀或破坏，染色质浓缩，分布于核膜下，称染色质边集现象。有时核膜内陷，将浓缩的细胞核分割，形成凋亡小体（图8-33）。

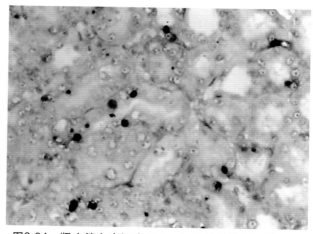

图8-34 肾小管上皮细胞凋亡，细胞核呈棕色阳性反应（末端标记，×400）

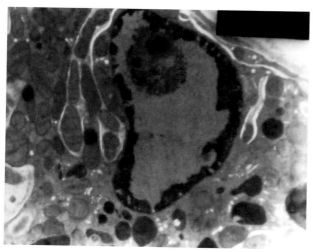

图8-33 肾小管上皮细胞凋亡，细胞核染色质边集，细胞器无明显变化（电镜×10 000）

分子病理学检测

1.原位末端标记 利用凋亡细胞在内切核酸酶作用下产生的具有黏性末端的DNA碎片可被Klenow聚合酶补平的原理，将生物素标记的核苷酸参入DNA缺口，再用辣根过氧化物酶标记的抗生物素抗体作用后，经DAB显色，使凋亡细胞显棕色（图8-34）。

2.琼脂糖凝胶电泳 细胞出现凋亡时，核小体之间的连接部双股螺旋断裂而形成多个180~200bp的寡核苷酸碎片，在含溴化乙锭的琼脂糖凝胶电泳上，呈典型的梯状条带（图8-35）。

3.流式细胞术 细胞凋亡时，流式细胞检测可出现与细胞坏死不同的亚二倍体核型峰。

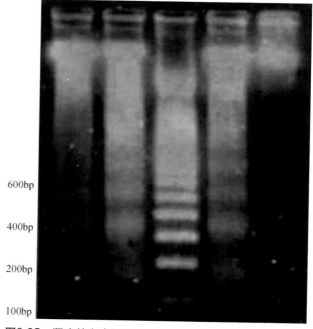

图8-35 肾小管上皮细胞凋亡，琼脂糖凝胶电泳呈梯状条带

细胞凋亡在急性肾小管坏死中出现的机制和意义

细胞凋亡与细胞坏死相比，所受损伤和刺激较缓和较轻。在急性肾小管损伤和坏死过程中，细胞凋亡有两个高峰，一为损伤和坏死严重期，说明肾小管上皮细胞的坏死有一个渐进的过程。另一为急性肾小管坏死的再生修复期，说明细胞在再生过程中，增生后多余的细胞通过凋亡而消失，起到了修复作用[14]。

第九节　肾小管萎缩和代偿肥大

　　长期慢性、较微弱的损伤因素可导致肾小管萎缩。引起急性肾小管坏死的病因去除或终止后，肾小管可经过再生修复而恢复正常，严重者可导致萎缩。受损较轻的肾小管则出现代偿和肥大现象，从而起到功能代偿作用。

病理表现

光镜检查

　　萎缩的肾小管基底膜增厚、屈曲，上皮细胞体积缩小，细胞核染色质浓缩深染，细胞质浓染，刷状缘变窄甚至消失，管腔扩张。严重者可见肾小管消失，被增生的小圆细胞和结缔组织取代。与萎缩的肾小管相对应，常出现灶状的肾小管代偿肥大，代偿肥大的肾小管上皮细胞体积增大，管径增粗（图8-36）。

　　萎缩的肾小管上皮细胞常见核仁消失、极度浓缩的细胞核和细胞核碎块，这便是凋亡细胞和凋亡小体。

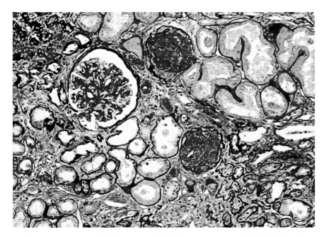

图8-36　肾小管萎缩，基底膜增厚，上皮细胞萎缩和消失，与代偿肥大的肾小管相伴存在（PASM×200）

免疫病理学检查

　　无特异表现。

电镜检查

　　萎缩的肾小管，基底膜增厚皱缩，上皮细胞体积变小，微绒毛粗短或消失，细胞器减少。代偿肥大的肾小管上皮细胞增大，细胞器增多，细胞核染色质增多，细胞器肥大。

鉴别诊断

　　肾小管萎缩可由多种原因引起，应根据肾小球、肾小管、肾间质和肾血管的病变综合分析。

　　慢性肾小球疾病可继发肾小管萎缩，如果肾小球病变和肾小管萎缩在分布和病变程度上相匹配，则肾小管萎缩无独立意义。

　　肾间质和肾血管病变可导致肾小管萎缩，这时肾小球病变不明显，而肾间质常显多灶状或弥漫性淋巴细胞和单核细胞浸润伴纤维化，或肾小动脉管壁增厚，管腔狭窄，这时的肾小管萎缩属于慢性间质性肾炎或肾血管疾病的继发性病变。

　　肾小管弥漫性萎缩，而不能用肾小球疾病、肾间质疾病或肾血管疾病解释时，才属于慢性肾小管疾病。

病因和发病机制

　　慢性肾小球疾病和肾血管疾病继发的肾小管萎缩，实质上均属于慢性缺血性肾小管损伤，因为肾小管周围血管网来自出球小动脉，肾小球的慢性严重损伤必然导致其肾单位的损伤，肾血管疾病导致的慢性肾缺血，首先受损的也必然是肾小管。肾小管周围血管网位于肾间质，肾间质的病变也必然导致肾小管的营养障碍，出现肾小管萎缩。长期的肾小管上皮变性或严重损伤修复得的不彻底，也会导致肾小管萎缩。

总之，与急性肾小管坏死不同，肾小管萎缩是缓慢的损伤造成的。

在肾小管萎缩过程中，细胞凋亡和细胞转分化起着重要作用，慢性损伤的肾小管上皮细胞通过细胞凋亡逐渐消失，通过转分化为肌成纤维细胞和成纤维细胞，而使肾间质纤维化。

参考文献

[1] Churg J, Cotran R S, Sinniah R, et al. World Health Organization (WHO) Monograph. Renal Disease: Classiflcation and Atlas of Tubulo-Interstitial Diseases. Tokyo: Igaku-Shoin, 1985.

[2] Markowutz G S, Perazella M A. Drug-induced renal failure: a focus on tubulointerstitial disease. Clin Chim Acta, 2005, 45: 804-807.

[3] Gullner H G, Bartter F C, Gill J R, et al. A sibship with hypokalemic alkadosis and proximal tubulopathy, Arch Intern Med, 1983, 143: 1534-1542.

[4] Singh H K, Nickeleit V. Kidney disease caused by viral infections. Current Diagnostic Pathology, 2004, 10: 11-21.

[5] Olsen S, Solez K. Acute renal failure in man: pathogenesis in light of new morphological data. Clin Nephrol, 1987, 27: 271-277.

[6] Solez K, Morel-Moroger L, Sraer J D. The morphology of "acute tubular necrosis" in man: Analysis of 57 renal biopsies and a comparison with the glycerol model. Medicine, 1979, 58: 362-370.

[7] Praga M, Gutierrez-Miller V, Navas J J, et al. Acute worsening of renal function in IgA nephropathy. Kidney Int, 1965, 28: 69-74.

[8] Zager R A, Johnson A C, Hanson S Y. Radiographic contrast media-induced tubular injury: Evaluation of oxidant stress and plasma membrane integrity. Kidney Int, 2003, 64:128-139.

[9] Capriolyi J, Peng L, Remuzzi G.The hemolytic uremic syndrome. Curr Opin Crit Care, 2005, 11: 487-492.

[10] Vanholder R, Sever M S, Frek E, et al. Rhabdonyolysis. J Am Soc Nephrol, 2000, 11: 1553-1561.

[11] 邹万忠, 刘平, 汤秀英. 庆大霉素的肾毒性与溶酶体病变. 北京医科大学学报, 1988, 20: 274-278.

[12] 李航, 李学旺. 急性肾小管坏死的病因及临床表现// 王海燕. 肾衰竭. 上海: 上海科技出版社, 2003, 67-76.

[13] Brodsky S V, Nadasdy T, Rovin B H, et al. Wafrarin related nephropathy occurs in patients with and without chronic kidney disease and is associated with an increased mortality rate. Kidney Int, 2011, 80: 181-189.

[14] 杜爱萍, 邹万忠, 杨京平. 肾小管上皮细胞损伤和再生中的凋亡现象. 北京医科大学学报, 1997, 29: 481-484.

第九章 肾间质疾病

主要累及肾间质的肾疾病称肾间质肾病（interstitial nephropathy）。

第一节 肾盂肾炎

化脓性细菌引起的肾化脓性炎症统称为肾盂肾炎（pyelonephritis）。细菌感染肾的途径主要有两大类：上行性感染，即下尿路感染的细菌通过淋巴道和积尿导致肾盂和肾间质的化脓性病变；血源性或下行性感染，即身体其他部位化脓性病灶的细菌通过脓毒血症的方式导致肾间质的化脓性病变[1-2]。

病理表现[1]

大体表现

上行性肾盂肾炎的肾肿胀充血，肾盂扩张，肾盂黏膜充血和出血，严重者形成脓苔和溃疡，肾实质充血，其间可见黄色放射状条纹和小脓肿，严重者可形成肾盂积脓。病变分布不均匀，可呈单侧性发病，接近肾盂的肾髓质病变最严重（图9-1）。血源性肾盂肾炎呈双侧性分布，遍布弥散的栓塞性小脓肿。

慢性上行性肾盂肾炎，肾盂扩张变形，肾盂黏膜增厚，肾实质内可见厚壁小脓肿，大量瘢痕形成，肾表面可见大瘢痕收缩（图9-2、图9-3）。

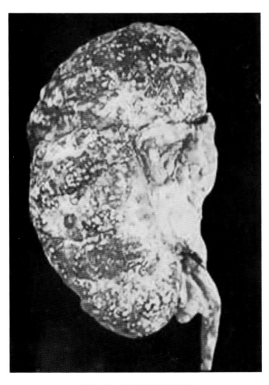

图9-2 慢性肾盂肾炎

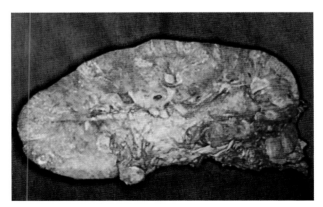

图9-1 急性肾盂肾炎

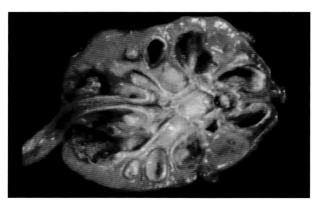

图9-3 慢性上行性肾盂肾炎，肾盂扩张变形

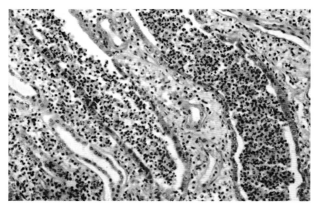

图9-6 急性肾盂肾炎，肾间质水肿，中性粒细胞浸润，集合管内粒细胞聚集（HE×200）

光镜检查

属于典型的化脓性炎症。

1. 急性肾盂肾炎 肾盂和肾髓质病变较肾皮质严重（图9-4），肾盂黏膜和肾间质充血水肿，中性粒细胞浸润，严重者可见小脓肿形成（图9-5），肾小管上皮细胞空泡及颗粒变性，管腔内易见中

性粒细胞充填，甚至形成粒细胞管型，部分肾小管上皮细胞崩解脱落（图9-6）。

2. 血源性急性肾盂肾炎 呈双肾多灶状分布，形成以肾小球为中心的栓塞性小脓肿（图9-7）。

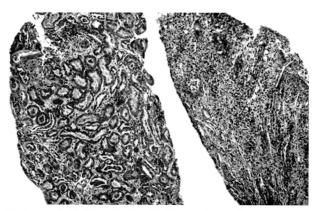

图9-4 急性肾盂肾炎，髓质病变较皮质严重（Masson×100）

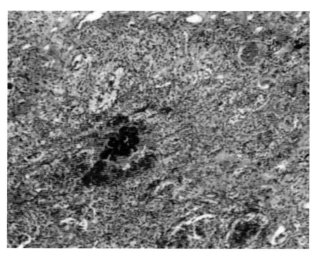

图9-7 肾的栓塞性小脓肿，病灶中央可见细菌菌落（HE×200）

慢性肾盂肾炎，肾盂壁和肾间质淋巴细胞和单核细胞浸润，肉芽组织和纤维组织增生，有时可见厚壁脓肿形成（图9-8），肾小管萎缩和消失，有时多数萎缩和扩张的肾小管内充以浓稠的蛋白物质，有如甲状腺滤泡，称甲状腺样变，是由含蛋白的尿液和T-H蛋白在萎缩和阻塞的肾小管内浓缩而成（图9-9）。

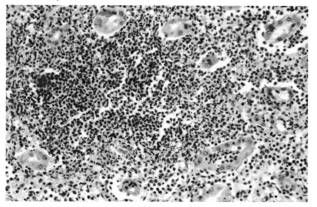

图9-5 急性肾盂肾炎，肾髓质小脓肿形成（HE×100）

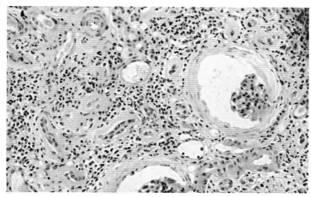

图9-8　慢性肾盂肾炎，肾间质纤维组织增生，淋巴细胞和单核细胞灶状浸润，肾实质萎缩（HE×200）

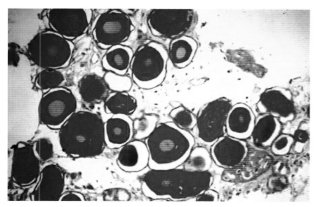

图9-9　慢性肾盂肾炎，甲状腺样变的肾（HE×200）

免疫病理学和电镜检查

无特殊诊断意义。

鉴别诊断

发热、血内白细胞增多等急性感染的症状，加以尿频、尿急、尿痛和尿内白细胞增多是上行性急性肾盂肾炎的临床表现。因此，临床诊断急性肾盂肾炎并不困难，一般没有必要进行肾活检，而且明确临床诊断的急性肾盂肾炎也是肾穿刺活检的禁忌证。

急性上行性肾盂肾炎应与过敏性间质性肾炎鉴别，两者除临床表现不同外，肾间质的浸润细胞类型是主要区别点，前者以中性粒细胞浸润为主，后者以淋巴细胞（主要为 CD3 阳性的 T 淋巴细胞）、单核细胞和嗜酸性粒细胞浸润为主。

慢性肾盂肾炎晚期可出现肾小球硬化，这时应与增生硬化和硬化性肾小球肾炎鉴别。前者的肾小球病变属继发性，免疫病理学检查和电镜检查均为阴性；后者肾小球病变严重，肾间质病变为继发性，免疫病理学检查和电镜检查常有特殊表现。

病因和发病机制

上行性肾盂肾炎的病原体常为大肠埃希菌，其次为链球菌、葡萄球菌、铜绿假单胞菌、淋球菌、霉菌等。

常以下尿路感染为先导，病原体通过淋巴道上行至肾盂和肾间质。

不洁的性行为、医疗操作（不洁导尿管、下尿路手术等）以及其他不良卫生习惯等常为诱因。

各种原因导致的下尿路梗阻也是重要的诱发因素，如前列腺肥大、妊娠子宫的压迫、下尿路内和周围的肿瘤压迫、下尿路畸形、尿液反流等。

机体抵抗力下降、免疫功能低下也是诱发上行性肾盂肾炎的原因，如糖尿病患者的肾盂肾炎发病率较高。

血源性肾盂肾炎的病原体常为致病性强的链球菌、葡萄球菌、铜绿假单胞菌等，体内先有化脓性病灶，通过脓毒血症的蔓延，形成牵涉性化脓病灶。

第二节 反流性肾病

尿液反流至肾实质而导致肾损伤称反流性肾病（reflux nephropathy）[2-3]。

病理表现[2]

大体表现

与慢性肾盂肾炎相同。

光镜检查

肾实质内出现局灶性慢性病变。肾小管萎缩，肾间质淋巴细胞、单核细胞和浆细胞浸润，伴纤

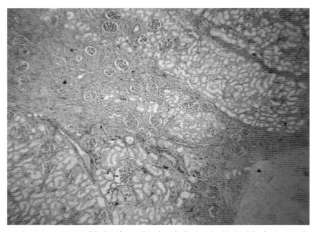

图9-10 反流性肾病，肾实质内条索状慢性病变形成（HE×100）

维化，肾小球出现轻重不等的硬化，甚至小瘢痕形成，较特异的病变是呈条索状或楔形自肾乳头延续到肾皮质（图9-10）。

免疫病理学和电镜检查

无特殊诊断意义。

鉴别诊断

应与慢性肾盂肾炎、慢性肾小管间质疾病以及慢性肾小球病鉴别。肾小球病的免疫病理学和电镜检查有特殊的表现。而肾活检标本所能观察的范围较小，所以与慢性肾盂肾炎、慢性肾小管间质疾病不易区分。有时影像学或尿路造影可帮助诊断。

病因和发病机制

膀胱和输尿管开口具有活瓣结构，当其结构和功能受破坏时，肾盂压力增加，尿液反流。先天发育异常、慢性炎症、尿路梗阻等原因均可引起尿液反流。

第三节 黄色肉芽肿性肾盂肾炎

黄色肉芽肿性肾盂肾炎（xanthogranulomatous pyelonephritis）为慢性肾盂肾炎的一个特殊类型，女性多见[4]。

病理表现[5]

大体表现

多数为一侧肾发病。肾内（主要在肾髓质）可见肿瘤样结节，周围界限不清，切面黄白色，偶见坏死，与肾细胞癌相似（图9-11）。

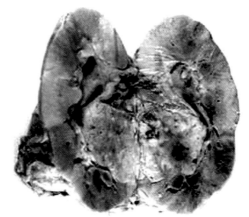

图9-11 黄色肉芽肿性肾盂肾炎，肾髓质黄色瘤样肿块形成

光镜检查

病灶由成堆的泡沫细胞、单核巨噬细胞、淋巴细胞和中性粒细胞组成，周围有多少不等的成纤维细胞和纤维细胞。病灶内肾组织完全破坏消失，有如特殊的慢性脓肿。病灶外肾组织无明显病变（图9-12、图9-13）。

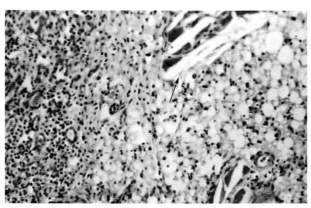

图9-13　黄色肉芽肿性肾盂肾炎，病灶内大量黄色瘤样细胞，伴胆固醇结晶（↑）（HE×400）

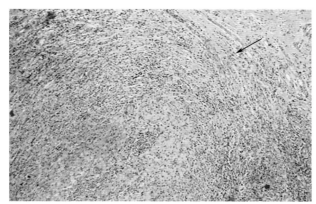

图9-12　黄色肉芽肿性肾盂肾炎，黄色肉芽肿结构形成（↑）（HE×100）

免疫病理学和电镜检查

无特殊诊断意义，有时可见单核巨噬细胞内的细菌残骸[5]。

鉴别诊断

由于大体和影像学的表现均显示肾内肿块，

光镜检查又见大量胞质透明的泡沫细胞，易与透明性肾细胞癌混淆。前者细胞较混杂，后者细胞单一；前者的透明细胞由组织细胞演变而来，CD68 阳性，后者为肾小管上皮演变而来，CK 和 CD10 阳性。

病因和发病机制

属于化脓性细菌慢性感染，多为大肠埃希菌和变形杆菌。由于患者的机体抵抗力和免疫状态特殊，所以未出现化脓和脓肿，而形成了慢性化脓性肉芽肿[5-7]。

第四节　肾软斑病

肾软斑病（renal malacoplakia）是与黄色肉芽肿性肾盂肾炎相似的另一种肉芽肿性肾盂肾炎，女性多见[8]。

病理表现[9]

大体表现

肾内可见单发或多发的黄褐色结节性病灶，以单侧肾的肾盂壁和肾髓质多见。

光镜检查

病灶内肾组织破坏消失，代之以大量组织细胞和多少不等的淋巴细胞、浆细胞、成纤维细胞和纤维细胞。组织细胞胞质内可见 PAS 染色阳性的特殊包涵体，称 Michaelis-Gutmann 或 M-G 小体（图9-14 ～图9-16）。

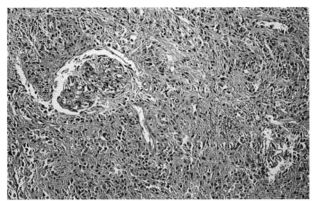

图 9-14　肾软斑病，肾间质内大量单核细胞、淋巴细胞、浆细胞浸润（HE×100）

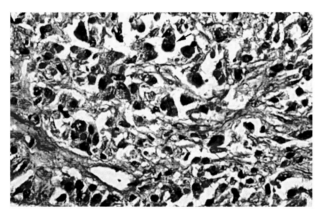

图 9-15　肾软斑病，M-G 小体形成（↑）（PAS×400）

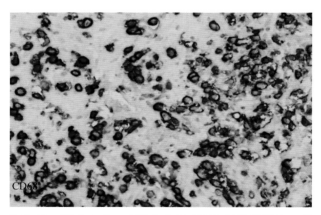

图 9-16　肾软斑病，病灶内大量 CD68 阳性的单核巨噬细胞（免疫组化 ×400）

免疫病理学和电镜检查

电镜下可见多数单核巨噬细胞，M-G 小体由圆形的无结构物质组成，中央有一致密的核心，周围有膜包绕（图 9-17），有时可见小钙化灶（图 9-18）。

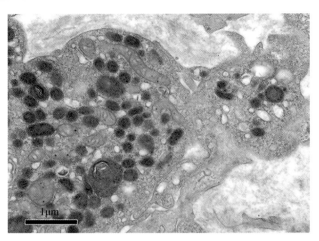

图 9-17　肾软斑病，肾间质的单核巨噬细胞（电镜×6000）

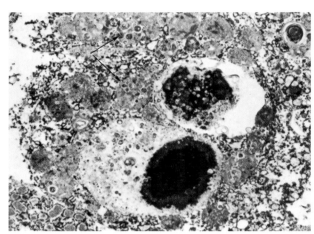

图 9-18　肾软斑病，肾间质的单核巨噬细胞和 M-G 小体（↑），伴钙化小体（电镜 ×6000）

鉴别诊断

应与其他肉芽肿性病变鉴别。大量具有 PAS 阳性包涵体的组织细胞是其最有诊断意义的病变。

病因和发病机制

属于化脓性细菌慢性感染，多为大肠埃希菌，M-G 小体是大肠埃希菌的残留物，当大肠埃希菌被组织细胞或单核巨噬细胞吞噬后，其溶酶体功能不健全，所以形成了细胞内包涵体[10-11]。

第五节　肾间质的肉芽肿性病变

肉芽肿性病变（granulomatous lesions）是一种细胞免疫介导的增生性炎症病变，以 T 淋巴细胞和单核巨噬细胞聚集为主体的结节性病变。

抗原和炎症介质的刺激和诱导导致 T 淋巴细胞和单核巨噬细胞聚集，后者具有强大的吞噬功能、细胞质丰富、细胞器发达，呈圆形，有时呈卵圆形、梭形等表现，与上皮细胞相似，称上皮样细胞（epithelioid cells）。Ⅳ型或迟发型超敏反应是由致敏的 T 淋巴细胞介导的细胞免疫反应，CD3、CD4 和 CD8 阳性的淋巴细胞均有参与，是构成肉芽肿性病变的重要细胞成分。单核巨噬细胞（mononuclear phagocyte）也是肉芽肿性病变的重要构成细胞，具有多种受体，如免疫球蛋白的 Fc 受体、补体受体以及多糖、糖蛋白、脂蛋白、脂多糖等的受体，并具有多种细胞因子。对各种刺激的反应较为敏感（图 9-19）。

多种原因均可导致肉芽肿性病变（表 9-1）

表9-1　导致肉芽肿性病变的病因
病原微生物
细菌：结核分枝杆菌、麻风杆菌、大肠埃希菌、 　　　梅毒螺旋体等
寄生虫：血吸虫等
真菌：组织胞质菌、念珠菌、曲霉菌等
变态反应
Ⅳ型超敏反应
药物和无机物
医源性注射或遗留物、异常代谢物、吸入粉尘等
异物：外伤遗留物等

病原微生物感染导致的肉芽肿除常见的结核性肉芽肿（见本章第六节）外，真菌，如曲霉菌（aspergillus）、隐球菌（cryptococcus）、放线菌（actinomyces）、组织胞浆菌（histoplasma）等的感染也常导致肾内的肉芽肿性病变形成，它们有时导致化脓性肾盂肾炎，有时形成肉芽肿性病变（图 9-20 ~ 图 9-22）。

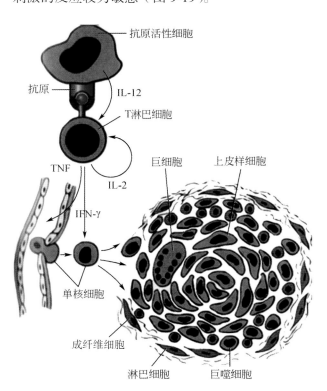

图 9-19　肉芽肿形成的机制

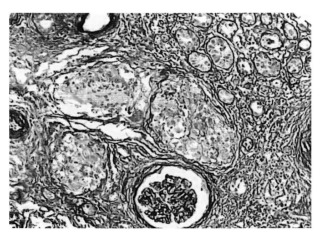

图 9-20　肾内组织胞浆菌感染，肉芽肿形成（PASM×200）

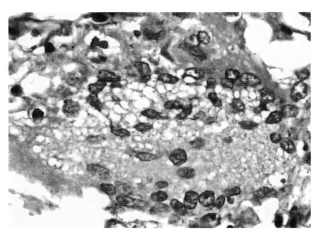

图9-21 肾内组织胞浆菌感染,巨噬细胞内可见病原体
(PASM×600)

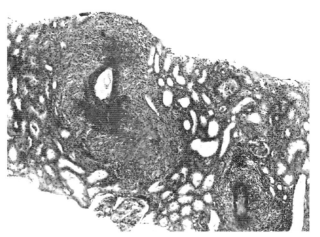

图9-23 肾内以病变小动脉为中心形成的肉芽肿
(PAS×400)

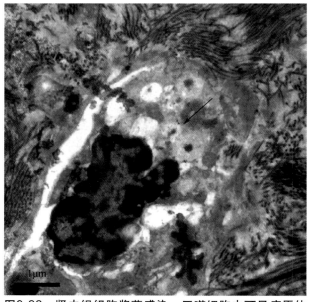

图9-22 肾内组织胞浆菌感染,巨噬细胞内可见病原体
(↑)(电镜×20 000)

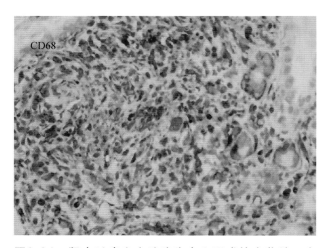

图9-24 肾内以病变小动脉为中心形成的肉芽肿,肉
芽肿内大量CD68阳性的单核巨噬细胞浸润(免疫组化
×400)

变态反应常导致以 T 淋巴细胞反应为主的间质性肾炎,并可伴肉芽肿性病变形成。肾小血管炎中可见以病变小血管或肾小球为中心的肉芽肿(图 9-23、图 9-24)。过敏性间质性肾炎也可伴有肉芽肿形成(图 9-25)。

代谢异常导致的各种盐类结晶沉积可形成肉芽肿,如尿酸和尿酸盐结晶(图 9-26)。

此外,尿液外溢等原因可导致反应性非特异性肉芽肿(图 9-27)等。

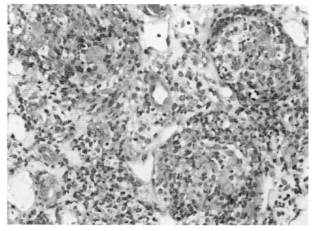

图9-25 过敏性间质性肾炎伴肉芽肿形成(HE×200)

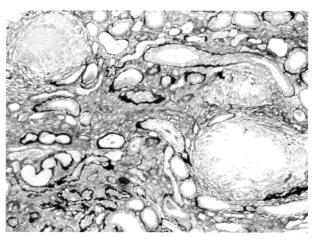

图9-26　肾内以尿酸盐结晶为中心形成的肉芽肿（Masson×400）

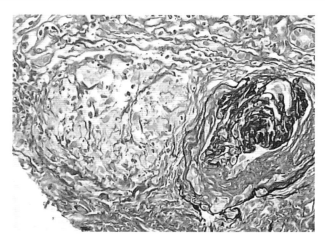

图9-27　肾内的非特异性肉芽肿（PASM×400）

第六节　肾结核病

肾结核病（renal tuberculosis）常为全身结核病的一部分，多见于中青年，以非肾小球源性血尿为主要表现[12]。

病理表现

大体表现

肾实质内可见多数黄白色结节状病灶。有时病灶融合，形成较大的干酪样坏死灶，与肾盂连通时，则形成干酪性空洞（图9-28）。

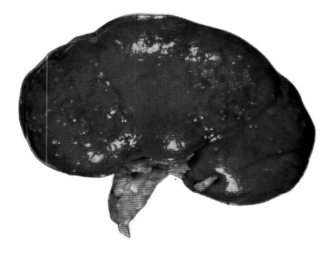

图9-28　肾结核病，血源性粟粒性肾结核

光镜检查

上皮样细胞性肉芽肿和干酪样坏死是诊断肾结核的重要根据。结核性肉芽肿有一定的结构：病灶中央为干酪样坏死，坏死周围是上皮样细胞，其中混有淋巴样细胞和多少不等的郎汉斯巨细胞。郎汉斯巨细胞是一种特殊的多核巨细胞，多个细胞核呈半圆形马蹄铁状分布，结节最外层为成纤维细胞和纤维细胞。有时干酪样坏死不明显，仅见上皮样细胞团。有时仅见大片干酪样坏死（图9-29、图9-30）。

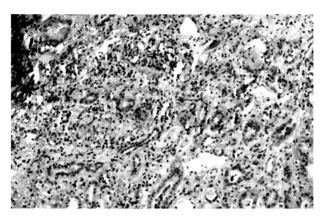

图9-29　肾增殖性结核结节（↑）（Masson×200）

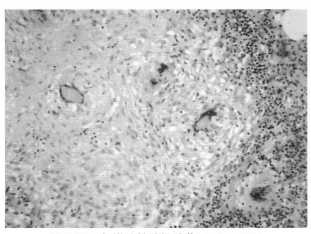

图9-30 肾增殖性结核结节（HE×400）

免疫病理学和电镜检查

无特殊诊断意义。

鉴别诊断

肾结核首先应与结节病鉴别。结核结节常有干酪样坏死，从中心到外围有一定的排列结构；而结节病的结节以上皮样细胞为主，没有干酪样坏死，也无层次结构。

与其他肉芽肿鉴别：各种肉芽肿仅为单核巨噬细胞组成，无明显的上皮样细胞。

病因和发病机制

结核分枝杆菌引起特殊的肉芽肿性炎。肾内的结核分枝杆菌多由血源播散而来。

第七节 肾结节病

肾结节病（renal sarcoidosis）是一种特殊的肉芽肿性疾病。可累及各器官，如淋巴结、肺、肝、脾、胃肠、皮肤等。肾的结节病少见[13]。

病理表现[14]

大体表现

肾切面可见多发散在的灰白色小结节。

光镜检查

结节状病变主要由上皮样细胞组成，其间混有少数郎汉斯巨细胞和淋巴细胞。排列无规律。无干酪样坏死，偶见小灶状纤维蛋白样坏死。有时在郎汉斯巨细胞内可见放射状星芒小体和圆形同心圆状分层的舒曼小体（Schumann body）（图9-31 ～图9-33）。

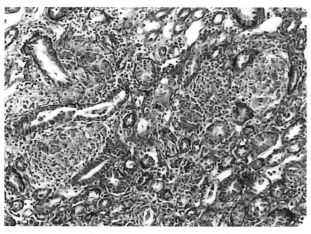

图9-31 肾结节病，上皮样细胞性结节形成（Masson×100）

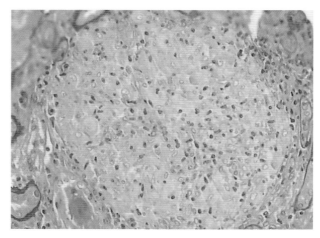

图9-32 肾结节病，上皮样细胞性结节形成（HE×400）

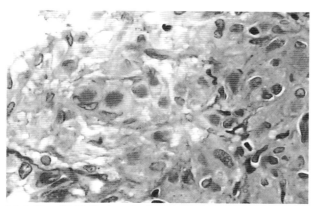

图 9-33　肾结节病，上皮样细胞性结节内星芒小体（PAS×600）

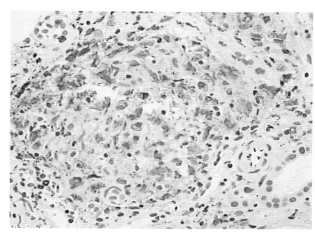

图9-34　肾结节病，上皮样细胞性结节内大量CD68阳性的单核巨噬细胞（免疫组化×400）

免疫病理学和电镜检查

可见上皮样细胞结节内，大量 CD68 阳性的单核巨噬细胞浸润（图 9-34）。

鉴别诊断

应与肾结核病和各种肉芽肿鉴别，鉴别要点详见本章第六节。

病因和发病机制

病因不明。一般认为与免疫功能异常有关，当一些特殊的分枝杆菌或其他抗原物质刺激下，形成肉芽肿病变。其对激素等免疫抑制剂治疗敏感，更验证了上述理论[13-14]。

第八节　过敏性间质性肾炎

多种原因通过变态反应可导致弥漫性间质性肾炎，称过敏性间质性肾炎（hypersensitive interstitial nephritis）。患者除身体其他部位出现变态反应性病变（如变态反应性皮疹等）外，还可出现急性肾衰竭[15]。

病理表现 [16-18]

大体表现

急性过敏性间质性肾炎，双肾弥漫性肿大，切面充血水肿，并可见出血点。慢性过敏性间质性肾炎，双肾缩小，硬韧而苍白。

光镜检查

急性过敏性间质性肾炎，肾小球病变不明显，主要病变位于肾间质，可见弥漫性肾间质充血水肿，T 淋巴细胞（CD3 阳性）和单核巨噬细胞（CD68

阳性）浸润，而 B 淋巴细胞和浆细胞较少，并可混有多少不等的嗜酸性粒细胞浸润。其中单核巨噬细胞的多寡与病变的迁延进展有关[19-20]。肾小管上皮细胞空泡和颗粒变性，刷状缘脱落而呈扁平

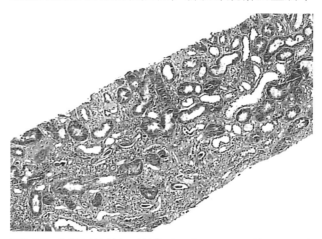

图9-35　急性过敏性间质性肾炎，肾间质弥漫性淋巴细胞和单核细胞浸润（HE×100）

状，管腔扩张（图9-35～图9-38）。有时尚可见肉芽肿形成（图9-39）。

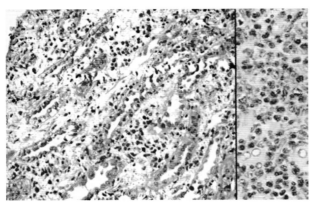

图9-36　急性过敏性间质性肾炎，肾间质弥漫性淋巴细胞、单核细胞及嗜酸性粒细胞浸润（HE，左：×400，右：×600）

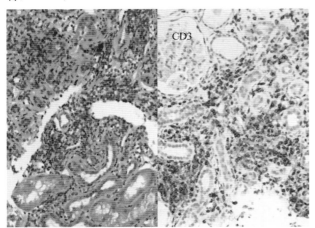

图9-37　急性过敏性间质性肾炎，肾间质弥漫性T淋巴细胞（CD3阳性）和单核细胞浸润（左：HE×200，右：免疫组化×400）

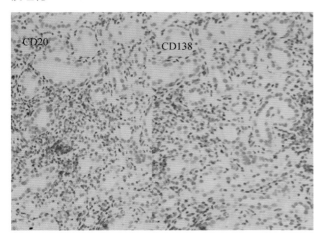

图9-38　急性过敏性间质性肾炎，肾间质弥漫性T淋巴细胞浸润，而B淋巴细胞（CD20）和浆细胞（CD138）基本阴性（免疫组化×400）

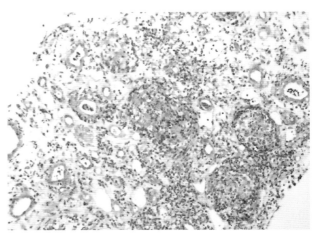

图9-39　急性过敏性间质性肾炎，肾间质弥漫性淋巴细胞、单核细胞和嗜酸性粒细胞浸润，肉芽肿形成（HE×200）

慢性过敏性间质性肾炎，肾间质弥漫性胶原纤维增生（超过总面积的75%），伴有灶状淋巴细胞和单核细胞浸润。肾小管弥漫萎缩（超过总面积的75%），可见灶状代偿性肥大。小动脉管壁增厚，管腔狭窄。肾小球可见缺血性皱缩和缺血性硬化（图9-40、图9-41）[14]。

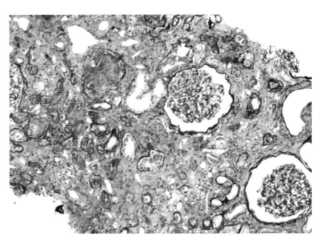

图9-40　慢性过敏性间质性肾炎，肾间质弥漫性纤维化，肾小管萎缩（PASM×200）

亚急性过敏性间质性肾炎，介于急性和慢性之间，肾间质水肿、细胞浸润和胶原纤维增生混同存在（约占总面积的50%），肾小管萎缩和肾小球缺血性病变不很明显（图9-42）。

亚急性过敏性间质性肾炎的病变也可见于慢性间质性肾炎的急性发作。

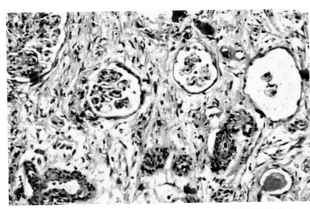

图9-41 慢性过敏性间质性肾炎，肾间质弥漫性纤维化，肾小管萎缩，肾小球缺血性皱缩 （Masson×200）

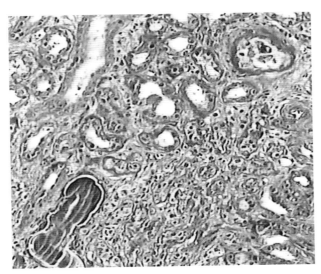

图9-42 亚急性过敏性间质性肾炎，肾间质慢性炎症细胞浸润伴纤维化（Masson×200）

免疫病理学和电镜检查

无特殊诊断意义。通过免疫组织化学证实浸润的单个核细胞主要为T淋巴细胞。

鉴别诊断

急性过敏性间质性肾炎若无嗜酸性粒细胞浸润，则与急性肾小管间质肾病不能区分。

以T淋巴细胞为主的淋巴细胞和单核细胞弥漫浸润是急性过敏性间质性肾炎的病理特点，据此可与肾盂肾炎、干燥综合征的肾病变等鉴别。

慢性过敏性间质性肾炎要注意与硬化性肾小球肾炎鉴别，后者以肾小球硬化为主，相应肾单位的肾小管萎缩和肾间质纤维化均与硬化肾小球相匹配，而与前者的肾小球周围纤维化和肾小球缺血性病变不同。

病因和发病机制

过敏性间质性肾炎属于Ⅳ型超敏反应，即细胞性变态反应。免疫病理学检查显示浸润的淋巴细胞中，辅助性T淋巴细胞（CD4阳性）和毒性T淋巴细胞（CD8阳性）均有增多。

以病因而论，大致分为下列几类：

1. 药物性过敏性间质性肾炎[16-18] 如青霉素类、头孢菌素类、四环素、磺胺类、对氨基水杨酸钠、利福平等抗菌药物；以及保泰松、氨基比林、呋塞米、噻嗪类利尿剂、别嘌醇、苯巴比妥、磺吡酮、异烟肼、西咪替丁、卡托普利、苯茚二酮、苯妥英钠等药物。虽然细胞免疫和体液免疫均有参与，但以细胞免疫为主。

2. 感染性过敏性间质性肾炎 多种细菌、病毒、真菌、弓形体、钩端螺旋体等。细胞免疫和体液免疫均有参与，有时可见抗基底膜抗体出现，属于体液免疫。

3. 特发性过敏性间质性肾炎 肾间质以淋巴细胞和单核细胞浸润为主，易见肉芽肿形成，少见嗜酸性粒细胞浸润，可伴有眼虹膜睫状体炎，称TINU综合征。仍以细胞免疫为主[21]。

第九节　干燥综合征肾损伤

干燥综合征（Sjögren syndrome，SS）是以眼、口腔黏膜干燥为特征的一种自身免疫性疾病。Mikulirz 于 1888 年首先报告本病，曾有 Mikulirz 综合征之称。1933 年 Sjögren 报道，患者除眼、口干燥外，常合并类风湿关节炎、系统性红斑狼疮等，称为 Sjögren 综合征，说明已属于重叠综合征的范畴。目前明确认为，单纯眼口干燥者称原发性干燥综合征或干燥综合征，合并其他结缔组织病者称继发性干燥综合征或 Sjögren 综合征[22]。

中年女性多见。患者眼干无泪，唾液减少，甚至吞咽困难，唾液腺可对称性肿胀。Schirmer 试验阳性，血清抗 SS-A 和抗 SS-B 阳性。累及肾时，虽然可出现肾小球肾炎，但常出现肾小管功能障碍，可发生肾小管酸中毒。有时累及肺，出现肺间质纤维化，也可出现呼吸道和泌尿道的黏膜干燥。

病理表现[23-25]

大体表现

病变肾初期无明显变化，后期体积缩小。

光镜检查

干燥综合征累及的肾主要表现为间质性肾炎。可见肾间质灶状、多灶状，甚至片状淋巴细胞和单核细胞浸润，伴有多少不等的纤维化。其中浸润的淋巴细胞以 B 淋巴细胞和浆细胞为主，与过敏性间质性肾炎的以 T 淋巴细胞为主不同。肾小管出现轻重不等的萎缩，与间质病变的严重程度有关，严重者中晚期可呈现慢性肾小管间质肾病。肾小球病变不明显。若合并其他结缔组织病（如系统性红斑狼疮等），可有相应的肾小球病变（图9-43 ～图9-45）。

干燥综合征常进行唇腺活检以明确诊断，可见患者唇腺呈不同程度的淋巴细胞和单核细胞浸润，根据郑麟蓄等的研究，将其分为五度，以

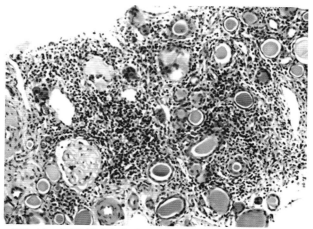

图9-43　干燥综合征肾损伤，肾间质淋巴细胞和单核细胞浸润（HE×400）

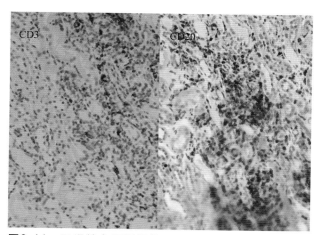

图9-44　干燥综合征肾损伤，浸润的细胞以CD20阳性的B淋巴细胞多见（免疫组化，左：CD3×400，右：CD20×400）

4mm² 的范围为准：0 度，唾液腺正常，无淋巴细胞浸润；Ⅰ度，腺泡间有散在淋巴细胞和单核细胞轻度浸润，但无灶状浸润，腺体结构无明显病变；Ⅱ度，腺泡间有中度淋巴细胞和单核细胞浸润，无灶状浸润，腺泡轻度萎缩；Ⅲ度，可见 1 个灶状淋巴细胞和单核细胞浸润，病灶中的腺组织萎缩和消失；Ⅳ度，淋巴细胞和单核细胞多灶状浸润，腺小叶破坏，导管扩张，甚至囊肿形成（图9-46）[26]。

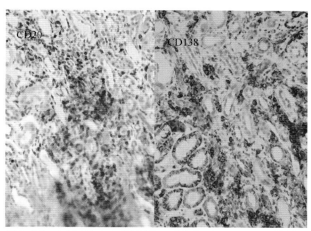

图9-45　干燥综合征肾损伤，CD20和CD138阳性的B淋巴细胞和浆细胞多见（免疫组化，左：CD20×400，右：CD138×400）

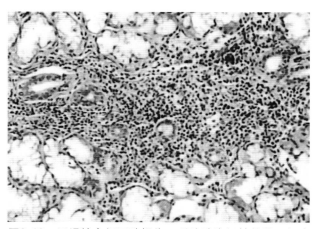

图9-46　干燥综合征唇腺损伤，唾液腺泡间灶状淋巴细胞和单核细胞浸润（Ⅲ度）（HE×200）

免疫病理学和电镜检查

无特异表现。有时可见 IgG 和 C3 沿肾小管基底膜呈颗粒状或线状沉积。若合并其他结缔组织病，有相应的特异表现。

鉴别诊断

应与浆细胞较多的间质性肾炎和肾小管间质肾病鉴别，如亚急性肾小管间质肾病、IgG4 相关性肾小管间质肾病、浆细胞型 Castleman 病导致的肾小管间质肾病、浆细胞瘤肾间质浸润等。干燥综合征有独特的临床病史和化验异常，肾间质浸润的细胞以 CD20 阳性的 B 淋巴细胞占主体；亚急性肾小管间质肾病以 CD3 阳性的 T 淋巴细胞为主体；其他几种以浆细胞浸润的肾间质病变不但有独特的病史和化验特点，而且浸润的细胞以浆细胞为主体，这些浆细胞或产生较多的 IgG4（IgG4 相关性肾小管间质肾病），或产生某种单克隆轻链蛋白或重链蛋白（单克隆免疫球蛋白浆细胞病肾间质浸润）。

病因和发病机制

本病的发生与遗传、感染（EB 病毒、巨细胞病毒等）、免疫功能失调、自身免疫形成和内分泌变化等多种因素有关。细胞免疫和体液免疫均有参与，导致组织损伤[27]。

第十节　肾综合征出血热肾损伤

流行性出血热（epidemic hemorrhagic fever）一词曾用多年，1982 年世界卫生组织将其定名为肾综合征出血热（hemorrhagic fever with renal syndrome, HFRS）。已经证明 HFRS 是由汉坦病毒（Hantavirus）感染导致的以全身小血管和毛细血管损伤为特征的传染病。临床以发热、低血压、出血和肾损伤为主要表现[28]。我国各地均有流行，以西北、东北和华北地区多见，病原体主要为汉坦病毒Ⅰ型和汉坦病毒Ⅱ型。中间宿主为鼠等啮齿类动物，人类吸入或食入感染动物的排泄物或污染物可导致发病[29]。

病理表现[29]

大体表现

双肾肿胀、充血和出血，以肾髓质最严重。

光镜检查

肾间质的小血管和毛细血管高度扩张，进而灶

状、片状甚至弥漫性出血。可伴有多少不等的淋巴细胞和单核细胞浸润。重症者可见小血管内皮细胞增生肿胀，微血栓形成，甚至纤维蛋白样坏死。后期肾间质出现轻重不等的纤维化（图9-47）。

肾小管上皮细胞空泡和颗粒变性，刷状缘脱失，管腔扩张，乃至坏死，进而萎缩。

肾小球病变不明显，重症者内皮细胞增生，系膜细胞和基质轻重不等的增生，或有白细胞浸润。

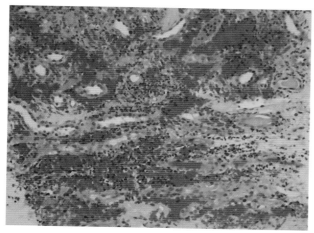

图9-47 肾综合征出血热肾损伤，肾间质弥漫性出血（HE×200）

免疫病理学检查

强弱不等的 IgG 和 IgM 沉积于肾小球系膜区和肾间质毛细血管基底膜。

电镜检查

有时可在肾小管上皮细胞内发现病毒样颗粒。肾小球内可见系膜区和内皮下电子致密物沉积，尤以早期明显。

鉴别诊断

病变较轻时，临床血清学检查是关键。严重的肾间质出血应与凝血障碍性疾病导致的肾间质出血鉴别，后者有血液病的临床表现，而无 HFRS 的指征。后期出现纤维化时，更需要临床的感染病史。

病因和发病机制

汉坦病毒侵入人体后，可直接损伤小血管和毛细血管的内皮细胞，导致血管壁严重损伤而出血[30]。

病毒也可直接损伤肾小管。并可导致抗体产生，进而出现多种炎症介质（白介素、肿瘤坏死因子、内皮素等），形成变态反应，出现组织损伤。

小血管的内皮损伤可诱发弥散性血管内凝血，导致肾和其他器官的损伤。

第十一节　淋巴造血系统恶性肿瘤肾内浸润

白血病和淋巴瘤出现转移和全身播散时，常累及肾。主要病变是白血病细胞或淋巴瘤细胞弥漫浸润于肾间质（图9-48、图9-49）。

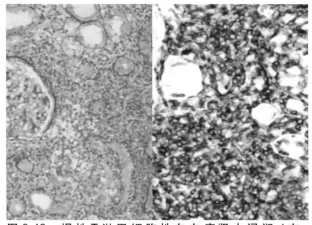

图 9-48　慢性 T 淋巴细胞性白血病肾内浸润（左：HE×200，右：免疫组化 CD3×400）

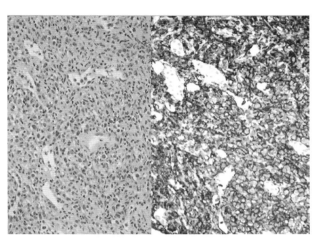

图 9-49　弥漫性大 B 淋巴瘤肾内浸润（左：HE×200，右：免疫组化 CD20×400）

参考文献

[1] Kleeman C R, Hewitt W L, Guze L B. Pyelonephritis. Medicine, 1960, 39: 3-22.

[2] Weiss M, Liapis H, Tomaszewski J E, et al. Pyelonephritis and other infections, reflux nephropathy, hydronephrosis, and nephrolithiasis//Jennette C J, Olson J L, Schwartz M M, Silva F G (eds). Heptinsttal's Pathology oh the Kidney. 6th ed. Vol 2. Philadelphia: Lippincott-Raven, 2007, 991-1081.

[3] Becker G J, Kincaid-Smith P. Reflux nephropathy: the glomerular lesion and progression of renal failure. Pediat Nephrol, 1993, 7: 365-369.

[4] Antonakoloulos G N, Chpple C R, Newman J, et al. Xanthogranulomatous pyelonephritis. Arch Pathol Lab Med, 1988, 112:275-281.

[5] Parsons M A, Harris S C, Longstaff A L, et al. Xanthogranulomatous pyelonephritis: a pathological, clinical and aetiological analysis of 87 cases. Diagn Histopathol, 1983, 6: 203-219.

[6] Khalyl-Mawad J, Greco M A, Schinella R A. Ultrastructural demonstration of intracellular bacteria in xanthogranulomatous pyelonephritis. Human Pathol, 1982, 13: 41-47.

[7] Treadwell T S, Craven D E, Delfin H, et al. Xanthogranulomatous pyelonephrphylococcus caused by methicillin-restant Staphylococcus aureus. Am J Med, 1984, 76: 533-537.

[8] Esparza A R, McKay D B, Cronan J J, et al. Renal parenchymal malakoplakia. Am J Surg Pathol, 1989, 13:225-231.

[9] Lambrid P A, Yardley J H. Urinary tract malakoplakia. Johns Hopkins Med, 1970, 126: 1-14.

[10] Leão C A, Duarte M I, Gamba C, et al. Malakoplakia after renal transplantation in thecurrent era of immunosuppressive therapy: case report and literature review. Transpl Infect Dis, 2012, 14: E137-141.

[11] Lou Ty, Teplitz C. Malakoplakia: pathogenesis and ultrastructural morphogenesis. A problem of altered macrophage（phagolysosomal）response. Human

Pathol, 1974, 5: 191-207.

[12] Dutt A K, Stead W W. Tuberculosis. Clin Geriart Med, 1992, 8: 761-775.

[13] 蔡伯蕾. 结节病 // 蒋明, 等. 中华风湿病学. 北京: 华夏出版社, 2004, 1525-1546.

[14] Muther R S, MaCarron D A, Bennett W M. Renal manifestations of sarcoidosis. Arch Intern Med, 1981, 141: 643-652.

[15] Cameron J S. Allergic interstitial nephritis. Q J Med, 1988, 66: 97-104.

[16] Alexopoulos E. Drug-induced acute interstitial nephritis. Renal Failure, 1998, 20: 806-819.

[17] 尹广, 黎磊石. 药物性急性间质性肾炎的临床及病理研究. 中华肾脏病杂志, 1997, 13: 73-75.

[18] 马金荣, 李晓玫. 抗菌药物导致的急性肾衰竭. 药物不良反应杂志, 2003, 5: 88-91.

[19] 杨莉, 李晓玫, 郑欣, 等. 药物相关性间质性肾炎病人细胞表型特征及其与炎症/纤维化病变的关系. 中华医学杂志, 2001, 81:73-77.

[20] 吕丽, 杨莉, 李翠, 等. 药物性急性间质性肾炎肾组织炎性细胞特征及其相关性探讨. 临床肾脏病杂志, 2012, 12: 155-158.

[21] Vanhesebrouck P, Carton D, De Bel C, et al. Acute tubulo-interstitial nephritis and uveitis syndrome（TINU syndrome）. Nephron, 1985, 40: 418-422.

[22] C Vitali, S Bombardieri, R Jonsson, et al.Classification criteria for Sjögren's syndrome: a revised version of European criteria for proposed by the American-European Consensus Group. Ann Rheum Dis, 2002, 61: 554-558.

[23] Bossini N, Savoldi S, Franceschini F, et al. Clinical and morphological feature of kidney involvement in primary Sjögren's syndrome. Nephrol Dial Transplant, 2001,16: 2328-2336.

[24] Goules A, Masouridi S, Tzioufas A G, et al. Clinically significant and biopsy-documented renal involvement in primary Sjögren's syndrome . Medicine, 2000, 79: 241-249.

[25] Strand V, Talal N. Advances in the diagnosis and concept of Sjögren's syndrome. Bull Rheum Dis, 1980, 30: 1046-1057.

[26] 孙开华. 涎腺疾病 // 武忠弼, 杨光华. 中华外科病理学. 北京: 人民卫生出版社, 2002: 518-519.

[27] 何祖根, 杨嘉材, 张逢春, 等. 原发性干燥综合征合并肾小管酸中毒—EB 病毒的免疫学及超微结构研究. 中华病理学杂志, 1991, 20: 268-270.

[28] Cosgriff T M, Lewis R M. Mechanisms of disease in hemorrhagic fever with renal syndrome. Kidney Int, 1991, 40:72-79.

[29] 陈惠萍, 张景红, 黎磊石. 流行性出血热肾组织学特点及与临床的联系. 中华肾脏病杂志, 1993, 9: 329-332.

[30] 沈克勤, 黎磊石, 周虹, 等. 肾综合征出血热患者肾组织及血液中出血热病毒 RNA 的检测及临床意义. 中华医学杂志, 1993, 73: 609-611.

第十章　小管间质性肾病

肾小管和肾间质在功能和结构方面关系非常密切，病变之间互为因果，肾小管的损伤必然引起肾间质的反应，肾间质的损伤也必然导致肾小管的损伤，没有无肾间质反应的肾小管疾病，也没有无肾小管损伤的肾间质病变。当肾小管损伤非常严重，肾间质轻度反应是继发时，称肾小管坏死或重度肾小管损伤。当肾间质病变非常明显，而肾小管损伤是继发时，称间质性肾炎或肾间质疾病。

若肾小管病变和肾间质病变均很严重或因果关系不能明确，则称肾小管间质肾炎（tubulointerstitial nephritis，TIN）[1]，特别是后期，肾小管弥漫萎缩，并通过细胞凋亡和转分化为肌成纤维细胞和纤维细胞，肾间质弥漫纤维化，更难区分两者的先后和因果关系，只能称为慢性肾小管间质肾炎或慢性肾小管间质肾病，这时，行走于肾间质的小动脉受累，肾小球出现缺血性皱缩和缺血性硬化，与增生硬化和硬化性肾小球肾炎导致的肾小管间质病变不同。

第一节　急性肾小管间质肾炎

肾小管上皮细胞刷状缘脱落，肾间质弥漫水肿，超过 50% 面积的肾间质内有炎症细胞浸润，从病因、发病机制和形态表现，难以区分肾小管损伤和肾间质病变的因果关系，甚至与急性间质性肾炎不易区分，详见第九章第八节。

第二节　慢性肾小管间质肾炎和肾病

肾小管多灶状和片状甚至弥漫性萎缩（超过标本中的 75%），肾间质多灶状和片状甚至弥漫性纤维化，仅见少量炎症细胞浸润，肾小球病变不明显，仅有缺血性变化。从病因、发病机制和形态表现，难以区分肾小管损伤和肾间质病变的因果关系，甚至不能慢性间质性肾炎进行区分（图 10-1）。

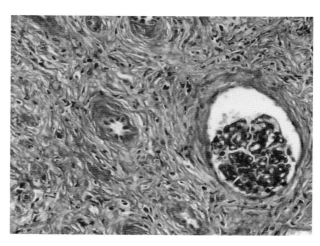

图 10-1　慢性肾小管间质肾炎，肾小管萎缩和消失，肾间质弥漫性纤维化（Masson×200）

第三节 亚急性肾小管间质肾炎

上述急性肾小管疾病和急性肾间质疾病未能及时治愈,或慢性肾小管间质肾病又加以急性损伤,均可迁延为亚急性肾小管间质肾炎(subacute tubulointerstitial nephritis)。亚急性肾小管间质肾炎病理表现为急性或慢性炎症细胞浸润伴严重的弥漫性纤维组织增生,即肾小管弥漫性萎缩、消失,肾间质多灶状淋巴细胞、单核细胞、多少不等的嗜酸性粒细胞以及一定量的浆细胞浸润,伴有弥漫性纤维化(超过标本总面积的 50%)(图 10-2、图 10-3)。与慢性肾小管间质肾炎和慢性间质性肾炎不同,亚急性肾小管间质肾炎经药物治疗,可

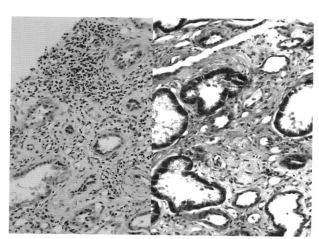

图10-3 亚急性肾小管间质肾炎。左:肾小管萎缩,肾间质淋巴细胞和单核细胞浸润(HE×200);右:肾间质纤维化(Masson×400)

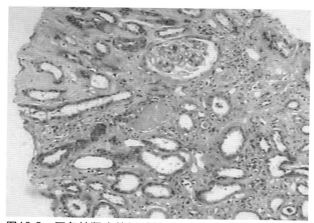

图10-2 亚急性肾小管间质肾炎,肾小管萎缩,肾间质淋巴细胞和单核细胞浸润,纤维化(Masson×200)

部分缓解。从临床和预后角度考虑,确认亚急性肾小管间质肾炎是很有必要的[1]。

亚急性肾小管间质肾炎可进而发展为慢性肾小管间质肾炎或肾病(chronic tubulointerstitial nephritis),病理表现为多灶状、大片状或弥漫性肾小管萎缩、消失,肾间质缺乏炎症细胞浸润,以弥漫性纤维化为主。已失去药物治疗的可能[1]。

第四节 马兜铃酸肾病

比利时 Vanherweghem 等于 1993 年报道了一组进行性肾间质纤维化的患者,他们有服用减肥药的历史,这些减肥药来自中国,含有中草药,因此命名为中草药肾病(Chinese herbs nephropathy)[2]。实际上,中草药有成百上千种,而含有肾毒性的中草药仅为少数。目前证明,其中的毒性物质为马兜铃酸(Aristolochic Acid,AA),所以正确名称应为马兜铃酸肾病(aristolochic acid nephropathy)[3]。

含有马兜铃酸的中草药有关木通、广防己、清木香、仙人藤、寻骨风、朱砂莲等,均属于马兜铃科马兜铃属的药用植物。含有上述植物的中成药有龙胆泻肝丸、冠心苏合丸、玉露消毒丸、八正散、当归四逆散、耳聋丸、清目丸、分清止淋丸、导赤散、通乳丹、排石合剂等,均可导致肾损伤。其中关木通应用最广,含马兜铃酸最多,毒性最大,因之有人将马兜玲酸肾病称为关木通

肾病[4]。统计证明，多数患者均长期、小剂量服用，导致慢性肾损伤，少数患者一次大剂量服用，导致急性肾损伤。

马兜铃酸为硝基菲类化合物，是肾小管毒性物质，主要致肾小管上皮细胞变性和坏死。与一般肾毒性药物导致的肾小管坏死不同，多为非少尿性肾损伤；与一般药物导致的过敏性间质性肾炎也不同，无全身过敏现象，尿检变化轻微，贫血出现较晚。多为慢性肾损伤，病理检查属于慢性肾小管间质肾病，而急性肾小管损伤者少见[5]。

病理表现[5]

大体表现

急性马兜铃酸肾病与急性肾小管坏死相似。慢性期肾体积缩小，质硬韧，切面苍白，皮髓质分界不清。

光镜检查

急性马兜铃酸肾病主要表现为肾小管变性坏死，上皮细胞崩解脱落，裸基底膜形成，可见多少不等的细胞碎屑充填于肾小管腔，肾间质水肿，细胞浸润不明显（图 10-4）。

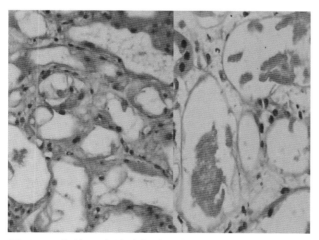

图 10-4　急性马兜铃酸肾病，肾小管上皮细胞严重损伤、刷状缘脱落，裸基底膜形成（HE，左：×200，右：×400）

慢性马兜铃酸肾病可见肾小管萎缩和消失，肾小管基底膜增厚屈曲，上皮细胞刷状缘脱落，

管腔扩张，甚至细胞完全脱落消失，仅留基底膜，呈裸基底膜状，再生的上皮细胞不显著。受损伤的肾小管上皮细胞可转型为肌成纤维细胞，胶原增生，导致肾间质片状或弥漫性纤维化，单个核细胞浸润不明显，称无细胞性硬化。小动脉管壁增厚，管腔狭窄。肾小球呈现缺血性皱缩和缺血性硬化状态。呈现典型的慢性肾小管间质肾病（图 10-5、图 10-6）。

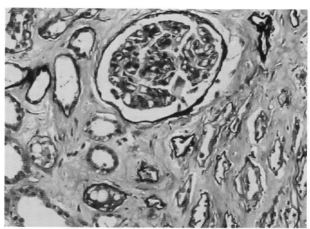

图 10-5　慢性马兜铃酸肾病，肾小管萎缩、裸基底膜形成，部分消失，肾间质弥漫性无细胞性硬化（Masson×400）

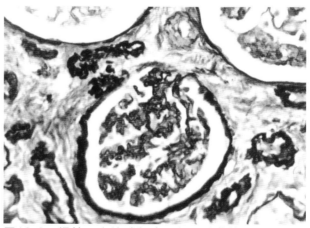

图 10-6　慢性马兜铃酸肾病，肾小管萎缩、消失，肾间质弥漫性无细胞性硬化，肾小球缺血性皱缩和硬化（PASM×400）

免疫病理学检查

免疫球蛋白和补体阴性或微弱阳性，IgM 可呈阳性，易见 IgA 沉积。受损的肾小管上皮细胞的核增殖抗原（Ki67）极弱，说明其修复和再生

能力极差（图10-7），肌成纤维细胞的标记SMA极强，说明受损的肾小管上皮细胞可向纤维细胞转分化（图10-8）。

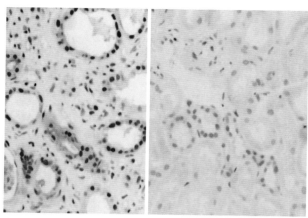

图10-7　慢性马兜铃酸肾病，肾小管细胞核增殖抗原较一般慢性肾小管间质肾病弱。左：一般肾小管间质肾病；右：慢性马兜铃酸肾病（免疫组化×400）

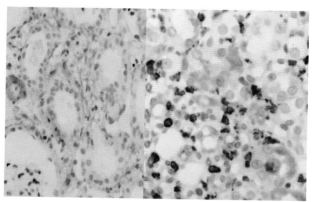

图10-8　慢性马兜铃酸肾病，肾小管细胞的SMA表达较一般慢性肾小管间质肾病强。左：一般肾小管间质肾病；右：慢性马兜铃酸肾病（免疫组化×400）

马兜铃酸具有一定的致癌作用，患者易合并胃癌和泌尿道的尿路上皮癌。

电镜检查

肾小球缺血性皱缩和缺血性硬化，肾小管上皮细胞崩解脱落和消失，肾间质胶原纤维增生（图10-9）。

鉴别诊断

与一般的慢性肾小管间质肾病鉴别：患者有

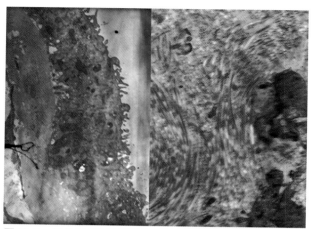

图10-9　慢性马兜铃酸肾病，肾小管萎缩，间质胶原纤维增生（电镜，左：×5000，右：×10 000）

服用含马兜铃酸药物的病史；肾小管严重萎缩和消失，裸基底膜易见，再生的肾小管上皮细胞稀少；肾间质片状或弥漫性无细胞硬化。

病因和发病机制[6]

马兜铃酸为硝基菲类化合物，根据其甲氧基的位置差异，分为四个亚型：AA-Ⅰ、AA-Ⅱ、AA-Ⅲ和AA-Ⅳ，对肾小管上皮的毒性由大至小依次为：AA-Ⅰ、AA-Ⅰa、AA-Ⅱ和AA-Ⅲa。

1. 直接药物毒性损伤　马兜铃酸具有强烈的、不易消除的细胞毒性，导致细胞坏死和凋亡，为马兜铃酸肾病的主要发生机制。

2. 抑制细胞的损伤修复功能　马兜铃酸肾病与一般的慢性肾小管间质肾病相比，前者的肾小管细胞核增殖抗原极少，AA-Ⅰ可使细胞周期阻滞于G2/M期。体外实验表明，马兜铃酸损伤的细胞表皮生长因子（EGF）和转化生长因子-β（TGF-β）水平均低下。

3. 诱导损伤细胞的转分化　慢性马兜铃酸肾病的肾小管上皮易见肾小管上皮细胞转化为肌成纤维细胞的现象。

4. 致间质纤维化作用　慢性马兜铃酸肾病可见各种促纤维化因子（CTGF等）活化。

5. 马兜铃酸与DNA形成加合物　马兜铃酸在体内代谢形成马兜铃内酰胺（aristololactam，AL），AL可与细胞核DNA以共价键结合，形成AL-DAN加合物，导致细胞生长、代谢和功能受

到影响。

6. 肾血管损伤导致肾缺血　马兜铃酸可使血管内皮生长因子（VEGF）失衡，内皮素 1（ET-1）增高，导致小动脉管壁增厚，管腔狭窄，肾缺血。

7. 致基因突变及致癌作用　AL-DNA 使 AT 突变为 TA，导致癌基因活化，抑癌基因失活，如 *ras* 基因、*p53* 等。

马兜铃酸作用持久，即使停止服用，毒性作用仍在继续。

对马兜铃酸的敏感性有一定的个体差异，有的患者服用次数少，剂量少，但出现了肾损伤，而有的患者虽然长期服用，累积量较大，却未出现肾损伤。

第五节　巴尔干地方性肾病或巴尔干肾病

这是 1950 年见于报道的一组地方性慢性肾疾病。主要分布于欧洲巴尔干半岛，Danube 河流域，包括：前南斯拉夫、罗马尼亚和保加利亚的部分地区，以及 Basnia 和 Croat 地区。发病高峰年龄为 50 岁，本土居民均在本地生活 20 年以上，外来人口在疫区生活 15～29 年。多年来，人们对这组特殊的慢性肾疾病的病因和发病机制进行了多方面的探讨，有环境污染说、霉菌毒素中毒说、基因突变说、重金属中毒（铅、镉、硒等稀有金属）说等[7]。

巴尔干肾病（Balkan endemic nephropathy，BEN）的病理变化：荧光、光镜和电镜检查均与慢性马兜铃酸肾病相同。

病理表现[7]

大体表现

肾体积缩小。

光镜检查

可见肾小管萎缩和消失，肾间质弥漫纤维化，伴有灶状淋巴细胞和单核细胞浸润，表现为典型的慢性肾小管间质肾病（图 10-10）。与我国报道的慢性马兜铃酸肾病相似。

免疫病理学和电镜检查

与马兜铃酸肾病相同，免疫荧光显示阴性或 IgM 沉积于肾小球系膜区，有时合并 IgA 沉积。电镜表现为肾小管萎缩、消失，肾间质纤维化。

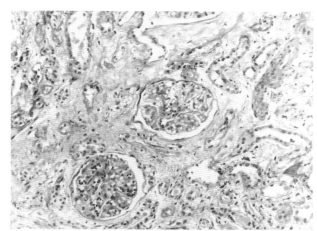

图10-10　巴尔干肾病，肾小管萎缩，间质纤维化（Masson×200）

巴尔干肾病患者泌尿道尿路上皮癌发病率明显升高。

鉴别诊断

应与各种原因导致的慢性肾小管间质肾病鉴别，本病无明确的病因，有地区性。

病因和发病机制

病因不明。有铅中毒、不明原因的感染、霉菌污染的食物中毒、基因突变等学说。近年来研究证明，本病属于马兜铃酸肾病，当地盛产一种铁线莲马兜铃植物（aristolochia clematitis），其中含有马兜铃酸，在收割季节，混入粮食作物中，人长期食用后，导致马兜铃酸肾病[8-9]。

第六节　马兜铃酸的致癌性

　　临床观察证明，慢性马兜铃酸肾病患者的尿路上皮癌和消化道癌的发生率远高于其他人群，尤以肾盂、输尿管和膀胱的移行上皮癌或尿路上皮癌最多见。对巴尔干肾病而言，Cukuranovic 等（1991）进行过大样本的调查，发现疫区的肾盂癌发病率为 29.7%，膀胱癌的发病率为 19.47%，而非疫区相同时段的两种癌的发病率分别为 0.48% 和 2.29%，两个地区的两种癌的发病率有显著性差异（图 10-11）[10]。

　　应用马兜铃酸给小白鼠灌胃，也得到了相同的结果。

　　其致癌的机制在于马兜铃酸在体内导致基因突变（AT → TA），致癌基因上调，抑癌基因失活[10]。

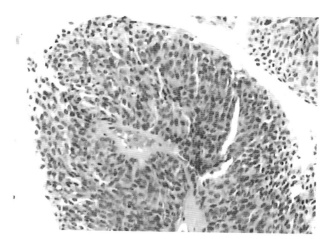

图10-11　慢性马兜铃酸肾病，伴发尿路上皮癌（HE×200）

第七节　IgG4 相关性肾小管间质肾炎

　　血内 IgG4 升高，受损器官淋巴细胞、单核细胞、浆细胞及多少不等的嗜酸性粒细胞浸润，伴纤维组织增生。最早发现于自身免疫性胰腺炎（autoimmune pancreatis）（图 10-12 ~ 图 10-14），后来陆续有肝胆系统、唾液腺（图 10-15、图 10-16）、眼眶、淋巴结、腹膜后、主动脉、纵隔、软组织、皮肤、中枢神经、乳腺、肾、泌尿道、前列腺、肺、消化道等多部位的相同病变，遂总称为 IgG4 相关性硬化性疾病（IgG4 related sclerosing disease）。IgG4 相关性硬化性疾病波及肾时，称 IgG4 相关性肾小管间质肾炎（IgG4-related tubulointerstitial nephritis），或称 IgG4 相关性肾病（IgG4-related kidney disease）。目前认为属于累及全身的自身免疫性疾病，对免疫抑制剂有较好的治疗反应[11-13]。

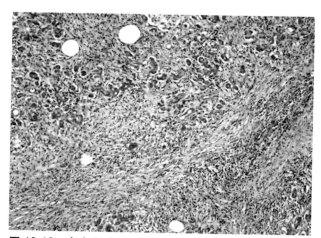

图 10-12　自身免疫性胰腺炎，腺体和胰岛萎缩，间质细胞浸润、纤维化（HE×200）

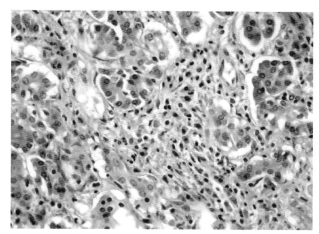

图 10-13　自身免疫性胰腺炎，腺体和胰岛萎缩，间质淋巴细胞、单核细胞、浆细胞和嗜酸性粒细胞浸润（HE×400）

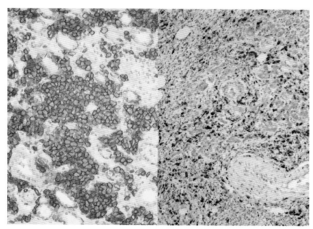

图 10-14　自身免疫性胰腺炎。左：间质浸润多数浆细胞，CD138 阳性；右：产生 IgG4 的浆细胞（免疫组化×200）

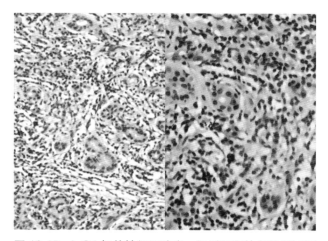

图 10-15　IgG4 相关性颌下腺炎，间质浸润的多数淋巴细胞、单核细胞和浆细胞（HE，左：×200，右：×400）

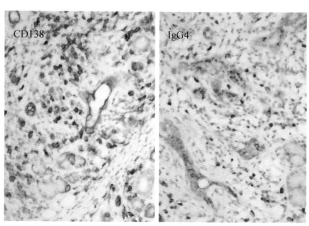

CD138　IgG4

图 10-16　IgG4 相关性颌下腺炎，间质浸润多数浆细胞。左：CD138 阳性；右：其中多数产生 IgG4（免疫组化×200）

病理表现 [14-16]

大体表现

早期肾体积增大，切面皮髓质分界不清。后期切面可见灶状灰白斑块状病灶，肾盂黏膜增厚。

光镜和免疫病理学检查

主要呈现急性或慢性肾小管间质肾炎。肾小管多灶状、片状或弥漫性萎缩和消失，肾间质多灶状、片状或弥漫性淋巴细胞、浆细胞浸润，伴有多少不等的嗜酸性粒细胞浸润，纤维化（图 10-17、图 10-18）。

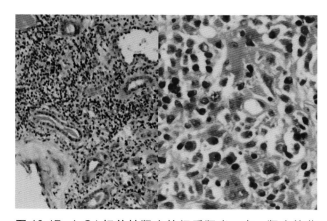

图 10-17　IgG4 相关性肾小管间质肾炎。左：肾小管萎缩，间质细胞浸润（HE×200）；右：间质浸润的浆细胞（HE×400）

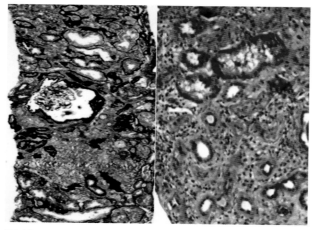

图 10-18　IgG4 相关性肾小管间质肾炎。左：肾小管萎缩，间质纤维化（PASM×100）；右：间质纤维化（Masson×200）

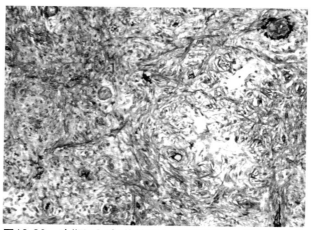

图 10-20　晚期IgG4相关性肾小管间质肾炎，肾间质结缔组织明显增生，呈席纹样排列（PASM×200）

　　早期或急性期，胶原纤维轻度增生（图 10-19）；后期或慢性期，胶原纤维重度增生，呈席纹状（storiform）排列（图 10-20）。

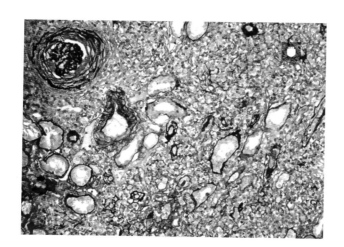

图 10-19　早期 IgG4 相关性肾小管间质肾炎，肾间质淋巴细胞、单核细胞和浆细胞浸润，少量结缔组织轻度增生（PASM×200）

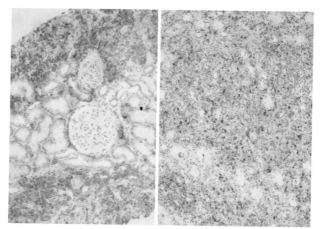

图 10-21　IgG4相关性肾小管间质肾炎。左：浸润的CD138阳性的浆细胞；右：浸润的浆细胞多数IgG4阳性（免疫组化×200）

　　浸润的浆细胞主要产生 IgG4（图 10-21），常伴有较弱的其他 IgG 亚型沉积（图 10-22）。

　　部分患者可合并膜性肾病、膜增生性肾小球肾炎、IgA 肾病等肾小球疾病，其中的 IgG 免疫球蛋白也有各种亚型，但以 IgG4 最强，如膜性肾病（图 10-23、图 10-24）[16-18]。

　　部分病例肾小管基底膜有 IgG 和 IgG4 沉积。

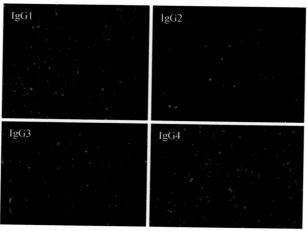

图 10-22　IgG4相关性肾小管间质肾炎，浸润的浆细胞（绿色）主要产生IgG4，IgG1、IgG2、IgG3也有轻微阳性（红色）（间接免疫荧光双标色×400）

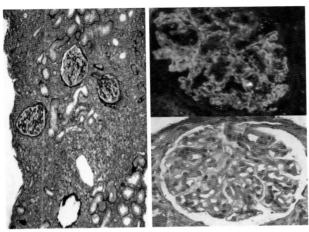

图 10-23　IgG4 相关性肾小管间质肾炎伴膜性肾病。左：肾小管萎缩，肾间质细胞浸润（PASM×100）；右上：IgG 沿肾小球毛细血管壁颗粒状沉积（荧光×400）；右下：肾小球基底膜增厚，上皮下嗜复红蛋白沉积（Masson×400）

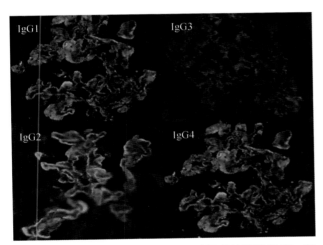

图 10-24　IgG4 相关性肾小管间质肾炎伴膜性肾病，肾小球毛细血管壁显示多种 IgG 亚型颗粒状沉积的继发性膜性肾病，IgG4 最强（荧光×400）

电镜检查

肾小球缺血皱缩，肾小管萎缩，肾间质淋巴细胞、单核细胞浸润，易见浆细胞和嗜酸性粒细胞，胶原纤维增生（图 12-25），伴其他类型肾小球病时，可见肾小球不同部位的电子致密物沉积，如膜性肾病时，肾小球基底膜上皮下可见电子致密物。

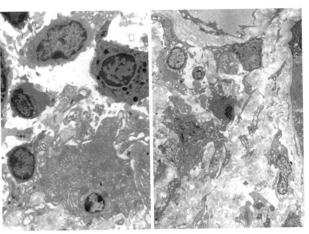

图 12-25　IgG4 相关性肾病，肾间质可见浆细胞和嗜酸性粒细胞浸润（左：电镜×30 000），胶原纤维增生（右：电镜×5000）

部分病例肾小管基底膜有电子致密物沉积。

鉴别诊断

应与一般的亚急性和慢性肾小管间质肾病、Wegener 肉芽肿肾损伤和 Churg-Strauss 综合征相鉴别。IgG4 相关性肾小管间质肾炎诊断要点如下：①临床可先后出现其他器官的类似病变；②血内 IgG4 升高；③肾内浸润的浆细胞产生大量 IgG4。上述特点是具有浆细胞浸润的肾小管间质肾病所不具备的，如亚急性肾小管间质肾病、浆细胞病肾间质浸润等（图 10-26、图 10-27）。

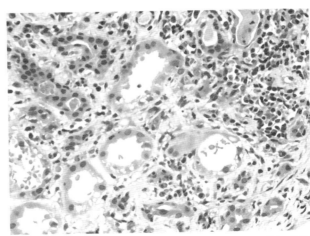

图 10-26　亚急性肾小管间质肾病，肾间质少量浆细胞浸润（HE×400）

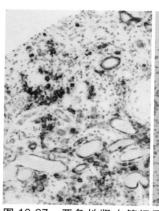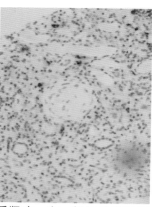

图 10-27 亚急性肾小管间质肾病，左：肾间质 CD138 阳性的浆细胞浸润；右：肾间质浸润的浆细胞仅少数产生 IgG4（免疫组化 ×200）

日本肾脏病学会 IgG4 相关性肾病组 Mitsuhiro 等收集和观察了 2004—2011 年的 41 例患者的临床、病理和随访资料，提出了 IgG4 相关性肾小管间质肾炎的诊断标准[19]：

(1) 出现肾疾病的临床和检验异常，甚至肾功能损伤，伴血中 IgG 和（或）IgE 升高，补体下降。

(2) CT 检查显示双肾肿大，出现血运低下的密度区，肾盂壁增厚。

(3) 血中 IgG4 升高，超过 1.4 g/L。

(4) 肾的病理学特点：① 大量淋巴细胞和浆细胞浸润，浆细胞于每高倍视野超过 10 个，产生 IgG4 的浆细胞超过 40%；②出现席纹样结构的纤维组织增生。

(5) 肾外组织或器官也有类似的病变（表 10-1）。

表10-1　日本学者IgG4相关性肾小管间质肾炎诊断标准
确诊（definite）：①肾功能↓+肾活检（浆细胞性 TIN）+血IgG4或IgG↑；②CT异常+肾活检（浆细胞性 TIN）+血IgG4或IgG↑；③肾外IgG4相关疾病+肾活检（浆细胞性TIN）+血IgG4或IgG↑；④肾活检（浆细胞性TIN）+血IgG4或IgG↑
可能（probable）：①肾功能↓+血IgG4或IgG↑；②CT异常+血IgG4或IgG↑；③CT异常+肾外IgG4相关病
可疑（possible）：①肾功能↓+肾活检（易见浆细胞性TIN，需进一步检查）；②CT异常+肾活检（易见浆细胞性TIN，需进一步检查）；③肾功能↓+血IgG4或IgG↑；④CT异常+血IgG4或IgG↑

注：确诊的金标准是肾活检、血内 IgG4 或 IgG 升高

2011 年，美国学者也公布了 IgG4 相关性肾小管间质肾炎的诊断标准（表 10-2）[20]：

表10-2　美国学者IgG4相关性肾小管间质肾炎诊断标准
病理组织学：肾间质有较多的浆细胞浸润，在浆细胞浸润较集中区域的高倍视野下，产生IgG4的浆细胞应多于10个（必备标准）；免疫学和电镜检查可显示肾小管基底膜有IgG或电子致密物
影像学：肾弥漫性肿胀，肾皮质区可出现结节状、斑片状或楔形低衰减病灶
血清学：IgG4或总IgG含量增高
其他器官受累：以浆细胞浸润为主的自身免疫性胰腺炎、硬化性胆管炎、唾液腺炎、主动脉炎、腹膜后纤维化、任何器官的炎性包块等

注：富含浆细胞浸润的肾小管间质肾炎的病理组织学表现和至少一项影像学、血清学或其他器官受累表现是诊断本病的依据

本病应与一般的间质性肾炎和肾小管间质肾炎、干燥综合征、狼疮肾炎、血管炎等导致的肾小管间质损伤、浆细胞病和 Castleman 病肾内浆细胞浸润相鉴别，它们均不符合本病诊断的金标准，如浸润的浆细胞数量较少、产生 IgG4 的浆细胞数量不足。

病因和发病机制

临床和实验研究证明，人体内在的免疫功能异常与外来的感染等因素作用下，Th2 细胞激活，进而激活调节性 T 细胞（Treg），导致白介素 4 和 5 过度形成，嗜酸性粒细胞增生，血内 IgE 升高，进而白介素 10 和 13 过度形成，致使 B 细胞和浆细胞增生，血内 IgG4 升高，伴随的转化生长因子生成过多则可导致纤维化。上述结果证实 IgG4 相关性疾病属于自身免疫性疾病的范畴。部分 IgG4 相关性肾小管间质肾炎伴发和继发性膜性肾病可能均是自身免疫机制所致[19-23]。

第八节 亚急性和慢性损伤中肾小管上皮细胞的表型转化

亚急性和慢性肾小管间质肾炎或肾病中,肾间质的纤维结缔组织一方面可来自肾间质的单核巨噬细胞和成纤维细胞[24],另一方面可来自损伤的肾小管上皮细胞表型转化(tubuloepithelial cells transition to fibroblast cells),从而形成肾间质纤维化。对亚急性和慢性肾小管间质肾病肾活检观察发现,受损伤的肾小管上皮细胞有平滑肌肌动蛋白(SMA)的表达,与增生的肾间质细胞相似(图10-28)[25]。部分增生的肾间质细胞尚保留上皮组织的标记(CK),而且成纤维细胞生长因子(FGF)有高表达(图10-29)[26]。应用特殊染色(天狼星红)也显示受损伤的肾小管与肾间质同样出现Ⅲ型胶原的表达(图10-30)[30],此外,低血清、高糖、低蛋白处理的损伤的体外培养的肾小管上皮细胞显示波形蛋白(vimentin)(间叶组织的标记)和Ⅲ型胶原阳性(图10-31)[27-31]。

【附】 肾小管肾间质损伤的量化

大量研究证实,肾小管间质病变与各种肾疾病的预后关系密切,因此,需要对肾小管间质病变有一公认的量化标准。一般以损伤的肾小管间质面积与肾活检标本的总面积的比值表示,分为≤25%、25%~50%、50%~75%和≥75%四个等级。有时用描述方式表示损伤程度,可与上述数字表示法相对应:≤25%即灶状萎缩和间质单个核细胞浸润或纤维化,25%~50%即多灶状萎缩和间质单个核细胞浸润或纤维化,50%~75%即多灶状和片状萎缩和间质单个核细胞浸润或纤维化,≥75%即弥漫性萎缩和间质单个核细胞浸润或纤维化。

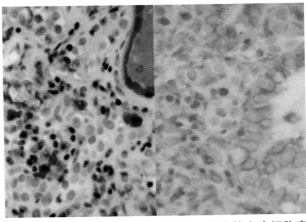

图10-29 亚急性肾小管间质肾病,肾小管上皮细胞表型转化。左:部分增生的肾间质细胞CK阳性(免疫组化×200);右:肾小管上皮细胞和增生的肾间质细胞FGF阳性(免疫组化×200)

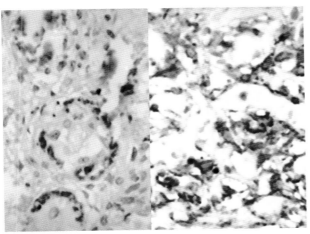

图10-28 亚急性肾小管间质肾病,肾小管上皮细胞表型转化。左:肾小管上皮细胞SMA阳性(免疫组化×200);右:增生的肾间质细胞SMA阳性(免疫组化×200)

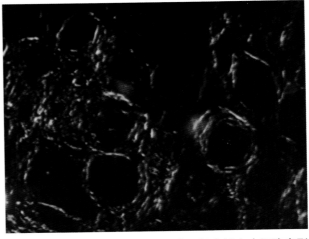

图10-30 亚急性肾小管间质肾病,肾小管上皮细胞表型转化,肾小管和肾间质Ⅲ型胶原阳性(天狼星红×200)

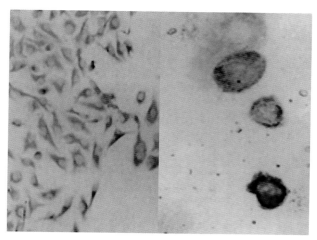

图10-31　肾小管上皮细胞表型转化。左：波形蛋白阳性（免疫组化×200）；右：Ⅲ型胶原阳性（原位杂交×400）

参考文献

[1] 邹万忠．肾小管间质疾病 // 邹万忠．肾活检病理学．3版．北京：北京大学医学出版社，2014: 231-239.

[2] Vanherweghem J L, Depierreux M, Tielemans C, et al. Rapidly progressive interstitial renal fibrosis in young women: Association with slimming regimen including Chinese herbs. Lancet, 1993, 341: 387-391.

[3] 李晓玫．马兜铃酸肾病 // 王海燕．肾脏病学．3版．北京：人民卫生出版社，2008: 1228-1244.

[4] 黎磊石，胡伟新，刘志红．关木通中毒性肾病 // 黎磊石，刘志红．中国肾脏病学．北京：人民军医出版社，2008:1393-1405.

[5] 李晓玫，杨莉，于洋，等．木通所致肾小管间质肾病及其临床病理特点分析．中华内科杂志，2001, 40: 681-687.

[6] 曾又佳，阳晓，余学清．马兜铃酸肾病研究进展．中华肾脏病杂志，2010, 26: 144-146.

[7] Hall P W Ⅲ, Dammin G J. Balkan nephropathy. Nephron, 1978, 22: 281-300.

[8] Cosyns J P, Jadoul M, Squifflet J P, et al. Chinese herbs nephropathy: A clue to Blkan endemic nephropathy? Kidney Int, 1994, 45: 1680-1688.

[9] Grollman A P, Shibutani S, Moriya M, et al. Aristolochic acid and the etiology of endemic (Balkan) nephropathy. National Academy of Sciences of USA, 2007,104: 12129-12134.

[10] 李卫华，杨莉，苏涛，等．服用含马兜铃酸成分药物对尿毒症透析患者伴发尿路移行细胞癌的影响．中华医学杂志，2005, 85: 45-49.

[11] Takeda S, Haratake J, Kasai T, et al. IgG4-associated, idiopathic tubulointerstitial nephritis complicating autoimmune pancreatitis. Nephrol Dial Transplant, 2004, 19:474-476.

[12] Cheuk W, Chan J K. IgG4-related Sclerosing Disease: a critical appraisal of an evolving clinicopathologic entity. Adv Anat Pathol, 2010,17: 303-332.

[13] Dhobale S, Bedetti C, Killian P, et al. IgG4 related sclerosing, disease with multiple organ involvements and response to corticosteroid treatment. J Clin Rheumatol, 2009, 15:354-357.

[14] Watson S J, Jenkins D A, Bellamy C O. Nephropathy in IgG4-related systemic disease. Am J Surg Pathol, 2006, 30:1472-1477.

[15] Takako S, Shinichi N, Tomoyuki I, et al. Renal lesions in IgG4-related systemic disease. Intern Med, 2007, 46:1366-1371.

[16] 郑可，李雪梅，蔡建芳，等．IgG4 相关性疾病泌尿系统损害分析．中华肾脏病杂志，2012, 28: 937-942.

[17] Cravedi P, Abbate M, Gagliardini E, et al. Membranous nephropathy associated with IgG4-related disease. Am J Kidney Dis, 2001, 58: 272-275.

[18] Nishi S, Imai N, Yoshida K, et al. Clinicopatholodical findings of immunoglobulin G4-related kidney disease. Clin Exp Nephrol, 2011, 15: 810-819.

[19] Mitsuhiro K, Takato S, Hitoshi N, et al.Proposal for diagnostic criteria for IgG4-related kidney disease. Clin Exp Nephrol, 2011, 15: 615-626.

[18] Rassian Y, Nasr S H, Larsen C P, et al. Diagnosis of IgG4-related tubulointerstitial nephritis. J Am Soc Nephrol, 2011, 22: 1343-1352.

[19] Vikram D, Yoh Z, John K C C, et al .Consensus statement on the pathology of IgG4-related disease.Modern Pathol, 2012, 25: 1181-1192.

[20] Stone J H, Zon Y, Deshpande V. IgG4-related disease. New Engl J Med, 2012, 366: 539-551.

[21] Saeki T, Nishi S, Imai N, et al. Clinicopathological characteristics of patients with IgG4-related tubulointerstitial nephritis. Kidney Int, 2010, 78: 1016-1023.

[22] Saeki T, Saito A, Yamazaki H, et al. Tubulointerstitial nephritis associated with IgG4-related systemic disease. Clin Exp Nephrol, 2007, 11: 168-173.

[23] Masaki Y, Kurose N, Umehara H. IgG4-related disease:a novel lymphoproliferative disorder discovered and established in Japan in the 21st century. J Clin Exp Hematop, 2011, 51: 13-20.

[24] 郭华，邹万忠.肾小管间质纤维化与单核巨噬细胞的关系.北京大学学报（医学版），2003, 35: 503-507.

[25] 杜爱萍.邹万忠.成纤维细胞生长因子与肾小管间质纤维化的关系.中华肾脏病杂志，2000, 16: 47-49.

[26] 孙铭柱，徐曼，邹万忠.肾小管间质纤维化中转化生长因子的表达特征.中华肾脏病杂志，2000, 16: 291-295.

[27] 李玲，邹万忠，张波，等.病理性因素对体外肾小管上皮细胞表型转化的影响.中华肾脏病杂志，2003, 19（1）:1-5.

[28] 王玉，李晓玫，邹万忠，等.人类肾小球肾炎中肾小管及间质细胞表型转化的研究.中华肾脏病杂志，2000, 16: 7-10.

[29] Stratz L Camn R, Tomaszewski J.Transdifferemiation: a new concept in renal fibrogenesis. J Am See Nephrol, 1994, 5: 819-825.

[30] 楚非，邹万忠，孙锁柱，等.大鼠肾小管间质纤维化中肾小管上皮细胞表型转化的研究.中华肾脏病杂志，2003, 19:10-14.

[31] 李玲，邹万忠，张波，等.病理性损伤因素对肾小管上皮细胞表型转化的影响.北京大学学报(医学版)，2003, 35:12-17.

第十一章 血管性疾病的肾损伤

肾是多血管的器官，各种血管性疾病均可累及肾。

血管性疾病按照累及血管的类型和病因分类为：大动脉疾病、中动脉疾病、小动脉疾病、细动脉疾病和静脉疾病。

大动脉疾病主要发生于主动脉，管壁厚，弹力纤维发达，可见于大动脉炎、巨细胞性动脉炎、先天异常的肌纤维发育不良等，对肾影响较小。中动脉疾病指有解剖名称的主动脉分支及其二级分支，管壁平滑肌发达，如肾动脉、肾叶间动脉、弓状动脉等，可见于结节性多动脉炎、川崎病等，可累及肾。小动脉疾病主要指肾小叶间动脉、入球小动脉、肾小球毛细血管等，管壁薄，无平滑肌，可见于ANCA相关系统性血管炎、过敏性紫癜、特发性冷球蛋白血症性血管炎、皮肤白细胞碎裂性血管炎等，最易累及肾。肾静脉壁薄，平滑肌

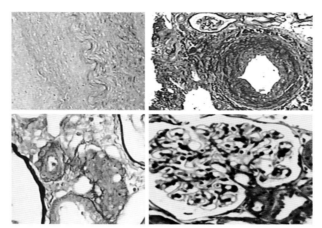

图11-1 动脉的类型，左上：主动脉，右上：中动脉，左下：小动脉，右下：细动脉和毛细血管（Masson×400）

少或无，可见静脉炎、静脉血栓形成，也可累及肾（图 11-1）[1]。

大动脉和中动脉疾病主要导致肾缺血性损伤，小动脉和细动脉疾病则可累及肾小球。

第一节 肾血管疾病的病理学分类

肾活检病理检查中，肾血管病变多数位于小叶间动脉和入球小动脉，偶见小静脉。

急性活动性病变为管壁内膜水肿和黏液变性、管壁纤维蛋白样坏死、血栓形成。

慢性病变为管壁内膜纤维性增厚、中膜增厚、管壁玻璃样变性、血栓机化、动脉瘤形成。

小动脉壁增厚的标准：正常小动脉正切面的管壁与管腔的比例为 2：1，即血管外径与内径比应为 0.5，低于 0.5 时，则属于管壁增厚。

1987 年，WHO 发表了肾血管疾病的病理学分类（表 11-1）[2]。

表11-1 肾血管疾病的病理学分类（WHO,1987）

1.高血压性肾疾病
　A.原发性高血压
　　1）良性肾硬化症
　　2）恶性肾硬化症
　B.继发性高血压
　　1）非肾性高血压
　　2）弥漫性肾实质性肾损伤导致的高血压
2.肾动脉阻塞

223

续表

A.动脉粥样硬化

B.肾动脉发育异常

C.其他原因导致的肾动脉阻塞

3.动脉粥样硬化性肾硬化症

4.肾增生性动脉病和血栓性微血管病

    A.血栓性微血管病

      1）溶血性尿毒症综合征

      2）血栓性血小板减少性紫癜

      3）特发性产后急性肾衰竭

      4）避孕药介导的微血管病

      5）其他药物介导的微血管病

    B.硬皮病（进行性系统性硬化病）

      1）急性

      2）慢性

5.肾血管炎

    A.特发性系统性血管炎

      1）结节性多动脉炎

        a）经典型

        b）显微镜下型

      2）小血管炎

      3）Wegener肉芽肿病

      4）过敏性肉芽肿性血管炎（Churg-Strauss综合征）

      5）巨细胞性动脉炎

      6）大动脉炎（Takayasu arteritis）和川崎（Kawasaki）动脉炎

    B.系统性疾病伴发的血管炎

    1）结缔组织疾病

    2）IgG-IgM混合性冷球蛋白血症

    3）过敏性紫癜

续表

    4）感染

    5）药物反应

    6）其他

    C.肾小球肾炎伴发的血管炎

6.代谢性疾病导致的血管病变

    A.糖尿病

    B.高脂血症和高胆固醇血症

    C.淀粉样变性病

    D.Fabry病

7.血栓、栓塞和梗死

    A.肾动脉血栓

    B.肾静脉血栓

    C.栓塞

    D.梗死

    E.肾皮质坏死

    F.肾乳头坏死

    G.新生儿出血性肾髓质坏死

8.移植肾的排斥反应

    A.超急排斥反应

    B.急性血管性排斥反应

    C.慢性血管性排斥反应

    D.移植性肾小球病

9.其他

    A.放射性肾炎

    B.Bartter综合征

    C.神经纤维瘤病（Recklinghausen病）

    D.透析后血管硬化

    E.其他

第二节 高血压病肾损伤

　　高血压是临床常见的症状和疾病。主要累及小动脉和细动脉。继发于某个器官病变（包括肾）的高血压称症状性高血压或继发性高血压，见相应的器官疾病，恶性高血压病见本章第八节"血栓性微血管病"。

　　原发性高血压（essential hypertension）属于血管神经运动障碍性疾病，以体循环动脉血压升高（≥ 140/90mmHg）为主要临床表现。除损伤肾外，心、脑、眼底等器官和部位也受累，可出现轻度蛋白尿。多见于中老年人，常有家族史。后期可导致肾硬化，称良性肾硬化症（benign nephrosclerosis）[3]。肾实质性高血压（renal parenchymal hypertension）是各种肾疾病引起的高血压，占全部高血压的2.5% ～ 5.0%，在继发性高血压中占首位。

　　原发性和继发性高血压对肾的影响和导致的病变相似。

病理表现

大体表现

早期无明显异常，后期（Ⅲ期高血压病）肾体积缩小，皮质变薄，表面呈细颗粒状，称颗粒性萎缩肾或良性肾硬化（图11-2）。

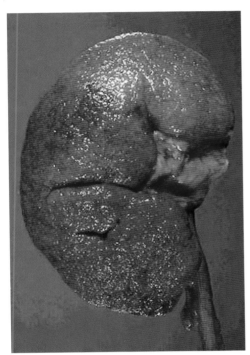

图11-2　细颗粒状萎缩肾

光镜检查

入球小动脉管壁增厚，血浆浸渍，玻璃样变性（图11-3）。部分肾小球毛细血管基底膜缺血性皱缩和缺血性硬化，后期可见部分肾小球代偿性肥大。肾小管上皮细胞空泡及颗粒变性，灶状萎缩，与肾小球的损伤和硬化相对应（图11-4）。萎缩部位的肾小管常见上皮细胞再生现象。肾间质多灶状淋巴细胞和单核细胞浸润，后期呈纤维化。细动脉管壁玻璃样变，小叶间动脉和弓状动脉分支管壁增厚。

免疫病理学检查

无明显的特异性表现，有时可见免疫荧光较弱的IgM在肾小球和小动脉壁上沉积。

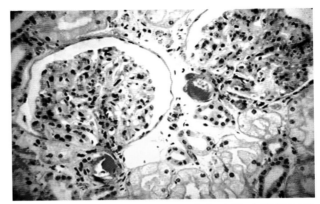

图11-3　高血压肾损伤，入球小动脉玻璃样变性（HE×200）

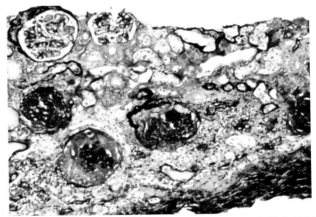

图11-4　高血压肾损伤，肾小球缺血性硬化和缺血性皱缩，相邻肾单位代偿性肥大（PASM×200）

电镜检查

无明显的特异性病变。肾小球基底膜缺血性皱缩，有时在缺血性硬化部位和血浆浸渍的小血管壁可见电子致密物，这是血浆蛋白凝聚的结果，而非免疫复合物。

鉴别诊断

原发性高血压和继发性高血压导致的肾病变基本相同。肾疾病导致的肾性高血压可见肾小球或肾小管间质病变明显，而非仅仅是缺血性改变。

病因和发病机制

原发性高血压病因不清。与遗传因素、饮食因素、职业因素、社会心理应激等多种因素有关。

上述诸多刺激使血管运动中枢、自主运动神经系统等对血管的收缩和舒张调控失衡，细动脉内膜通透性增高，进而血浆浸渍，玻璃样变性。

肾实质性高血压主要由肾小球、肾小管、肾间质损伤导致多种生物活性物质产生和水及电解质紊乱造成。肾小球系膜细胞和内皮细胞增生，内皮素合成增多，促使小动脉收缩；一氧化氮生成减少，不能抑制血管收缩；肾小球滤过率下降，导致细胞外液过多，肾小管重吸收钠代偿增多等因素，均造成血压增高。

第三节　动脉粥样硬化和缺血性肾病

肾动脉或其主要分支狭窄或梗阻导致的肾慢性缺血性病变称缺血性肾病（ischemic nephropathy）[4]，常由动脉粥样硬化引起。患者肾小球滤过率下降，肾小管功能下降，严重者可出现肾功能不全，并出现肾性高血压。

病理表现 [5]

大体表现

不同管径的动脉狭窄或建立的侧支循环的阻塞可导致肾缺血。狭窄的动脉管径不同，肾缺血的范围也不同。肾动脉主干狭窄或阻塞，肾全部处于缺血状态，肾体积缩小，皮质变薄；肾动脉分支阻塞，导致肾局部缺血，形成瘢痕肾（图11-5）。

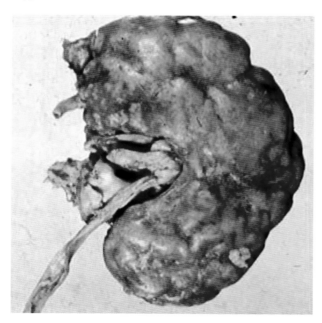

图 11-5　动脉粥样硬化导致的瘢痕肾

光镜检查

肾动脉主干或其分支阻塞（图11-6）。多见于动脉粥样硬化，动脉内膜增厚，有时可见粥样硬化斑块形成，胆固醇沉积，泡沫细胞形成（图11-7、图11-8）。肾缺血性病变偶见于肌纤维发育不良和大动脉炎（图11-9、图11-10）。肾弓状动脉分支阻塞时，可出现大片集中分布的肾小球缺血性硬化（图11-11），肾动脉主干阻塞时，可出现弥漫性缺血和萎缩病变。肾小球基底膜缺血性皱缩，肾小囊腔扩张，肾小管萎缩，肾间质纤维化（图11-12）。

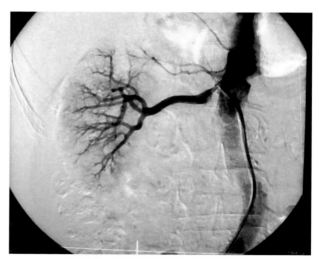

图11-6　右肾动脉狭窄（动脉造影）

免疫病理学检查

无特殊表现。

电镜检查

病变肾小球基底膜屈曲、皱缩，肾小管萎缩，肾间质胶原纤维增生。

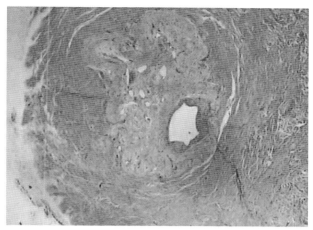

图11-7　肾动脉粥样硬化，粥样斑块形成，管腔狭窄（HE×100）

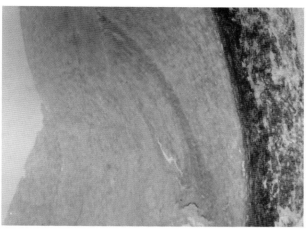

图11-10　肾动脉大动脉炎（高安病）（HE×100）

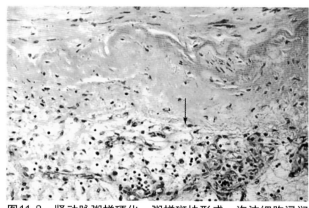

图11-8　肾动脉粥样硬化，粥样斑块形成，泡沫细胞浸润（↑）（HE×100）

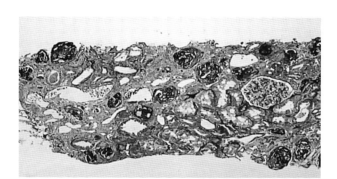

图11-11　集中分布的肾小球缺血性硬化（PASM×100）

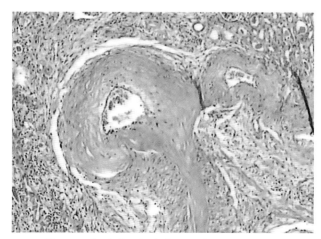

图11-9　肾动脉肌纤维发育不良（HE×100）

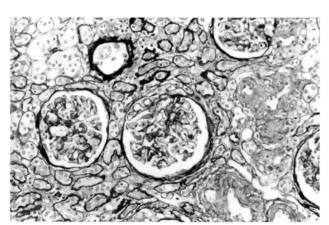

图11-12　肾实质缺血萎缩，肾小球缺血皱缩，肾小管弥漫萎缩（PASM×200）

鉴别诊断

缺血性肾病是肾动脉主干或其主要分支阻塞或狭窄而导致的全肾或大片的肾缺血。肾活检标本虽然不能发现肾动脉或其主干的病变，但全肾或大片肾缺血性病变反映了肾动脉的病变，血管造影可以最终证实。

严重慢性肾小球疾病、慢性肾间质疾病虽然可继发小动脉增厚和狭窄，但仅出现灶状肾缺血病变。

原发性高血压导致入球小动脉玻璃样变性，也仅引起灶状肾小球缺血性病变。

恶性高血压、系统性硬化病、溶血性尿毒症综合征（后期）等血栓性微血管病虽然可引起较广泛的缺血性病变，但肾内动脉有动脉内膜葱皮状增厚的特异性病变。

病因和发病机制[5]

肾动脉主干或其主要分支的阻塞和狭窄见于下列疾病：

动脉粥样硬化是老年性缺血性肾病最常见的病因，粥样硬化斑块或粥肿常形成于肾动脉和腹主动脉的交界部位或其分支处。

大动脉炎、巨细胞性动脉炎等累及肾动脉时，也可导致缺血性肾病。

肾动脉肌纤维发育不良（fibromuscular dysplasia）是一种病因不明的非炎症性发育异常的血管病，动脉肌层纤维性增厚，内膜或外膜也可见纤维组织增生。

第四节　肾　梗　死

肾动脉的分支突然完全性阻塞而且不能及时建立侧支循环，导致肾的局部缺血性坏死，称肾梗死（infarction of kidney）。多见于老年人的动脉粥样硬化血栓形成、各种血管炎等（如结节性多动脉炎）导致的肾动脉主要分支的阻塞（图11-13、图11-14）。患者主要临床表现为突发腰痛、血尿及肾功能减退。

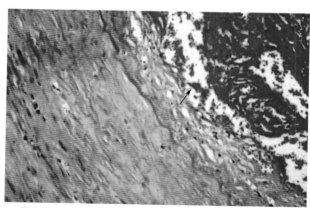

图11-14　肾动脉分支血栓形成（↑）（HE×100）

病理表现[6]

大体表现

梗死病变与动脉血管分布吻合，立体呈圆锥形，切面呈三角形，尖端朝向肾门，底部朝向被膜，梗死病变呈灰黄色，淤血时，病灶周边有出血带（图11-15）。

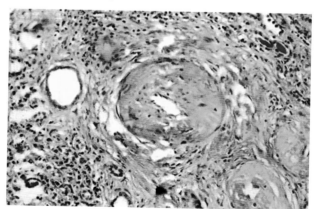

图11-13　肾动脉分支内膜增厚，管腔狭窄（HE×100）

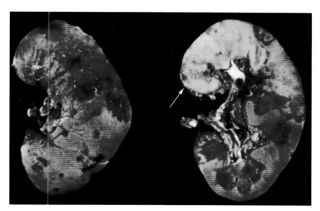

图 11-15 肾梗死（↑）

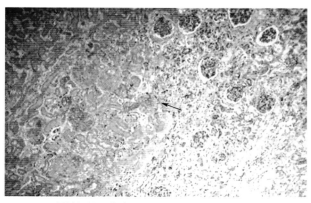

图11-17 肾梗死（↑）（HE×100）

光镜检查

梗死病灶内肾小管呈完全性凝固性坏死，早期尚可见核缩、核碎现象，肾小球除坏死病变外，常见淤血和出血，肾间质水肿和出血（图 11-16、图 11-17）。

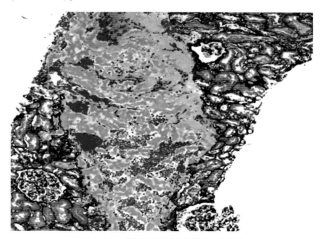

图 11-16 肾梗死（PASM×100）

免疫病理学和电镜检查

无特殊的具有诊断意义的表现。

鉴别诊断

应与肾皮质坏死鉴别：肾皮质坏死与各种原因（如子痫、先兆子痫和各种血栓性微血管病等）导致的肾小动脉痉挛和血栓形成有关。肾皮质坏死部位仅限于肾皮质，肾髓质无坏死病变。肾梗死是由于肾的中小动脉血液断流，而非小动脉痉挛，所以肾梗死病变较肾皮质坏死更彻底。

病因和发病机制[4]

肾动脉由肾门入肾，呈扇形供应肾实质，所以肾梗死病变有一定的形状。肾动脉主要分支的急性完全性阻塞多因在原有动脉病变的基础上血栓形成。

第五节 肾皮质坏死

肾小动脉的急性阻塞或痉挛导致肾皮质的急性缺血性坏死称肾皮质坏死（renal cortical necrosis）。患者呈现急性肾衰竭[7]。

病理变化

大体变化

病变肾肿胀，坏死区苍白，可区分为弥漫性和局灶性两种肾皮质坏死（图 11-18）。

光镜检查

坏死区肾皮质的肾小管呈弥漫性凝固性坏死。肾间质和小动脉可无明显病变，也可见出血现象。肾小球常表现为淤血和细胞核消失（图 11-19、图 11-20）。

免疫病理学和电镜检查

无特异性标记和病变。

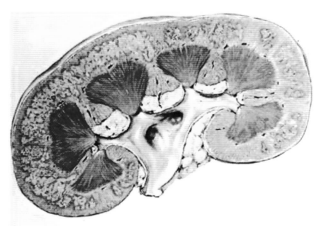

图11-18 肾皮质弥漫性坏死，肾皮质苍白，髓质淤血

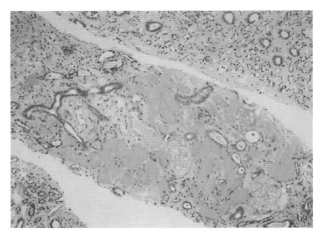

图11-19 肾皮质坏死，髓质结构尚好（PAS×40）

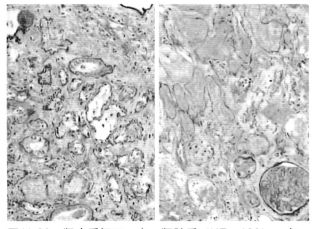

图11-20 肾皮质坏死。左：肾髓质（HE×100）；右：凝固性坏死的肾皮质（HE×100）

鉴别诊断

肾皮质坏死和急性肾小管坏死在临床和病理变化方面均有相似之处。光镜下，肾皮质坏死的病变仅见于肾皮质，而髓质病变不明显，皮质病变表现较一致，肾小管呈大片状或弥漫性凝固性坏死，细胞核全部消失，肾小球细胞核也基本消失，仅余淤血的肾小球轮廓；急性肾小管坏死除皮质肾小管损伤和坏死外，髓质肾小管也受累，而且病理变化缺乏一致性，各段肾小管上皮细胞呈现重度颗粒和空泡变性、刷状缘脱落、节段性崩解坏死、细胞碎屑阻塞乃至细胞再生等病理现象混合存在，肾小球无明显病变。此外，尚需与肾梗死鉴别，鉴别要点见本章第四节"肾梗死"。

病因和发病机制

多种原因均可导致肾皮质坏死，包括产科的胎盘早剥、感染性流产、先兆子痫和子痫、溶血性尿毒症综合征和血栓性血小板减少性紫癜（HUS/TTP）、弥散性血管内凝血（DIC），以及损伤血管内皮细胞的感染性疾病等。

HUS/TTP、DIC等可见小动脉内膜病变和血栓形成，上述妇科疾病仅见血管内皮细胞肿胀，不一定出现血栓阻塞，有研究证明，这时仅有血管痉挛收缩，出现Shwartzman现象，导致肾皮质急性缺血。

动脉急性缺血既可致肾梗死也可导致肾皮质坏死。与肾血液循环特点有关，肾皮质的血液供应来自弓状动脉分出的小叶间动脉，肾髓质的血液供应除了髓旁肾单位的出球小动脉外，尚有弓状动脉的侧支循环。肾缺血时（特别是小动脉痉挛收缩），侧支开放，血流重新分配，使肾皮质缺血更为严重，从而出现肾皮质坏死。若肾动脉的分支突然阻断，侧支循环不能建立，则出现肾梗死。

第六节　肾的胆固醇栓塞

动脉粥样硬化是中老年人的常见病和多发病，以动脉内膜胆固醇、脂质沉积和结缔组织增生为主要病变，当局部崩解液化时，形成粥肿，粥肿破裂时，含胆固醇的破碎物质随血流栓塞于肾。特别是近年来，随着通过导管的血管造影和介入治疗的发展，常见人为地使含胆固醇的破碎物质脱落，导致肾的胆固醇栓塞（atherosclerotic emboli）。肾活检标本中可发现肾小动脉内有胆固醇结晶。大量胆固醇栓塞可出现肾功能减退，甚至急性肾衰竭（图11-21）[8-9]。

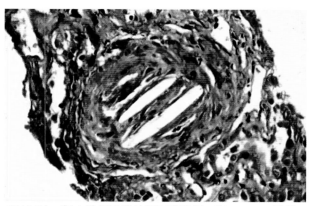

图11-21　肾小叶间动脉的胆固醇栓子（Masson×100）

脱落于血液内的含胆固醇的物质顺流而下，除栓塞于肾动脉分支引起急性肾功能损伤外，尚可栓塞于足趾的末梢小动脉，导致足趾的血液循环障碍，引起足趾皮肤发红、青紫乃至黑褐色，称紫趾或蓝趾综合征（purple or blue toe syndrome）。足趾皮肤

的小动脉胆固醇栓塞可表明肾动脉的胆固醇栓塞的形成（图11-22、图11-23）[10]。

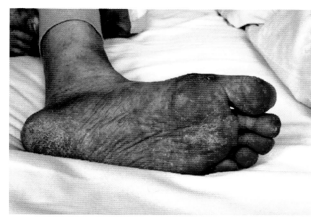

图11-22　紫趾综合征，足趾皮肤呈青紫色

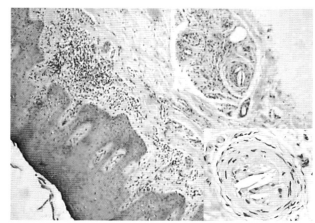

图11-23　紫趾综合征，病变足趾皮下小动脉内可见胆固醇结晶（HE×100，右下：×200）

第七节　钙化性尿毒症性小动脉病

钙化性尿毒症性小动脉病（calcific uremic arteriolopathy）[11]又称骨外钙沉积症（calciphylaxis）[12]。多见于慢性肾衰竭和尿毒症患者，长期血液透析患者更常见。由于电解质失衡，钙磷代谢紊乱，导致骨质疏松、异位钙化或转移性钙化。小动脉是常见的受累部位，可见内膜增生、中层甚至全层钙化，管腔狭窄，血栓形成（图11-24），导致皮肤及皮下软组织坏死、破溃，长期不愈，严重者可出现肢体末端坏疽（图11-25）。

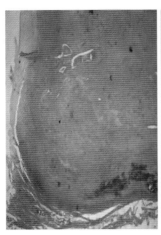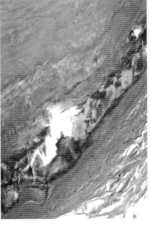

图 11-24　钙化性尿毒症性小动脉病，尿毒症患者长期血液透析，胫前动脉内膜增生，血栓形成，中层钙化（HE×200）

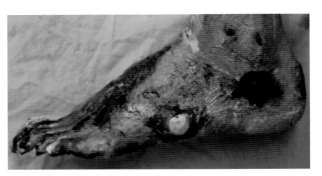

图 11-25　钙化性尿毒症性小动脉病，尿毒症患者长期血液透析，下肢坏疽

第八节　血栓性微血管病

以内皮细胞损伤为主，进而出现肾小球毛细血管、细动脉、小叶间动脉甚至弓状动脉血栓形成、管壁增厚、管腔狭窄的特殊病理形态称血栓性微血管病（thrombotic microangiopathy，TMA）。病因不同，可分属不同的临床肾疾病（溶血性尿毒症综合征、血栓性血小板减少性紫癜、恶性高血压、系统性硬化病等），常导致肾性高血压和急性或慢性肾功能障碍[13]。

病理表现[14]

大体表现

急性期肾肿胀充血，可见点片状出血，有时可见大小不等的梗死病灶。慢性期肾体积缩小，呈颗粒状或瘢痕状萎缩，有时可见血肿。

光镜检查

虽然肾的血栓性微血管病分属于不同的临床肾疾病，但其病理形态具有一定的相同和相似的特点（表 11-2）。

续表

表11-2　肾血栓性微血管病的光学显微镜特点

急性期

肾皮质坏死或肾梗死（图11-26）

肾小球毛细血管袢
　内皮细胞增生、肿胀，管腔狭窄（图11-27）
　基底膜增厚，内疏松层增厚，膜增生样病变形成（图11-27）
　微血栓形成（图11-28）

肾小球系膜
　系膜细胞和基质轻度增生
　纤维蛋白沉积
　系膜溶解（图11-29）
　纤维组织增生（图11-30）

小动脉和细动脉
　内皮细胞增生、肿胀（图11-31）
　内膜增厚、黏液变性（图11-32）
　内皮下纤维蛋白沉积
　管壁纤维蛋白样坏死（图11-33）
　血栓形成（图11-34）

慢性期

肾小球毛细血管基底膜双层和多层化

肾小球硬化和缺血性硬化

小动脉内膜纤维组织增生、葱皮状结构形成（图11-35）

血栓纤维化（图11-36）

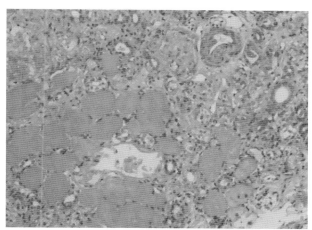

图11-26　血栓性微血管病，肾皮质坏死（HE×200）

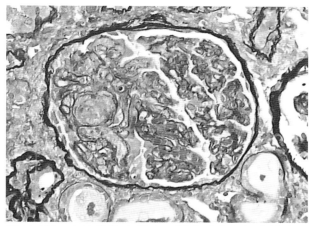

图11-27　血栓性微血管病，肾小球内皮细胞增生，基底膜增厚，节段性双轨征形成，膜增生样病变形成（PASM×400）

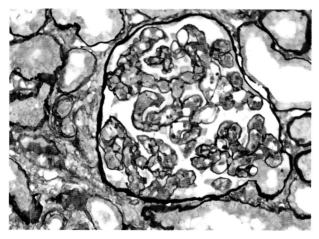

图11-28　血栓性微血管病，肾小球毛细血管内微血栓形成（PASM×400）

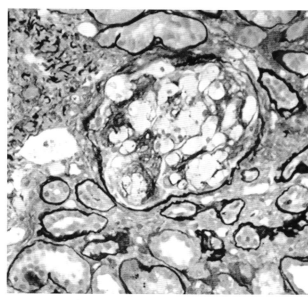

图11-29　血栓性微血管病，肾小球系膜溶解，毛细血管瘤样扩张（PASM×400）

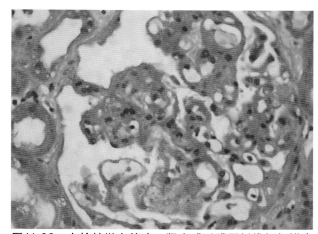

图11-30　血栓性微血管病，肾小球系膜区纤维组织增生（PASM×400）

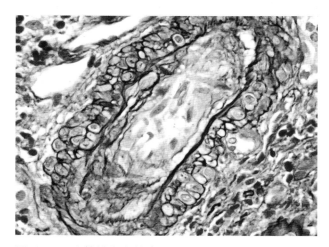

图11-31　血栓性微血管病，小叶间动脉内皮细胞增生、肿胀，管腔狭窄（PASM×200）

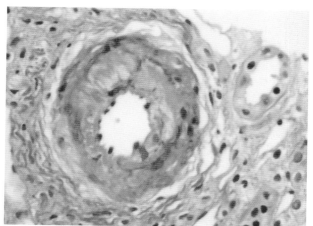

图11-32 血栓性微血管病，小叶间动脉内膜黏液变性
（Masson×400）

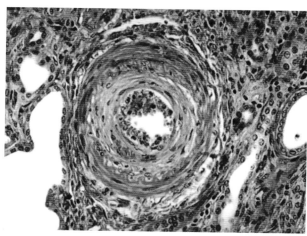

图11-35 血栓性微血管病，小叶间动脉内膜增厚，纤维组织葱皮状增生（HE×200）

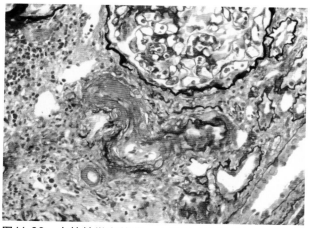

图11-33 血栓性微血管病，小叶间动脉管壁纤维蛋白样坏死（PASM×200）

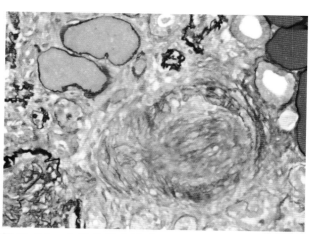

图11-36 血栓性微血管病，小叶间动脉内血栓机化
（PASM×200）

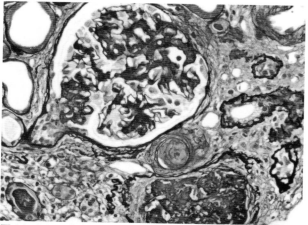

图11-34 血栓性微血管病，小叶间动脉血栓形成
（PASM×200）

免疫病理学检查

根据血栓性微血管病的病因不同，有时呈现各种免疫球蛋白和补体阳性，如系统性红斑狼疮，有时则呈阴性或 IgM 弱阳性，如溶血性尿毒症综合征、恶性高血压等。病变的肾小球和肾血管纤维蛋白强阳性（图 11-37、图 11-38）。

电镜检查

肾小球内皮细胞增生、肿胀，内质网增多、扩张，基底膜内疏松层增宽，呈现电子密度减低状态，伴有稀疏的纤维样物质、脂类物质、红细胞和细胞碎片。系膜基质电子密度减低（图 11-39）。小

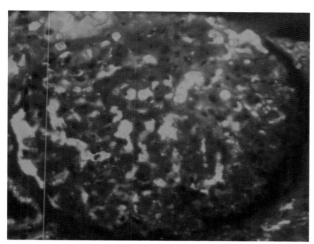

图11-37　血栓性微血管病，肾小球毛细血管腔和血管壁纤维蛋白沉积（荧光×400）

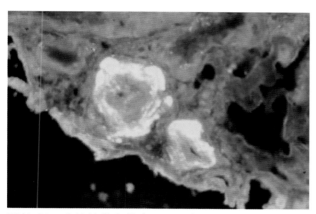

图11-38　血栓性微血管病，小动脉壁纤维蛋白沉积（荧光×400）

动脉和细动脉的病变与光镜检查相对应：内皮细胞肿胀、内膜平滑肌细胞和胶原纤维增生等。

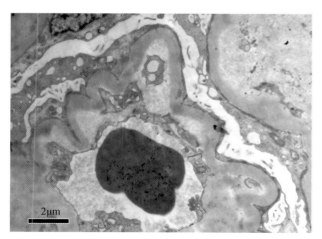

图11-39　血栓性微血管病，肾小球基底膜内疏松层增厚（电镜×6700）

血栓性微血管病的基本病变已如上述，不同的病因和发病机制导致的血栓性微血管病尚有各自的特点（表11-3）：

表11-3　肾血栓性微血管病
溶血性尿毒症综合征（HUS）
血栓性血小板减少性紫癜（TTP）
恶性高血压
系统性硬化病或硬皮病
妊娠相关性血栓性微血管病
先兆子痫和子痫性肾病
HELLP综合征（syndrome of hemolysis, elevated liver enzymes, and low platelet count）
产后急性肾衰竭
口服避孕药相关性血栓性微血管病
毛细血管内皮病
抗磷脂抗体相关性血栓性微血管病
系统性红斑狼疮
系统性红斑狼疮样综合征
原发性抗磷脂综合征
抗磷脂抗体阴性的系统性红斑狼疮相关性血栓性微血管病
恶性肿瘤和化疗导致的血栓性微血管病
移植相关性血栓性微血管病
肾移植
复发性溶血性尿毒症综合征
供体肾的溶血性尿毒症综合征
骨髓移植
HIV相关性血栓性微血管病

1. 溶血性尿毒症综合征（hemolytic uremic syndrome, HUS）HUS由微血管溶血性贫血伴破碎的红细胞、血小板减少和急性肾衰竭组成。以儿童多见。90％的HUS有腹泻的前驱症状，大肠埃希菌O157和志贺痢疾杆菌Ⅰ型为主要致病菌，

常呈群体流行性发生,又称腹泻型或经典型 HUS (dHUS)。另有 10% 的 HUS 无腹泻,常呈散发性,又称非典型 HUS (aHUS)[15]。

肾小球、肾细动脉和小动脉均有上述病变,肾小管和肾间质也出现相应病变。病变可分为三型:①肾皮质坏死型,可呈灶状、多灶状或弥漫分布,其预后与坏死的范围有关。②肾小球病变为主型,肾小球内皮细胞弥漫性增生和肿胀,微血栓形成,基底膜内疏松层增宽,该型多见于有腹泻的儿童,临床上常可自愈,但病理上可遗留肾小球硬化,少数迁延为终末固缩肾。③动脉病变为主型,小动脉血栓形成、内膜葱皮状增厚、管腔狭窄,肾小球病变轻微或伴缺血性病变,基底膜内疏松层增宽,多见于年长的儿童和成年人,预后很差(图 11-40)。

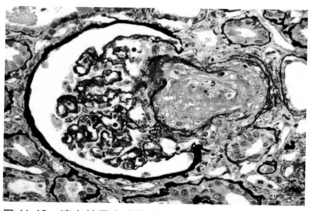

图 11-40 溶血性尿毒症综合征,入球小动脉血栓形成,肾小球缺血(PASM×400)

病因和发病机制

腹泻型或经典型 HUS 由产生志贺氏毒素(Shiga toxin, Stx)的细菌引起,主要是大肠埃希菌 O157:H7(60%),另外 40% 为其他产 Stx 的细菌。上述细菌通过粪口途径导致肠道感染,患者出现腹泻,细菌黏附于肠黏膜表面并分泌 Stx,一旦损伤肠黏膜进入血循环,可迅速与中性粒细胞结合,进而到达靶器官。Stx 引起血管内皮细胞损伤是腹泻型 HUS 的中心环节,Stx 由 1 个亚单位 A 和 5 个亚单位 B 组成,内皮细胞等有其相应的受体,与之结合后,可表达白介素 -1、肿瘤坏死因子 -α 等各种炎症因子。与肠道黏膜血管网内皮

细胞结合则出现出血性肠炎,与血管内皮细胞结合则出现溶血及血小板减少,与肾血管内皮细胞结合则出现急性肾损伤。内皮细胞损伤后,内皮下基质暴露,凝血系统及补体系统被激活,进一步造成炎症反应、血小板黏附聚集、纤维蛋白沉积,红细胞发生机械损伤而破碎和溶血,最终形成以 HUS 为特点的血栓性微血管病[16]。此外,细菌毒素使补体代谢调节蛋白(H 因子、I 因子、B 因子等)变性,导致补体激活失控,引起血管内皮损伤和炎症反应[17-20]。

非腹泻型或非典型 HUS 病因多种多样,可因非肠道细菌感染或病毒感染引起。该病还可伴发其他疾病,如系统性红斑狼疮、过敏性紫癜和恶性高血压病或各种癌症,尤其是前列腺癌、胃癌、乳腺癌和胰腺癌。HUS 还可因全身放疗、化疗(丝裂霉素、顺铂、博来霉素)或免疫抑制剂(环孢素、他克莫司、干扰素)、奎宁和口服避孕药诱发。妊娠伴发的 HUS 多为重型,尤其是产后阶段,患者预后差,死亡率高。如果患者存活,则常进展至慢性肾功能不全。目前认为主要病因和发病机制是补体代谢障碍,患者补体代谢的调节蛋白基因突变或自身抗体导致补体激活失控,引起血管内皮细胞损伤、炎症反应和血小板凝聚。但发生非典型 HUS 时,vWF 多聚体裂解蛋白酶(ADAMTS13)基本正常,与血栓性血小板减少性紫癜不同[21]。

2. 血栓性血小板减少性紫癜(thrombotic thrombocytopenic purpura, TTP) 微血管溶血性贫血、精神神经症状、血小板减少、发热和肾功能损伤是 TTP 的五个主要症状。以成年人多发,女性多见。无腹泻等前驱症状[22]。

病变与 HUS 相似,只是病变分布广泛,脑、肾、心、肺、胰、脾、肾上腺等均可见血栓性微血管病病变,并出现相应的症状(图 11-41、图 11-42)。

尽管 TTP 和 HUS 在发病年龄、病变范围和临床表现方面有所不同,但并非绝对,常有交叉现象,而且两者病变相似,所以有人认为两者是同一疾病的两种亚型,称 TTP/HUS。近年的研究认为,TTP 可能与 vWF 剪切酶活性降低相关,而 HUS 与基因突变和自身免疫相关。

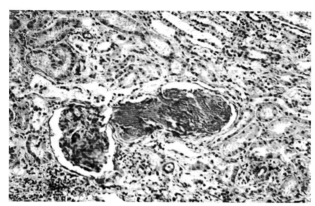

图11-41　血栓性血小板减少性紫癜，肾小叶间动脉血栓形成（HE×100）

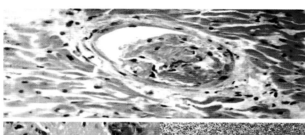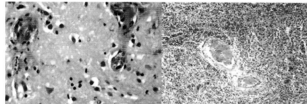

图11-42　血栓性血小板减少性紫癜。上：心肌间小动脉血栓形成；下左：大脑毛细血管内皮细胞增生、肿胀，管腔狭窄；下右：脾小动脉血栓形成（HE×200）

病因和发病机制

TTP的发生与vWF剪切酶或vWF多聚体裂解蛋白酶有密切关系。vWF（von Willebrand factor）即血管性假血友病因子，其基因定位于12号染色体短臂末端（12p12-pter），是血管内皮细胞和巨噬细胞内形成的多聚大分子物质，主要贮存于内皮细胞的Weibel-Palade小体和血小板的α颗粒中，vWF可与血小板的vWF受体聚合，导致血栓形成，而且可作为Ⅷ因子的载体并稳定Ⅷ因子。vWF多聚体裂解蛋白酶是一种金属蛋白酶，即含1型凝血酶敏感蛋白模体的解整合素样金属蛋白酶-13（a disintegrin and metallioprotease with thrombospondin type repeats，ADMTS 13），可使多聚大分子的vWF降解，防止血小板聚集形成血栓。多种原因导致

血管内皮细胞损伤，vWF释放，而vWF剪切酶因基因异常或突变，ADMTS 13在体内减少，导致了血栓性血小板减少性紫癜出现[23~25]。

3. 恶性高血压和恶性肾硬化（malignant hypertension and malignant nephrosclerosis）临床表现为：①严重的高血压，舒张压大于130mmHg。②视网膜出血、絮状渗出物和视神经盘水肿。③心功能不全。④高血压脑病，甚至脑卒中。⑤肾功能减退，常有蛋白尿和血尿。临床上具备前两条即可诊断。

病变以小叶间动脉内膜增厚、黏液变性、纤维蛋白样坏死（图11-43），后期变性增厚的小动脉内膜葱皮状纤维化（图11-44）、肾小球缺血最常见，也可出现入球小动脉血栓形成和肾小球节段性纤维蛋白样坏死。

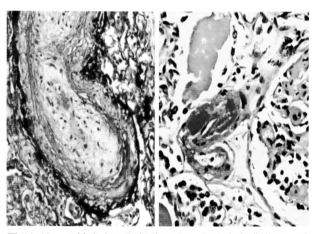

图 11-43　恶性高血压肾损伤。左：小动脉内膜增厚，黏液变性（PASM×400）；右：入球小动脉纤维蛋白样坏死，血栓形成（HE×200）

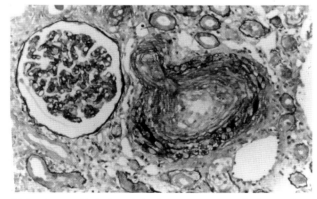

图 11-44　恶性高血压肾损伤，小叶间动脉内膜呈葱皮状增厚（PASM×200）

病因和发病机制

高血压的机械性损伤、肾素 - 血管紧张素的损伤和其他血管活性物质的激活及血管内皮细胞的损伤是恶性高血压发生的关键因素。

血压急剧升高，机械压力导致小动脉扩张，血管内皮细胞破损，血浆成分渗入血管壁，进而血管壁肌层变性，甚至纤维蛋白样坏死。

肾素、血管紧张素 II、血管紧张素转化酶及醛固酮活性升高均可导致小动脉收缩并损伤内皮细胞。

血管内皮细胞具有合成和分泌多种血管活性物质的功能，如血管舒张因子—氧化氮、前列环素、血管收缩因子等，内皮细胞损伤可导致血管收缩和舒张功能失衡。

上述因素均导致血管内皮细胞的损伤和小动脉的收缩，甚至坏死和血栓形成，出现血压急剧增高现象，血压升高又导致血管内皮细胞的损伤，形成了恶性循环，导致肾严重缺血[26]。

4. 系统性硬化病（systemic sclerosis）本病又称硬皮病（scleroderma），属于结缔组织病，多见于 40 ~ 50 岁的女性，病变很弥漫，临床表现也波及多系统和多器官，包括皮肤僵硬、内脏纤维化（食管僵直吞咽困难、消化吸收不良、肺间质纤维化、心脏肥大和心律紊乱、关节强直和肌肉纤维化、肾功能损伤等）、严重持续的高血压等（图 11-45、图 11-46）。

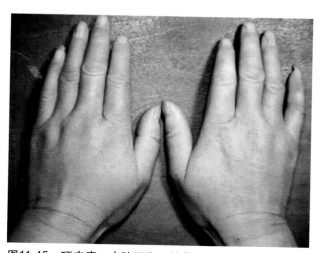

图11-45 硬皮病，皮肤硬化，关节僵直

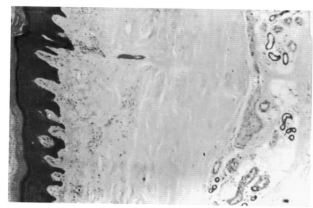

图 11-46 硬皮病，真皮胶原组织增生，表皮萎缩（HE×100）

肾病变主要累及肾弓状动脉的主要分支和小叶间动脉，急性期动脉内皮细胞肿胀、内膜水肿、黏液变性和纤维蛋白样坏死，偶见血栓形成，慢性期动脉内膜呈同心圆状纤维性增厚，管腔狭窄，肾小球弥漫性缺血（图 11-47）。

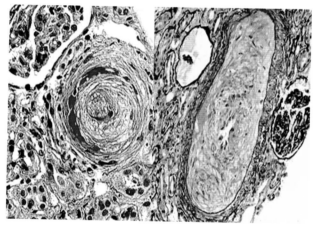

图11-47 硬皮病。左：小叶间动脉纤维蛋白样坏死，内膜葱皮样增厚（Masson×200）；右：小叶间动脉内膜葱皮样增厚，管腔狭窄（PASM×200）

病因和发病机制

系统性硬化病属于结缔组织病的范畴。自身变态反应导致血管内皮细胞损伤，胶原纤维过度增生。患者血内有多种自身抗体：如抗拓扑异构酶（anti-topoisomerase 1）抗体、抗着丝点（anti-centromere）抗体、抗 RNA 多聚酶（anti-RNA polymerase）抗体以及抗内皮因子的细胞毒等。血管舒张因子和血管收缩因子失衡导致内皮细胞

损伤和胶原纤维增生[27]。

5.妊娠相关性血栓性微血管病（pregnancy-related TMA） 妊娠期间出现以肾损伤为主的TMA可见于任何时期，但多见于妊娠6~9个月。主要有先兆子痫/子痫性肾病（preeclampsia/eclampsia nephropathy）、肾皮质坏死（cortical necrosis）和产后急性肾衰竭（postpartum acute renal failure）。

先兆子痫/子痫性肾病主要表现为肾小球毛细血管内皮细胞弥漫性增生和肿胀，毛细血管腔狭窄，有内皮细胞病（endotheliosis）之称（图11-48）。C4d和C4bp沿肾小球基底膜沉积，C4d是一种激活的补体片段，借共价键与内皮细胞结合，导致内皮细胞的增生与损伤（图11-49）。应该强调，血栓性微血管病是一种损伤全身血管内皮细胞的疾病，除肾血管病变外，如胎盘的小血管、子宫等的小血管也显示内皮细胞增生、肿胀，内膜增厚、黏液变性，甚至出现葱皮状纤维组织增生，导致血管腔严重狭窄，与恶性高血压型血栓性微血管病相似（图11-50）。电镜下可见肾小球内皮下间隙增宽，小动脉病变不明显，分娩后可恢复[28-29]（图11-51）。

肾皮质坏死多见于先兆子痫/子痫的合并症，主要是由于肾小动脉痉挛收缩、内皮细胞肿胀、内膜水肿增厚，甚至血栓形成，常导致急性肾衰竭，预后与坏死的范围大小有关。详见本章第五节。

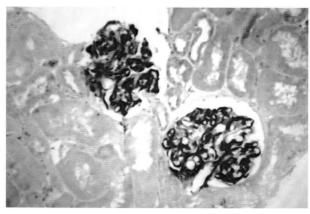

图11-49 先兆子痫肾病，C4dh和C4bp沉积于肾小球基底膜（免疫组化×200）

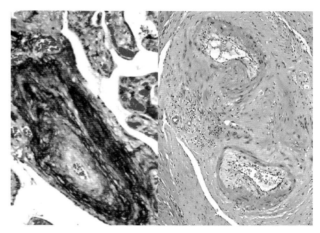

图11-50 先兆子痫肾病。左：胎盘小动脉（PASM×200）；右：子宫小动脉（HE×200）

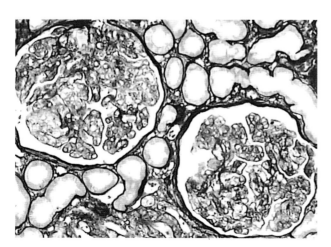

图11-48 先兆子痫肾病，肾小球内皮细胞弥漫增生、肿胀，管腔闭塞（PASM×400）

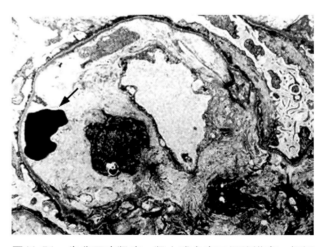

图11-51 先兆子痫肾病，肾小球内皮下间隙增宽，红细胞逸入（↑）（电镜×8000）

先兆子痫、子痫和妊娠相关性血栓性微血管病伴有肝功能障碍称 HELLP 综合征，即肝功能下降、肝酶升高，血管内溶血，血小板减少和急性肾衰竭的简称。患者表现为肝大，肝细胞脂肪变性（图11-52），肾则呈现血栓性微血管病的表现（图11-53）。

产后急性肾衰竭常发生于分娩后至产后3个月，病变与溶血性尿毒症综合征相似，是成人HUS的常见类型，与病原体感染有关（图11-54）。

病因和发病机制

先兆子痫和子痫的发生与胎盘的异常发育有关，正常胎盘形成过程中，胎盘滋养层细胞浸润至子宫螺旋动脉，并发生表型转换，滋养层细胞

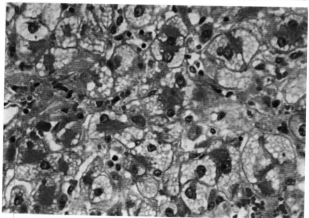

图11-52　HELLP综合征，肝细胞肿胀和脂肪变性（HE×400）

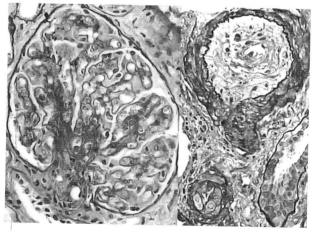

图11-53　HELLP综合征。左：肾小球内皮细胞增生（PAS×400）；右：小叶间动脉内皮细胞增生、肿胀，管腔闭塞（Masson×400）

黏附分子转变为内皮细胞黏附分子和血小板源性黏附分子，逐渐取代原有的内皮细胞，称螺旋动脉重铸，使螺旋动脉的阻力下降，容量增高，有利于胎儿和母体的物质交换。先兆子痫和子痫的胎盘滋养层细胞较少而且位置较浅，不能完成螺旋动脉重铸，导致胎盘缺血缺氧，并刺激胎盘分泌多种生物活性物质，肾素-血管紧张素系统活性增强、血管生成因子增多，导致患者血压升高、蛋白尿形成、肾小球内皮细胞增生肿胀[30]。

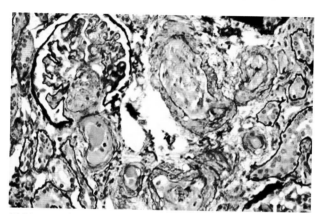

图11-54　产后急性肾衰竭，小叶间动脉和入球小动脉内膜水肿，血栓形成（PASM×200）

6.毛细血管内皮病（capillary endotheliosis）肾小球毛细血管内皮细胞弥漫增生和肿胀，而病因不明确，称毛细血管内皮病[31]。各年龄组均可发病，无性别差异，临床以急性肾功能损伤多见，可有少量蛋白尿和血尿，有的出现大量蛋白尿，甚至肾病综合征。常呈现多器官的损伤，尤以肝和消化道损伤多见，在肾损伤的同时，可出现肝、脾大，消化功能异常，甚至腹水形成。多数预后较好，有自限性。

病理表现

大体表现

肾肿胀、苍白，皮质增厚。

光镜检查

肾小球毛细血管内皮细胞弥漫增生和肿胀，系膜增生不明显，呈贫血状（图11-55）。部分患

者入球小动脉和小叶间动脉也可见内皮细胞增生和肿胀（图 11-56）。肾小管和肾间质无特异性变化。

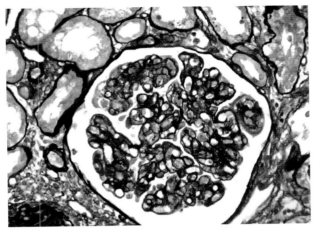

图11-55　毛细血管内皮病，肾小球内皮细胞弥漫增生，管腔堵塞（PASM×200）

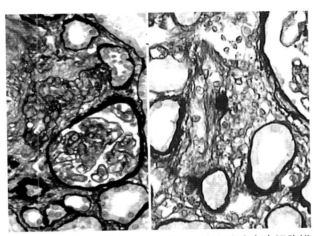

图11-56　毛细血管内皮病。左：入球小动脉内皮细胞增生、肿胀；右：小叶间动脉内皮细胞增生、肿胀（PASM×400）

其他器官小血管内皮细胞也常受累，如肝门管区的小血管内皮细胞和肝窦库普弗细胞也可出现增生和肿胀，管腔狭窄乃至闭塞，导致肝功能受损，甚至门脉高压和大量腹水形成（图 11-57、图 11-58）。淋巴结内小血管内皮细胞增生、肿胀，导致淋巴结肿大（图 11-59）。

免疫病理学检查

常表现为阴性，有的可见 C3 沿肾小球系膜和毛细血管壁沉积。免疫组化和原位杂交可显示肾小球细胞和肾小管细胞有微小病毒 B19（parvovirus

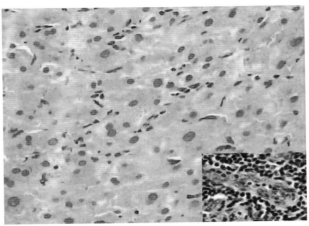

图11-57　毛细血管内皮病，肝窦内皮细胞增生、肿胀（HE×200）。右下：肝汇管区小血管内皮细胞增生、肿胀（HE×400）

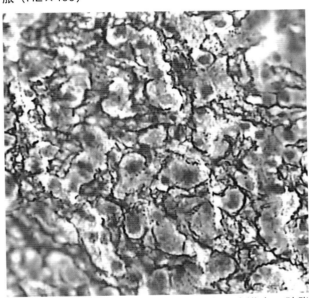

图11-58　毛细血管内皮病，肝窦内皮细胞增生、肿胀（镀银染色×400）

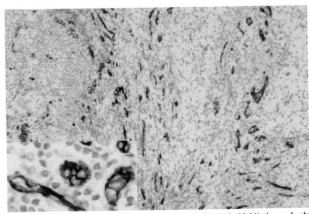

图11-59　毛细血管内皮病，淋巴结内小血管增生，内皮细胞增生、肿胀（免疫组化CD34×200，左下：免疫组化CD34×400）

B19）的感染（图 11-60）[29]。

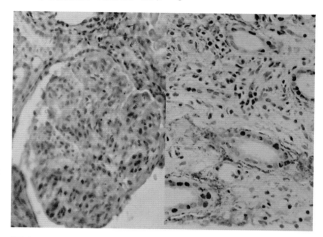

图 11-60 毛细血管内皮病，肾小球内皮细胞增生，微小病毒 B19 抗原阳性（左：免疫组化 ×400，右：原位杂交 ×400）

电镜检查

肾小球毛细血管内皮细胞弥漫增生，线粒体和内质网肿胀。增生、肿胀的内皮细胞充塞于毛细血管腔，少见或不见红细胞。基底膜内疏松层增厚，有如妊娠相关性肾小球病。上皮细胞足突节段性融合。肾小球内无电子致密物，有时在内皮细胞内发现管网状病毒样结构（图 11-61）。

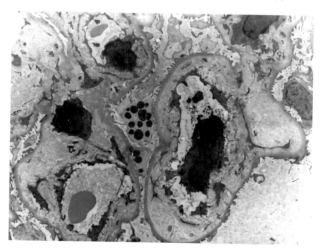

图 11-61 毛细血管内皮病，肾小球内皮细胞增生，基底膜内疏松层增厚，无电子致密物沉积（电镜 ×8000）

病因和发病机制

可能与病毒感染导致的血管内皮细胞损伤有关[32-33]。

7. 抗磷脂抗体相关性血栓性微血管病（antiphospholipid antibody-associated TMA）抗磷脂抗体（antiphospholipid antibodies）由一组异质性抗体组成，包括狼疮抗凝物（lupus anticoagulant）和抗心磷脂抗体（anticardiolipin antibodies，aCA）或抗磷脂自身抗体（antiphospholipid autoantibodies，aPA）。狼疮抗凝物可延长磷脂依赖的凝血反应，抗心磷脂抗体可识别带阴离子的磷脂。这些抗体不止识别磷脂本身，而且可与结合到带阴离子物质（并不一定是磷脂）表面的血浆蛋白相作用，其中 β$_2$- 糖蛋白 1（β$_2$-GP1）和凝血酶原是最常见的靶抗原，所以有抗 β$_2$-GP1 抗体之称[34]。

病变肾小球常见内皮细胞增生，微血栓形成（图 11-62），电镜检查显示肾小球毛细血管基底膜

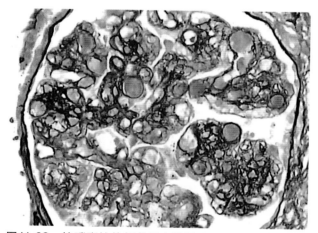

图 11-62 抗磷脂抗体相关性血栓性微血管病，肾小球微血栓形成（Masson×200）

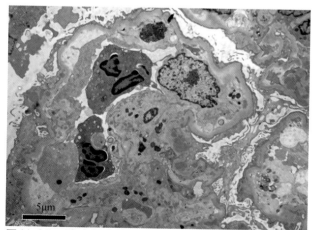

图 11-63 狼疮肾炎伴抗磷脂抗体相关性血栓性微血管病，肾小球内中性粒细胞浸润，基底膜内疏松层增厚（电镜×5000）

内疏松层增宽（图 11-63）。

抗磷脂抗体既可见于原发性抗磷脂综合征，也可见于各种自身免疫性疾病，如系统性红斑狼疮、狼疮样综合征等。

病因和发病机制

抗磷脂抗体，特别是抗 β_2-GP1 抗体可以通过活化内皮细胞核因子 κB（NF-κB）导致内皮细胞表达各种黏附分子，如细胞间黏附分子 1（ICAM-1）、血管细胞黏附分子 1（VCAM-1）和 E 选择素等。还可诱发单个核细胞和内皮细胞的组织因子高表达。所有这些因素均可导致多器官血管内血栓形成，血小板减少[34]。

8. 恶性肿瘤和化疗相关性血栓性微血管病（cancer and chemotherapy-associated TMA） 胃、乳腺、肺等部位的癌，特别是黏液癌，当大量癌细胞进入血液时，可出现 HUS/TTP 样病变。

对恶性肿瘤进行化疗过程中，也可出现血栓性微血管病，特别是丝裂霉素和含铂的化疗药物，它们可损伤血管内皮细胞。在化疗中，血栓性微血管病的发生与药物剂量呈正相关。光镜下可见肾小动脉和肾小球内皮细胞损伤，微血栓形成（图 11-64）。电镜下可见肾小球毛细血管基底膜内疏松层增宽（图 11-65）。

病因和发病机制

由于化疗药物损伤血管内皮细胞而引起[35]。

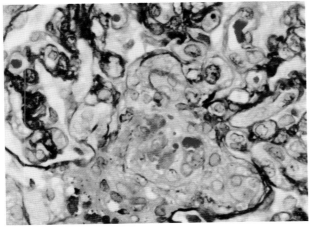

图11-64 胃癌化疗导致肾小球入球小动脉微血栓形成（PASM×400）

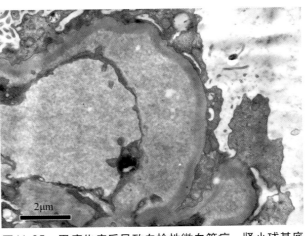

图11-65 胃癌化疗后导致血栓性微血管病，肾小球基底膜内疏松层增厚（电镜×6000）

9. 移植相关性血栓性微血管病（transplantation-associated TMA） 因血栓性微血管病进行的肾移植可再次复发；也可因为供体肾患有血栓性微血管病，移植的肾再发血栓性微血管病。骨髓移植也可出现血栓性微血管病。

病因和发病机制

一方面移植排斥的免疫反应可损伤血管内皮细胞，另一方面与环孢素、FK-506 等的毒性作用以及巨细胞病毒等感染有关。详见第十六章"肾移植病理学"[36-38]。

10. HIV 相关性血栓性微血管病（HIV-associated TMA） AIDS 患者 HUS/TTP 的发生率较高，发病机制不清[39]。

鉴别诊断

血栓性微血管病是一类病变相似而分属于不同疾病实体的系统性疾病，肾是主要的受累器官之一。所以该病的诊断应密切结合临床，作出具体的疾病诊断，如患者临床表现为微血管溶血性贫血伴破碎的红细胞、血小板减少和急性肾衰竭，光镜检查发现肾小血管内血栓形成或内膜增厚乃至葱皮样结构形成，则可诊断为溶血性尿毒症综合征。少数情况下，病变典型而临床表现较轻或临床表现典型而病变较轻，应考虑肾活检病理检查的局限性，毕竟血栓性微血管病并非弥漫性分布。

第九节 血管炎导致的肾损伤

血管炎的病因和发病机制以变态反应为主，多数为体液免疫反应，部分为细胞免疫反应。以损伤血管的直径作为分类标准（图 11-66）（表 11-4）。

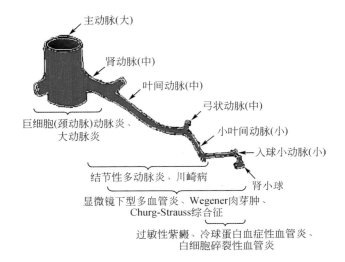

图 11-66 血管炎分类模式图

表11-4 血管炎分类和命名 （国际Chapel Hill讨论会，2012）[40]
大血管炎
大动脉炎（高安病）（Takayasu arteritis，TAK）
巨细胞动脉炎（giant cell arteritis，GCA）
中动脉炎
结节性多动脉炎（polyarteritis nodosa1,PAN）
川崎病（Kawasaki disease，KD）
小血管炎
抗中性粒细胞胞质抗体（ANCA）血管炎（antineutrophil cytoplasmic antibody associated vasculitis）
显微镜下型多血管炎（microscopic polyangitis，MPA）
肉芽肿性多血管炎或Wegener多血管炎（granulomotosis with polyangitis，GPA；Wegener's Polyangitis）
嗜酸性肉芽肿性多血管炎或Churg-Strauss多血管炎（eosinophilic granulomotosis with polyangitis，EGPA；Churg-Strauss Polyangitis）
免疫复合物性小血管炎（immune complex SVV）
抗肾小球基底膜病（anti glomerular basement disease）
冷球蛋白血症性血管炎（cryoglobulinemic vasculitis，CV）
IgA或过敏性紫癜血管炎（IgA vasculitis，IgAV；Henoch-Schoniein vasculitis）
低补体血症性荨麻疹性血管炎（hypocomplementemic urticarial vasculitis，HUV；anti-C1q vasculitis）
其他血管炎
白塞病（Behcet's disease，BD）
Cogen综合征（Cogen's syndrome，CS）
单器官血管炎
皮肤白细胞碎裂性血管炎（cutaneous leucytoclastic angiitis）

续表

皮肤血管炎（cutaneous arteritis）
原发性中枢神经系统血管炎（primary central nervous system vasculitis）
孤立性主动脉炎（isolated aortitis）
其他
系统性疾病伴发血管炎
狼疮性血管炎（lupus vasculitis）
类风湿性血管炎（rheumatoid vasculitis）
结节病性血管炎（sarcoid vasculitis）
其他
病因未定的血管炎
丙型病毒性肝炎伴发冷球蛋白血症性血管炎（hepatitis C virus–associated cryoglobulinemic vasculitis）
乙型病毒性肝炎伴发血管炎（hepatitis B virus–associated vasculitis）
梅毒伴发主动脉炎（syphilis-associated aortitis）
药物伴发免疫复合物血管炎（drug-associated immune complex vasculitis）
药物伴发ANCA相关性血管炎（drug-associated ANCA-associated vasculitis）
肿瘤伴发血管炎（cancer-associated vasculitis）
其他

一、大动脉炎导致的肾损伤[41-42]

大动脉泛指主动脉及其大分支，如肾动脉、肠系膜动脉、髂动脉等。主要病变是血管壁黏液变性，淋巴细胞、单核细胞及多少不等的嗜酸性粒细胞浸润，弹力纤维破坏，纤维组织增生，管腔扩张，动脉瘤形成（图 11-67、图 11-68）。大动脉炎一般不直接侵犯肾，而是通过供血不足，导致缺血性肾损伤。

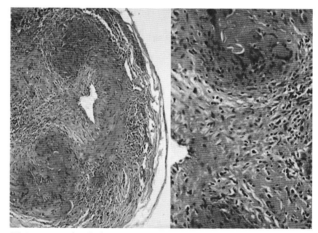

图11-68　肾动脉巨细胞动脉炎，管壁炎症细胞浸润，巨细胞形成，结缔组织增生（HE，左：×200，右：×400）

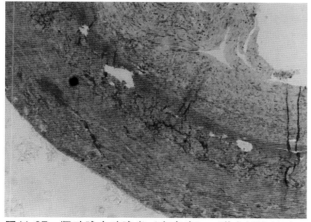

图11-67　肾动脉大动脉炎（高安病），弹力纤维断裂，结缔组织增生（网织染色×400）

二、结节性多动脉炎

结节性多动脉炎（polyarteritis nodosa，PAN）又称结节性动脉周围炎（periarteritis nodosa），主要侵犯中小肌型动脉。中青年好发，平均年龄45岁，男性多见，约为女性的2.5倍。患者主要表现为衰弱、低热、关节酸痛，根据受累器官不同，

可出现其他不同的症状，如心脏的结节性多动脉炎可出现心律失常，甚至心力衰竭；胃肠道的结节性多动脉炎可出现腹痛、便血，甚至穿孔；神经的结节性多动脉炎可出现疼痛或麻痹；肾是最易受累的器官（85%），可出现血尿，甚至肾衰竭等[43]。

病理表现[44]

大体表现

急性期可见灶状或片状出血以及肾梗死或肾血肿，慢性期可形成大瘢痕。肾血管造影可见小动脉瘤形成。

光镜检查

主要病变位于肾动脉和其主要分支。可分为四期：①变质坏死期。动脉壁水肿、黏液变性和纤维蛋白样坏死，散在中性粒细胞浸润，内皮细胞肿胀，可有血栓形成，有时管壁破裂和出血（图11-69）。②急性炎症期。动脉全层炎症细胞浸润，主要为中性粒细胞，伴有多少不等的嗜酸性粒细胞，可有血栓形成（图11-70）。③肉芽组织期。急性炎症消退，坏死部分被肉芽组织取代，血栓机化，可形成动脉瘤（图11-71）。④纤维化期。病变部位纤维组织增生，周围肉芽组织增生，单个核细胞浸润，形成肉芽肿样结构，可形成动脉瘤（图11-72、图11-73）。肾实质病变与动脉病变

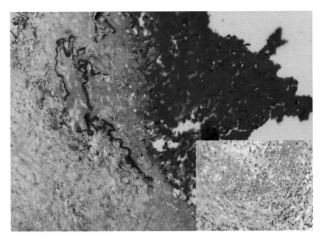

图11-70　结节性多动脉炎，肾动脉分支管壁坏死，弹力纤维断裂，血栓形成，管壁炎症细胞浸润（弹力纤维染色×100，右下：HE×200）

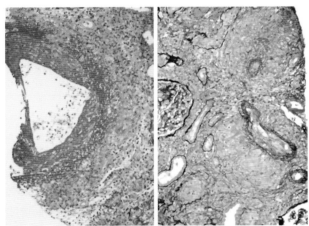

图11-71　结节性多动脉炎，肾动脉分支管壁坏死，肉芽组织增生（左：HE×200，右：PASM×200）

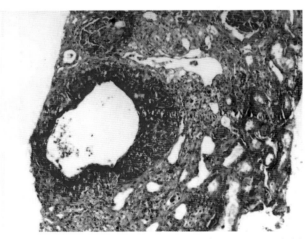

图11-69　结节性多动脉炎，肾动脉分支管壁纤维蛋白样坏死（Masson×60）

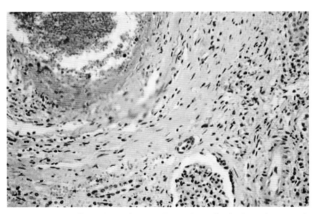

图11-72　结节性多动脉炎，肾动脉分支管壁纤维化，动脉瘤样扩张，血栓形成（HE×200）

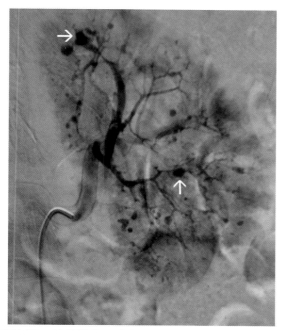

图11-73 结节性多动脉炎，肾血管造影，多数动脉瘤形成（↑）

相对应，病变动脉供血区域出现梗死、出血或片状缺血性病变。肾小球缺血性皱缩或缺血性硬化，肾小管萎缩，肾间质纤维化。

免疫病理学检查

急性病变的血管可见纤维蛋白阳性，其他均阴性（图11-74）。

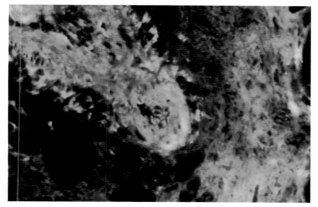

图11-74 结节性多动脉炎，肾动脉分支管壁纤维蛋白沉积（荧光×200）

电镜检查

无特殊诊断意义。

鉴别诊断

结节性多动脉炎主要呈现肾动脉主要分支的纤维蛋白样坏死，也可见于狼疮肾炎等结缔组织病，应根据临床表现和肾实质的炎症性病变加以区分。

结节性多动脉炎主要侵犯肾动脉及其主要分支，有时也出现小动脉和细动脉的纤维蛋白样坏死，甚至肾小球的节段性纤维蛋白样坏死，这时，应根据ANCA的有无与ANCA相关系统性血管炎进行区别。但是，根据2012年国际Chapel Hill血管炎命名和分类诊断共识，建议将有小血管受累者归为显微镜下型多血管炎。

病因和发病机制

结节性多动脉炎病因不清。可能与免疫介导有关，30%～40%的患者病灶中可检出乙型肝炎病毒抗原[45-46]。

肾实质的病变主要是缺血性病变，病变动脉有血栓形成，导致动脉的急性阻塞，其供应区域的肾实质出现缺血性梗死和硬化。病变动脉坏死，甚至管壁断裂则造成出血，甚至形成血肿。慢性期，各种病变均延续为慢性缺血、机化和纤维化的病变。当病变动脉在血压冲击下高度扩张，形成动脉瘤时，与血肿不易区分。

三、抗中性粒细胞胞质抗体 (ANCA) 导致的血管炎 (AAV)

ANCA相关系统性血管炎（ANCA associated systemic vasculitis）是指累及肾的小叶间动脉、入球小动脉和肾小球毛细血管的小血管炎，包括显微镜下型多血管炎、肉芽肿性和嗜酸性肉芽肿性多血管炎等，它们共同的特点是血内有抗中性粒细胞胞质自身抗体，中老年人好发，因肾小球损伤严重，常导致肾功能损伤[47]。

一般病理表现[47-48]

大体表现

急性期肾皮质可见点片状出血，慢性期呈颗粒状或瘢痕状萎缩。

光镜检查

肾小球呈局灶性或弥漫性毛细血管袢的严重损伤。开始时为节段性纤维蛋白样坏死，进而有新月体形成（可导致Ⅲ型新月体性肾小球肾炎），最后形成节段性和球性硬化。新月体常呈多样性，大新月体和小新月体混合，细胞性、细胞纤维性和纤维性新月体混合，这是由于肾小球的损伤是在反复的发作过程中造成的，与抗肾小球基底膜抗体相关的Ⅰ型新月体性肾小球肾炎在短时间内迅速损伤不同（图11-75）。详见第六章第八节和第七章第七节。

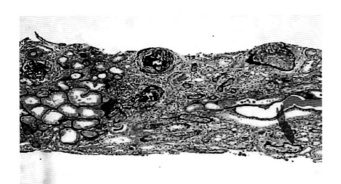

图11-75 ANCA相关系统性血管炎，新旧参差的新月体形成（PASM×100）

肾小管上皮细胞可见空泡和颗粒变性，刷状缘脱落，细胞扁平，管腔扩张。后期可见轻重不等、局灶、多灶乃至弥漫性萎缩。

肾间质水肿，局灶性或弥漫性淋巴细胞和单核细胞浸润，后期出现纤维化，有时可见以小血管为中心的肉芽肿样结构形成。

小动脉可出现纤维蛋白样坏死，血栓形成（图11-76），但概率仅为30%左右，后期可见血管壁纤维化，内膜增厚，管腔狭窄。

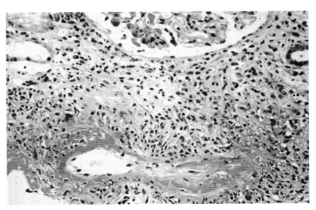

图11-76 ANCA相关系统性血管炎，小叶间动脉纤维蛋白样坏死（HE×200）

免疫病理学检查

各种免疫球蛋白和补体阴性，故有寡免疫复合物性新月体性肾小球肾炎之称（pauci-immune crescentic glomerulonephritis）。部分ANCA相关系统性血管炎的肾小球中可出现免疫球蛋白和补体沉积，应考虑其他肾小球病的继发性血管炎，如狼疮肾炎、过敏性紫癜肾炎等。有时与纤维蛋白样坏死性小动脉相对应，病变小动脉壁可见纤维蛋白沉积（图11-77）[48]。

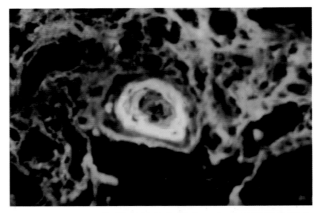

图11-77 ANCA相关系统性血管炎，小动脉壁纤维蛋白沉积（荧光×200）

电镜检查

可见肾小球毛细血管壁断裂，纤维蛋白沉积于毛细血管或肾小囊（图11-78），多数不能发现电子致密物，出现电子致密物时，应考虑其他肾小球病的继发性血管炎。

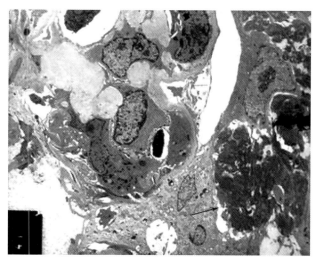

图 11-78　ANCA 相关系统性血管炎，肾小球基底膜断裂，肾小囊纤维蛋白（↑）沉积，上皮细胞增生（电镜×5000）

几种 ANCA 相关系统性血管炎肾损伤

1. 显微镜下型多血管炎（microscopic polyangiitis, MPA）　该型血管炎肾损伤又称寡免疫复合物性或Ⅲ型新月体性肾小球肾炎，除出现寡免疫复合物性或Ⅲ型坏死性或新月体性肾小球肾炎外，尚可出现肺、眼、皮肤、关节、肌肉、消化道和神经等多系统和多部位的血管炎。患者血内抗中性粒细胞核周抗体（pANCA）/抗髓过氧化物酶（MPO）抗体阳性[47]。

肾小球出现节段性纤维蛋白样坏死（图 11-79）、大小不等（大新月体和小新月体）和新旧不一（细胞性新月体、细胞纤维性新月体和纤维性新月体）的新月体（图 11-75）。肾小囊破坏时，可形成以肾小球为中心的中性粒细胞和单个核细胞灶状浸润，甚至肉芽肿形成（图 11-80）。肾小管多灶状甚至弥漫性萎缩。肾间质多灶状或弥漫性中性粒细胞、淋巴细胞和单核细胞浸润和纤维化。小动脉壁增厚，有时可见纤维蛋白样坏死（图 11-81）[47]。

2. 肉芽肿性多血管炎（granulomatosis with polyangiitis，GPA）或 Wegener 肉芽肿性多血管炎（Wegener's granulomatosis，WG）　常有上呼吸道和肺以及其他部位的坏死性小血管炎（图 11-82），同时或相继出现肾的小血管炎病变，肾间质的单核巨噬细胞浸润较明显，并可形成肉芽肿（图 11-83、图

11-84）。患者血内 cANCA/ 抗 PR3 抗体阳性，部分患者 pANCA/ 抗 MPO 抗体阳性[48-49]。

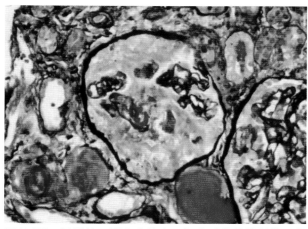

图 11-79　显微镜下型多血管炎，肾小球节段性纤维蛋白样坏死，肾小囊上皮细胞增生（PASM×400）

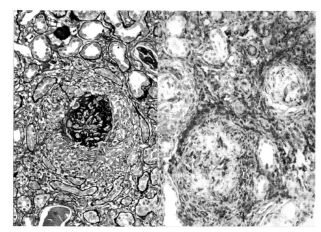

图 11-80　显微镜下型多血管炎，肾小球破坏，肉芽肿形成（左：PASM×200；右：免疫组化，波形蛋白阳性×200）

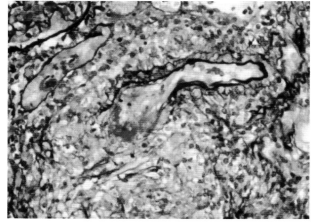

图 11-81　显微镜下型多血管炎，小叶间动脉纤维蛋白样坏死，周围单个核细胞浸润（PASM×400）

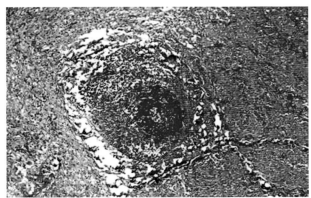

图11-82　肉芽肿性多血管炎，肺小动脉壁纤维蛋白样坏死（HE×200）

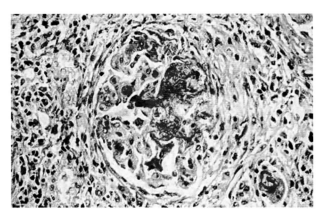

图11-83　肉芽肿性多血管炎，入球小动脉和毛细血管袢纤维蛋白样坏死，肾间质单个核细胞浸润（Masson×400）

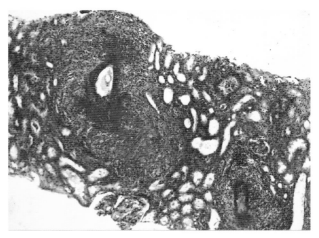

图11-84　肉芽肿性多血管炎，以坏死性小动脉为中心的肉芽肿形成（PAS×200）

3. 嗜酸性肉芽肿性多动脉炎 (eosinophilic granulomatosis with polyangiitis，EGPA) 或 Churg-Strauss 综合征（CSS）嗜酸性肉芽肿性多血管炎虽然在 1939 年见于文献，但直到 1951 年才由 Churg

和 Strauss 进行了系统的总结，并得以命名为 CSS。CSS 有三项标准：①哮喘；②外周血嗜酸性粒细胞增多；③除肺以外，尚有两个或多个器官出现血管炎。部分患者 pANCA 阳性，部分阴性。肺可见小血管炎，间质可见淋巴细胞、单核细胞和嗜酸性粒细胞浸润（图 11-85），严重者有纤维蛋白渗出。肾病变与 MPA、GPA 相似，但多数病例的肾小球病变较轻，可以有节段性纤维蛋白样坏死，部分小新月体或新月体形成，甚至仅有系膜不同程度的增生，受损肾小球周围易见含嗜酸性粒细胞的肉芽肿，肾间质有较多的嗜酸性粒细胞浸润，小叶间动脉或弓状动脉分支纤维蛋白样坏死，周围有肉芽肿形成（图 11-86、图 11-87）[50]。

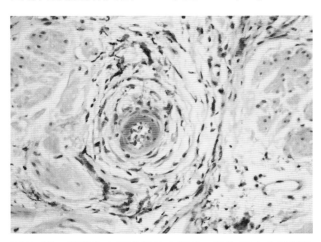

图11-85　嗜酸性肉芽肿性多血管炎，肺泡壁小血管纤维蛋白样坏死，嗜酸性粒细胞浸润（HE×200）

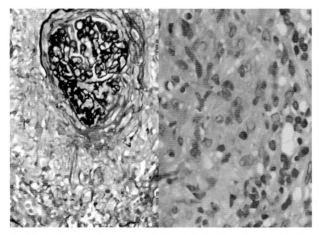

图11-86　嗜酸性肉芽肿性多血管炎，肾小球新月体形成，周围有含嗜酸性粒细胞的肉芽肿（左：PASM×200，右：HE×400）

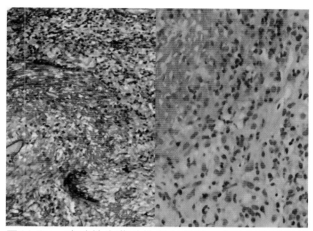

图11-87 嗜酸性肉芽肿性多血管炎，小叶间动脉纤维蛋白样坏死，周围肉芽肿形成（左：PASM×200，右：HE×400）

4. 小动脉炎为主的 ANCA 相关性多血管炎（arteritis and ANCA polyarteritis） 患者 ANCA/ 抗MPO 阳性。肾小球病变较轻，仅少数肾小球出现节段性纤维蛋白样坏死和新月体；小动脉病变严重，可见管壁节段性纤维蛋白样坏死、管壁纤维组织增生，病变血管周围炎症细胞浸润，甚至肉芽肿样结构形成（图 11-88）[51-52]。

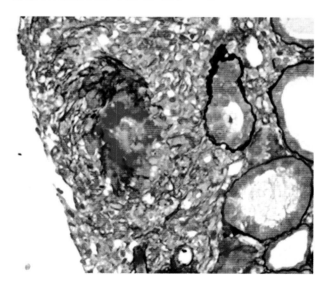

图11-88 小动脉炎为主的ANCA相关性多血管炎，小叶间动脉管壁纤维蛋白样坏死，周围炎症细胞浸润（PASM×400）

5. ANCA 相关性肾小管间质肾病（ANCA associated tubulointerstitial nephropathy） ANCA 导致小动脉、细动脉和毛细血管，甚至小静脉的炎症，常见的受累器官为肾和肺。肾病变主要为肾小球坏

死和新月体形成。部分 pANCA/ 抗 MPO 阳性的患者肾功能损伤严重，但肾小球病变较轻，仅见少数肾小球有纤维蛋白样坏死和新月体形成，甚至肾小球无病变，主要表现为肾小管间质肾病[53-54]。与常见的继发于肾小球病变的肾小管间质病变、药物导致的肾小管间质肾炎形态相似，但病因和发病机制不同，ANCA 相关性肾小管间质肾病是因肾小管周围小血管炎和肾小管炎，肾小管基底膜损伤造成的[55-56]，可见肾小管刷状缘脱落，基底膜断裂，小管周围毛细血管损伤（图 11-89）。

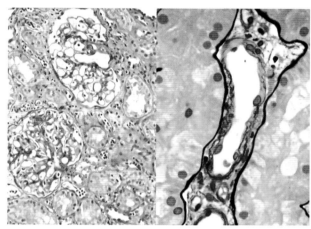

图11-89 ANCA相关性肾小管间质肾病。左：肾小管周围毛细血管炎（PAS×200）；右：肾小管周围小血管炎（PASM×400）

6. IgG4 相关性肾小管间质肾病伴 ANCA 相关性多血管炎（IgG4 nephropathy with ANCA polyarteritis） IgG4 相关性肾小管间质肾病偶见合并 ANCA 相关性多血管炎（图 11-90 ～ 图 11-92）[57-60]。两者均为免疫功能异常导致的疾病，在 ANCA 相关性多血管炎的发病机制中，虽然其被称为寡免疫复合物性疾病，但 B 淋巴细胞被活化，并可产生靶抗原为 MPO 的抗体 ANCA，以及抗内皮细胞抗体，对其发生具有重要作用[61]。IgG4 相关性肾小管间质肾病是 B 淋巴细胞系统活化后，以较多的产生 IgG4 的浆细胞浸润为特点的肾疾病。免疫分型研究证实，肾间质内浸润的浆细胞产生的 IgG4 即 IgG4 型 ANCA[58]。肾活检组织的免疫荧光或免疫组化检查也证实，肾间质浸润的浆细胞中的 IgG4 可与 MPO 结合（图 11-93）。肾

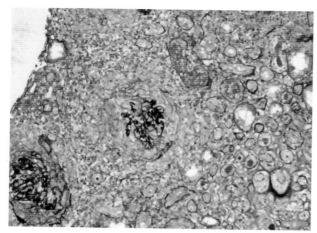

图11-90 IgG4相关性肾小管间质肾病伴ANCA相关性新月体性肾小球肾炎（PASM×200）

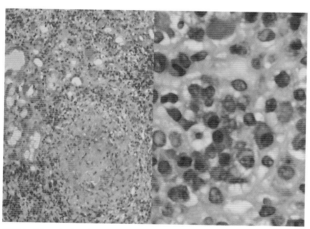

图11-91 IgG4相关性肾小管间质肾病伴ANCA相关性新月体性肾小球肾炎。肾小管损伤，肾间质大片状淋巴细胞、单核细胞、浆细胞和少数嗜酸性粒细胞浸润（HE，左：×200，右：×400）

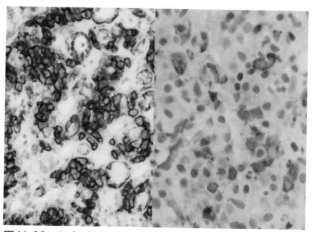

图11-92 IgG4相关性肾小管间质肾病伴ANCA相关性新月体性肾小球肾炎。左：大片CD138阳性的浆细胞浸润；右：超过40%的浆细胞产生IgG4（免疫组化×400）

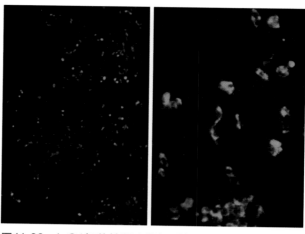

图11-93 IgG4相关性肾小管间质肾病伴ANCA相关性新月体性肾小球肾炎，浸润的浆细胞产生抗MPO抗体（荧光，左：×200，右：×400）

间质浸润的浆细胞除产生 IgG4 外，尚有 IL4、5、6 和 10 的产生。说明 IgG4 相关性肾小管间质肾病的浆细胞既产生 IgG4 型抗 MPO 抗体，又合成 IL 等多种致炎因子，从而导致了 ANCA 相关性多血管炎的肾损伤。

7. 抗中性粒细胞胞质抗体阴性的多血管炎（ANCA negative polyarteritis） 部分新月体性肾小球肾炎表现为 ANCA 和抗 GBM 均阴性，即所谓的 V 型新月体性肾小球肾炎，约占 ANCA 相关性多血管炎肾损伤的 15%[62]，其本质仍属于 ANCA 相关性多血管炎，可能与 ANCA 的检测方法存在误差有关[63]。

鉴别诊断

ANCA 相关系统性血管炎严重损伤肾小球毛细血管，新月体形成，所以应与 I 型和 II 型新月体性肾小球肾炎相鉴别：①血内 ANCA 阳性是 ANCA 相关系统性血管炎的重要诊断依据。不过，约 10% 的患者血内 ANCA 阴性。免疫病理学检查基本阴性。可见肾小动脉的纤维蛋白样坏死。病变肾小球的新月体常在不同时期分批形成，所以新月体的新旧程度不相同。② I 型新月体性肾小球肾炎患者血内出现抗基底膜抗体。免疫病理学检查可见 IgG 呈线状沉积。新月体常在短时间内迅速形成，所以新月体的新旧程度基本相同。③ II 型新月体性肾小球肾炎属于免疫复合物介导

的肾小球损伤。免疫病理学检查可见免疫球蛋白和补体沉积。新月体形成的同时，可见原肾小球肾炎的形态特点。

几种 ANCA 相关系统性血管炎肾损伤的鉴别诊断：

显微镜下型多血管炎、肉芽肿性多血管炎和嗜酸性肉芽肿性多动脉炎均与 ANCA 有关，其肾损伤的病理变化有相似之处。

三种血管炎肾损伤中，嗜酸性肉芽肿性多动脉炎或 Churg-Strauss 综合征较易诊断：临床表现为哮喘和嗜酸性粒细胞增多，ANCA 可阴性，肾小球病变较轻，肾间质嗜酸性粒细胞浸润，伴多少不等的肉芽肿样结构形成。显微镜下型多血管炎以寡免疫复合物型或Ⅲ型新月体性肾小球肾炎形态出现时，不难诊断。肉芽肿性多血管炎或 Wegener 肉芽肿有上呼吸道（特别是鼻部）病变，cANCA 阳性，肾病变可与显微镜下型多血管炎完全相同。以小动脉炎为主的多血管炎伴小动脉周围肉芽肿形成时，则与 Wegener 肉芽肿难区分。ANCA 相关性肾小管间质肾病是在 ANCA 阳性的前提下，有肾小球轻度损伤，伴有与肾小球损伤不相称的肾小管间质病变。合并 IgG4 相关性肾小管间质肾病时，应注意浸润的细胞类型。结合临床表现能够区分最好，不能确切区分，可笼统称之 ANCA 相关性多血管炎肾损伤，并不影响临床治疗。

与各种新月体性肾小球肾炎临床预后的规律相同，Berden 等将 ANCA 相关性多血管炎导致的新月体性肾小球肾炎分为 4 种类型：①局灶性新月体形成，仅见 ≤ 50% 的肾小球出现大、小细胞性新月体。②新月体性肾小球肾炎，≥ 50% 的肾小球出现大细胞性新月体。③混合性新月体性肾小球肾炎，≥ 50% 的肾小球出现大细胞性新月体、细胞纤维性新月体和纤维性新月体。④硬化性新月体性肾小球肾炎，≥ 50% 的肾小球出现细胞纤维性和纤维性新月体。病肾的寿命依次递减[64]。

病因和发病机制

抗中性粒细胞胞质抗体（ANCA）的产生是导致 ANCA 相关系统性血管炎的中心环节。感染（金黄色葡萄球菌、革兰氏阴性杆菌等）、药物（丙硫氧嘧啶、肼屈嗪等）、硅等过敏粉尘和化学物质、遗传因素等可作为 ANCA 的病因。ANCA 具有明显的致病性，ANCA 的靶细胞是中性粒细胞，可使中性粒细胞脱颗粒，并产生具有致病性的氧自由基、释放中性粒细胞颗粒中的各种蛋白酶，使血管内皮细胞直接暴露于蛋白酶的损伤之下。此外，ANCA 的靶抗原为带正电荷的蛋白分子，它们可与带负电荷的毛细血管和小血管的内皮细胞表面相结合，也有人认为内皮细胞也存在 PR3 等 ANCA 的靶抗原，所以 ANCA 损伤内皮细胞，进而导致血管炎的发生[65-67]。Kessenbrock 等发现 ANCA 介导中性粒细胞活化可以产生"中性粒细胞细胞外网罗"（neutrophil extracellular traps，NETs），NETs 可以黏附和损伤内皮细胞，还可激活浆细胞样树突状细胞，进而产生干扰素 α，并激活 B 淋巴细胞产生 ANCA[68]。补体系统被激活在 ANCA 相关系统性血管炎的发生中也有重要作用，中性粒细胞活化过程可旁路激活补体，使 C3 转化酶（C3bBb）持续作用，导致攻膜复合物形成并破坏血管内皮细胞。

四、其他原因导致的血管炎

多种原因均可导致或合并血管炎，引起肾损伤[69]。

1. 系统性疾病伴发血管炎　狼疮性血管炎、风湿性血管炎、结节病性血管炎等。

2. 免疫复合物小血管炎　抗肾小球基底膜病、冷球蛋白血症性血管炎、IgA 血管炎（过敏性紫癜）、低补体荨麻疹血管炎或抗 C1q 血管炎等。

3. 药物也可导致与 MPA 类似的小血管炎，如丙硫氧嘧啶（PTU）、肼屈嗪、普鲁卡因胺、青霉胺等，这些药物的代谢产物作为半抗原与中性粒细胞的各种细胞质抗原和核抗原结合，导致 ANCA 的形成，多数为 pANCA[70]。

4. 丙型肝炎病毒伴冷球蛋白血症伴发血管炎、乙型肝炎病毒伴发血管炎、梅毒伴发血管炎、肿瘤伴发血管炎等，虽然病因和发病机制尚在研究中，但其存在已是不争的事实。

上述各种血管炎已在相应章节叙述。

第十节　弥散性血管内凝血

弥散性血管内凝血（disseminated intravascular coagulation, DIC）是一种发生在多种疾病的基础上，由致病因素激活凝血系统，导致全身各部位的微血栓形成，凝血因子大量消耗并继发纤维蛋白溶解亢进，引起全身出血的综合征。肾损伤主要表现为急性肾衰竭[71]。

病理表现

大体表现

肾肿胀，点片状出血。

光镜检查

肾小球和肾间质的毛细血管弥漫性微血栓形成（图 11-94）。肾小管上皮细胞空泡和颗粒变性，刷状缘脱落。肾间质水肿和出血。当进入纤维蛋白溶解期时，微血栓可能消失。

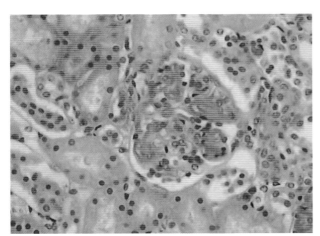

图11-94　弥散性血管内凝血，肾小球内多数微血栓形成（HE×400）

免疫病理学检查

肾小球毛细血管和肾间质小血管可见纤维蛋白沉积。

电镜检查

肾小球毛细血管内可见纤维蛋白性和血小板性血栓形成。

鉴别诊断

与肾小球肾炎和肾小球病的微血栓鉴别：肾小球肾炎和肾小球病的微血栓常在肾小球病变甚至毛细血管襻坏死的背景下形成。而且不会太弥漫。

与肾移植的超急排斥反应鉴别：两者的病变基本相同，但疾病的背景截然不同。

与肾小球内血栓样物质鉴别：巨球蛋白血症的血栓样蛋白含有大量 IgM，电镜下无纤维蛋白沉积；冷球蛋白血症的血栓样物质中在电镜下可见大量特殊结晶；脂蛋白肾病的血栓样蛋白中可见大量脂类物质。

病因和发病机制

各种感染、恶性肿瘤、羊水栓塞、感染性流产、手术及各种创伤等因素使诸多组织因子释放入血，激活凝血系统，血小板活化，弥漫性血栓形成。纤溶酶激活、凝血因子消耗，导致出血。

第十一节　发绀型先天性心脏病肾病

发绀型先天性心脏病（nephropathy of cyanotic congenital heart disease）及肺动脉高压主要见于儿童和少年，长期慢性全身淤血，进而出现少量蛋白尿、血尿，甚至高血压和肾功能损伤。

病理表现

大体表现

肾淤血肿胀，可见点状出血。

光镜检查

肾小球淤血肿大，后期系膜细胞和系膜基质增生，甚至结节性膨胀。肾小管上皮细胞空泡和颗粒变性。肾间质淤血水肿，后期出现纤维化。小动脉无明显病变。

免疫病理学检查

无明显的特异性表现，有时可见 IgM 沉积于肾小球系膜区。

电镜检查

系膜细胞和系膜基质增生，有时可见胶原纤维增生。

鉴别诊断

应结合病史与各种心功能不全导致的肾淤血鉴别，后者以淤血为主，系膜增生不明显。

病因和发病机制

长期慢性严重的肾淤血导致肾组织缺氧，系膜细胞增生，系膜基质增多和硬化。

第十二节　肾静脉血栓形成

肾静脉血栓形成（renal vein thrombosis）多见于肾病综合征患者，膜性肾病患者尤易伴发，而且更易发生于肾静脉主干或大分支，也见于严重脱水的婴幼儿。肾静脉血栓形成时，肾区胀痛，肾功能下降[72]。

病理表现

大体表现

肾苍白肿胀，肾静脉或其分支可见血栓形成（图 11-95）。

光镜检查

肾活检中，偶可见到肾静脉分支中有血栓形成（图 11-96）。急性期肾小管上皮细胞空泡变性，刷状缘脱落。肾间质高度水肿（图 11-97），肾小球毛细血管扩张淤血，并可见节段性中性粒细胞浸润，甚至微血栓形成（图 11-98）。小动脉无明显病变。慢性期肾小球缺血，肾小管萎缩，肾间质纤维化。

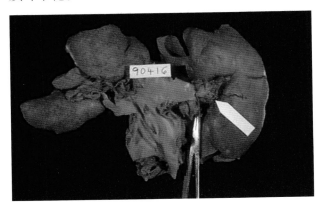

图11-95　肾静脉血栓（↑）

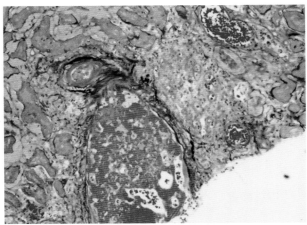

图11-96　肾静脉血栓（PASM×200）

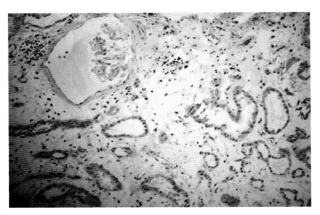

图11-97　肾静脉血栓，肾间质高度水肿（HE×200）

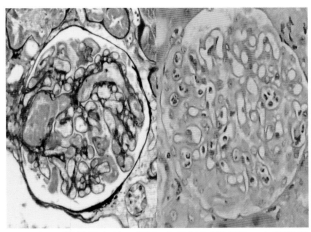

图11-98　肾静脉血栓，肾小球毛细血管扩张，中性粒细胞聚集（左：PASM×400，右：HE×400）

免疫病理学检查

主要表现为原有肾疾病的特点，如为膜性肾病，则见 IgG 和补体 C3 沿肾小球毛细血管壁颗粒状沉积。

电镜检查

主要表现为原有肾疾病的特点，肾间质弥漫水肿，有时可见肾小球毛细血管内中性粒细胞浸润（图11-99）。

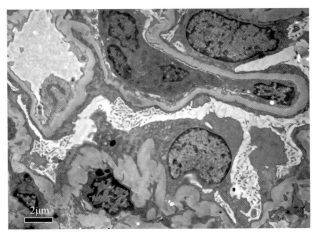

图11-99　肾病综合征伴发肾静脉血栓，肾小球足细胞足突弥漫融合，血管腔内中性粒细胞浸润（电镜×6000）

鉴别诊断

肾活检标本中很难发现肾静脉血栓，只能根据临床资料和其继发的病变确诊。肾小管严重损伤和坏死时，也可出现肾间质水肿，但肾小管上皮细胞损伤严重，而间质水肿相对较轻。

病因和发病机制

各种原因使血液处于高凝状态、纤维蛋白原增多均可导致肾静脉血栓形成。肾静脉不完全或完全阻塞，导致肾急性淤血，出现肾小球的粒细胞反应和肾间质重度水肿[72-73]。

第十三节 止痛剂肾病和肾乳头坏死

肾乳头坏死（papillary necrosis）是多种肾血液循环障碍导致的肾疾病，如止痛剂肾病（analgesic abuse nephropathy）、糖尿病肾损伤、肾盂肾炎、梗阻性肾病、镰状细胞病肾损伤等，其中以止痛剂肾病最为常见。患者可出现急性肾衰竭[74]。

病理表现

大体表现

肾肿胀，切面可见肾乳头苍白、质硬、松脆，严重者肾乳头脱落消失（图 11-100），有梗阻性肾盂肾炎或肾病时，肾盂扩张。

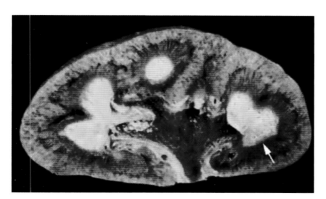

图 11-100　肾乳头坏死（↑）

光镜检查

肾乳头凝固性坏死，有时可见钙化（图 11-101、图 11-102）。肾皮质和髓质的肾小管继发性梗阻和萎缩，肾间质淤血水肿，肾小球可出现继发性缺血和硬化。

免疫病理学和电镜检查

无特异发现。

鉴别诊断

肾乳头坏死应与慢性间质性肾炎鉴别，后者虽然可见肾间质纤维化和肾小管萎缩，但并无坏死，前者则表现为彻底的凝固性坏死。

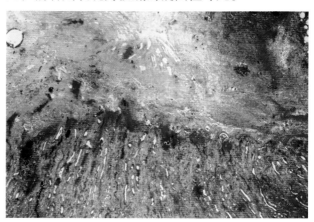

图11-101　肾乳头坏死

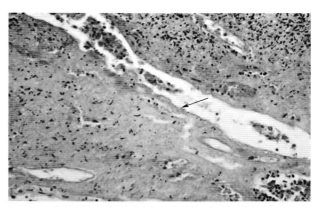

图11-102　肾乳头坏死（↑）（HE×200）

病因和发病机制

长期服用含有非那西丁及阿司匹林的复方制剂的患者，累积量达 1～3 kg 时，便可出现肾乳头坏死，但存在个体差异。非那西丁等止痛药进入人体后，在肝内转化为对乙酰氨基酚，经肾皮质-髓质梯度浓缩的作用，在肾乳头顶部高浓度聚积，损伤血管，导致肾乳头缺血。此外，通过抑制肾的谷胱甘肽合成、减少肾的 PG 生成以及活性氧的增加，均可导致局部血管损伤。

肾乳头的血液循环特点与肾乳头缺血性坏死有直接关系。肾乳头的血液供应来自髓旁肾单位

的肾小球的出球小动脉，延续为直小动脉，血液循环较贫乏，再加以肾皮质和髓质交界部位有环形走向的胶原纤维，当肾盂肾炎、梗阻性肾病、

糖尿病导致的小动脉硬化、镰状细胞病的血管阻塞等使肾间质水肿，环形走向的胶原纤维张力增加，最终造成肾乳头缺血坏死[75]。

第十四节　放射性肾炎

因放射线而导致的肾损伤称放射性肾炎（radiation nephritis）或放射性肾病（radiation nephropathy）。肾对放射线是中等敏感的器官，当经受超过 2500 rad 的放射量时，便可出现轻重和急慢不同的肾损伤。多数为腹部或腰背部接受放射治疗时的合并症[76]。

病理表现

大体表现

急性放射性肾炎肾体积增大、充血和出血，切面以肾髓质充血和出血最严重。慢性放射性肾炎则呈萎缩硬化的表现。

光镜检查

放射线的损伤主要表现为毛细血管和小血管的内皮病变。急性放射性肾炎可见肾小球系膜溶解，毛细血管高度扩张充血，毛细血管内皮细胞肿胀变性，甚至纤维蛋白样坏死，肾小管上皮细胞空泡和颗粒变性，甚至崩解脱落，肾间质充血水肿和出血，小动脉内皮细胞肿胀变性，内膜水肿（图 11-103、图 11-104）。慢性放射性肾炎则

可见肾小球系膜细胞和基质增生，并有插入现象，终致硬化。肾间质小动脉内膜增厚，管腔狭窄。肾小管萎缩，肾间质纤维化（图 11-105）。

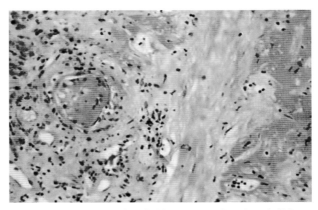

图11-104　放射性肾病，急性期，肾小球纤维蛋白样坏死（HE×200）

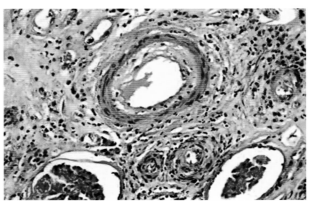

图11-105　放射性肾病，慢性期，小动脉内膜增厚，肾实质萎缩，间质纤维化（HE×200）

免疫病理学检查

急性放射性肾炎可见肾小球和小动脉管壁有纤维蛋白沉积，无其他特殊表现。

电镜检查

急性放射性肾炎的电镜检查显示肾小球基底

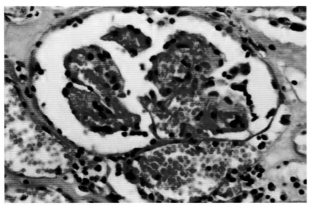

图11-103　放射性肾病，急性期，肾小球系膜溶解，毛细血管充血和出血（HE×400）

膜内疏松层增宽。肾间质小血管也出现类似变化（图 11-106）。慢性期主要表现为纤维化。

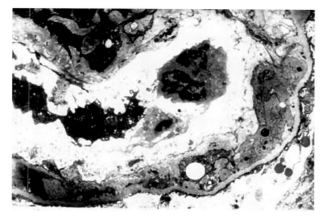

图 11-106　放射性肾病，肾小球基底膜内疏松层增厚，电子致密颗粒沉积（电镜 ×5000）

鉴别诊断

有放射性损伤的病史是诊断本病的主要依据。

病因和发病机制

放射线对人体细胞和组织的损伤有一定的规律，生长活跃、分裂速度快的细胞最敏感，受损伤也最严重，如骨髓的造血组织、生殖上皮、肠黏膜上皮、血管内皮、皮肤附属器等。这也是放射治疗恶性肿瘤的原理。对肾而言，首先受严重损伤的是毛细血管和小血管的内皮细胞，肾是多血管的器官，从而导致了严重损伤[76-77]。

参考文献

[1] Jennette J C, Falk R J. Nosology of primary vasculitis. Curr Opin Rheumatol, 2007, 19: 10-16.

[2] Churg J, Heptinstall R H, Olsen T S, et al. World Health Organization(WHO)Monograph. Renal Disease: Classification and Atlas. Vascular Diseases and Development and Hereditary Diseases. Tokyo: Igaku-Shoin, 1987.

[3] Hughson M D. Hypertension and vascular diseases of the kidney//Xin J Zhou. Silva's Diagnostic renal pathology. New York: Cambridge University Press, 2009: 436-464.

[4] Jacobson H R. Ischemic renal disease: an overlooked clinical entity? Kidney Int, 1988, 85: 139-145.

[5] Rimmer J M, Gennari F J. Atherosclerotic renovascular disease and progressive renal failure. Ann Intern Med, 1993, 118: 712-720.

[6] Holley K E, Hunt J C, Grown A L, et al. Renal artery stenosis. A clinical-pathologic study in normotensive and hypertensive patients. Am J Med, 1964, 37: 14-25.

[7] Kim H J. Bilateral renal cortical necrosis with the changes in clinicopathologil lectures. J Korean Med Sci, 1995, 10: 132-141.

[8] Scolari F, Tardanico R, Zani R, et al. Cholesterol crystal embolism: A recognizable cause of renal disease. Am J Kidney Dis, 2000, 36: 1089-1108.

[9] Meng L, Huo Y, Ho W, et al. Clinical characteristics and outcomes of Chinese patients with cholesterol crystal embolism after coronary intervention. Clin Cardiol, 2006, 29: 503-505.

[10] 刘殿阁, 刘风娟. 脚趾胆固醇结晶栓塞一例. 中华病理学杂志, 2007, 36 : 857-858.

[11] Brandenburg V M. Calcific uremic arteriolopathy: a rare disease with a potentially high impact on chronic kidney disease-mineral and bone disorder. Pediatr Nephrol, 2014, 29: 2289-2298.

[12] Harris R J, Cropley T G. Possible role of hypercoagulability in calciphylaxis: review of the literature. J Am Acad Dermatol, 2011, 64: 405-412.

[13] Moake J L. Thrombotic microandiopathies. New Engl J Med, 2002, 347: 589-600.

[14] Churg J, Strauss L. Renal involvement in thrombotic microangiopathies. Seminars in Nephrology, 1985, 5: 46-56.

[15] Remuzzi G, Ruggenenti P. The hemolytic uremic syndrome. Kidney Int, 1995, 47: 2-19.

[16] Boyce T G, Swerdlow D L, Griffin P M. Escherichia colit O157: H7 and the hemolytic uremic syndrome. New Engl J Med, 1995, 333: 364-368.

[17] Noris M, Caprioli J, Betestin E, et al. Relative Role of Genetic Complement Abnormalities in Sporadic and Familial aHUS and Their Impact on Clinical Phenotype. Clin J Am Soc Nephrol, 2010, 5: 1844-1859.

[18] Bitzan M, Schaefer F, Reymond D. Treatment of typi-

cal (enteropathic) hemolytic uremic syndrome. Semin Thromb Hemost, 2010, 36: 594-610.

[19] Joshua M, Thurman R M, Woodruff S W, et al. Alterative pathway of complement in children with diarrhea-associated hemolytic uremic syndrome. Clin J Am Soc Nephrol, 2009, 4: 1920-1924.

[20] Orth, D, Kihan A B, Naim A, et al. Shiga toxin activates complement and binds Factor H: evidence for an active role of complement in hemolytic uremic syndrome. J Immunol, 2009, 182: 6394-6400.

[21] Hirt-Minkowski P, Dickenmann M, Schifferli J A. Atypical hemolytic uremic syndrome: update on the complement system and what is new. Nephron Clin Pract, 2010, 114: c219-c235.

[22] George J N. How I treat patients with thrombotic thrombocytopenic purpura-hemolytic uremic syndrome. Blood, 2000, 96: 1223-1233.

[23] Schneppenheim R, Budde U, Oyen F, et al. Von Willebrad factor cleaving protease and ADAMTS mutations in childhood TTP. Blood, 2003, 101: 1845-1850.

[24] Rieger M. Mannucci P M, Kremer Hovinga J A, et al. ADAMTS 13 autoantibodies in patients with thrombotic microangiopathies and other immunomediated diseases. Blood, 2005, 106: 1262-1267.

[25] Moake J L. Thrombotic Microangiopathies. N Engl J Med, 2002, 347: 589-600.

[26] 周福德, 刘玉春, 邹万忠, 等. 以肾脏受累为表现的恶性高血压的临床不良分析. 中华内科杂志, 2001, 40: 165-168.

[27] D'Angelo W A, Fries J F, Masi A T, et al. Pathologic observasions in systemic sclerosis (scleroderma). Am J Med, 1969, 46: 428-437.

[28] 郑敏, 张四友, 孔耀中. 妊娠高血压综合征患者肾穿刺结果分析. 中国实用妇科与产科杂志, 2003, 19: 356-360.

[29] Joyama S, Yoshida T, Koshikawa M, et al. C4d and C4bp deposition along the glomerular capillary wall in a patient with preeclampsia. Am J Kidney Dis, 2001, 37: 1523-1526.

[30] 唐政, 任红旗. 先兆子痫肾损害 // 谌贻璞, 余学清. 肾内科学. 2 版. 北京: 人民卫生出版社, 2015: 257-266.

[31] Subramanya A, Houghton D, Watnick S. Steroid-Responsive idiopathic glomerular capillary endotheliosis: Case report and literature review. Am J Kidney Dis, 2005, 45: 1090-1095.

[32] Komatsuda A, Ohtani F H, Nimura T, et al. Endocapillary proliferative glomerulonephritis in a patient with parvovirus B19 infection. Am J Kidney Dis, 2000, 36: 851-854.

[33] Mon Y, Yamashita H, Umeda Y, et al. Association of parvovirus B19 infection with acute glomerulonephritis in healthy adults: case report and review of the literature. Clin Nephrol, 2002, 57: 69-73.

[34] 耿辉, 章友康, 邹万忠, 等. 抗心磷脂抗体在狼疮肾炎临床和病理改变中的意义. 中华肾脏病杂志, 1998, 14: 364-366.

[35] Humphreys B D, Soiffer R J, Magee C C. Renal failure associated with cancer and its treatment: An update. J Am Soc Nephrol, 2005, 16: 151-161.

[36] 陆敏, 邹万忠, 张燕, 等. 移植相关性血栓性微血管病的肾损伤. 北京大学学报（医学版）, 2008, 40: 392-394.

[37] Antignac C, Gubler M C, Leverger G, et al. Delayed renal failure with extensive mesangiolysis following bone marrow transplantation. Kidney Int, 1989, 35: 1336-1344.

[38] Siami K, Kojouri K, Swisher K K, et al. Thrombotic microangiopathy after allogeneic hematopoietic stem cell transplantation. Transplantation, 2008, 85: 22-28.

[39] Alpers C E. Light at the end of the TUNEL: HIV-associated thrombotic microangiopathy. Kidney Int, 2003, 63: 385-396.

[40] Jennette J C, Falk R J, Basu N, et al. 2012 revised International Chapel Hill Consensus Conference Nomenclature of vasculitides. Arthritis & Rheumatism, 2013, 65: 1-11.

[41] Jennette J C, Singh H K. Renal involvement in polyarteritis nodosa, Kawasaki disease, Takayasu arteritis, and giant cell arteritis//Jennette JC, et al. Heptinstall's Pathology of the Kidney. 6th ed. Philadelphia: Lippicott Williams & Wilkins, 2006: 675.

[42] Arend W P, Michel B A, Bloch D A, et al. The American College of Rheumatology 1990criteria for the clas-

sification of Takayasu arteritis. Arthritis Rheum, 1990, 33: 1129-1134.

[43] Jennette J C, Falk R J. The pathology of vasculitis involving the kidney. Am J Kidney Dis, 1994, 24: 130-141.

[44] Minardi D, Dessi-Fulgheri P, Sarzani P, et al. Massive spontaneous perirenal hematoma and accelerated hypertention in a patient with polyarteritis nodosa. Urol Int, 2003, 70: 227-231.

[45] Bonsib S M. Polyarteritis nodosa. Semin Diagn Pathol, 2001, 18: 14-23.

[46] Guillevin L, Lhote F, Cohen P, et al. Polyarteritis nodosa related to hepatitis B virus. Medicine(Baltimore), 1995, 74: 238-253.

[47] Falk R J, Jennette J C. ANCA small vessel vasculitis. J Am Soc Nephrol, 1997, 8: 314-322.

[48] 赵明辉，于净，刘玉春，等.100例新月体肾炎的免疫病理分型及临床病理分析.中华肾脏病杂志，2001, 17: 294-297.

[49] 中华医学会风湿病学分会.韦格纳肉芽肿病诊断和治疗指南.中华风湿病学杂志，2011, 15: 194-196.

[50] Sinico R A, Di Toma L, Maggiore U, et al. Renal involvement in Churg-Strauss syndrome. Am J Kidney Dis, 2006, 47: 770-779.

[51] 孙奇志，赵明辉，邹万忠，等.并发肾脏中等动脉受累的显微镜下型多血管炎的临床病理特点.中华肾脏病杂志，2001, 17: 231-234.

[52] Hauer H A, Bajema I M, van Houwelingen H C, et al. Renal histology in ANCA-associated vasculitis: differences between diagnostic and serologic subgroups. Kidney Int, 2002, 61: 80-89.

[53] Wen Y K, Chen M L. Transformation from tubulointerstitial nephritis to crescentic glomerulonephritis: an unusual presentation of ANCA-associated renal vasculitis. Ren Fail, 2006, 28: 189-191.

[54] Banerjee A, McKane W, Thiru S, et al. Wegener's granulomatosis presenting as acute suppurative interstitial nephritis. J Clin Pathol, 2001, 54: 787-789 .

[55] Nakabayashi K, Sumiishi A, Sano K, et al. Tubulointerstitial nephritis without glomerular lesions in three patients with myeloperoxidase-ANCA-associated vasculitis. Clin Exp Nephrol, 2009, 13: 605-613.

[56] Nakabayashi K, Sumiishi A, Sano K, et al. Tubulointerstitial nephritis without glomerular lesion in three patients with myeloperoxidase-ANCA-associated vasculitis. Clin Exp Nephrol, 2009, 13: 605-613.

[57] Aragones J M, Arias-Rivero M, Garcia-Barrionuevo J M, et al. IgG4-and MPO-ANCA-associated hypertrophic pachymeningitis. Rev Neurol, 2015, 61: 454-457.

[58] Popkirov S, Kowalski T, Schlegel U, et al . Immunoglobulin-G4-related hypertrophic pachymeningitis with antineutrophic cytoplasmatic antibodies effectively treated with rituximab. J Clin Neuroscience, 2015, 22: 1038-1040.

[59] Hanioka Y, Yamagami K, Yoshioka K, et al. Churg-Strauss syndrome concomitant with chronic symmetrical dacryoadenitis suggesting Mikulicz's disease. Intern Med, 2012, 51: 2457-2461.

[60] Vaglio A, Strehl J D, Manger B, et al. IgG4 immure response in Churg-Strauss syndrome. Ann Rheum Dis, 2012, 71: 390-393 .

[61] 于峰，赵明辉，章友康，等.抗内皮细胞抗体及其靶抗原在抗中性粒细胞胞质抗体相关性小血管炎中的意义.中华肾脏病杂志，2004, 20: 11-15.

[62] Weidner S, Geuss S, Hafezi-Rachtis S, et al. ANCA-associated vasculitis with renal involvement: an outcome analysis. Nephrol Dial Transplant, 2004, 19: 1403-1411.

[63] Hellmich B, Csernok E, Fredenhagen G, et al. A novel high sensitivity ELISA for detection of antineurophil cytoplasm antibodies against proteinase-3. Clin Exp Rheumatol, 2007, 25(suppl): S1-5 .

[64] Berden A E, Ferrario F, Hagen E C, et al. Histopathologic Classification of ANCA-Associated Glomerulonephritis. J Am Soc Nephrol, 2010, 21: 1628-1636.

[65] Jennette J C. Anti-neutrophil cytoplasic autoantibody-associated disease: a pathologist's perspective. Am J Kidney Dis, 1991, 18: 164-172.

[66] 肖红.ANCA 相关性小血管炎发病机制的研究.临床肾脏病杂志，2008, 8: 196-200.

[67] 曹娅丽，章友康，赵明辉.抗中性粒细胞胞质抗体相关性小血管炎发病机制的研究进展.中华肾脏病杂志，2012, 28: 250-254 .

[68] Kessenbrock, K, Krumbholz M, Schonermarck U, et

al. Netting neutrophils in autoimmune snall-vessel vasculitis. Nat Med, 2009, 15: 623-625.

[69] Jennette J C, Falk R J. The pathology of vasculitis involving the kidney. Am J Kidney Disease, 1994, 24: 130-141.

[70] 郭晓惠, 赵明辉, 高莹, 等. 抗甲状腺药物引起抗中性粒细胞抗体相关血管炎的临床病理分析. 中华医学杂志, 2003, 83: 932-935.

[71] Shimamura K, Oka K, Natazawa M, et al. Distribution patterns of microthrombi in disseminated intravascular coagulation. Arch Pathol Lab Med, 1983, 107: 543-551.

[72] 刘玉春, 邹万忠, 等. 肾病综合征并发肾静脉血栓 54 例前瞻性研究. 中华内科杂志, 1989, 28: 208.

[73] Harris R C, Ismail N. Extrarenal complications of the nephrotic syndrome. Am J Kidney Dis, 1994, 23: 477-486.

[74] Mihatsch M J, Steinmann E, et al. The morphologic diagnosis of analgesic abuse. Pahol Research Pract, 1979, 164: 68-79.

[75] Mathew T H. Drug-induced renal disease. Review Med J Australia, 1992, 156: 724-728.

[76] Keane W F, Crosson J T, Staley N A, et al. Radiation-induced renal disease: A clinicopathologic study. Am J Med, 1976, 60: 127-132.

[77] Shapiro A, Cavallo T, Cooper W, et al. Hypertension in radiation nephritis. Arch Intern Med, 1977, 137: 848-852.

第十二章 浆细胞病与异常蛋白血症肾病

异常蛋白血症肾病（dysproteinemia nephropathy）是指一组血液内过多的异常蛋白在肾内沉积而导致的肾疾病。这些异常蛋白多与机体免疫功能异常有关，特别是 B 淋巴细胞和浆细胞产生的异常球蛋白多见。免疫球蛋白由浆细胞产生和分泌，浆细胞是 B 淋巴细胞发育的终末阶段细胞，是 B 细胞受抗原刺激后经过增生转化而来的免疫细胞。机体在正常情况下，受各种抗原的刺激，产生针对抗原的各种多克隆免疫球蛋白，是机体的重要防御功能。病态下，可产生单克隆免疫球蛋白或结构异常的球蛋白，导致肾疾病[1-2]。

第一节 浆细胞病和单克隆免疫球蛋白沉积性肾病

B 淋巴细胞和各种发育阶段的浆细胞过度的增生称浆细胞病（plasma cell disorder）。增生的淋巴细胞可以是单克隆性的、肿瘤性的（多发性骨髓瘤、原发性巨球蛋白血症等），也可以是良性的增生（结缔组织病、慢性感染、慢性肝病等），这些增生的细胞使血清或尿内出现过量的单克隆免疫球蛋白（M 蛋白、M 成分、副蛋白）或其轻链或重链片段，所产生的异常球蛋白或其片段沉积于肾，导致单克隆免疫球蛋白沉积性肾病（monoclonal immunoglobulin deposition nephropathy）[3-6]。

一、免疫球蛋白的产生和特性[1-2]

正常情况下，免疫球蛋白由浆细胞产生，血浆中存在着 5 种免疫球蛋白（Ig），即 IgG、IgA、IgM、IgE 和 IgD，它们具有共同的基本结构单位，即四链单位或单体。一个四链单体是以二硫键连接的两对相同的多肽链组成，短的一对称轻链（light chain，L 链），长的一对称重链（heavy chain，H 链），轻链为 5 种 Ig 的共有成分，由于其分子结构不同，分为两种抗原型：κ 链和 λ 链。重链也因其分子结构不同而分别称为 γ、α、μ、δ 和 ε 链。每条轻链和重链又分为可变区和稳定区两个部分，可变区位于多肽链的氨基端（N 端），包括轻链的 1/2 和重链的 1/4，可变区的氨基酸排列顺序因抗体的种类不同而变化，它决定着抗体的不同特性，是与特异性抗原结合的部位。稳定区位于多肽链的羧基端（C 端），包括轻链的 1/2 和重链的 3/4，稳定区的氨基酸的排列顺序较恒定，它决定着各种免疫球蛋白的不同免疫原性、穿透胎盘的能力、结合补体的特性以及巨噬细胞吸附等生物学功能。免疫球蛋白主要根据重链命名，如含 γ 重链的免疫球蛋白称 IgG，含 α 重链者称 IgA，含 μ 重链者称 IgM，含 δ 重链者称 IgD，含 ε 重链者称 IgE。免疫球蛋白经木瓜蛋白酶水解可裂解为三个片段，其中两个为完全相同的 Fab 段（F 代表碎片，ab 代表能与抗原结合的部分），第三个为 Fc 段（c 代表可形成结晶）。Fab 段含有一条完整的轻链和部分重链，具有抗体活性，能与相应的抗原相结合；Fc 段由两条重链的大部分组成，无抗原结合的活性。不同免疫球蛋白的稳

定区的氨基酸排列顺序仅有较小的差异，二硫键的数目和位置也略有不同，所以又可衍生出不同的亚类，如 IgG1 ~ IgG4、IgA1、IgA2 等。再加以不同免疫球蛋白的不同单体的结合等因素，导致血浆中的免疫球蛋白组成千百种结构相似而又有差异的混合物。

正常人为多克隆（polyclonal）增生的浆细胞，可产生多种免疫球蛋白，免疫球蛋白的重链和轻链按比例在淋巴细胞 - 浆细胞的内质网合成，重链为体积较大的多聚体，轻链为体积较小的多聚体。轻链合成较快，在重链尚未完全合成之前即与之结合，形成轻链 - 重链半分子中间物，然后再形成完整的免疫球蛋白分子。正常情况下，合成一条重链需 18min，一条轻链 10min，这样，合成一条完整的免疫球蛋白时，则有一条以上的轻链过剩，过剩的轻链经由巨噬细胞降解，剩余的 80% 由肾小管回吸收，并由肾小管上皮细胞分解代谢，10% 经尿排出。所以正常人的尿内可有少量轻链蛋白。浆细胞病患者某种单克隆（monoclonal）浆细胞呈肿瘤性增生，合成一条重链仅需 2.5min，一条轻链 1 min，可见大大偏离了正常的重链和轻链的合成规律，出现单克隆的重链和（或）轻链过剩而致病。介于多克隆和单克隆浆细胞增生之间者，尚有寡克隆（oligoclonal）增生，即出现了尚不构成浆细胞病的部分单克隆浆细胞，产生了部分异常的轻链或重链球蛋白。

当淋巴细胞 - 浆细胞恶性单克隆性增生（如多发性骨髓瘤的肿瘤性浆细胞）时，出现相应的单克隆免疫球蛋白，而且合成的免疫球蛋白的重链和轻链偏离正常比例。轻链过盛时，沉积于肾小球则形成轻链沉积性肾病（包括轻链型淀粉样变性病），经肾小球滤过进入原尿，出现凝溶蛋白（本周蛋白），形成管型肾病、单克隆免疫球蛋白结晶沉积性肾小管病；若重链合成过多，血中出现大量游离的重链蛋白，则导致重链沉积性肾病（包括重链型淀粉样变性病）；也可出现轻链 - 重链混合沉积性肾病。

部分患者虽然有单克隆免疫球蛋白沉积的功能性改变，但不能发现形态的异常（表 12-1）。

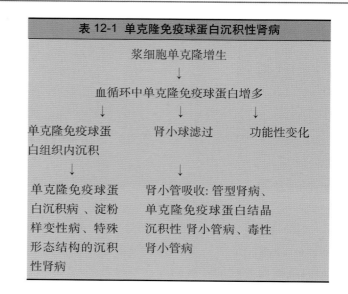

表 12-1 单克隆免疫球蛋白沉积性肾病

浆细胞单克隆增生
↓
血循环中单克隆免疫球蛋白增多

单克隆免疫球蛋白组织内沉积	肾小球滤过	功能性变化
↓	↓	
单克隆免疫球蛋白沉积病、淀粉样变性病、特殊形态结构的沉积性肾病	肾小管吸收：管型肾病、单克隆免疫球蛋白结晶沉积性肾小管病、毒性肾小管病	

二、浆细胞病的分类 [1]

浆细胞病原则上分为肿瘤性和非肿瘤性两大类。

1. 肿瘤性浆细胞病　B 淋巴细胞和浆细胞肿瘤性增生，包括髓外浆细胞瘤、浆细胞骨髓瘤、原发性巨球蛋白血症、重链沉积病、轻链沉积病、轻链和重链混合沉积病和相应的淀粉样变性病等。

2. 非肿瘤性浆细胞病　虽然也有浆细胞增生，但为多克隆性增生，属于非肿瘤性，多为炎性反应，如感染性疾病、变态反应性疾病、自身变态反应性疾病等。尚包括反应性浆细胞增多症、浆细胞性 Castleman 病、部分冷球蛋白血症、意义未明单克隆 γ 球蛋白病等。

三、单克隆免疫球蛋白沉积性肾病或异常蛋白血症肾病、副蛋白血症肾病 [4-7]

单克隆免疫球蛋白沉积于肾称单克隆免疫球蛋白沉积性肾病（monoclonal immunoglobulin deposition nephropathy）。血中单克隆免疫球蛋白或衍生的蛋白物质沉积于肾小球，称异常蛋白血症肾病（dysproteinemia nephropathy）或副蛋白血症肾病（paraproteinemia nephropathy）。根据沉积的蛋白类型，分类如下（表 12-2）：

表 12-2　单克隆免疫球蛋白沉积性肾病	续表
1. 轻链沉积性肾病（light chain deposition NP，LCDD） 2. 重链沉积性肾病（heavy chain deposition NP，HCDD） 3. 轻链和重链沉积性肾病（light and heavy chain deposition NP，LHCDD） 4. 伴有单克隆 IgG 沉积的增生性肾小球肾炎（PGNM-IGD） 5. 伴有单克隆免疫球蛋白沉积的免疫复合物介导的肾小球肾炎（GNMIMD） 6. 轻链淀粉样变性肾病（light chain amyloid NP） 7. 重链淀粉样变性肾病（heavy chain amyloid NP） 8. 轻链重链混合淀粉样变性肾病（light and heavy chain amyloid NP） 9. 单克隆免疫球蛋白沉积性肾病伴单克隆免疫球蛋白淀粉样变性肾病（monoclonal Ig deposition NP completed with monoclonal Ig amyloid NP）	10. 纤维样肾小球病（fibrillary GN） 11. 免疫触须样肾小球病（immunotactoid GN） 12. 单克隆免疫球蛋白沉积性肾病伴纤维样和（或）免疫触须样肾小球病（monoclonal Ig deposition NP completed with fibrillary /immunotactoid GN） 13. Ⅰ型冷球蛋白血症肾小球病（cryoglobulinemic GN，type Ⅰ） 14. 巨球蛋白血症肾小球病（waldenstrom macroglobulinemic GN） 15. 轻链免疫球蛋白管型肾病（light chain cast NP，myeloma kidney） 16. 轻链免疫球蛋白结晶沉积性肾小管病（light chain crystal storage tubulopathy） 17. 轻链免疫球蛋白毒性肾小管病（light chain toxic tubulopathy）

第二节　轻链沉积性肾病

单克隆免疫球蛋白的轻链成分在肾内异常沉积导致的肾疾病称轻链肾病（light chain nephropathy）或轻链沉积性肾病（light chain deposition nephropathy）[8]。可以来源于骨髓瘤，也可以是良性单克隆免疫球蛋白血症、继发性免疫球蛋白血症或无因可查的轻链肾病，后者称特发性轻链肾病。多数报告证实，特发性轻链肾病常是暂时的，经多年追踪，终可出现骨髓瘤。

临床表现常有骨髓瘤（图 12-1、图 12-2）。有

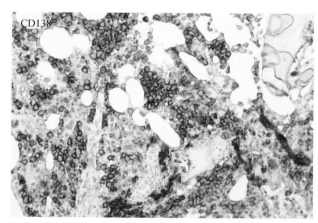

图12-2　浆细胞性骨髓瘤，骨髓活检，多数浆细胞标记（CD138）阳性（免疫组化×200）

时虽无骨髓瘤的表现，但不除外非骨髓瘤性浆细胞病或意义未明的单克隆免疫球蛋白增多症等。血清中可出现大量轻链蛋白，呈现大量蛋白尿或肾病综合征。

病理表现[9]

免疫病理学检查

80％的病例可见 κ 轻链蛋白（仅有少数病例

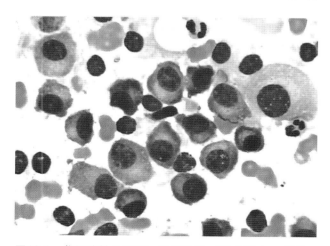

图12-1　浆细胞性骨髓瘤，骨髓涂片（瑞-姬染色×400）

可见 λ 轻链蛋白）沉积于肾小球和肾小管基底膜，以及小动脉壁（图 12-3）。

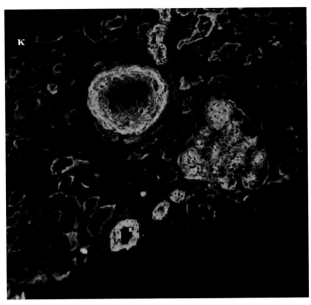

图12-3 轻链沉积性肾病，κ 轻链蛋白沉积于肾小球系膜区、肾小球和肾小管基底膜、小动脉壁（荧光×400）

光镜检查

系膜无细胞性结节状硬化性肾病：病变肾小球系膜区特殊蛋白沉积，形成无细胞的特殊的结节状硬化，基底膜增厚，毛细血管受压（图12-4），常可见大量 κ 轻链蛋白沉积（图12-3）。

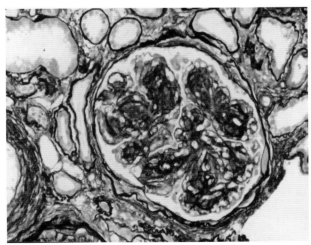

图12-4 轻链沉积性肾病，肾小球系膜结节状硬化（PASM×400）

偶见出现大量新月体，呈现新月体性轻链肾病[10]。

电镜检查

肾小球毛细血管基底膜内侧和肾小管基底膜出现带状砂粒样电子致密颗粒（图12-5、图12-6）。免疫电镜证实为轻链蛋白（图12-7、图12-8）。

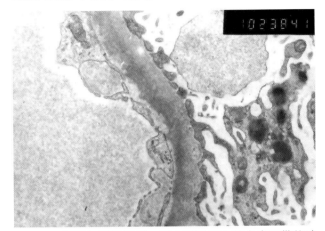

图12-5 轻链沉积性肾病，肾小球毛细血管内皮下带状砂粒样电子致密颗粒沉积（电镜×10 000）

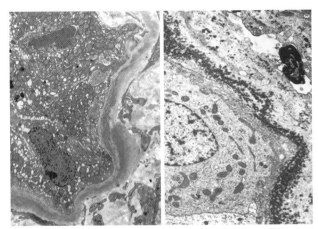

图12-6 轻链沉积性肾病，肾小管基底膜带状砂粒样电子致密颗粒沉积（电镜，左：×8000，右：×20 000）

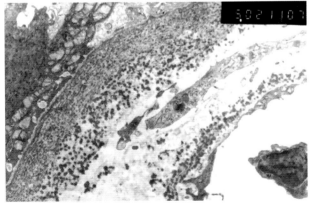

图12-7 轻链沉积性肾病，肾小球毛细血管内皮下 κ 轻链蛋白沉积（免疫电镜×20 000）

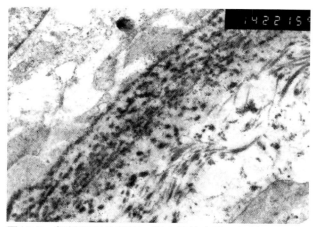

图12-8 轻链沉积性肾病，肾小管基底膜 κ 轻链蛋白沉积（免疫电镜×20 000）

鉴别诊断

轻链蛋白沉积引起的系膜无细胞性结节状硬化性肾病应与晚期膜增生性肾小球肾炎、糖尿病肾小球硬化症、淀粉样变性肾小球病、纤连蛋白肾小球病等引起的系膜结节状硬化性肾小球病鉴别，首先注意临床表现，病理鉴别要点详见第十八章第二节。

与重链蛋白和轻重链混合蛋白沉积肾病的鉴别主要依据免疫病理学的检查（见下文）。

第三节 重链沉积性肾病

淋巴细胞 - 浆细胞异常增生，伴以合成过多的 γ（IgG 重链病）、α（IgA 重链病）或 μ（IgM 重链病）重链而缺乏轻链的不完全的免疫球蛋白所致的肾病称重链沉积性肾病（heavy chain deposition nephropathy）[11]。血中出现大量免疫球蛋白的重链 Fc 片段。患者有肝、脾和淋巴结肿大，部分有蛋白尿。

病理表现[12]

免疫病理学检查

免疫球蛋白和相应的重链蛋白阳性，呈团块状和线状沉积于肾小球系膜区、毛细血管壁和肾小管基底膜。因为常用的免疫荧光抗体是以免疫球蛋白的重链成分免疫动物或细胞融合技术制成，即 IgG 阳性实为 γ 重链阳性，IgA 阳性实为 α 重链阳性，IgM 阳性实为 μ 阳性（图 12-9）。重链沉积性肾病时，以 γ 和 μ 重链多见。

光镜检查

重链蛋白沉积于肾小球时，也可导致肾小球系膜无细胞性增宽，形成系膜结节状硬化（图 12-

10）。光镜和电镜检查与轻链沉积性肾病相似，但免疫病理学检查可发现重链蛋白。

偶见出现毛细血管内增生性肾小球病变[13]。

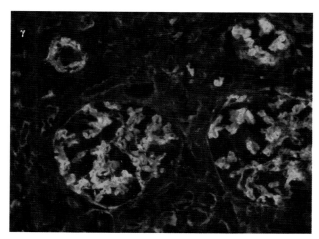

图12-9 重链沉积性肾病，γ重链蛋白沿系膜区、毛细血管壁和小动脉壁沉积（荧光×200）

电镜检查

肾小球毛细血管基底膜内侧和肾小管基底膜出现重链蛋白组成的带状砂粒样电子致密颗粒（图 12-11）。

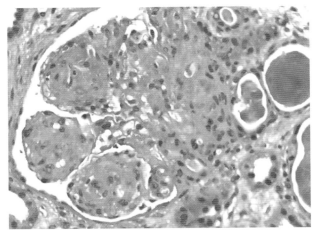

图12-10　重链沉积性肾病，肾小球系膜结节状硬化（Masson×400）

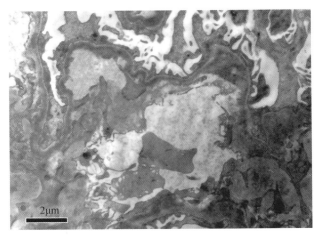

图12-11　重链沉积性肾病，肾小球基底膜内侧带状砂粒样电子致密颗粒沉积（电镜×8000）

第四节　轻链和重链沉积性肾病

　　轻链蛋白和重链蛋白同时沉积于肾小球和肾小管基底膜称轻链和重链沉积性肾病（light and heavy chain deposition nephropathy）[14]。临床可见血内轻链蛋白和重链蛋白均升高，多数表现为肾病综合征、高血压和血尿。

　　免疫荧光可见 λ 或 κ 轻链和重链（以 γ 重链多见）均沉积于肾小球系膜区、毛细血管壁和肾小管基底膜（图12-12）。光镜和电镜检查与轻链肾病相似（图12-13、图12-14）[15]。

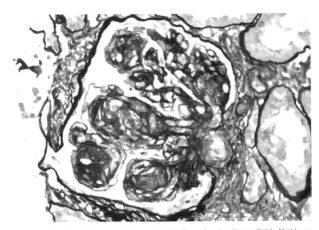

图12-13　轻链和重链沉积性肾病，肾小球系膜结节状硬化（PASM×400）

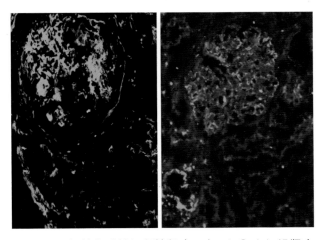

图12-12　轻链和重链沉积性肾病。左：IgG（γ）沿肾小球系膜区和毛细血管壁沉积（荧光×400）；右：肾小球基底膜、系膜区、肾小管基底膜 κ 链沉积（荧光×400）

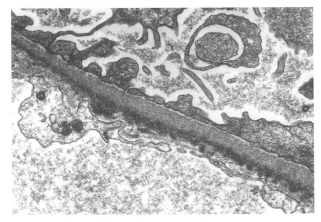

图12-14　轻链和重链沉积性肾病，肾小球基底膜内侧带状砂粒样电子致密颗粒沉积（电镜×30 000）

轻链沉积性肾病、重链沉积性肾病以及轻链和重链沉积性肾病的光镜和电镜形态基本相同，只是免疫病理学检查中重链蛋白和轻链蛋白有各自的特点。血清检查的单克隆免疫球蛋白也有各自的特点。

第五节　伴有单克隆 IgG 沉积的增生性肾小球肾炎

伴有单克隆 IgG 沉积的增生性肾小球肾炎（proliferative glomerulonephritis with monoclonal immunoglobulin G deposits, PGNMIGD）的主要病理特点与常见的单克隆免疫球蛋白沉积的系膜结节状硬化性肾小球病不同，主要表现为毛细血管内增生性肾小球肾炎，膜增生性肾小球肾炎等，系膜细胞增生较明显（图 12-15、12-16）。免疫荧光检查可见单克隆 IgG3 和 κ 轻链蛋白呈颗粒状沿肾小球毛细血管壁和系膜区沉积，有时 λ 轻链蛋白沉积（图 12-17、12-18）。电镜下可见电子致密物沉积于肾小球毛细血管内皮下和系膜区，有时沉积于基底膜内和上皮细胞下，无内皮下砂粒状电子致密颗粒沉积（图 12-19）。PGNMIGD 主要见于中老年人，出现大量蛋白尿或肾病综合征伴镜下血尿。预后较差。多数患者无浆细胞病，血和尿内可见单克隆轻链和重链免疫球蛋白。病因和发病机制不明，可能与 IgG3 沉积有关[15]。

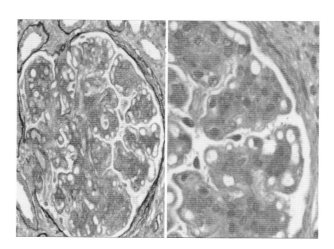

图12-16　伴有单克隆IgG沉积的增生性肾小球肾炎，膜增生样病变。左：PASM×400，系膜细胞和基质中重度增生，插入，基底膜双轨征形成；右：Masson×600，系膜区或内皮下嗜复红蛋白沉积

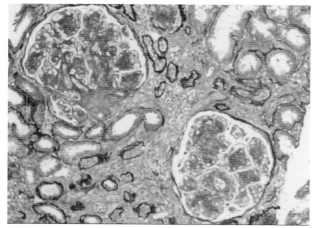

图12-15　伴有单克隆IgG沉积的增生性肾小球肾炎，膜增生样病变（PASM×200）

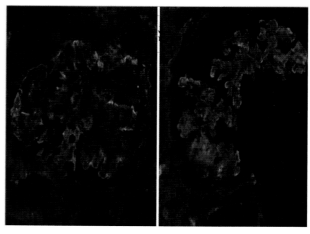

图12-17　伴有单克隆IgG沉积的增生性肾小球肾炎。左：IgG；右：IgG3 沿肾小球系膜区和毛细血管壁沉积（荧光×400）

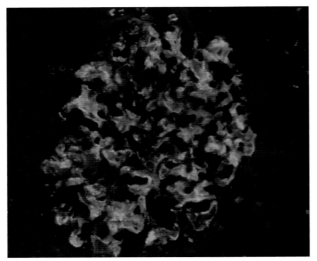

图12-18　伴有单克隆IgG沉积的增生性肾小球肾炎,轻链蛋白κ沿肾小球系膜区和毛细血管壁沉积（荧光×400）

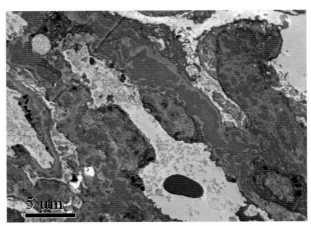

图12-19　伴有单克隆IgG沉积的增生性肾小球肾炎,电子致密物沉积于肾小球内皮下和系膜区（电镜×6000）

第六节　伴有单克隆免疫球蛋白沉积的免疫复合物介导的肾小球肾炎

　　伴有单克隆免疫球蛋白沉积的免疫复合物介导的肾小球肾炎（glomerulonephritis with monoclonal immunoglobulin deposits，GNMIMD）的主要病理特点是病变肾小球的免疫荧光表现有免疫球蛋白和补体及单克隆免疫球蛋白沉积于系膜区和毛细血管壁；光镜下可见嗜复红蛋白沉积于系膜区和毛细血管基底膜的不同部位；电镜下可见肾小球内皮下的砂粒状电子致密颗粒沉积，同时在肾小球不同部位出现电子致密物，常见膜增生性样（图12-20、12-21）、系膜增生样以及毛细血管内增生样病变。GNMIMD主要见于中老年人，出现大量蛋白尿或肾病综合征伴镜下血尿。预后较差。多数患者无浆细胞病，血和尿内可见单克隆轻链和重链免疫球蛋白。

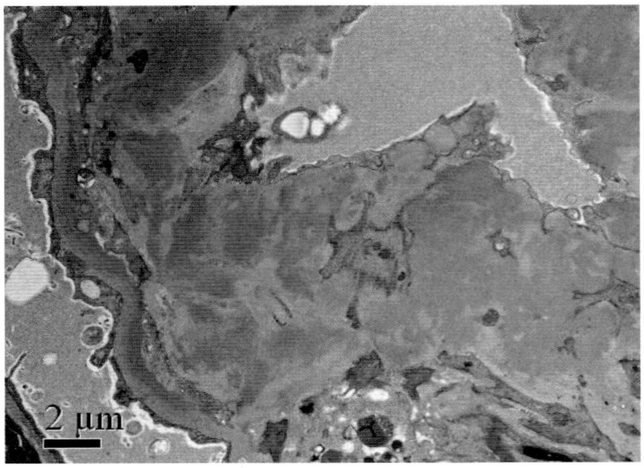

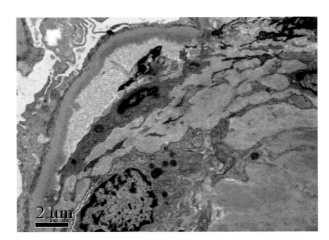

图12-20　伴有单克隆免疫球蛋白沉积的免疫复合物介导的肾小球肾炎，肾小球基底膜内侧带状砂粒样电子致密颗粒沉积，系膜增生，内皮下、系膜区电子致密物沉积（电镜×8000）

图12-21　伴有单克隆免疫球蛋白沉积的免疫复合物介导的肾小球肾炎，肾小球基底膜内侧带状砂粒样电子致密颗粒沉积，系膜增生，内皮下、系膜区电子致密物沉积（电镜×10 000）

第七节　单克隆免疫球蛋白沉积性肾病的病因和发病机制 [3-7]

单克隆免疫球蛋白与正常免疫球蛋白的结构不同。骨髓瘤合并轻链、重链或轻链和重链免疫球蛋白混合沉积性肾病的轻链和重链免疫蛋白的氨基酸序列检测表明，恒定区基本正常，而可变区有 8 处出现突变，促进轻链免疫球蛋白的单、双聚体间的疏水作用，影响了蛋白质的构象，导致其稳定性下降，通过羟基化作用、电荷作用等易于沉积[16]。另外，肾小球系膜细胞和肾血管平滑肌细胞有轻链或重链免疫球蛋白受体，也是轻链或重链免疫球蛋白沉积于肾小球的原因。轻链或重链免疫球蛋白与肾小球系膜细胞相互作用，使 TGF-β 分泌亢进，细胞外基质（Ⅳ 型胶原、Lamning、纤连蛋白等）合成增加，导致系膜结节状硬化。T-H 蛋白和轻链免疫球蛋白的相互作用是骨髓瘤管型肾病形成的主要因素。下肾单位的 T-H 蛋白浓度最高，pH 值也适于聚合和沉积的发生。

第八节　单克隆免疫球蛋白性淀粉样变性肾病

淀粉样变性（amyloidosis）病是一种以特殊蛋白沉积为特点的系统性疾病，有时表现为限局性。淀粉样物质是一种特殊的蛋白质，但在某些染色特点方面，具有植物淀粉的特性，如碘 - 硫酸染色，先是黄褐色，后显蓝色，著名的病理学家 Virchow 等于 1853 年误认为是植物的纤维物质，命名为淀粉样物质（amyloid），沿用至今。

根据其病因、发病机制和分布特点，分为系统性或全身性淀粉样变性病和限局性淀粉样变性病。目前已发现 30 种淀粉样蛋白的前体蛋白[17-18]，命名原则是以英文 amyloid 的字头加以淀粉样蛋白前体蛋白的英文缩写，如 AA 型淀粉样变性病的前体蛋白为淀粉样蛋白 A。单克隆免疫球蛋白性淀粉样变性肾病（monoclonal immunoglobulin amyloid nephropathy）又称原发性系统性淀粉样变性病，病变累及全身多系统和多器官。主要由骨髓瘤、B 细胞 - 浆细胞增生性疾病、浆细胞型 Castleman 病以及意义未明单克隆 γ 球蛋白病（MGUS）等引起（图 12-22 ~ 图 12-24）。淀粉样蛋白的前体蛋白虽然很多，但以单克隆免疫球蛋白最多见，约占淀粉样变性病的 80% 以上。

由免疫球蛋白的轻链成分聚合形成的淀粉样变性病称 AL 型淀粉样变性病（amyloid immunoglobulin light chain，AL ），由免疫球蛋白的重链成分聚合形成者称 AH 型淀粉样变性病（amyloid immunoglobulin heavy chain，AH ），由免疫球蛋白的重链和轻链成分混合聚合形成者称 AH 和 AL 型淀粉样变性病（amyloid immunoglobulin heavy and light chain，AH and AL ）[18]。

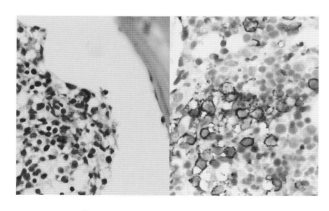

图12-22　浆细胞骨髓瘤骨髓穿刺。左：浆细胞增生（HE×400）；右：浆细胞标记CD138阳性（免疫组化×400）

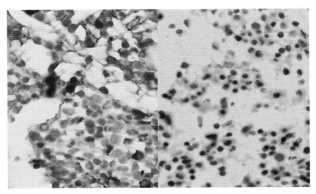

图12-23 浆细胞骨髓瘤骨髓穿刺。左: λ 轻链免疫球蛋白阳性; 右: κ 轻链免疫球蛋白阴性 (免疫组化×400)

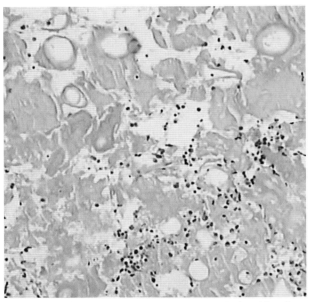

图12-24 浆细胞骨髓瘤骨髓穿刺, 骨髓内淀粉样蛋白沉积, 刚果红染色阳性 (刚果红染色×200)

与单克隆免疫球蛋白沉积性肾病相似, 无论轻链、重链还是轻重链免疫球蛋白混合性淀粉样变性肾病, 光镜和电镜下的表现无明显区别, 但临床血和 (或) 尿均可查出单克隆免疫球蛋白, 肾活检组织的免疫荧光或免疫组化则各有特点。此外, 尚有非单克隆免疫球蛋白性淀粉样变性肾病见第十三章第二节中论述, 但与单克隆免疫球蛋白性淀粉样变性肾病相比, 发病率较低, 所以有关淀粉样变性病的详细内容将在本节介绍。

一般病理表现

大体表现

淀粉样变的肾体积肿大、苍白而硬韧, 病变严重时则松脆。

免疫病理学检查

各种淀粉样变性肾病的硫黄素 T (thioflavine T) 染色在荧光显微镜下发黄绿色或红色荧光 (图12-25)。刚果红染色是诊断淀粉样变性的可靠方法, 在短波长的紫外线 (540 ~ 565nm) 荧光显微镜下也有自发荧光的特性, 呈黄绿或红色荧光 (图 12-26)[19-20]。而观察免疫球蛋白或免疫复合物的长波长的紫外线荧光显微镜下, 不能显示刚果红的自发荧光。由于淀粉样前体蛋白不同, 免疫荧光等免疫病理学检查的结果有一定的差别, 对淀粉样变性肾病的病因和发病机制的判定及治疗方法有重要意义, 如 AA 阳性可确定为 AA 型淀粉样变性肾, 基因突变的 fibronogen 阳性可确定为遗传性纤维蛋白原性淀粉样变性肾病, 轻链蛋白 λ 阳性可确定为 AL 型淀粉样变性肾, 全部阴性者可确定为特发型淀粉样变性肾病。

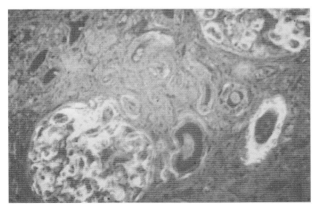

图12-25 淀粉样变性肾病, 硫黄素T染色荧光显微镜下显示黄绿色荧光 (荧光×200)

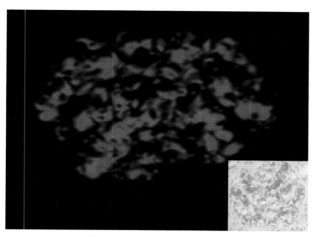

图12-26　淀粉样变性肾病，荧光显微镜下呈红色荧光（荧光×400，右下：刚果红染色×400）（董鸿瑞技师提供）

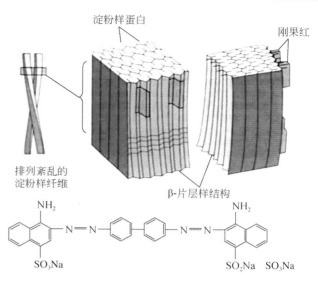

图12-27　淀粉样蛋白的β片层结构（上）和刚果红的分子结构（下）

光镜检查

一般特点：尽管各型淀粉样蛋白的前体蛋白均有一定的结构差异，但有其共同点，即经 X 线衍射分析，均具有特殊的交错折叠的 β 片层结构（β-pleated sheet structure），它们能自我聚集形成寡聚体的原纤维（protofibrils），而后数条（4～6 条）原纤维在糖胺聚糖（glycosaminoglycans）及血清淀粉样蛋白 P 成分（serum amyloid P component）的作用下，沿长轴彼此缠绕而形成淀粉样纤维，对刚果红染料有高度亲和性，刚果红是分子量为 697 的长线状酸性偶氮染色剂，分子含有三个重要基团：-NN、-NH$_2$、-SO$_3$Na，以氢键的方式将其氨基和淀粉样蛋白的羟基结合，从而嵌入两个毗邻的淀粉样纤维间，平行地附着到淀粉样纤维上，所以刚果红与淀粉样纤维具有很强的亲和力，因此刚果红染色是病理诊断淀粉样蛋白的公认方法（图 12-27）。肾内沉积的淀粉样蛋白在 HE 染色时，呈嗜伊红的均质无结构的团块状沉积，PAS 染色呈浅红色，Masson 染色呈蓝绿色或红色，PASM 染色呈浅黑色（图 12-28）。刚果红染色呈砖红色（图 12-29、图 12-30）。此外，碘染色呈黄色，遇硫酸变蓝色；甲基紫或结晶紫染色变为红色（一般蛋白呈紫色，故称变色反应）；刚果红染色后，偏振光显微镜下显绿色（图 12-31）。

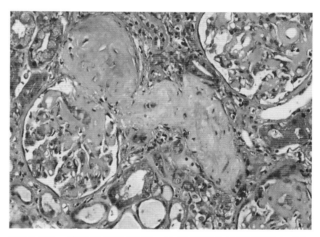

图12-28　淀粉样变性肾病，淀粉样蛋白沉积于肾小球和小动脉壁（Masson×200）

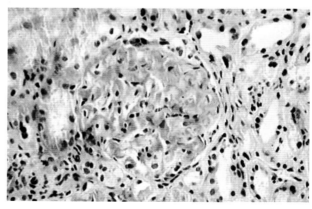

图12-29　淀粉样变性肾病，刚果红染色阳性（刚果红染色×400）

淀粉样蛋白主要沉积于肾小球系膜区和毛细血管基底膜、肾小管基底膜和小动脉壁，严重时沉积于肾间质。早期，肾小球系膜基质增多，有时基底膜轻度增厚，PASM 染色可见节段性睫毛状结构，是淀粉样蛋白沉积于肾小球基底膜上皮下的结果（图 12-32），电镜下可清晰地显示这种病变的机制[21]。

多数淀粉样变性肾病的淀粉样蛋白最易沉积的部位是肾小球和小动脉，有时仅沉积于肾小球，

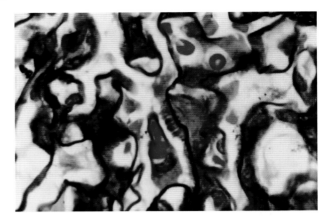

图12-32　淀粉样变性肾病，肾小球基底膜呈睫毛样变化（PASM×600）

特别在早期阶段，有的则仅沉积于小动脉壁，AL 型和 AA 型均可呈现[22-24]（图 12-33、图 12-34）。

单克隆免疫球蛋白性淀粉样变性病与 AA 型淀粉样变性病不同（见第十三章第二节）。

刚果红染色阳性后，再经高锰酸钾氧化，仍为阳性（图 12-35）[25]，而 AA 型淀粉样变性病经高锰酸钾氧化，则呈阴性。

电镜检查

淀粉样蛋白在透射电镜下出现纤维样结构，称淀粉样纤维，纤维直径不超过 10 nm，杂乱无序的排列。低倍镜下可误认为电子致密物（图 12-

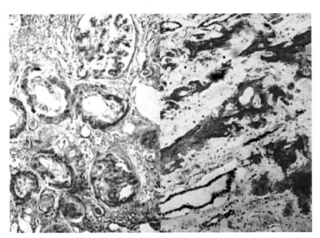

图12-30　淀粉样变性肾病。左：淀粉样蛋白沉积于肾小球、肾小管和小动脉；右：淀粉样蛋白沉积于肾间质（刚果红染色×100）

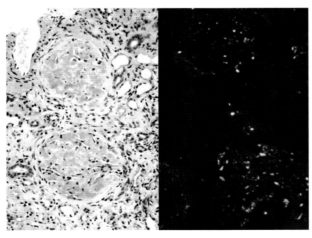

图12-31　淀粉样变性肾病（左：肾小球刚果红染色×200；右：偏振光×200）

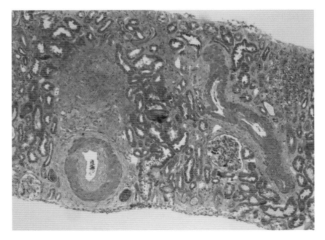

图12-33　淀粉样变性肾病，肾小叶间动脉管壁增厚，特殊蛋白沉积，肾小球无明显病变（Masson×200）

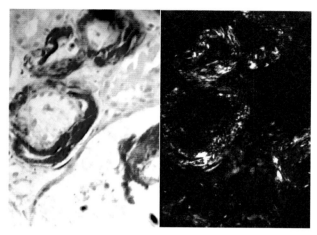

图12-34　淀粉样变性肾病（左：小动脉刚果红染色×200；右：偏振光×200）

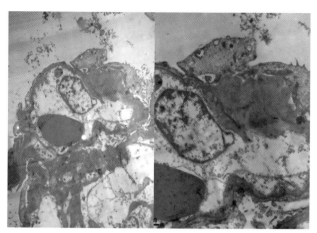

图12-36　淀粉样变性肾病，上皮下似为少量电子致密物沉积（电镜，左：×5000，右：×8000）

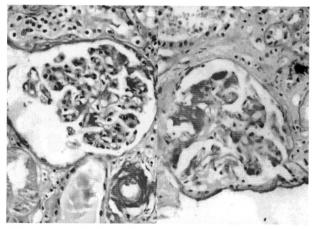

图12-35　淀粉样变性肾病。左：肾小球刚果红染色阳性；右：高锰酸钾氧化仍为阳性（高锰酸钾染色×400）

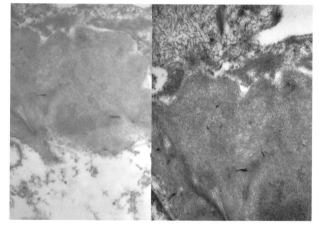

图12-37　淀粉样变性肾病，上皮下少量淀粉样纤维沉积，（电镜，左：×10 000，右：×30 000）

36），高倍镜下方可显示淀粉样纤维（图12-37）早期，可见淀粉样纤维在肾小球基底膜上皮下呈小团块状沉积，并诱发基底膜睫毛状增生（图12-32、图12-38），免疫电镜检查证实单克隆免疫球蛋白沉积（图12-39）；后期，肾小球系膜增宽、基底膜增厚，毛细血管腔闭塞，呈无细胞结节状硬化状态；肾小管基底膜增厚、萎缩，管腔内充以含淀粉样蛋白的管型；肾间质纤维化，可伴有淀粉样蛋白沉积；小动脉管壁增厚，淀粉样纤维沉积，管腔狭窄。

系统性淀粉样变性病除导致淀粉样变性肾病外，尚可出现肾外的其他组织和器官的淀粉样蛋白沉积，可作为诊断淀粉样变性病的参考，详见第十三章第二节。

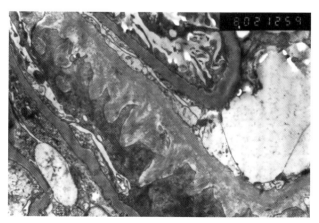

图12-38　淀粉样变性肾病，肾小球基底膜上皮下淀粉样纤维团块状沉积（电镜×10 000）

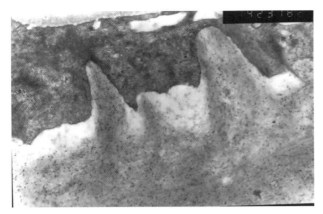

图12-39 淀粉样变性肾病，肾小球基底膜上皮下淀粉样纤维中λ轻链免疫球蛋白沉积（免疫电镜×20 000）

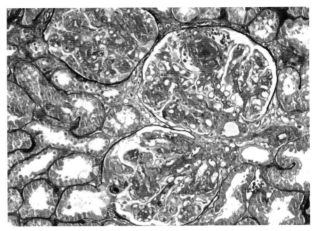

图12-41 AL型淀粉样变性肾病，肾小球系膜细胞和间质增生，伴特殊蛋白沉积（PASM×200）

1.轻链（AL）蛋白淀粉样变性肾病 免疫球蛋白的轻链成分过剩导致的淀粉样变性肾病称轻链蛋白淀粉样变性肾病（light chain amyloid nephropathy，AL）。部分患者与浆细胞病有关，部分患者的病因不清，属于意义未明单克隆γ球蛋白病肾损伤（MGRS）（详见本章第十七节）。病变可波及多数器官和组织，肾是常见的受累器官，称淀粉样变性肾病。以λ轻链免疫球蛋白阳性多见，κ轻链免疫球蛋白也占一定的比例（图12-40）[26]。光镜下可见肾小球和小动脉壁特殊蛋白沉积（图12-41），刚果红染色阳性，高锰酸钾氧化后，刚果红染色仍阳性（图12-42）[25]。电镜下可见肾小球和小动脉壁淀粉样纤维沉积（图12-43）。

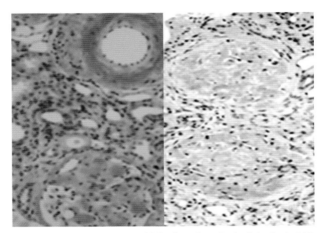

图12-42 AL型淀粉样变性肾病。左：肾小球和小动脉刚果红染色阳性；右：高锰酸钾氧化后仍为阳性（刚果红染色×200）

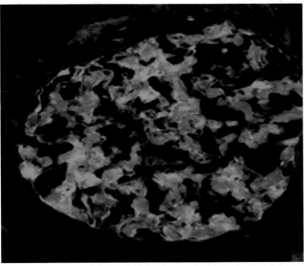

图12-40 AL型淀粉样变性肾病，λ轻链免疫球蛋白沉积（免疫荧光×200）

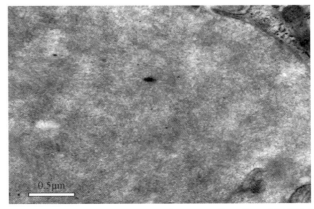

图12-43 AL型淀粉样变性肾病，肾小球系膜区淀粉样纤维沉积（电镜×30 000）

2.重链（AH）蛋白淀粉样变性肾病　免疫球蛋白的重链成分过剩导致的淀粉样变性肾病称重链蛋白淀粉样变性肾病（heavy chain amyloid nephropathy，AH）。该型淀粉样变性肾病的光镜和电镜表现与 AL 型淀粉样变性肾病相同，只是在免疫荧光和免疫组化检查中，呈现 IgG(γ)或 IgM(μ) 阳性，偶见 IgA（α）阳性，刚果红染色阳性，电镜下可见淀粉样纤维（图 12-44）[27]。部分患者的病因不清，部分患者与浆细胞异常增生有关。

3.轻链和重链（AL、AH）混合性蛋白淀粉样变性肾病　免疫球蛋白的重链和轻链成分不能按比例结合导致的淀粉样变性肾病称轻链和重链蛋白混合性淀粉样变性肾病（light and heavy chain amyloid nephropathy，ALH）。该型淀粉样变性肾病的光镜和电镜表现与 AL 型和 AH 型淀粉样变性肾病相同，刚果红染色阳性，电镜下可见淀粉样纤维。只是在免疫荧光和免疫组化检查中，呈现 IgG（γ）或 IgM（μ）阳性，同时 κ 或 λ 阳性，意味着 γ 或 μ 重链蛋白和 κ 或 λ 轻链蛋白也阳性（图 12-45）[27]。病因和发病机制与前两者相同。

4.轻链沉积性肾病伴轻链（AL）淀粉样变性肾病　该型淀粉样变性肾病的光镜下以系膜结节状硬化多见，电镜下肾小球基底膜内侧条带状砂粒

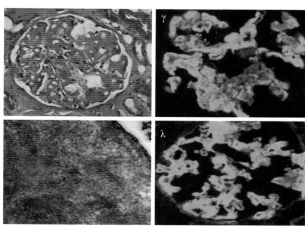

图12-45　AL和AH混合性淀粉样变性肾病。左上：肾小球系膜结节状硬化（PASM×400）；左下：肾小球系膜区淀粉样纤维沉积（电镜×30 000）；右上：γ重链蛋白阳性（免疫荧光×400）；右下：λ轻链蛋白阳性（免疫荧光×400）

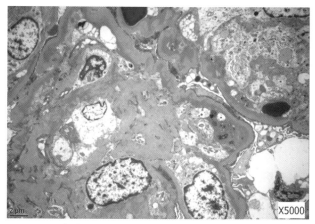

图12-46　轻链沉积性肾病伴AL型淀粉样变性肾病，肾小球基底膜内侧条带状砂粒样电子致密颗粒沉积伴有系膜区的淀粉样纤维沉积，电镜×5000）

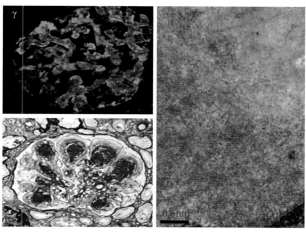

图12-44　AH型淀粉样变性肾病。左上：γ重链蛋白阳性（免疫荧光×400）；左下：肾小球系膜结节状硬化（PASM×400）；右：肾小球系膜区淀粉样纤维沉积（电镜×30 000）

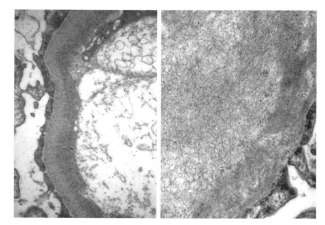

图12-47　轻链沉积性肾病伴AL型淀粉样变性肾病。左：肾小球基底膜内侧条带状砂粒样电子致密颗粒沉积；右：系膜区的淀粉样纤维沉积（电镜×30 000）

样电子致密颗粒沉积伴有系膜区的淀粉样纤维沉积（图12-46、图12-47），在免疫荧光和免疫组化检查中，κ或λ轻链蛋白阳性。病因和发病机制与前者相同。

鉴别诊断

淀粉样变性肾病的病理诊断主要应与诸多的系膜结节状硬化的肾小球病鉴别，如结节性糖尿病肾小球硬化症、轻链蛋白沉积病、纤连蛋白肾病、晚期的膜增生性肾小球肾炎、特发性结节性肾小球硬化症等。鉴别要点详见第十八章第二节。

淀粉样变性病经光镜、刚果红特殊染色和透射电镜确诊后，必须通过免疫荧光或免疫组化方法进行进一步的分型，以服务于临床的治疗，先作AL和AA染色，若其中一项阳性，则可准确定型；若均阴性，则应进一步行AFIb、ATTR、ALYs、AApoAⅠ/AⅡ等染色，进而做基因或质谱分析，作出最终诊断。

电镜下的淀粉样纤维是诊断淀粉样变性肾病的重要根据，有关以纤维样物质沉积为主要病理表现的肾小球病的鉴别要点详见第十八章。

病因和发病机制[28-32]

淀粉样蛋白的形成是淀粉样变性病发生的关键，淀粉样前体蛋白经过单核巨噬细胞的代谢和组装，形成难溶和不溶的淀粉样蛋白并沉积于组织中，形成多种类型的淀粉样变性病。目前已发现30种淀粉样前体蛋白，单克隆免疫球蛋白是其中常见的一种。

淀粉样蛋白的特点是各种淀粉样前体蛋白产生构象改变，即原来稳定的球状分子结构转变为另一种不稳定的构象，其特征是二级结构中含有大量连续反向平行的β片层结构（anti-parallel β-pleated sheet），它们通过两条相邻肽链的酰氨氢与羧基氧之间形成了氢链，具有这种构象的蛋白分子很容易发生折叠和自我聚合，在糖胺聚糖（glycosaminoglycan）及血清淀粉样蛋白P成分（serum amyloid P component）的作用下，最终形成淀粉样纤维。所以淀粉样变性病又有构象病之称（conformational disease），在各种生理和病理状态下，易形成不溶性淀粉样纤维，如：血中纤维样前体蛋白过量，易产生构象变化；基因突变导致蛋白质氨基酸序列变化；蛋白质被蛋白酶水解，可产生不稳定的多肽片段；局部环境因素（温度升高、pH值改变、金属离子浓度等）均可构成淀粉样纤维的形成条件。

淀粉样蛋白的形成基本可分为刺激和启动阶段、可溶性淀粉样蛋白前体形成阶段和难溶性淀粉样纤维形成阶段，在这一演变中，单核巨噬细胞有重要作用，各种淀粉样前体物质进入或被吞噬，部分被消化溶解，有的则经过分解、组装而变型为不溶性的淀粉样蛋白。

第九节　纤维样肾小球病

肾小球内特殊的纤维样物质沉积导致大量蛋白尿或肾病综合征，称纤维样肾小球病（fibrillary glomerulopathy）。纤维样肾小球病以电镜下纤维样物质沉积为特点，但较淀粉样纤维粗大（>20nm），刚果红染色阴性，免疫血清学检查可呈现单克隆免疫球蛋白阳性。其发病机制部分与免疫复合物介导有关，详见第六章第九节，但有的与单克隆免疫球蛋白沉积有关（图12-48、图12-49）[33-34]。

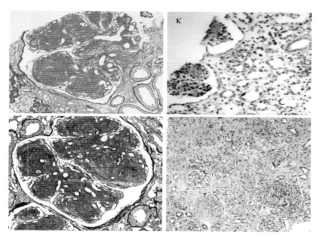

图12-48　纤维样肾小球病。左上：系膜结节状硬化（PAS×400）；左下：系膜结节状硬化（PASM×400），右上：κ阳性（免疫组化×200）；右下：刚果红染色阴性（×200）

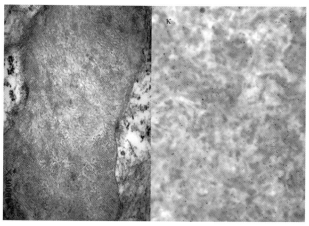

图12-49　纤维样肾小球病。左：>10nm的杂乱排列的纤维样物质（电镜×20 000）；右：纤维样物质κ轻链蛋白阳性（免疫电镜×20 000）

第十节　免疫触须样肾小球病

免疫触须样肾小球病与纤维样肾小球病相似，但电镜下纤维样物质呈管状或双线平行的排列，称免疫触须样肾小球病（immunotactoid glomerulopathy），其发病机制部分与免疫复合物介导有关，详见第六章第十节，但有的与单克隆免疫球蛋白沉积有关（图 12-50、图 12-51）[35]。

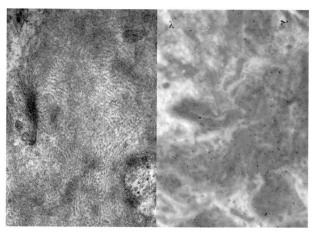

图12-51　免疫触须样肾小球病。左：管状排列的纤维样物质（电镜×20 000）；右：λ轻链蛋白阳性（免疫电镜×20 000）

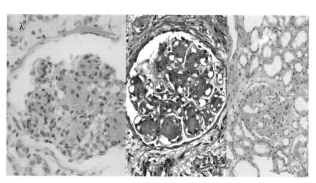

图12-50　免疫触须样肾小球病。左：λ阳性（免疫组化×400）；中：肾小球系膜结节状硬化（Masson×400）；右：刚果红染色阴性（×200）

病因和发病机制[33]

纤维样肾小球病和免疫触须样肾小球病常出现于同一患者，所以多数人认为两者是同一种疾病的两种亚型。它们的发病机制部分与免疫复合物介导有关（详见第六章第九节和第十节），另一部分则由淋巴细胞和浆细胞增生性疾病导致，激

光微切割和蛋白质组学分析显示在免疫触须样肾小球病内可见 IgG1 重链的明显表达，与冷球蛋白血症肾病相似，属于单克隆免疫球蛋白沉积病，与淀粉样变性病相似，单克隆免疫球蛋白在单核巨噬细胞内代谢、再合成、改装、折叠，形成粗纤维样蛋白，直径较淀粉样纤维粗，可达 20nm，并杂乱排列，有的则呈昆虫触须的纵切面或管状结构。

第十一节　单克隆免疫球蛋白沉积性肾小球病伴纤维样和（或）免疫触须样肾小球病

单克隆免疫球蛋白沉积性肾小球病伴纤维样和（或）免疫触须样肾小球病（monoclonal Ig deposition GN and fibrillary /immunotactoid GN）是一种复合的单克隆免疫球蛋白肾病。其成分可以是轻链免疫球蛋白，也可以是重链免疫球蛋白，既呈现砂粒状沉积于肾小球毛细血管基底膜内侧，又同时呈现肾小球系膜区的纤维样和（或）免疫触须状物质，有如上述轻链沉积性肾病伴轻链（AL）淀粉样变性肾病（图 12-52 ~ 图 12-55）。

纤维样肾小球病和免疫触须样肾小球病是一种有别于淀粉样变性变性病的以粗纤维样或触须样蛋白沉积为主要特点的肾小球病，具有免疫病

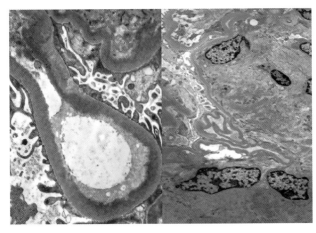

图12-53　单克隆免疫球蛋白沉积性肾小球病伴纤维样和免疫触须样肾小球病。左：肾小球基底膜内侧砂粒状电子致密颗粒沉积（电镜×10 000）；右：肾小球系膜增生，特殊蛋白沉积（电镜×5000）

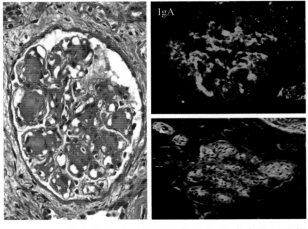

图12-52　单克隆免疫球蛋白沉积性肾小球病伴纤维样和免疫触须样肾小球病。左：肾小球系膜结节状硬化（Masson×400）；右上：IgA（α）重链蛋白阳性（免疫荧光×400）；右下：κ轻链蛋白阳性（免疫荧光×400）

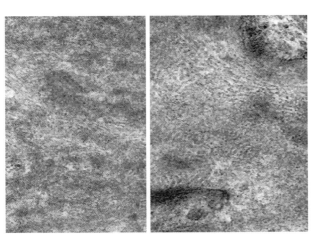

图12-54　单克隆免疫球蛋白沉积性肾小球病伴纤维样和免疫触须样肾小球病。左：肾小球系膜区粗纤维样蛋白沉积（电镜×20 000）；右：肾小球系膜区管状纤维样蛋白沉积（电镜×20 000）

理的多态性，既与免疫复合物介导有关，又与单克隆免疫球蛋白沉积有关，Frank 等统计显示，可出现不同的重链和轻链蛋白[35-36]。

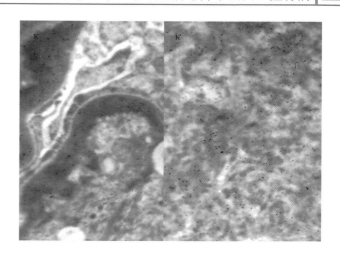

▶图12-55　单克隆免疫球蛋白沉积性肾小球病伴纤维样和免疫触须样肾小球病。左：肾小球基底膜内侧 κ 轻链蛋白阳性（免疫电镜×20 000）；右：肾小球系膜区 κ 轻链蛋白阳性（免疫电镜×20 000）

第十二节　冷球蛋白血症肾病

冷球蛋白是指血浆温度降至 4 ～ 20℃发生沉淀呈胶冻状态，温度回升到 37℃又恢复溶解状态的一种特殊球蛋白。多见于骨髓瘤等淋巴 - 浆细胞增生性疾病、结缔组织疾病和感染等疾病，本节仅介绍单克隆免疫球蛋白沉积导致的 Ⅰ型冷球蛋白[36]。累及肾时，称冷球蛋白血症肾病（cryoglobulinemia nephropathy）。

病理表现[37]

光镜检查

免疫复合物沉积导致的肾小球病变以毛细血管内增生样病变最常见（图 12-56）。其次为膜增生样病变（图 12-57）和非典型膜性病变（图 12-58），易见毛细血管内微血栓样物质沉积（图 12-56、图 12-58 ～图 12-60），凝聚的血栓蛋白中单克隆免疫球蛋白阳性（图 12-59），有的病例可见小动脉壁也有冷球蛋白沉积，并出现血栓（图 12-58、图 12-60），肾小球内和肾间质可见较多的单核巨噬细胞浸润（图 12-61）。

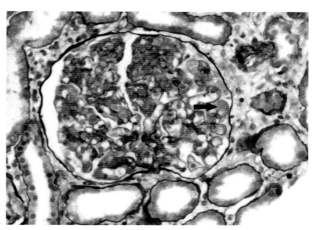

图12-56　冷球蛋白血症肾病，毛细血管内增生样病变伴微血栓形成（↑）（PASM×400）

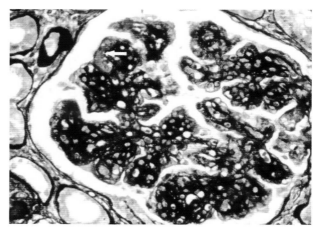

图12-57　冷球蛋白血症肾病，膜增生样病变，内皮下嗜复红蛋白沉积（↑）（PASM×400）

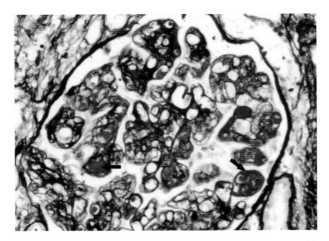

图12-58 冷球蛋白血症肾病，非典型膜性病变伴微血栓形成（↑）（PASM×400）

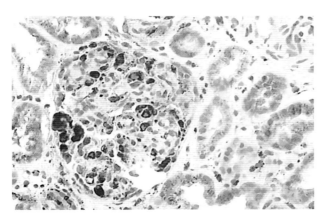

图12-59 冷球蛋白血症肾病，微血栓内κ轻链蛋白阳性（免疫组化×400）

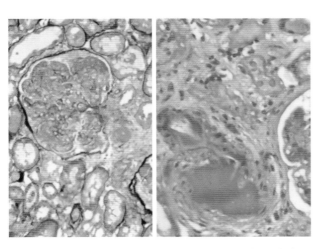

图12-60 冷球蛋白血症肾病。左：小动脉壁冷球蛋白沉积（PASM×200）；右：小动脉血栓形成（Masson×400）

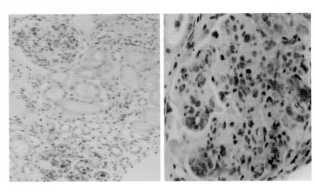

图12-61 冷球蛋白血症肾病，肾小球内单核巨噬细胞浸润，CD68阳性（免疫组化，左：×100，右：×400）

免疫病理学检查

肾小球毛细血管壁和血栓内出现各种免疫球蛋白，包括IgG（γ）、IgM（μ）和轻链免疫球蛋白（λ、κ）（图12-62）。

电镜检查

病变肾小球的基底膜内和内皮下可见电子致密物沉积，血栓样结构形成，其中有多种形态的特殊的结晶物质，包括晶格样、纤维样、管状、球状、指纹状等（图12-63～图12-69）。

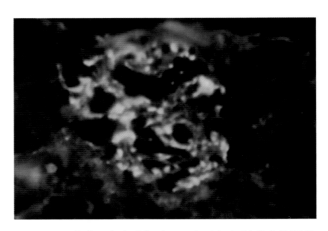

图12-62 冷球蛋白血症肾病，IgG（γ）团块状和颗粒状沉积于系膜区和毛细血管壁（荧光×400）

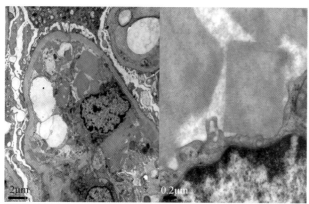

图12-63　冷球蛋白血症肾病，毛细血管腔内血栓形成并见晶格样结晶（电镜，左：×10 000，右：×20 000）

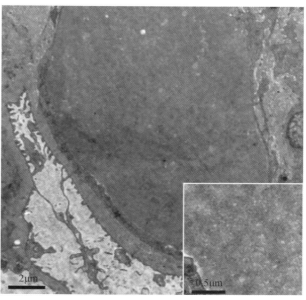

图12-66　冷球蛋白血症肾病，肾小球内皮下电子致密物沉积，可见管状结晶（电镜×10 000，右下×20 000）

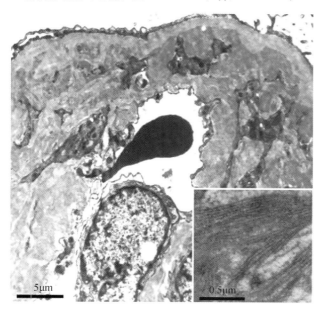

图12-64　冷球蛋白血症肾病，肾小球基底膜内电子致密物形成，可见纤维样结晶（电镜×10 000，右下×20 000）

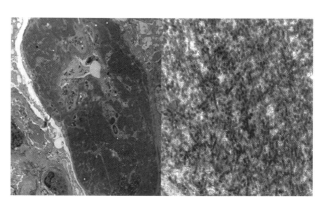

图12-67　冷球蛋白血症肾病，毛细血管腔内血栓形成伴管状及球状结晶（电镜，左：×10 000，右：×20 000）

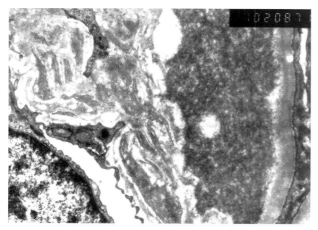

图12-65　冷球蛋白血症肾病，肾小球内皮下电子致密物沉积，可见管状结晶（电镜×14 000）

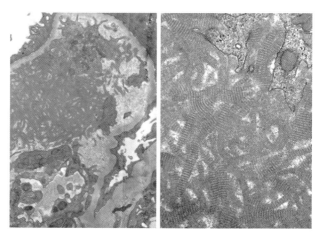

图12-68　冷球蛋白血症肾病，毛细血管腔内血栓形成伴棕榈状结晶（电镜，左：×10 000，右：×40 000）

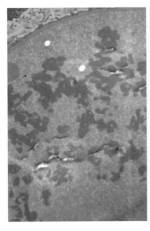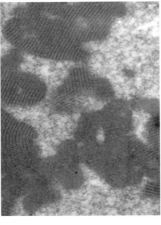

图12-69　冷球蛋白血症肾病，毛细血管腔内血栓形成伴指纹状结晶（电镜，左：×10 000，右：×40 000）

偶见含有冷球蛋白的免疫复合物沉积于肾小球上皮细胞下（图12-70）。

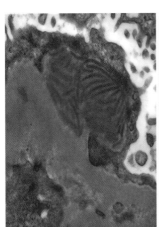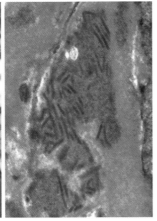

图12-70　冷球蛋白血症肾病，肾小球上皮细胞下大块高密度电子致密物沉积，伴管状结晶（电镜，左：×8000，右：×20 000）

鉴别诊断

冷球蛋白血症肾损伤的诊断见于三种情况：①临床化验检出冷球蛋白，经电镜检查出现特殊结晶物质可以确诊。②临床化验检出冷球蛋白，电镜检查未见冷球蛋白沉积，不能否定，因为冷球蛋白并非在肾小球内弥漫沉积。③临床化验未检出冷球蛋白，电镜下出现冷球蛋白可以确诊，可以怀疑临床检查的可靠性。

病因和发病机制

冷球蛋白也是一种免疫复合物，主要成分是免疫球蛋白，此外还有抗原（如纤维蛋白原、HCV等）、补体等成分。

免疫球蛋白及其组成成分不但可作为抗体，也可成为抗原，它们相互结合为免疫复合物，成为冷球蛋白。

根据冷球蛋白的化学组成，分为三型：

Ⅰ型：单克隆冷球蛋白型，由单克隆增生的淋巴和浆细胞产生的单克隆重链和（或）轻链组成，常为单克隆 IgG（主要为 IgG1 及 IgG3 的 γ 或 κ 或 λ），或 IgM（与其重链结合的轻链可为 κ 或 λ），偶见 IgA，多见于 B 细胞增生性疾病，如意义未明单克隆 γ 球蛋白病、浆细胞骨髓瘤、巨球蛋白血症、重链病、慢性淋巴细胞白血病、淋巴瘤等。

Ⅱ型：单克隆多克隆冷球蛋白型，由两类不同的免疫球蛋白组成，为具有类风湿因子活性的单克隆 IgM（90% 以上为 IgM κ）与多克隆 IgG 形成的免疫复合物，多见于丙型肝炎病毒（约占60% ~ 90%），详见第七章第八节，其次为乙型肝炎病毒、人类免疫缺陷病毒及其他病毒和微生物感染，以及自身免疫性疾病（干燥综合征、SLE、类风湿关节炎等）。

Ⅲ型：多克隆混合性冷球蛋白型，冷球蛋白为具有类风湿因子活性的多克隆 IgM 与多克隆 IgG 形成免疫复合物，常见组合为 IgM-IgG，少见 IgM-IgG-IgA，偶见 IgA-IgG，病因与Ⅱ型相同，多由感染诱发。Ⅲ型常为过渡型，可转变为Ⅱ型，即 B 细胞的多克隆扩增转换为单克隆扩增。

统计显示，Ⅱ型最多见，占50% ~ 60%；其次为Ⅲ型，占25% ~ 30%；Ⅰ型较少见，占10% ~ 15%。Ⅱ型和Ⅲ型又称混合性冷球蛋白血症，它们包含两种免疫球蛋白成分[38]。

HCV 感染是混合性冷球蛋白血症的常见原因，70% ~ 90% 的膜增生性肾小球肾炎合并Ⅱ型混合性冷球蛋白血症患者存在 HCV 感染。

冷球蛋白的结构多为 κ 轻链蛋白，但其冷沉淀的特性并非由于结构的异常，有人认为与冷球

尿内出现轻链免疫球蛋白，肾功能损伤；电镜检查发现肾小管上皮细胞胞质内有特殊结晶是本病的最大特点。

病因和发病机制

单克隆免疫球蛋白可通过肾小球滤过膜进入原尿，进而被肾小管吸收，浓度较大，超过阈值，则沉积于肾小管上皮细胞，经肾小管上皮细胞溶酶体吸收代谢形成结晶，损伤肾小管[44]。

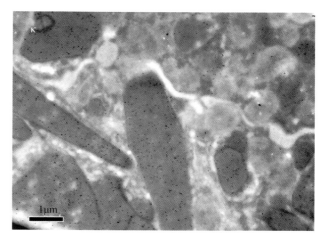

图12-83　单克隆免疫球蛋白结晶沉积性肾小管病，肾小管上皮细胞的结晶 κ 轻链蛋白阳性（免疫电镜×40 000）

第十六节　轻链免疫球蛋白毒性肾小管病

轻链免疫球蛋白进入尿液，肾小管上皮细胞吸收，经溶酶体分解、重组，对肾小管上皮造成损伤，称轻链免疫球蛋白毒性肾小管病（light chain toxic tubulopathy）。以近端肾小管损伤为主[45]。

病理表现[45]

光镜检查

肾小球无明显病变，仅见系膜细胞和基质轻微增生，肾小管上皮细胞空泡和颗粒变性，刷状缘脱落，管腔扩张，灶状萎缩（图 12-84）

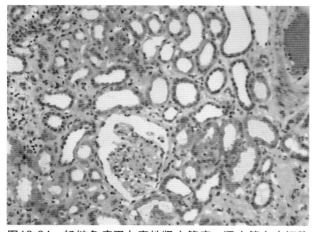

图12-84　轻链免疫蛋白毒性肾小管病，肾小管上皮细胞空泡及颗粒变性，刷状缘脱落，管腔扩张（HE×200）

免疫病理学检查

肾小管基底膜和上皮细胞内轻链蛋白沉积（κ 或 λ）（图 12-85）。

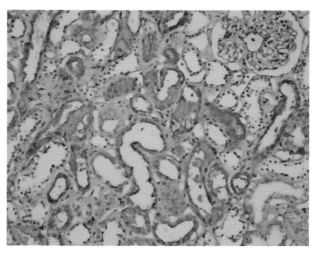

图 12-85　轻链免疫球蛋白毒性肾小管病，肾小管上皮细胞 κ 轻链蛋白沉积（免疫组化 ×200）

电镜检查

肾小球无明显病变。肾小管上皮细胞胞质溶酶体增多，微绒毛脱落，免疫电镜检查可见轻链蛋白沉积（图 12-86）。

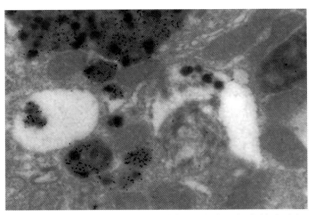

图 12-86　轻链免疫球蛋白毒性肾小管病，肾小管上皮细胞溶酶体内 κ 轻链蛋白阳性（免疫电镜 ×40 000）

鉴别诊断

轻链免疫球蛋白毒性肾小管病主要表现为肾小管上皮的损伤：①临床信息对本病诊断很重要，患者血内和（或）尿内出现轻链免疫球蛋白，肾功能损伤；②除外肾前因素（缺血等）、药物损伤等；③免疫病理学检查和免疫电镜检查证实肾小管上皮细胞内有单克隆免疫球蛋白沉积。

病因和发病机制

单克隆免疫球蛋白可通过肾小球滤过膜进入原尿，进而被肾小管吸收，浓度较大时，超过阈值，则沉积于肾小管上皮细胞，经肾小管上皮细胞的溶酶体吸收、代谢，仍不能排出，则导致肾小管损伤[46]。

第十七节　意义未明单克隆 γ 球蛋白病和意义未明单克隆 γ 球蛋白病肾损伤

意义未明单克隆 γ 球蛋白病（monoclonal gammopathy of undetermined significance, MGUS）是指患者血和（或）尿内存在单克隆免疫球蛋白，但无明确的浆细胞病的依据，血中的单克隆免疫球蛋白含量少于 30 g/L，患者无症状，在 50 岁以上的老年人中发生率约为 3%。临床可追踪观察，不需治疗。但追踪观察证明，MGUS 患者部分可终生无症状，部分可发展为浆细胞骨髓瘤或淋巴组织增生疾病等浆细胞病，其余患者则可出现因单克隆免疫球蛋白沉积导致的单克隆免疫球蛋白沉积性器官病。

如果血内出现单克隆免疫球蛋白，出处不明，但出现了单克隆免疫球蛋白沉积性肾病，称单克隆 γ 球蛋白病肾损伤（monoclonal gammopathy of renal significance，MGRS）[47-48]，如淀粉样变性肾病、轻链或重链单克隆免疫球蛋白沉积性肾病、单克隆免疫球蛋白结晶沉积性肾小管病等。出现 MGRS 已不属于 MGUS，应按浆细胞病进行正规治疗[49]。

第十八节　浆细胞瘤瘤细胞肾内浸润

有的骨髓瘤细胞在肾间质内弥漫浸润，出现肾间质大量浆细胞和浆母细胞弥漫性浸润（图 12-87），导致肾衰竭。

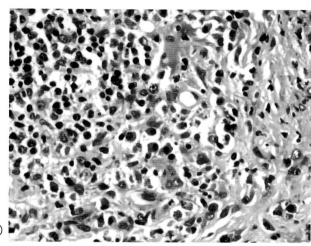

图 12-87　肾间质弥漫浆细胞浸润（HE×400）

参考文献

[1] 武淑兰. 浆细胞病总论 // 武淑兰, 孙士斌. 浆细胞病. 北京：北京大学医学出版社, 2003: 126-129.

[2] 刘淑俊, 孙士斌, 李明明. 骨髓瘤 // 武淑兰, 孙士斌. 浆细胞病. 北京：北京大学医学出版社, 2003: 130-181.

[3] Lin J, Markowittz G S, Valeri A M, et al. Renal monoclonal immunoglobulin deposition disease: the disease spectrum. J Am Soci Nephrol, 2001, 12: 1482-1492.

[4] Preud'homme J L, Aucouturier P, Touchard G, et al. Monoclonal immunoglobulin deposition disease. Relationship with structural abnormalities of immunoglobulin chains. Kidney Int, 1994, 46: 965-972.

[5] Gallo G, Picken M, Frangione B. The spectrum of immunoglobulin deposition disease associated with immunocytic dyscrasias. Semin Hematol, 1989, 26: 234-245.

[6] 周振海, 李幼姬. 多发性骨髓瘤肾损害发病机制. 国外医学-内科分册, 2004, 31: 16-20.

[7] Herrera G A. 浆细胞病患者中由蛋白化学性决定的免疫球蛋白轻链导致的肾损伤：不同病变的分子病理学. 中华病理学杂志, 2003, 32: 497-499.

[8] 王素霞, 邹万忠. 轻链沉积病的病理诊断及研究进展. 中华病理学杂志, 2003, 32: 573-575.

[9] 王素霞, 邹万忠, 张烨, 等. 轻链肾病的病理学特点. 中华病理学杂志, 2003, 32: 506-510.

[10] Lapenas D J, Drewry S T, Luke R L, et al. Crescentic light chain glomerulopathy. Arch Pathol Lab Med, 1983, 107: 319-328.

[11] Markowitz G S. Dysproteinemia and the kidney. Adv Anat Pathol, 2004, 11: 49-63.

[12] Neeraja K, Glen S M, Gerald B A, et al. Heavy Chain Deposition Disease: The Disease Spectrum. Am J of Kidney Diseases, 1999, 33: 954-962.

[13] Vedder A C, Wenning J J, Krediet R T. Intracapillary proliferative glomerulonephritis due to heavy chain deposition disease. Nephrol Dial Transplant, 2004, 19: 1302-1304.

[14] Buxbaum J N, Chuba J V, Hellman G C, et al. Monoclonal immunoglobulin deposition disease: Light chain and light and heavy chain deposition diseasesand their relation to light chain amyloidosis. Ann Intern Med, 1990, 112: 455-464.

[15] Nast S H, Satoskar A, Mrkowittz G S, et al. Proliferative glomerulonephritis with monoclonal IgG deposits. J Am Soc Nephrol, 2009, 20: 2055-2064.

[16] Dalani D, Weber D, Alexanian R. Light-heavy chain deposition disease progressing to multiple myeloma. Am J Hematol, 1995, 50: 296-298.

[17] Picken M M. New insights into systemic amyloidosis: the importentance of specific type. Curr Opin Nephrol Hypertens, 2007, 16: 196-203.

[18] Holanda D G, Acharya V K, Dogan A, et al. Atypical presentation of atypical amyloid. Transplant, 2011, 26: 373-376.

[19] Cohen A S, Calkins E, Levene C I. Studies on experimental amyloidosis. Analysis of histology and staining reactions of casein-induced amyloidosis of rabbit. Am J Pathol, 1959, 35: 971-982.

[20] Puchtler H, Sweat F. Congo red as a stain for fluorescence microscopy of amyloid. J Histochem Cytochem, 1965, 13: 693-694.

[21] 王素霞, 邹万忠, 王梅, 等. 肾脏早期淀粉样变临床病理特点. 中华病理学杂志, 2003; 32: 120-123.

[22] 邹古明, 董葆, 李文歌. 血管壁淀粉样蛋白沉积型淀粉样变性肾病六例临床和病理分析. 中华内科杂志, 2011, 50: 576-579.

[23] Falck H M, Tornroth T, Wegelius O. Predominantly vascular amyloid deposition in the kidney in patients with minimal or no proteinuria. Clin Nephrol, 1983, 19: 137-142.

[24] Pirani C L. Tissue distribution of amyloid// Wegelius O, Pasternack A. Amyloidosis. London: Academic Press, 1976: 43.

[25] 邹万忠, 杨金辉. 区分淀粉祥物质类型的高锰酸钾氧化加刚果红染色法. 北京医科大学学报, 1986, 18: 62-65.

[26] Dember L M. Amyloidosis-associated kidney disease. J Am Soc Nephrol, 2006, 17: 3458-3471.

[27] Mai H L, Sheikh-Hamad D, Herrera G A, et al. Immunoglobulin heavy chain can be amyloidogenic: morphologic characterization, including immunoelectron microscopy. Am J Surg Pathol, 2003, 27: 541-545.

[28] 曲贞, 刘刚, 王海燕. 淀粉样变性病的发病机制及治疗前景. 中华内科杂志, 2008, 47: 165-167.

[29] Buxbaum J. Mechanisms of disease: Monoclonal immunoglobulin deposition. Amyloidosis, light chain deposition disease and light and heavy chain deposition disease. Hematol Oncol Clin North Am , 1992, 6: 323-346.

[30] Merlini G, Bellotti V. Molecular mechanisms of amyloidosis. N Engl J Med , 2003, 349: 583-596.

[31] Buxbaum J N. The genetics of the amyloidosis. Annu Rev Med , 2000, 51: 543-569.

[32] Merlini G, Seldin D C, Gertz M A. Amyloidosis: pathogenesis and new therapeutic Options. J Clin Oncol, 2011, 29: 1924-1933.

[33] Frank B, Valerie H, Olivier C, et al. Fibrillary glomerulonephritis and immunotactoid (microtubular) glomerulopathy are associated with distinct immunologic features. Kidney Int, 2002, 62: 1764-1775.

[34] Sethi S, Theis J D, Vrana J A, et al. Laser microdissection and proteomic analysis of amyloidosis, cryoglobulinemic GN, fibrillary GN, and immunotactoid glomerulopathy. Clin J Am Soc Nephrol, 2013, 8: 915-921.

[35] 邹万忠, 王素霞, 章友康, 等. 非淀粉样变纤维性肾小球病的超微结构观察. 中华病理学杂志, 1995, 24: 146-149.

[36] Feiner H D. Pathology of dysproteinemia: Light chain amyloidosis, non-amyloid immunoglobulin deposition disease, cryoglobulinemia syndromes and macroglobulinemia of Waldenstrom. Human Pathol, 1988, 19: 1255-1272.

[37] 王素霞, 邹万忠, 王海燕. 透射电镜检查在冷球蛋白血症肾损害诊断中的作用. 中华肾脏病杂志, 2005, 21: 328-332.

[38] 谌贻璞. 亟待提高冷球蛋白血症肾炎的诊治水平. 临床肾脏病杂志, 2016, 16: 4-7.

[39] Fonsecar R H, Yaman S. Waldenstrom's macroglobulinaemia. Br J Haematol, 2007, 138: 700-720.

[40] Harada Y, Ido N, Okada T, et al. Nephrotic syndrome caused by protein thrombi in glomerulocapillary lumen in Waldenstrom's macroglobulinaemia. Br J Haematol, 2000, 110: 880-993.

[41] Morel-Maroger L, Bash A, Danon F, et al. Pathology of the kidney in Waldenstrom's macroglobulinaemia. Study of sixteen cases. N Engl J Med, 1970, 283: 123-129.

[42] Start D A, Silva F G, David L D, et al. Myeloma cast

nephropathy: immunohistochemical and lectin studies. Mod Pathol, 1988, 1: 336-347.

[43] Larsen C P, et al. Light chain proximal tubulopathy. Modern Pathol, 2011, 24: 1462-1469.

[44] Cai G, Sidhu G S, Wieczoreck R, et al. Plasma cell dyscrasia with kappa light chain crystals in proximal tubular cells: a histological, immunofluorescence and ultrastructural study. Ultrastruct Pathol, 2006, 30: 315-319.

[45] Ronco P M, Aucouturier P. The molecular basis of plasma cell dyscrasia-related renal diseases. Nephrol Dial Transplant, 1999, 14(S): 4-8.

[46] Herrera G A. The contributions of electron microscopy to the understanding and diagnosis of plasma cell dyscresia related renal lesions. Med Elect Mic, 2001, 34: 1-18.

[47] Merlini G, Palladini G. Differential diagnosis of monoclonal gammopathy of undetermined significance. Hematology, 2012, 157: 595-603.

[48] Bridoux F, Leung N, Hutchison C A, et al. Diagnosis of monoclonal gammopathy of renal significance. Kidney Int, 2015, 87: 1-14.

[49] Fermant J P, Dridoux F, Kyle R A, et al. How I treat monoclonal gammopathy of renal significance（MGRS）. Blood, 2013, 122: 3583-3590.

第十三章 代谢异常导致的肾疾病

在机体的代谢过程中,肾是主要的器官,所以,各种代谢异常性疾病均可累及肾。代谢异常常有一定的基因改变做基础,因此,很多代谢异常疾病均有遗传的特点,而在第十四章先天性和遗传性肾疾病中,也牵涉一些代谢异常导致的肾疾病。

第一节　糖尿病导致的肾损伤

糖尿病(diabetes mellitus)是由多种病因引起的以高血糖为特征的代谢紊乱。高血糖是由于胰岛萎缩导致胰岛素分泌不足而引起者,称为胰岛素依赖型糖尿病(insulin-dependent diabetes mellitus,IDDM)或1型糖尿病。胰岛素受体异常,导致胰岛素抵抗和对胰岛素不敏感者,称胰岛素非依赖型糖尿病(noninsulin-dependent diabetes mellitus,NIDDM)或2型糖尿病。除糖类代谢紊乱外,尚可出现蛋白质和脂肪的代谢异常。随着病程延长,可导致多系统损伤,如眼、肾、神经、心脏、血管等。

肾损伤是糖尿病患者的重要合并症,称糖尿病肾病(diabetic nephropathy)。疾病后期常导致肾衰竭。糖尿病肾衰竭在IDDM中占25%~35%,在NIDDM中占15%~25%。1992年美国的205 798例终末肾中,27.2%为糖尿病患者,1996年的54586例终末肾中,36.3%为糖尿病患者,1998年的终末肾患者中,糖尿病患者占40%,位居首位,近年来,我国也逐渐趋向于这一水平[1]。

糖尿病肾病的病变多种多样[2],见表13-1。

表13-1　糖尿病肾病
肾小球肥大(glomerular hypertrophy)
肾小球基底膜和肾小管基底膜增厚(thickening of the GBM and TBM)
肾小球系膜基质增多(mesangial expansion with increased matrix)
肾小球足细胞损伤(podocytes damage)
肾小球无细胞性结节状硬化(hypocellular nodules)
肾小囊玻璃滴状病变(capsular drop,hyaline)
肾小球毛细血管袢的纤维蛋白样或类脂样帽状病变(fibrin and lipid cap)
肾小球毛细血管微血管瘤形成(capillary microaneurysms)
肾小球入球小动脉和出球小动脉玻璃样变(hyalinization of afferent and efferent arterioles)
小动脉硬化(arteriosclerosis)
肾小管萎缩(tubular atrophy)
肾间质纤维化(interstitial fibrosis)
急性和慢性肾盂肾炎(acute or chronic pyelonephritis)或泌尿道感染
肾乳头坏死(papillary necrosis)

糖尿病肾病泛指糖尿病导致的肾组织病变，尤以肾小球病变明显，明显的变化是细胞外基质增生，所以又称糖尿病肾小球硬化症（diabetic glomerulosclerosis），是糖尿病导致的肾损伤中最具特色的病变，也是导致终末肾的主要原因。

病理表现[2-3]

（一）肾小球病变

大体表现

早期和中期肾体积增大，皮质增厚而苍白，质硬韧（图13-1），晚期出现严重血管病变时，可出现颗粒样或瘢痕样改变，但不会像高血压细动脉硬化肾那样呈现颗粒性萎缩肾。

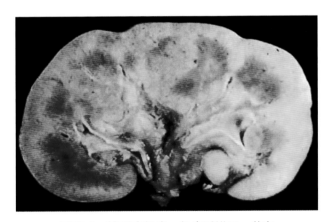

图13-1　糖尿病肾病，肾皮质增厚、苍白

光镜检查

早期，即微量蛋白尿期，因血流动力学的影响，肾小球的毛细血管袢肥大，肾小囊腔狭窄呈裂隙状，基底膜轻度增厚，系膜轻度增生，肾小管上皮细胞显示空泡和颗粒变性，肾间质和小动脉无明显病变（图13-2）。

病变进一步发展，肾小球毛细血管基底膜弥漫增厚，系膜细胞和基质基质增生，称弥漫性糖尿病肾病（diffuse diabetic nephropathy）（图13-3）。

进而，病变肾小球的系膜基质重度增生，形成结节状硬化，该结节在PASM染色下呈同心圆

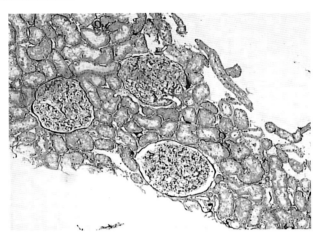

图13-2　糖尿病肾病，肾小球毛细血管袢肥大（PASM ×100）

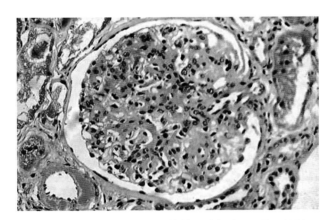

图13-3　糖尿病肾病，弥漫性糖尿病肾病（HE×400）

状排列，称Kimmelstiel-Wilson结节（Kimmelstiel-Wilson nodule）或K-W结节，K-W结节主要位于肾小球毛细血管袢中心区，体积大小不一，越到后期，体积越大，常与微血管瘤相邻，并挤压毛细血管腔。具有上述病变时，称结节性糖尿病肾小球硬化症（nodular diabetic glomerulosclerosis），具有较特异的诊断价值（图13-4）。经连续观察，认为结节性糖尿病肾小球硬化症可能是弥漫性糖尿病肾病进一步发展的结果。

肾小囊玻璃滴状病变见于进展期糖尿病肾病，可见肾小囊基底膜与壁层上皮细胞间出现均质蜡样或玻璃样蛋白滴，体积大小不一（图13-5）。也是糖尿病肾小球硬化症的特异性病变之一。

肾小球毛细血管袢纤维蛋白样帽状病变位于

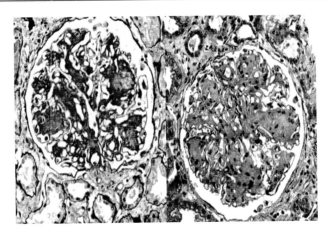

图13-4 糖尿病肾病，结节性糖尿病肾小球硬化症（左：PASM×400，右：Masson×400）

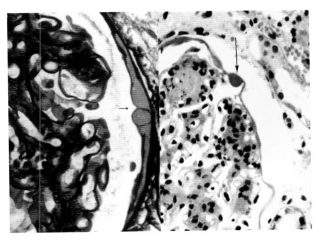

图13-5 糖尿病肾病，结节性糖尿病肾病，肾小囊玻璃滴状病变（↑）（左：PASM×400，右：HE×400）

肾小球毛细血管基底膜和内皮细胞之间，属于渗出性病变，严重时可导致毛细血管腔狭窄或肾小囊粘连，有如狼疮肾炎的白金耳样结构（图13-6）。肾小球毛细血管袢纤维蛋白样帽状病变不只见于糖尿病肾小球硬化症，尚可见于局灶性节段性肾小球硬化症、反流性肾病、细动脉硬化性肾小球病、狼疮肾炎等。

肾小囊玻璃滴状病变和肾小球毛细血管袢纤维蛋白样帽状病变PASM染色呈黑色，PAS和Masson染色呈红色。一般认为这两种病变是糖尿病肾小球硬化症进展的表现。

肾小球毛细血管微血管瘤形成，病变肾小球的毛细血管节段性扩张，多见于结节硬化部位的邻近部分，这是由于病变肾小球的系膜和副系膜区与毛细血管分离，或部分系膜溶解，毛细血管失去支撑，导致管腔扩张（图13-7）。

肾小动脉和细动脉硬化主要是由于血浆沉积和凝固于小动脉中层和内皮下造成的。虽然也见于各种原因导致的高血压，但在糖尿病肾病中的发生率极高，显然与糖尿病患者的糖代谢障碍诱发的蛋白质和脂类代谢障碍有关。

糖尿病肾病因系膜基质和其他细胞外基质增生、小动脉损伤，最终出现球性硬化和荒废，荒废的肾小球与其他硬化性肾小球病相比，因系膜基质明显增多，所以体积并不缩小，甚至增大，故糖尿病肾病导致的终末肾体积也不缩小。与肾小球的损伤相对应，肾小管上皮细胞吸收蛋白质

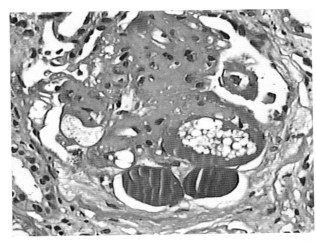

图13-6 糖尿病肾病，肾小球毛细血管帽状病变（PAS×400）

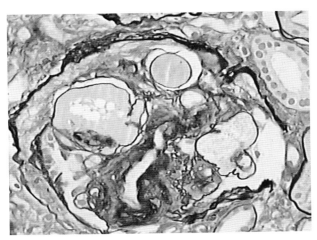

图13-7 糖尿病肾病，毛细血管瘤样扩张（PASM×400）

13 肾活检病理学

和糖类物质增多，表现为空泡变性，肾小管萎缩，肾间质淋巴细胞和单核细胞浸润和纤维化，小动脉管壁增厚、玻璃样变，管腔狭窄。

免疫病理学检查

IgG 沿肾小球毛细血管壁和肾小管基底膜线状沉积（图 13-8），尤以 1 型糖尿病患者常见。同时，用白蛋白做对照检查，也见沿毛细血管壁和肾小管基底膜线状沉积（图 13-9），说明这时沉积的 IgG 并非特异的抗体，而是非特异性沉积。增宽的系膜区、玻璃样变的小动脉、肾小囊玻璃滴状变和肾小球毛细血管袢的纤维蛋白样或类脂样帽状病变区可见 IgM 沉积，为血浆蛋白的非特异性沉积。

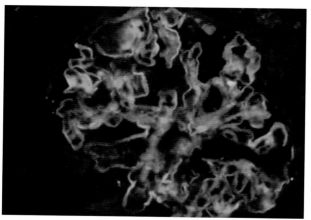

图13-8　糖尿病肾病，IgG沿毛细血管壁线状沉积（荧光×400）

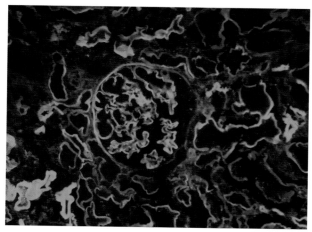

图13-9　糖尿病肾病，白蛋白沿肾小球毛细血管壁和肾小管基底膜线状沉积（荧光×200）

电镜检查

主要表现为肾小球基底膜（GBM）均质性增厚和系膜基质增多（图 13-10）。正常的 GBM 厚 300 ~ 400 nm，平均 360 nm，早期糖尿病肾病的 GBM 可略增厚，进展期可 10 倍厚于正常 GBM。增厚的 GBM 呈均质状，有时可见细颗粒状和细纤维状（直径 5 nm）物质，无电子致密物。系膜基质增多，甚至呈结节团块状，晚期可见胶原纤维出现，系膜细胞极少。足细胞足突广泛融合。肾小囊玻璃滴状病变、肾小球毛细血管袢纤维蛋白样帽状病变以及小动脉壁的玻璃样物质均呈高电子密度沉积物状，伴有类脂性小滴，但并非免疫复合物沉积导致的电子致密物。

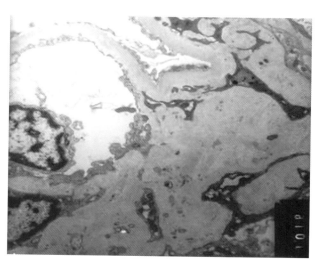

图13-10　糖尿病肾病，基底膜弥漫均质增厚，系膜基质增生（电镜×5000）

（二）糖尿病肾病伴发其他类型的肾小球肾炎

由于糖尿病患者的抵抗力下降和免疫功能异常，可伴发肾小球肾炎或肾病，一旦合并其他肾小球肾炎或肾病，临床症状明显加重。文献统计表明，毛细血管内增生性肾小球肾炎、膜增生性肾小球肾炎、膜性肾病、新月体性肾小球肾炎、狼疮肾炎、IgA 肾病、乙型肝炎病毒相关性肾炎、冷球蛋白血症肾病、肾小管间质肾病等均可在糖尿病肾病基础上再发生，在我国，合并 IgA 肾病、

乙型肝炎病毒相关性肾炎的比例较高。合并其他肾小球肾炎时，2 型糖尿病肾病的基础病理变化不如 1 型者明显[4-5]。

糖尿病肾病一旦合并其他类型的肾小球病，其形态不再如上述形态单纯，如合并 IgA 肾病时，除系膜结节状硬化和基底膜增厚外，尚可见系膜细胞和（或）内皮细胞增生，系膜区电子致密物沉积；合并膜性肾病时，增厚的基底膜外侧可见嗜复红蛋白和电子致密物沉积（图 13-11～图 13-13）。

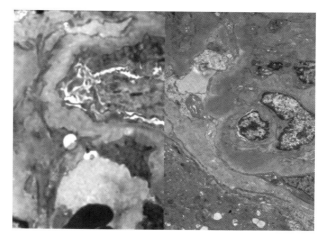

图13-13　左：糖尿病肾小球硬化症伴膜性肾病，GBM弥漫均质增厚，上皮下电子致密物沉积（电镜×5000）；

右：糖尿病肾小球硬化症伴IgA肾病，基底膜均质增厚伴系膜区电子致密物沉积（电镜×5000）

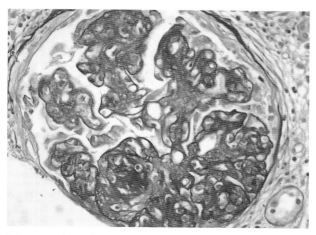

图13-11　糖尿病肾小球硬化症伴IgA肾病，系膜细胞和内皮细胞增生，基底膜增厚（PAS×400）

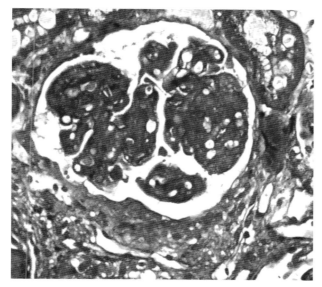

图13-12　糖尿病肾小球硬化症伴膜性肾病，系膜硬化，基底膜增厚，上皮下嗜复红蛋白沉积（Masson×400）

（三）肾小管萎缩和肾间质纤维化

肾小管和肾间质的病变与肾小球病变相匹配，但合并血管病变导致的缺血、药物损伤时，肾小管病变也可突出，尤以 2 型糖尿病常见。肾小管和肾间质病变是糖尿病肾病的独立危险因素。

（四）泌尿道感染和肾盂肾炎

由于患者抵抗力低下，尿内糖类物质适于细菌生长，所以糖尿病患者常出现反复发作的泌尿道感染，甚至肾盂肾炎，与常见的上行性尿路感染的病理变化相同（详见第九章第一节）。慢性肾盂肾炎可导致肾衰竭。

（五）肾乳头坏死

坏死的肾乳头表现为苍白、松脆，后期可见钙化、脱落。光镜下可见凝固性坏死。尿沉渣中，可见无细胞结构的肾组织碎片。多见于泌尿道感染、结节性糖尿病肾小球硬化以及严重的小动脉硬化性糖尿病肾病。统计表明，伴有急性肾盂肾炎的糖尿病肾病有 1/4 ～ 1/3 出现肾乳头坏死，而无感染者，肾乳头坏死的发生率仅为 5%。肾乳头的血液供应主要来自髓旁肾单位的出球小动脉，而且呈直小血管分布，与肾皮质的肾小管周围毛细血管网不同，这时，肾小球硬化、小动脉硬化

或间质肾炎导致的炎症细胞浸润和水肿加剧肾乳头部位的缺血，终致肾缺血性肾乳头坏死。详见第十一章第十三节。

近年的统计表明，2 型糖尿病的发病率高于 1 型糖尿病，而典型的糖尿病肾小球硬化症主要出现于 1 型糖尿病，2 型糖尿病的肾损伤远不如 1 型糖尿病肾损伤明显和典型。即使 2 型糖尿病患者肾损伤的临床变化已很明显，免疫荧光检查也不一定呈现 IgG 沿肾小球毛细血管壁和肾小管基底膜的线状沉积，光镜检查可能仅见肾小球体积肥大，或仅有系膜轻度增宽，电镜检查可见基底膜弥漫均质增厚，上皮细胞足突弥漫融合，所以显示了电镜检查在 2 型糖尿病肾损伤诊断中的重要性[6]。

临床和病理联系

临床一般将糖尿病分为肾小球滤过率增高期、蛋白尿期、肾病综合征期和慢性肾衰竭期。

1988 年，Mogensen 结合病理变化将糖尿病分为五期，主要针对 1 型糖尿病[7]：

Ⅰ期：临床无肾病的表现。病理检查仅见肾小球体积增大，出现肾小球的高灌注、高静水压和高滤过的三高现象。

Ⅱ期：病程约 5 年以上，尿中出现微量白蛋白。病理检查可见 GBM 轻度增厚，系膜基质轻度增多。

Ⅲ期：蛋白尿增多（30 ~ 300 mg/d）。病理检查可见弥漫性糖尿病肾小球硬化症。

Ⅳ期：临床出现肾病综合征，肌酐清除率下降，高血压。病理检查可见结节性糖尿病肾小球硬化症，并出现部分肾小球荒废现象。

Ⅴ期：临床出现慢性肾衰竭。病理检查可见结节性糖尿病肾小球硬化症的背景下，出现多数肾小球荒废现象。

上述分期主要适用于 1 型糖尿病，由于 2 型糖尿病患者发病年龄较高，可由多种因素参与肾损伤，除糖尿病外，还有高血压、动脉粥样硬化、高尿酸血症等。因此，2 型糖尿病肾病有时不一定完全符合上述分期，如临床出现肾病综合征之前就可能发生慢性肾衰竭。

2010 年，Tervaert 等对 1 型和 2 型糖尿病肾病的病理变化进行了综合分析[8]，并经国际肾脏病理协会推荐，将肾小球病变分为 4 级，对肾小管和肾间质病变进行了量化，认为肾小管和肾间质的病变具有一定独立价值，不只是肾小球病变的继发性病变（表 13-2、表 13-3）。

比较 Mongensen 分期和 Tervaert 分级不难看出，后者的Ⅳ级相当于前者的Ⅴ期，后者的Ⅲ级相当于前者的Ⅳ期，后者的Ⅱb 级相当于前者的Ⅲ期，而后者的Ⅰ级和Ⅱa 级相当于前者的Ⅰ和Ⅱ期，并且注意到了肾小管、肾间质和血管的病变。

级别	病变特点	病变描述
	表13-2 糖尿病肾病的肾小球病变分级	
Ⅰ	光镜下基本无病变，仅在电镜下显示GBM增厚	光镜：基本正常 电镜：GBM，女性>395 nm，男性>430 nm
Ⅱa	轻度系膜增生	光镜：超过25%的系膜区显示轻度系膜增生 电镜：系膜轻度增生，GBM增厚
Ⅱb	重度系膜增生	光镜：超过25%的系膜区显示重度系膜增生，GBM增厚 电镜：系膜增生，GBM增厚
Ⅲ	结节性硬化（K-W结节形成）	光镜：一个或多个K-W结节形成，GBM增厚 电镜：系膜基质增多，GBM增厚
Ⅳ	晚期糖尿病肾小球硬化	光镜：超过50%的肾小球显示球性硬化 电镜：系膜基质增多，GBM增厚

表13-3　糖尿病肾病肾小管、肾间质和血管病变

病变	诊断标准	评分
肾小管和肾间质病变		
肾间质纤维化	无	0
肾小管萎缩		
	<25%	1
	25%~50%	2
	>50%	3
肾间质炎症	无	0
	仅浸润于纤维化区	1
	浸润病变与纤维化区不相应	2
肾血管病变		
小动脉玻璃样变性	无	0
	偶见	1
	多见	2
动脉粥样硬化	无内膜增厚	0
	内膜增厚，但未超过中膜	1
	内膜增厚，已超过中膜	2

实践证明 2 型糖尿病肾病（NIDDM）的病理变化具有显著的异质性，肾小球病变不一定与临床相对应，Fioretto 和 Nosadini 等分别根据大宗病例观察，拟定了 2 型糖尿病肾病的病理分型，特别推出了非典型糖尿病肾病的概念（表13-4）[9]：

表13-4　2型糖尿病的肾脏病理分型*

分型	定义	描述	占肾活检病例的比例	
			微量蛋白尿	蛋白尿
Ⅰ型	肾组织基本正常	肾小球正常，肾小管、肾间质和肾血管轻度病变	35%	10%
Ⅱ型	典型的糖尿病肾小球硬化症	肾小球、肾小管、肾间质和小动脉病变相匹配	30%	55%
Ⅲ型	非典型糖尿病肾病	肾小球病变轻微，但伴以下一种或数种病变：①肾小管间质病变（肾小管萎缩、肾间质纤维化）；②肾小动脉玻璃样变性；③肾小球缺血性硬化和非特异性硬化>25%；④叠加其他类型肾小球疾病	35%	35%

* 2型糖尿病肾病患者发病年龄较大，各种干扰因素较多，因此不能只注意肾小球病变

糖尿病肾病进入后期时，肾移植是一种治疗方法，但是复发率较高。移植 2 年后，移植肾全部出现肾小球基底膜增厚和系膜基质增多，但典型的结节硬化性糖尿病肾小球硬化症罕见。移植 4 年后，肾小球的出、入球小动脉出现玻璃样变性。移植肾的存活率和患者的存活率均明显低于非糖尿病患者。

鉴别诊断

结节性糖尿病肾小球硬化症虽然具有相对特异的病理学特点，但仍应与其他具有相似病变的结节硬化性肾小球病（nodular sclerosing glomerulopathy）相鉴别，如淀粉样变性肾病、单克隆免疫球蛋白沉积性肾病、晚期膜增生性肾小球肾炎、Ⅲ型胶原肾病、纤连蛋白肾病、特发性结节状肾小球硬化症等。上述疾病虽然光镜表现相似，但临床表现、免疫病理学和电镜检查则各具特点，详见第十八章第二节。

病因和发病机制[10-17]

糖尿病导致的糖尿病肾病的病因和发病机制是多方面的，包括①肾血流动力学的异常：高血糖可使肾小球出现高灌注、高静水压和高滤过，导致肾小球滤过率增高，同时血内胰高血糖素、生长激素等升高，合并肥胖时脂肪组织可合成分泌血管紧张素原、胰岛素样生长因子等，也有促进 GFR 升高和肾小球肥大的作用。②糖代谢障碍导致蛋白质的非酶糖基化：蛋白质非酶糖基化的终末产物有多种作用，如促使肾小球毛细血管扩张和高滤过；与内皮细胞和系膜细胞的受体结合，促使转化生长因子（TGF-β）等增多，导致基底膜增厚和系膜基质增多；导致肾小球基底膜的负电荷减少和丢失，电荷屏障破坏。③多元醇代谢通路激活：高血糖使肾细胞内葡萄糖水平不受胰岛素调控，细胞内的高浓度葡萄糖激活醛糖还原酶，生成强极性化合物山梨醇，堆积于细胞内，导致细胞肿胀、功能受损、肌醇减少、钠钾 ATP 酶活性下降，最终使细胞代谢和功能受损。④炎症反应：单核细胞趋化蛋白上调，导致炎症细胞浸润。⑤足细胞损伤和减少：导致大量蛋白尿。⑥高血糖使肾小管上皮细胞吸收和代谢功能增强，进而导致肾小管损伤和间质病变。⑦脂蛋白增多：导致动脉硬化。⑧遗传因素。

第二节　非单克隆免疫球蛋白性淀粉样变性肾病

淀粉样变性（amyloidosis）病是一种以特殊蛋白沉积为特点的系统性疾病。目前已发现 30 种淀粉样蛋白的前体蛋白。其中以单克隆免疫球蛋白性淀粉样变性病较常见。有关淀粉样变性肾病的内容详见第十二章第七节，本节叙述单克隆免疫球蛋白性淀粉样变性病以外的淀粉样变性病。

各型淀粉样变性肾病的光镜和电镜表现基本相似，在免疫荧光和免疫组化检查中则各有特征。

一、AA 型淀粉样变性肾病[18-19]

AA 型淀粉样变性肾病（AA amyloid nephropathy）的前体物质是血清中的淀粉样蛋白 A，多见于体内组织长期慢性严重破坏的情况下，如慢性纤维空洞型肺结核、骨结核、支气管扩张、慢性肺脓肿、麻风病、三期梅毒等。

AA 型淀粉样变性肾病的病变特点与单克隆免疫球蛋白淀粉样变性肾病相似，以系膜结节状硬化多见，只是免疫荧光或免疫组化检查显示淀粉样蛋白 A 阳性（图 13-14），肾小球内特殊蛋白沉积（图 13-15），刚果红染色阳性，高锰酸钾氧化后转为阴性（图 13-16），电镜检查可见淀粉样纤维（图 13-17）。

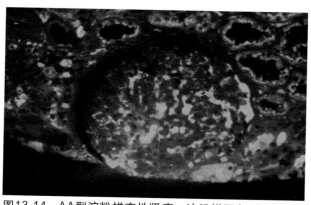

图13-14　AA型淀粉样变性肾病，淀粉样蛋白A阳性（荧光×400）

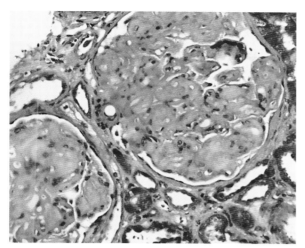

图13-15　AA型淀粉样变性肾病，肾小球系膜结节状硬化（Masson×400）

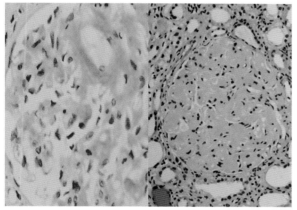

图13-16　AA型淀粉样变性肾病。左：刚果红染色阳性（刚果红染色×400）；右：高锰酸钾氧化刚果红染色阴性（×400）

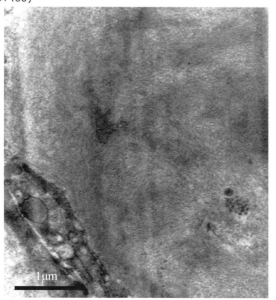

图13-17　AA型淀粉样变性肾病，肾小球内淀粉样纤维（电镜×30 000）

二、遗传性淀粉样变性肾病

一些遗传性因素导致基因变异或非遗传性基因突变，进而出现代谢异常，并导致淀粉样变性肾病，称遗传性淀粉样变性肾病（hereditary amyloid nephropathy），如遗传性纤维蛋白原性淀粉样变性肾病（图13-18）[20]、遗传性载脂蛋白A1/载脂蛋白A2（ApoA I /ApoA II）淀粉样变性肾病（图13-19）[21-22]、遗传性溶菌酶淀粉样变

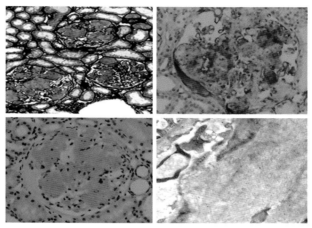

图13-18　纤维蛋白原性淀粉样变性肾病。左上：肾小球系膜结节状硬化（Masson×100）；左下：刚果红阳性（刚果红染色×400）；右上：纤维蛋白原阳性（免疫组化×400）；右下：系膜区淀粉样纤维沉积（电镜×30 000）

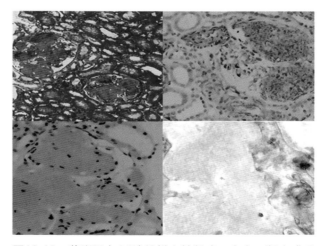

图13-19　载脂蛋白A1淀粉样变性肾病。左上：肾小球系膜结节状硬化（Masson×200）；左下：刚果红阳性（刚果红染色×400）；右上：载脂蛋白A1阳性（免疫组化×400）；右下：系膜区淀粉样纤维沉积（电镜×30 000）

性肾病[23]（图 13-20）、芬兰裔淀粉样（Finnish type amyloid）变性肾病、遗传性白细胞趋化因子 2（leukocyte chemotactic factor 2，LECT2）淀粉样变性肾病（图 13-21）等[24-25]。

遗传性淀粉样变性肾病的病理特点：光镜表现和电镜表现与其他类型的淀粉样变性肾病相似，但免疫荧光和免疫组化检查既无单克隆免疫球蛋白表现，也无淀粉样蛋白 A，只有上述

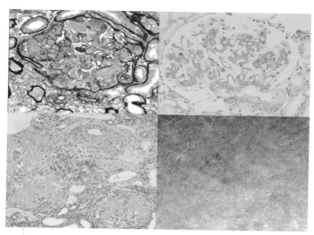

图13-20　溶菌酶性淀粉样变性肾病。左上：肾小球系膜结节状硬化（PASM×400）；左下：刚果红阳性（刚果红染色×200）；右上：溶菌酶阳性（免疫组化×400）；右下：肾小球内淀粉样纤维沉积（电镜×30 000）

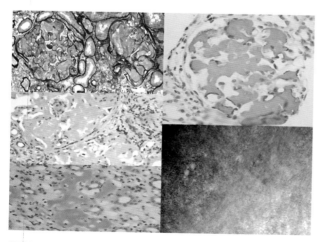

图13-21　LECT2淀粉样变性肾病。左上：肾小球系膜和血管腔特殊蛋白沉积（Masson×200）；左中和左下：肾小球和肾间质刚果红阳性（刚果红染色×400）；右上：LECT2阳性（免疫组化×400）；右下：系膜区淀粉样纤维沉积（电镜×30 000）

纤维蛋白原、溶菌酶、载脂蛋白 A、LECT2 等阳性。多数遗传性淀粉样变性病发病年龄均较年轻。

三、其他类型的淀粉样变性病

除上述常见的各型淀粉样变性病以外，尚可见一些其他类型的淀粉样变性病和淀粉样变性肾病。如：①因慢性肾衰竭进行维持性血液透析，导致前体蛋白 β_2 微球蛋白增多（β_2-microglobulin，β_2m），聚合形成淀粉样蛋白，并沉积于皮下和肌腱附近，形成腕管综合征（图 13-22、图 13-23）。②系统性老年性淀粉样变性病（systemic senile amyloidosis），前体蛋白为转甲状腺素蛋白（ATTR）。③限局性淀粉样变性病，老年阿尔茨海默病的淀粉样物质由前体蛋白 β 淀粉样蛋白组成（β-amyloid protein，Aβ），甲状腺髓样癌的淀粉样物质由前体蛋白降钙素（calcitonin）组成，2 型糖尿病的胰岛淀粉样蛋白由前体蛋白胰岛淀粉样肽组成（islet amyloid peptide，IAPP），特发性心房淀粉样变性病的淀粉样蛋白含有心房钠尿肽（atrial natriuretic factor，ANF），皮下或内脏的淀粉样瘤由 AL 型淀粉样蛋白组成。近年来尚有新的淀粉样前体蛋白发现[26-27]。

老年特发性淀粉样变性病，包括阿尔茨海默病，脑的小动脉壁淀粉样蛋白沉积，刚果红染色阳性（图 13-24），前体蛋白为 β 淀粉样蛋白。

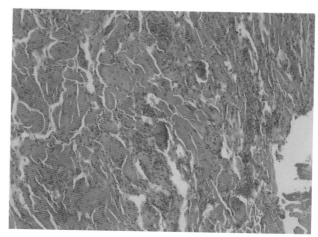

图13-22　腕管综合征的腕关节滑囊、肌腱组织萎缩，慢性炎症细胞浸润（HE×200）

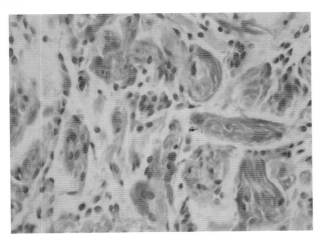

图13-23 腕管综合征的腕关节滑囊、肌腱，肌腱中小动脉和部分肌腱组织淀粉样蛋白沉积（刚果红染色×400）

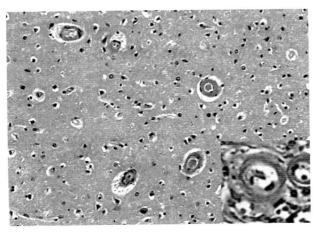

图13-24 老年特发性淀粉样变性病，大脑小动脉管壁淀粉样蛋白沉积（HE×100），右下：刚果红染色阳性（刚果红染色×400）

四、特发性淀粉样变性肾病

特发性淀粉样变性肾病（idiopathic amyloid nephropathy）免疫荧光检查全部阴性，无单克隆免疫球蛋白，无 AA 淀粉样蛋白，未发现基因突变，也无其他类型的淀粉样变性病的特异标记，但病变肾小球内确有刚果红染色阳性的特殊蛋白沉积，电镜下也可见淀粉样纤维沉积。对其病因和发病机制尚无确切的解释，但光镜和电镜检查的确是淀粉样变性肾病，目前只能称其为特发性淀粉样变性肾病。可能目前尚待寻找出淀粉样蛋白前体物质。

五、淀粉样变性肾病伴免疫复合物沉积性肾小球肾炎

部分淀粉样变性肾病可合并膜性肾病、IgA 肾病、膜增生性肾小球肾炎等。虽然淀粉样变性肾病的诊断依据确切，但 IgG 或（和）IgA 或（和）IgM 和 C3 沉积明显，似为重链单克隆免疫球蛋白性淀粉样变性肾病（AH），电镜下可见明确的电子致密物（图 13-25~ 图 13-27）[28]，这类疾病统称

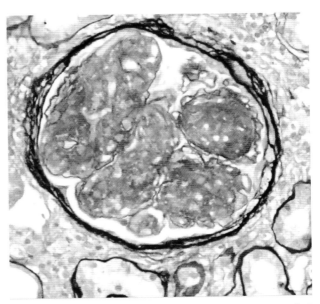

图13-25 淀粉样变性肾病伴膜增生性IgA肾病，肾小球系膜重度增生，广泛插入，系膜区淀粉样蛋白和嗜复红蛋白沉积（PASM×400）

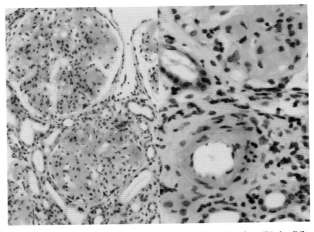

图13-26 淀粉样变性肾病伴膜增生性IgA肾病，肾小球和肾小动脉壁刚果红染色阳性（刚果红染色，左：×200，右：×400）

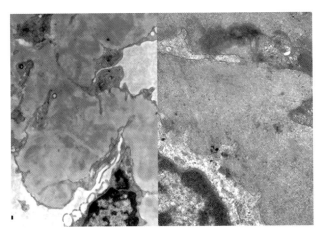

图13-27 淀粉样变性肾病伴膜增生性IgA肾病。左：肾
小球系膜增生，插入，内皮下和系膜区电子致密物沉积
（电镜×6000）；右：系膜区和基膜内淀粉样纤维沉积
（电镜×25 000）

为淀粉样变性肾病伴免疫复合物沉积性肾小球肾
炎（amyloid nephropathy associated immuncomplex
glomerulonephritis）。

六、淀粉样变性病的肾外病变

淀粉样变性病是一种全身系统性疾病，尽管
肾是最易受累的器官，但无论是单克隆免疫球蛋
白性、非单克隆免疫球蛋白性、遗传性淀粉样变
性肾病，还是特发性淀粉样变性肾病，常或早或
晚出现肾外的淀粉样变性病变，这些均可作为淀
粉样变性肾病的诊断线索[29]。

牙龈、直肠黏膜下组织、皮下脂肪组织等的
小血管壁可见淀粉样蛋白沉积（图13-28）。

肝、脾也可受累，肝的淀粉样物质严重沉积
时，体积肿大，质地坚硬，有如火腿，称火腿肝
（图13-29），会管区和肝窦壁淀粉样蛋白沉积，肝
细胞萎缩（图13-30）。脾大，表面和切面可见多
数灰白结节，有如遍撒玉米粒，称西米脾（sago
spleen）（图13-31），脾小结内可见淀粉样蛋白沉
积（图13-32）。

累及舌体时，因大量淀粉样蛋白沉积于舌肌
间，肌纤维萎缩，舌体增大而僵硬，即巨舌症（图
13-33、图13-34）[30]。

累及心脏时，因大量淀粉样蛋白沉积于心肌

间，肌纤维萎缩，心壁增厚而僵硬，尤以室间隔
为甚，常因心律紊乱而导致猝死（图13-35、图
13-36）[27]。

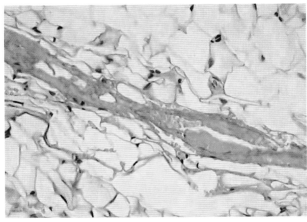

图13-28 淀粉样变性病，腹部皮下组织的小动脉管壁刚
果红染色阳性（刚果红染色×200）

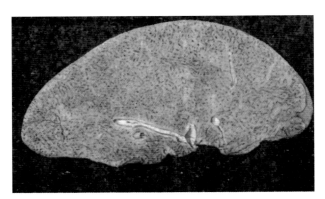

图13-29 淀粉样变性病，肝淀粉样蛋白沉积

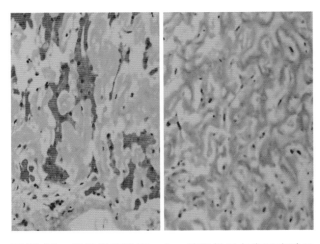

图13-30 淀粉样变性病。左：淀粉样蛋白在肝窦壁沉
积，肝细胞萎缩（HE×200）；右：刚果红染色阳性（刚
果红染色×200）

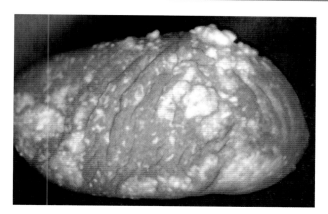

图13-31　淀粉样变性病，脾淀粉样蛋白沉积

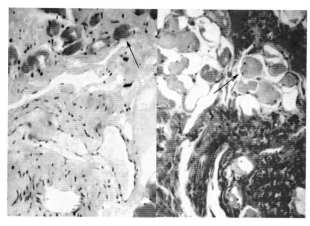

图13-34　淀粉样变性病，巨舌症。左：舌肌间淀粉样蛋白沉积，肌肉萎缩（↑）（HE×100）；右：刚果红染色阳性，肌肉萎缩（↑）（刚果红染色×100）

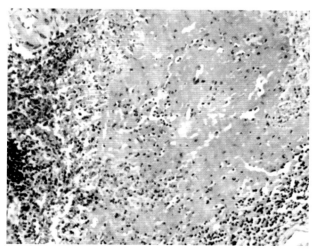

图13-32　淀粉样变性病，脾小结内淀粉样蛋白沉积（HE×400）

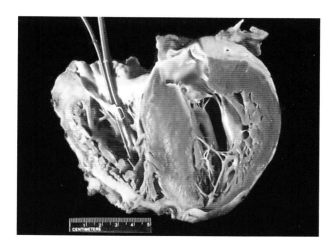

图13-35　淀粉样变性病，心壁肥厚

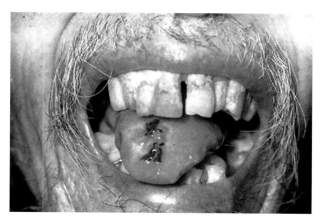

图13-33　淀粉样变性病，巨舌症

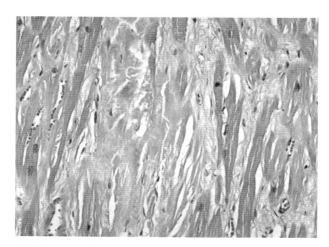

图13-36　淀粉样变性病，心肌间淀粉样蛋白沉积（HE×200）

淀粉样变性病的其他肾外病变参见上述"其他类型的淀粉样变性病"。

鉴别诊断

淀粉样变性肾病的病理诊断主要应与诸多的系膜结节状硬化性肾小球病鉴别，如结节性糖尿病肾小球硬化症、单克隆免疫球蛋白沉积病、纤连蛋白肾病、晚期的膜增生性肾小球肾炎、Ⅲ型胶原肾病、特发性结节状肾小球硬化症等。鉴别要点详见第十八章第二节。

区分单克隆免疫球蛋白型和 AA 型淀粉样变性病需要注意三点：①有无前驱性容易导致继发性淀粉样变性病的慢性炎症性破坏性疾病，如慢性脓肿、慢性化脓性骨髓炎、慢性支气管扩张、梅毒、麻风病等。②病变分布。单克隆免疫球蛋白型淀粉样变性病呈弥漫分布，可波及全身软组织，如心肌淀粉样变性、巨舌症等；AA 型淀粉样变性病主要累及肝、脾和肾。③分析淀粉样蛋白的类型和成分。虽然淀粉样蛋白的成分可进行生化分析和质谱分析，但目前多用单克隆免疫球蛋白和 AA 抗体进行免疫病理学方法鉴别。高锰酸钾氧化刚果红染色法也可粗略区分，但较粗糙，将脱蜡的切片在酸性高锰酸钾溶液中氧化 2 ~ 3 min，再用碱性刚果红复染，前者仍显砖红色，后者则不再着色。

对于一些遗传因素和基因突变导致代谢异常，继而出现的淀粉样变性肾病，多数患者发病年龄较轻，当用常用的单克隆免疫球蛋白（轻链蛋白、重链蛋白等）和 AA 蛋白检测表现为阴性时，必须用纤维蛋白原、溶菌酶、芬兰型淀粉样蛋白、白细胞趋化因子 2 等进行进一步检查，进而进行基因分析和质谱分析。

病因和发病机制 [31-32]

淀粉样蛋白的形成是淀粉样变性病发生的关键，有多种淀粉样前体蛋白，如单克隆免疫球蛋白、淀粉样蛋白 A、淀粉样 β_2 微球蛋白（$A\beta_{2\,m}$）、淀粉样转化甲状腺素（ATTR）、β 淀粉样蛋白（Aβ）、胰岛淀粉样多肽（ALAPP）、降钙素（calcitonin）等，淀粉样前体蛋白经过单核巨噬细胞的代谢和组装，形成难溶和不溶的淀粉样蛋白并沉积于组织中，形成多种类型的淀粉样变性病。目前已发现 30 种淀粉样前体蛋白。

淀粉样蛋白的特点是各种淀粉样前体蛋白产生构象改变，即原来稳定的球状分子结构转变为另一种不稳定的构象，其特征是二级结构中含有大量连续反向平行的 β 片层结构，它们通过两条相邻肽链的酰氨氢与羧基氧之间形成氢键，具有这种构象的蛋白分子很容易发生折叠和自我聚合，最终形成淀粉样纤维。所以淀粉样变性病又有构象病（conformational disease）之称。在各种生理和病理状态下，易形成不溶性淀粉样纤维，如：血中淀粉样前体蛋白过量时易产生构象变化；基因突变导致蛋白质氨基酸序列变化；蛋白质被蛋白酶水解，可产生不稳定的多肽片段；局部环境因素的影响（温度升高、pH 值改变、金属离子浓度等）。

淀粉样蛋白的形成基本可分为刺激和启动阶段、可溶性淀粉样蛋白前体形成阶段和难溶性淀粉样纤维形成阶段。在这一演变中，单核巨噬细胞有重要作用，各种淀粉样前体物质进入或被吞噬，部分被消化溶解，有的则经过分解、组装而变型为不溶性的淀粉样蛋白（表 13-5）。

总之，淀粉样蛋白形成的前趋阶段是淀粉样前体蛋白的形成，部分与单克隆免疫蛋白和 AA 增多有关，部分与基因突变导致的氨基酸序列改变、蛋白质水解形成的片段有关。淀粉样蛋白前体在细胞内质网（主要为单核巨噬细胞）组装，产生错误折叠；当局部环境适合时，开始沉积。

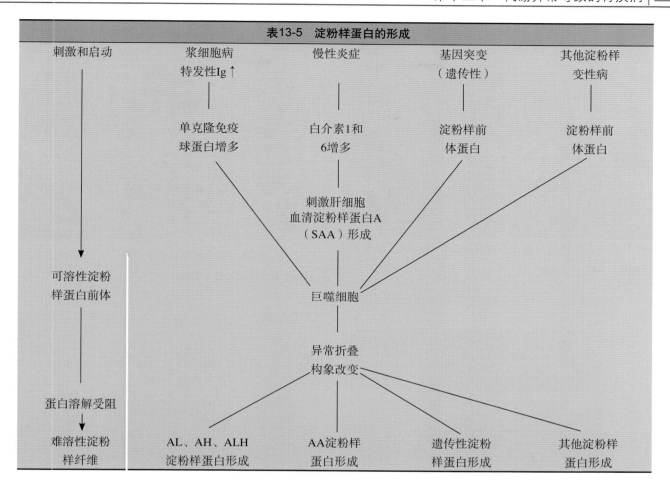

表13-5 淀粉样蛋白的形成

第三节　特发性结节状肾小球硬化症

特发性结节状肾小球硬化症（idiopathic nodular glomerulosclerosis）是指一类肾小球系膜基质结节状增生导致肾小球呈分叶状硬化的肾小球疾病，较罕见，仅占肾活检病例的0.45%[33]。虽然光镜下的表现与结节性糖尿病肾小球硬化症、淀粉样变性病、单克隆免疫球蛋白沉积病等相似，但病因、发病机制、临床表现和预后等截然不同（详见第十八章第二节）。病因和发病机制不清，可能与长期高血压病和吸烟有关。

病理表现[30-31]

大体表现

早期无明显异常，后期有淀粉样变性肾病，肾体积并不缩小。

光镜检查

肾小球系膜基质增生，呈系膜结节状硬化的分叶状形态（图13-37），伴有轻重不等的缺血损伤表现（图13-38），内皮细胞增生较明显。肾小管和肾间质出现相应的萎缩和纤维化病变。小动脉管壁增厚，玻璃样变性（图13-39）。

免疫病理学检查

无特异性表现，缺血损伤较轻的肾小球内皮细胞免疫标记的CD34较明显（图13-40）。

电镜检查

肾小球系膜基质增生，无电子致密物及其他特殊异常蛋白和结构（图13-41）。

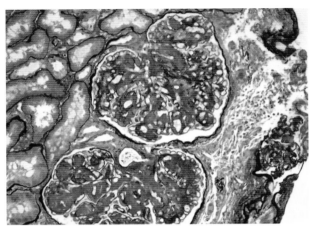

图13-37　特发性结节状肾小球硬化症，肾小球系膜结节状硬化（PASM×400）

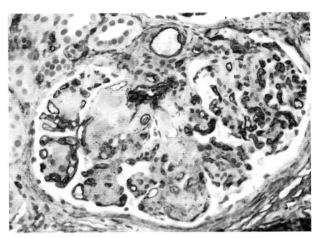

图13-40　特发性结节状肾小球硬化症，CD34阳性的内皮细胞增多（免疫组化×400）

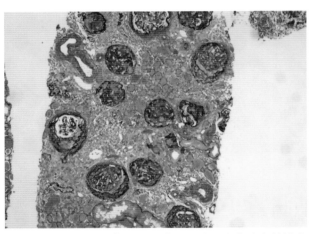

图13-38　特发性结节状肾小球硬化症，集中分布的缺血性肾损伤（PASM×200）

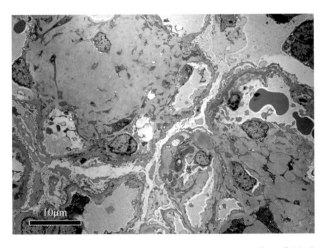

图13-41　特发性结节状肾小球硬化症，肾小球系膜基质增生（电镜×5000）

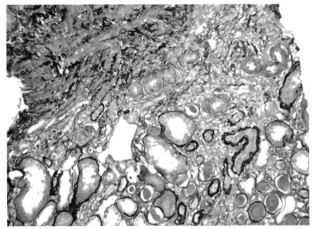

图13-39　特发性结节状肾小球硬化症，小动脉管壁增厚，管腔狭窄（PASM×200）

鉴别诊断

该病应与呈肾小球系膜结节状硬化的诸多肾小球疾病鉴别，如结节性糖尿病肾小球硬化症、单克隆免疫球蛋白沉积症、淀粉样变性肾病、膜增生性肾小球肾炎（晚期）、纤连蛋白肾小球病等，根据病因、发病机制、临床表现、病理检查的特点等不难鉴别，详见第十八章第二节。并且要通过常用的单克隆球蛋白（轻链蛋白、重链蛋白等）和 AA 蛋白检测，以及纤维蛋白原性淀粉样蛋白、溶菌酶淀粉样蛋白、芬兰型淀粉样蛋白、白细胞趋化因子 2 等进行进一步检查，均阴性时，方可诊断本病。

病因和发病机制

研究显示，特发性结节状肾小球硬化症患者有 4 个特点：①患有多年控制不佳的高血压病或动脉粥样硬化症；②有长期严重的吸烟史；③肥胖；④多为老年人[30]。年龄因素、高血压和体重超标导致肾小球的血流动力学改变，再加以吸烟和尼古丁的促进作用，使之缺氧，导致糖基化终末产物和细胞外基质增多、清除机制失衡、血管紧张素Ⅱ受体减少，造成高血压控制困难，如此恶性循环，导致系膜结节状硬化[34]。

第四节　肥胖相关性肾小球肥大症

人体过于肥胖（国人体重指数 ≥ 28 kg/m²，欧美 ≥ 30 kg/m²）可导致肥胖相关性肾小球肥大症（obesity-associated glomerulomegaly），肥胖相关性肾小球肥大症可导致代谢综合征（metabolic syndrome），代谢综合征的关键致病因素是胰岛素抵抗，包括腰围超标（男 ≥ 90 cm，女 ≥ 80 cm）、体重指数（BMI）≥ 28 kg/m²、三酰甘油（TG）升高 ≥ 1.7 mmol/L、高密度脂蛋白胆固醇（HDL-C）水平低（男 ≤ 1.04 mmol/L，女 ≤ 1.3 mmol/L）、高血压、高血糖。部分肥胖相关性肾小球肥大症可发展为继发性局灶性节段性肾小球硬化症，称肥胖相关性局灶性节段性肾小球硬化症（obesity-associated focal segmental glomerulosclerosis），患者除上述特点外，尚有大量蛋白尿[35-36]。

病理表现 [37-38]

免疫病理学检查

免疫球蛋白和补体均阴性，有时 IgM 阳性。

光镜检查

肾小球肥大，即血管球直径增大，肾小囊腔狭窄（图 13-42）。可在肾小球肥大基础上，出现继发性局灶性节段性肾小球硬化症。

电镜检查

仅可见足细胞足突不同程度的融合，系膜细胞和基质不同程度的增生。

鉴别诊断

患者常有尿糖阳性的临床表现，应除外代谢

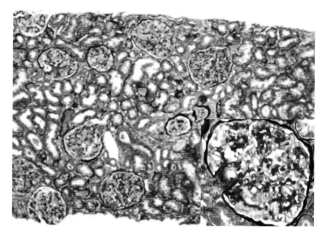

图13-42　肥胖相关性肾小球肥大症（PASM×100，右下：×400）

综合征，并需通过临床表现、免疫病理学检查和电镜检查除外糖尿病肾病。当出现局灶性节段性肾小球硬化症时，应根据临床表现与原发性局灶性节段性肾小球硬化症鉴别。

病因和发病机制 [39-40]

脂肪组织可合成和分泌脂肪细胞因子（adipocytokines），包括肾素、血管紧张素Ⅱ、纤溶酶原激活物抑制酶、转化生长因子 β1、IL-6、IL-8、IL-10 等，致使患者的肾小球血流量增加和滤过率增高，从而导致肾小球肥大。此外，患者胰岛素抵抗，增多的胰岛素可使转化生长因子 β1 和胰岛素样生长因子的合成增多等因素均导致Ⅰ型和Ⅳ型胶原以及纤连蛋白合成增加，引起肾小球节段性硬化，形成肥胖相关性局灶性节段性肾小球硬化症。

第五节　脂蛋白肾小球病

脂蛋白肾小球病（lipoprotein glomerulopathy）由日本学者 Saito 于 1989 年首先报道[38]。我国、日本和东亚地区较多见。发病年龄为 4～69 岁，平均 31.5 岁，男略多于女。均有高脂血症，蛋白尿明显，多数为肾病综合征水平的蛋白尿，后期出现肾功能障碍。多数有家族史。

病理表现[41-42]

大体表现

早期肾肿胀，呈大白肾状，后期出现颗粒性萎缩肾。

光镜检查

表现为弥漫性肾小球病变，毛细血管呈微血管瘤样扩张，管腔内充满淡染的颗粒状和空泡状血栓样物质（图 13-43）。应用苏丹Ⅲ或油红 O 等脂肪染色方法，血栓样物质强阳性，尤以油红 O 最敏感（图 13-44）。内皮细胞和足细胞肿胀伴空泡变性，可见少量脂滴。后期系膜细胞和系膜基质增生，并可有轻重不等的插入现象，导致基底膜增厚和双轨征形成，最终出现肾小球硬化。早期肾小管仅见上皮细胞空泡和颗粒变性，后期伴随肾小球的严重损伤，出现肾小管萎缩，肾间质单个核细胞浸润和纤维化，小动脉管壁增厚。

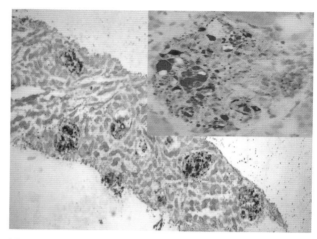

图13-44　脂蛋白肾小球病，肾小球毛细血管腔充以脂类物质（油红O×100，右上：×400）

免疫病理学检查

免疫球蛋白和补体阴性，β 脂蛋白和 apo E 阳性，主要沉积于肾小球毛细血管腔（图 13-45）。

电镜检查

肾小球毛细血管扩张，充以遍布类脂空泡的蛋白物质，内皮细胞和足细胞溶酶体增多，胞质内也可见类脂空泡（图 13-46）。

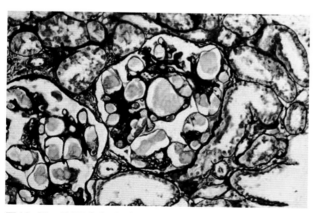

图13-43　脂蛋白肾小球病，肾小球毛细血管腔充以血栓样脂蛋白（PASM×400）

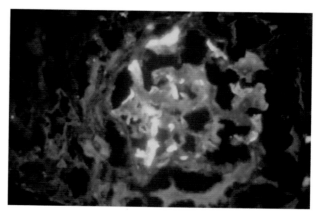

图13-45　脂蛋白肾小球病，apo E 沉积于肾小球内（荧光×400）

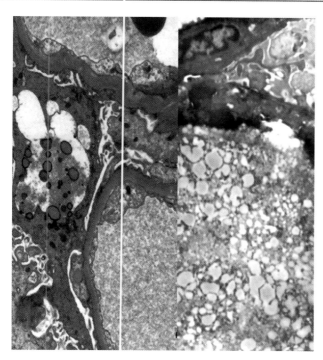

图13-46 脂蛋白肾小球病，肾小球毛细血管腔内充以脂类物质（电镜，左：×5000，右：×10 000）

鉴别诊断

脂蛋白肾小球病的主要病理特点是肾小球毛细血管腔内脂蛋白为主要成分的血栓样物质阻塞，应与其他出现血栓或血栓样物质的肾小球肾炎和肾小球病鉴别。

1. 与巨球蛋白血症肾病鉴别 肾小球毛细血管腔内也可见血栓样物质，但患者有巨球蛋白血症的临床特点，肾小球内有 IgM 强阳性的免疫病理学表现。电镜下仅见毛细血管腔内的高密度血浆蛋白，有时可见内皮下电子致密物和特殊结晶。

2. 与冷球蛋白血症肾病鉴别 肾小球毛细血管腔内可见真血栓形成，但系膜细胞、内皮细胞和单核巨噬细胞反应明显。冷球蛋白血症多为混合性免疫型，免疫病理学检查的免疫球蛋白和补体有阳性表现。电镜检查除血栓内的纤维蛋白外，可见特殊结晶。

3. 与各种伴血栓形成的肾小球肾炎鉴别 有相应的肾小球肾炎的临床、免疫病理学和光镜的表现。电镜下可见纤维蛋白。

病因和发病机制[41-42]

脂蛋白肾小球病是一种常染色体隐性遗传性肾病。核心问题是 Apo E 的基因异常。

脂蛋白肾小球病是一种少见肾病，迄今的文献报告不足百例，而且具有显著的地区性分布的特点，主要见于中国、日本等亚洲地区。

Apo E 为一种糖蛋白，由 299 个氨基酸组成，分子量为 34 kD，是高密度脂蛋白和极低密度脂蛋白的组成成分，通过与脂蛋白受体和相关蛋白结合，介导细胞摄取富含三酰甘油的脂蛋白，对血脂的代谢起重要作用。Apo E 的单体有 E2、E3、E4 三种表型，对应的基因型为 $\varepsilon 2$、$\varepsilon 3$、$\varepsilon 4$，正常人的 Apo E 由两个单体组成：Apo E 3/3，而家族性Ⅲ型高脂蛋白血症患者为 Apo E 2/2，因为 Apo E2 受体与脂蛋白结合能力最差，故后者过剩的脂蛋白与脂蛋白肾小球病的沉积部位不同。

脂蛋白肾小球病患者的 Apo E 基因突变已发现 6 种，较多的是 Apo E Sendai 突变：455 CGT → CCT，即精氨酸（Arg）被脯氨酸（Pro）取代。脂蛋白肾小球病患者 Apo E 的表型主要为 E2/3，而与家族性Ⅲ型高脂血症患者不同（E2/2）。

脂蛋白代谢异常既可导致脂蛋白肾小球病，也可出现动脉粥样硬化，但两者的沉积部位不同，Apo E Sendai 突变改变了分子中间的 α 螺旋结构，使蛋白的三维结构变异，导致脂蛋白颗粒变小，只沉积于肾小球。

脂蛋白肾小球病患者的肾小球内可有高密度脂蛋白 - 三酰甘油（HDL-TG）片段，也有高密度脂蛋白 - 胆固醇（HDL-C）片段。前者少，则易于沉积于毛细血管腔；后者少，则易出现大量蛋白尿。

第六节　C3肾小球病和电子致密物沉积病

C3肾小球病肾病（C3 glomerulonephropathy）或C3肾小球肾炎（C3 glomerulonephritis）由Faknouri等于2010年提出[43]，定义为免疫荧光检查时，肾小球只有C3沉积，免疫球蛋白阴性或弱阳性，病变肾小球的形态呈多样性，包括电子致密物沉积病、C3肾小球病、家族性Ⅲ型膜增生性肾小球肾炎（MPGN）、CFHR5肾病（factor H related 5 nephropathy）等，主要由补体C3代谢异常或基因异常导致。

补体系统概述

补体系统（complement system）是复杂的生物反应系统。是机体天然免疫防御的重要组成部分，也是体液免疫反应的参与者。补体系统由30余种蛋白分子组成，广泛存在于血清、组织液和细胞膜表面，这些蛋白彼此相互作用，并被体内一些蛋白调控。

正常情况下，补体蛋白以非活性的酶原形式存在。特定条件下可被一些活性物质激活。补体活化过程是一个酶促级联反应，每当前一组分被激活，即具备了裂解下一组分的活性，可继续产生大量活化的酶分子，由此形成了一个扩大的连锁反应。补体活化有三种激活途径：经典途径、旁路途径和甘露糖结合凝集素（mannan-binding lectin，MBL）途径。补体活化的经典途径：激活物质主要是免疫复合物，启动始自补体固有成分C1，依次活化C1q、C1r、C1s、C4、C2、C3。补体激活的旁路途径：激活物质与免疫复合物无关，主要是细菌内毒素、酵母多糖、葡聚糖以及哺乳动物的细胞等，活化过程不经C1、C4、C2的激活，而是由C3、B因子、D因子参与的活化过程。补体活化的MBL途径：激活物质也与免疫复合物无关，主要是多种病原微生物表面的糖结构（如甘露糖、岩藻糖、N-乙酰葡糖胺等），活化过程是血浆凝集素直接识别病原微生物表面大范围

重复的糖结构，进而活化MBL相关丝氨酸蛋白酶（MASP）、C4、C2、C3，后续步骤与经典途径相同。

补体活化的生物学效应：活化的补体是炎症反应发展的重要环节，补体活化产生多种裂解片段，其中C3a和C5a是重要的炎症因子，通过与炎症细胞（各种白细胞、肥大细胞、单核巨噬细胞、血管内皮细胞等）的受体相结合，出现多种致炎物质，导致各种炎症形成。

三种活化途径在C3激活后均可形成C3转化酶（C3bBb）和C5转化酶（C4b2a3b），前者可使C3持续激活消耗，后者可使C5继续往下活化而形成攻膜复合物（MAC）。但是，体内有一些调节因子可维系平衡，使C3和C5在完成一定的防御保护功能后终止活化效应，以免损伤自身的细胞和组织。这些调节因子有的存在于血清（如C1抑制物、C4结合蛋白、H因子、I因子、过敏毒素、灭活因子、S蛋白、膜结合蛋白等）中，有的存在于各种细胞膜（如CD35、膜辅助蛋白、衰变加速因子、同源限制因子、膜反应性溶解抑制物等）上，这些调节因子主要通过裂解C3转化酶、灭活C3b和C4b、调节MAC形成、抑制C1r和C1s等作用，使三种补体活化途径得以调节，防止补体过度活化而损伤自身细胞，一旦其中的一个或数个因子含量低下或消失（基因突变、自身抗体形成等），则可导致补体代谢性疾病或肾疾病。C3肾小球肾病是典型的补体代谢异常性肾疾病，分列如下：

一、电子致密物沉积病

电子致密物沉积病（dense deposit disease，DDD）又称Ⅱ型膜增生性肾小球肾炎，目前认为本病是由补体代谢障碍引起，属于C3肾小球病范畴，所以归入本章一并叙述。DDD多出现于青少年，呈现持续的低补体状态，多数呈现肾病综

合征，部分出现急性肾炎综合征，预后较差。

病理表现 [44-47]

大体表现

与Ⅰ型和Ⅲ型膜增生性肾小球肾炎相似。

光镜检查

病变不一，膜增生样病变占 25%，与Ⅰ型和Ⅲ型膜增生性肾小球肾炎相似，即系膜细胞和系膜基质中重度弥漫增生，沿内皮下插入，但较轻，常常仅有节段性插入（图13-47），系膜增生样病变占44%，新月体样病变占 17%，毛细血管内增生样病变占12%（图13-48），但均可见基底膜呈带状增厚，尤以 PAS 染色标本显著（图13-49）。

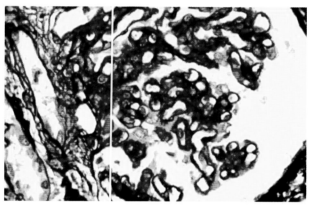

图13-47　电子致密物沉积病，系膜细胞和基质增生，节段性插入，基底膜增厚（PASM×400）

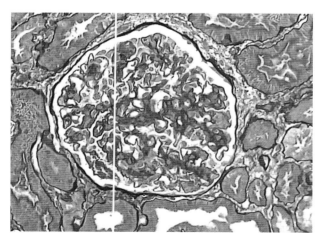

图13-48　电子致密物沉积病，系膜细胞和内皮细胞增生（PASM×400）

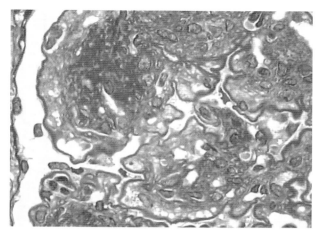

图13-49　电子致密物沉积病，系膜细胞和基质增生，基底膜带状增厚（PAS×600）

免疫病理学检查

补体 C3 高强度沿肾小球毛细血管壁呈细颗粒甚至线状沉积，系膜区有团块状沉积。其他免疫球蛋白（IgG、IgA、IgM 等）阴性或少量沉积（图13-50）。

电镜检查

有特异性表现，肾小球毛细血管基底膜的致密层中有大块条带电子致密物沉积，系膜区可有多少不等的沉积，足细胞足突广泛融合（图13-51）。免疫电镜检查证实电子致密物中主要为 C3 沉积（图13-52）。

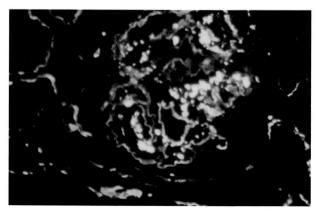

图13-50　电子致密物沉积病，C3团块状和细颗粒状沉积于系膜区和毛细血管壁（荧光×400）

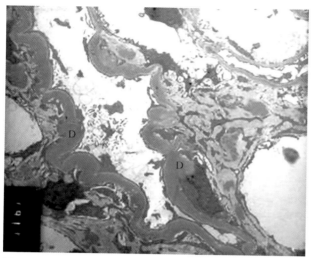

图13-51 电子致密物沉积病，基底膜致密层中带状电子致密物（D）沉积（电镜×5000）

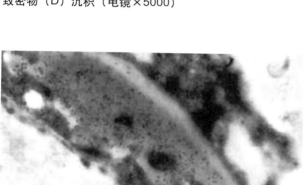

图13-52 电子致密物沉积病，基底膜的电子致密物中大量C3沉积（免疫电镜×30 000）

二、C3 肾小球病

病理表现 [48-49]

大体表现

与Ⅰ型和Ⅲ型膜增生性肾小球肾炎相似。

光镜检查

肾小球病变可呈现多种形态，主要为膜增生性肾小球肾炎（图13-53）和系膜增生性肾小球肾炎（图13-54）。尚可表现为肾小球轻微病变、毛细血管内增生性肾小球肾炎等。所以，其

命名历来较混乱，如：肾小球系膜单纯C3沉积（mesangial isolated C3 deposition）、单纯C3沉积性系膜增生性肾小球肾炎（isolated C3 mesangial proliferative glomerulonephritis）、单纯C3沉积性系膜性肾小球肾炎（isolated C3 mesangial glomerulonephritis）、C3系膜增生性肾小球肾炎（C3 mesangial proliferative glomerulonephritis）、C3肾小球肾炎（glomerulonephritis C3）等。

免疫病理学检查

免疫荧光检查C3高强度沉积（图13-55），其他免疫球蛋白（IgG、IgA、IgM）阴性或轻度沉积。

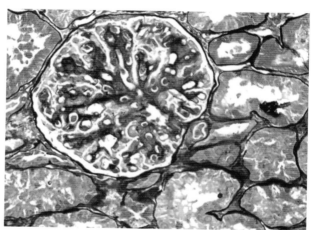

图13-53 C3肾小球病，膜增生性肾小球病变（PASM×400）

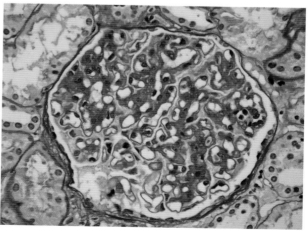

图13-54 C3肾小球病，系膜增生性肾小球病变（PAS×400）

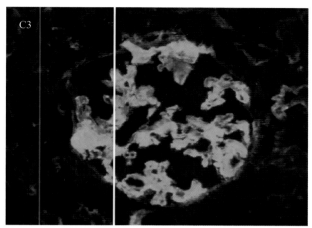

图13-55　C3肾小球病，C3沿肾小球系膜区和毛细血管壁沉积（荧光×400）

电镜检查

电镜下可见系膜区和（或）内皮下电子致密物沉积（图13-56），免疫电镜检查证实电子致密物中以C3沉积为主（图13-57）。

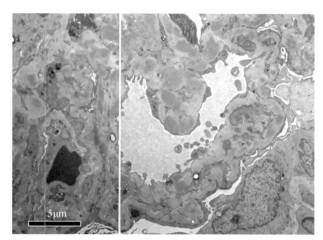

图13-56　C3肾小球病，系膜区和内皮下电子致密物沉积（电镜×5000）

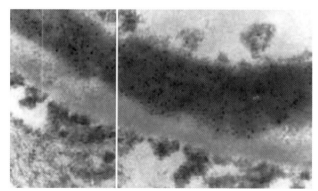

图13-57　C3肾小球病，内皮下电子致密物中大量C3沉积（免疫电镜×30 000）

三、家族性Ⅲ型膜增生性肾小球肾炎[49-50]

部分呈家族性发病的家族性C3肾小球病（familial C3 glomerulopathy）呈Ⅲ型膜增生性肾小球肾炎（MPGN Ⅲ），称家族性Ⅲ型膜增生性肾小球肾炎。研究表明，H因子的1号染色体基因突变（1q31~32）与之有关。病理表现为Ⅲ型膜增生性肾小球肾炎（图13-58），免疫病理学检查仅有C3沉积（图13-59）。

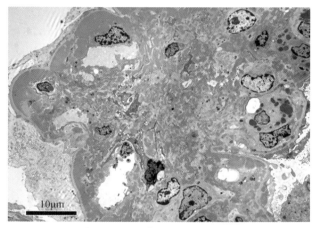

图13-58　家族性Ⅲ型膜增生性肾小球肾炎，肾小球基底膜上皮下、内皮下和系膜区电子致密物沉积（电镜×5000）

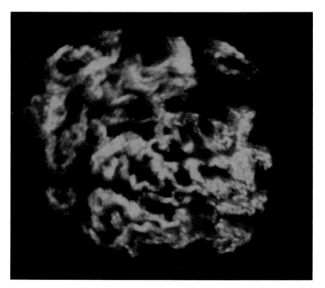

图13-59　家族性Ⅲ型膜增生性肾小球肾炎，C3沉积于肾小球系膜区和毛细血管壁（荧光×400）

四、CFHR5 肾小球肾病 [51-54]

部分家族性肾小球病与 H 因子蛋白 5（complement factor H related protein 5）的基因突变有关，称 CFHR5 肾小球肾病（CFHR5 glomerulonephropathy），首先发现于塞浦路斯。病理表现为非 MPGN 样 C3 肾小球病。

鉴别诊断

从临床表现和光镜检查需与免疫复合物介导的 I 型和 III 型膜增生性肾小球肾炎以及系膜增生性肾小球肾炎鉴别，但免疫病理学检查和电镜检查与后两者截然不同，特别是电镜检查对 DDD 的诊断有特殊价值。

病因和发病机制 [55-58]

补体代谢异常和补体旁路激活途径的调节蛋白异常是导致 C3 肾小球病的重要机制，特别是与补体代谢的调节蛋白 H、B、I 等因子有关。H 因子是 C3 转换酶（C3bBb）的主要调节和制动因子，H 因子的基因突变或出现 H 因子的自身抗体均可导致 C3 的持续活化和补体过度消耗。补体旁路激活和裂解是一系列生物化学过程，激活过程包括自 C3 到 C9 的系列性激活，在激活过程中，C3 经过 C3a、C3b、C3f、iC3b、C3c、C3dg、C3g、C3d 等裂解产物。此外，患者血中常出现的 C3 肾炎因子（C3NeF）就是针对 C3 转换酶（C3bBb）的自身抗体样结合蛋白，该蛋白与 Bb 结合更紧密，与 H 因子竞争，导致 C3bBb 稳定而不被 H 因子裂解，也不与 I 因子相互作用，导致 C3bBb 的半衰期延长 10~30 倍，因而加强了 C3 的消耗，使患者出现持续低补体状态，致使肾小球基底膜变性、系膜细胞和基质增生，出现富含 C3 的电子致密物质。

DDD 是 C3 肾小球病的一种，通过洗脱技术证实，沉积的电子致密物不是免疫复合物，主要为 C3 及其裂解产物。此外，部分患者的条带状电子致密物不但出现于肾小球基底膜，尚可见于眼球、脾小血管、肾小囊和肾小管的基底膜，而且肾移植后短期复发。

C3 肾小球病的病理形态既可表现为膜增生样，也可呈现系膜增生样等非膜增生样病变，具体机制尚无公认的学说。动物实验证明，H 因子的缺失或变异可能是导致膜增生样 C3 肾小球病的机制 [48]。而 B 因子和 I 因子的异常可能是导致非膜增生样 C3 肾小球病的机制。

免疫病理学检查发现，部分 C3 肾小球病除 C3 沉积外，尚可见 IgG、IgM 等免疫球蛋白、单克隆免疫球蛋白沉积，说明免疫球蛋白或免疫复合物也可诱发补体代谢异常。

第七节　高尿酸血症肾病和痛风肾

血清中的尿酸浓度达到或超过 386.8 μmol/L 称高尿酸血症（hyperuricemia）。尿酸在体液内的主要存在形式是一羟基单尿酸钠，浓度过高的尿酸钠沉积在关节、软骨、滑囊、肌腱及皮下等组织时，出现痛风性关节炎和痛风结节，沉积于肾则出现高尿酸血症肾病（hyperuricemic nephropathy）或痛风肾（gout kidney）[59]。

病理表现 [59-60]

大体表现

早期无明显异常，体内尿酸突然急性增多（如恶性肿瘤化疗导致的溶瘤综合征等）时，尿酸和尿酸盐可在肾小管内多灶状或弥漫性沉积（图 13-60），后期肾呈瘢痕状萎缩，切面可见多数坚硬的盐类沉积病灶。高尿酸血症患者易形成尿酸盐结石，出现肾盂结石时，可见肾盂扩张或变形。

光镜检查

本病无需免疫病理学检查和电镜检查，仅凭光镜检查即可确诊。早期仅在髓袢和集合管内出现尿酸盐结晶；进而肾小管上皮损伤和崩解，尿酸盐沉积于肾间质，肾间质继发淋巴细胞和单核

细胞浸润、多核巨细胞形成和纤维化（图 13-61~图 13-63），偏振光显微镜下可见白亮的光斑（图13-64）；继续进展，肾小管和肾间质损伤逐渐严重，导致肾小动脉管壁增厚，管腔狭窄，肾小球硬化。尿酸盐结晶呈水溶性，所以在普通切片内被溶解，仅见呈放射状的无色的星芒状结晶，冰冻切片或纯乙醇固定的肾组织中，呈蓝色针状结晶。

免疫病理学检查

无特异发现。

电镜检查

肾小管上皮细胞内和肾间质出现星芒状结晶（图 13-65）。

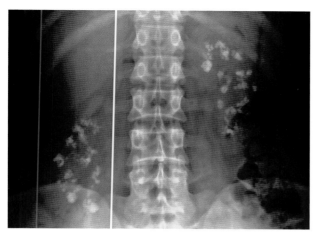

图13-60 溶瘤综合征导致的高尿酸血症肾病，肾小管内充以尿酸盐结晶

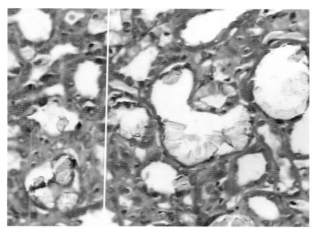

图13-61 高尿酸血症肾病，肾小管内充以尿酸盐结晶（HE×200）

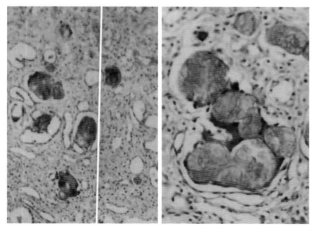

图13-62 高尿酸血症肾病，肾小管内充以尿酸盐结晶（HE，左：×200，右：×400）

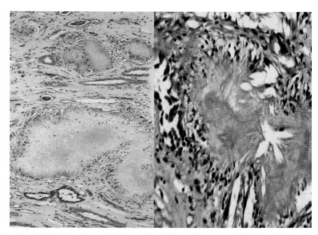

图13-63 高尿酸血症肾病，肾间质尿酸盐结晶肉芽肿（HE，左：×200，右：×400）

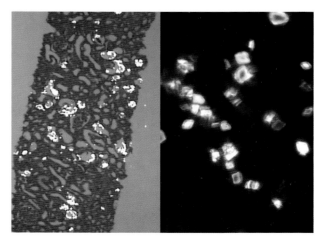

图13-64 高尿酸血症肾病，肾小管内充以尿酸盐结晶（偏振光，左：×100，右：×600）

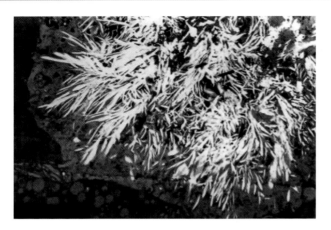

图13-65 高尿酸血症肾病，尿酸盐针状结晶（电镜×2700）

鉴别诊断

高尿酸血症是本病的发病基础，所以临床化验显示血清尿酸浓度过高是诊断本病的一个重要依据。尿酸盐的特殊结晶形态与草酸盐等不同。此外，尿酸盐沉积对肾小管和肾间质损伤严重，与其他沉积物不同。

病因和发病机制

尿酸是嘌呤分解的产物。机体内的尿酸有外源性和内源性两种来源，高尿酸血症主要是内源性的，约占80%。机体对尿酸的代谢紊乱导致尿酸积存过多，是高尿酸血症的主要原因。部分患者参与尿酸代谢的酶遗传性缺陷，导致青少年的高尿酸血症。部分患者由于体内大量细胞破坏，核酸分解亢进，如骨髓瘤、白血病、恶性肿瘤等，特别是进行化疗或放疗过程中，大量细胞坏死和崩解，可使尿酸急剧增多（溶瘤综合征），导致急性尿酸肾病。

肾小管的分泌和浓缩使尿酸浓度在局部更为增高，在下肾单位的酸性环境下更易析出。肾间质血流丰富，pH值较低，也是尿酸盐易沉积的部位。肾小管的尿酸转运蛋白对肾小管内的尿酸转归很重要，肾小管尿酸转运蛋白包括 URAT1 和 URAT1/GLUT9，它们的作用减弱或基因突变皆可导致肾小管内的高尿酸形成[60-61]。

第八节　高钙血症性肾病

高钙血症性肾病（hypercalcemic nephropathy）是由于慢性高血钙症和（或）慢性高尿钙症引起的肾小管间质性肾病。能引起高钙血症（血清钙 > 2.55 mmol/L）者均可能出现肾损伤。患者主要表现轻重不等的肾小管损伤，后期出现肾衰竭[62]。

病理表现[62]

光镜检查

肾皮质和（或）髓质均可见无结构的蓝紫色钙质沉积（HE 染色），van Kossa 染色显黑色（图13-66）。开始首先沉积于肾小管上皮细胞质内，进而出现于肾小管、肾小囊基底膜和血管壁，再进一步发展，沉积于肾间质，并可出现多核巨细胞。受损伤的肾小管呈现灶状或多灶状萎缩，肾间质可见单个核细胞浸润和纤维化。

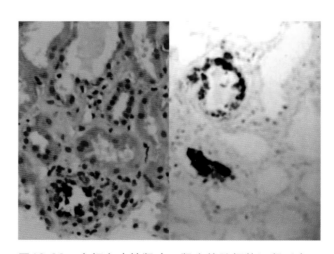

图13-66 高钙血症性肾病，肾小管腔钙盐沉积（左：HE×400），管壁和管腔内钙盐沉积（右：van Kossa×400）

免疫病理学检查

无特异表现。

电镜检查

肾小管上皮细胞溶酶体增多，次级溶酶体内可见无结构的颗粒状钙质沉积，严重者沉积于基底膜和肾间质，由颗粒状形成大块的沉积灶。

鉴别诊断

由于钙质沉积较特殊，所以不会与其他疾病相混。

病因和发病机制

高钙血症主要见于：①甲状旁腺功能亢进（图13-67）。②骨质大量溶解吸收，波及骨破坏的恶性

肿瘤、多发性骨髓瘤等。③胃肠吸收钙过盛（如维生素 D 过多、碱性牛奶综合征、结节病等）。血清中的离子钙在一定的 pH 环境下则析出沉积。

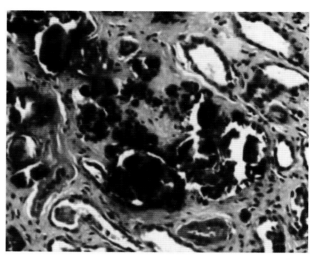

图13-67 甲状旁腺功能亢进导致的肾钙化（HE×200）

第九节　高草酸尿症肾病

高草酸尿症（oxalosis）是泌尿系统结石症的一个原因，也可出现肾钙化症。累及肾时，称高草酸尿症肾病（hyperoxaluric nephropathy）。

病理表现[63]

光镜检查

肾小管内，特别是近端肾小管内出现针状或无定形结晶，肾小管严重损伤、萎缩和破裂，导致肾间质内出现草酸盐结晶和纤维化（图13-68）。并可与钙结合，呈褐色钙化（图13-69）。偏振光显微镜下可呈现浅绿色折光，呈扇形，是诊断的重要依据（图13-70、图13-71）。

免疫病理学检查

无特异表现。

电镜检查

肾小管上皮细胞因吸收草酸和草酸盐，可见

细胞内特殊结构的包涵体，进而形成特殊的次级溶酶体（图13-72），最终出现有棱角的结晶状结构（图13-73）。

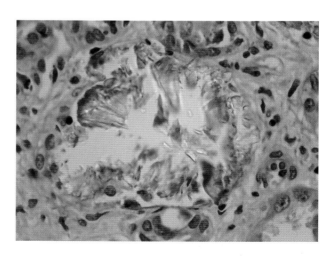

图13-68 高草酸尿症肾病，肾小管扩张、萎缩，草酸盐结晶阻塞（HE×400）

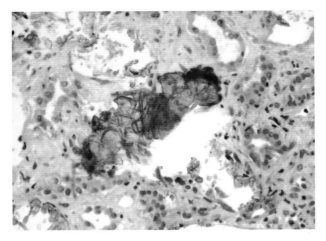

图13-69 高草酸尿症肾病，肾小管扩张、萎缩，草酸盐结晶钙化（HE×400）

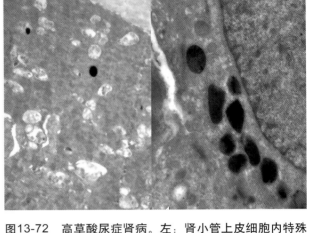

图13-72 高草酸尿症肾病。左：肾小管上皮细胞内特殊包涵体形成（电镜×10 000）；右：肾小管上皮细胞内次级溶酶体（电镜×10 000）

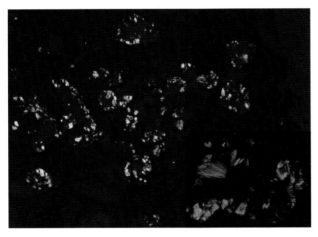

图13-70 高草酸尿症肾病，草酸盐结晶绿色折光（偏振光×100，右下：×400）

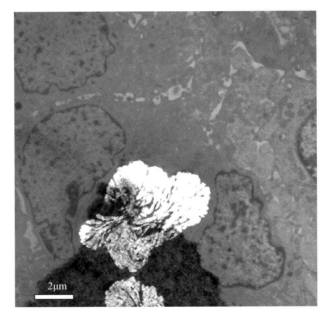

图13-73 高草酸尿症肾病，肾小管扩张，棱角状结晶沉积（电镜×5000）

鉴别诊断

显微镜下的草酸盐结晶呈棕褐色，尿酸盐结晶不易着色，而且有星芒状结晶。偏振光显微镜观察绿色扇形折光是一种可靠的鉴别方法。

病因和发病机制[63]

高草酸尿症有原发性和继发性两种类型。原

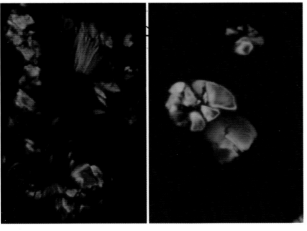

图13-71 高草酸尿症肾病，草酸盐结晶绿色折光，呈扇形（偏振光×400）

发性高草酸尿症多见于青少年，分三型：Ⅰ型较多见，为常染色体隐性遗传，肝内缺乏丙氨酸乙醛酸氨基转换酶（alanine glyoxylate aminotransferase）导致代谢异常。Ⅱ型较少见，由于羟基丙酮酸盐（hydroxypyruvate）代谢异常而导致，肾损伤较轻。Ⅲ型则是由胃肠过吸收草酸和草酸盐所致。继发性高草酸尿症见于草酸摄入过多或排出过少（如慢性肾衰竭、血液透析等），发病无年龄差别。草酸盐与钙结合，在一定的pH环境下，析出并沉积（表13-6）。

表13-6 高草酸尿症病因

原发性
　Ⅰ型、Ⅱ型和Ⅲ型
继发性
　肠道吸收增多
　　小肠炎症性疾病
　　部分小肠切除术后
　　小肠分流术后
　摄入过多
　　大量摄入杨桃、黑叶植物（dark leafy vegetables）、大黄（rhubarb）、柑橘类水果饮料或茶等
　　抗坏血酸药物过量摄入
　维生素B$_1$、吡哆醇等维生素缺乏
　持续性急性或慢性肾衰竭
　乙烯二醇中毒
　甲氧氟烷中毒

第十节　胱氨酸血症肾病

胱氨酸血症和胱氨酸沉积症较少见，是一种常染色体隐性遗传性疾病。累及肾时称胱氨酸血症肾病（cystinosis nephropathy）。因胱氨酸结晶沉积，患者出现血尿、蛋白尿、范科尼综合征，甚至肾衰竭，根据发病年龄和严重程度分为三型：①肾病型，是最严重的一型，2岁以前开始发病，出现范科尼综合征，甚至肾衰竭。②青年型，10岁前后发病，并出现肾病症状。③成年型，症状较轻。

病理表现 [64]

光镜检查

典型的病变出现于近端肾小管，呈现"鹅颈"样改变，近端肾小管起始段因胱氨酸结晶沉积而变细变短，肾小球上皮细胞和肾小管上皮细胞均可见

颗粒状胱氨酸沉积的结晶，进而出现肾小球节段性硬化和球性硬化，肾小管灶状和弥漫性萎缩，肾间质纤维化，直至终末肾（图13-74）。

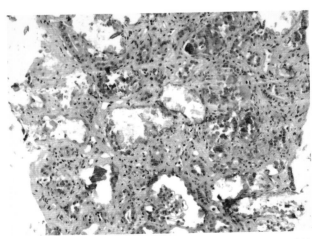

图13-74　胱氨酸血症肾病，肾小管腔和细胞内胱氨酸结晶（HE×200）

免疫病理学检查

无特异表现。

电镜检查

细胞质内出现长方形结晶状物质是本病的重要特点（图 13-75）。首先见于肾小球上皮细胞和肾小管上皮细胞，进而出现于系膜细胞、细胞外基质和肾间质。

鉴别诊断

临床有高胱氨酸血症的化验指征。电镜下特殊形态的结晶物质是本病的病理特征。

病因和发病机制 [64-65]

本病是一种常染色体隐性遗传性疾病。胱氨

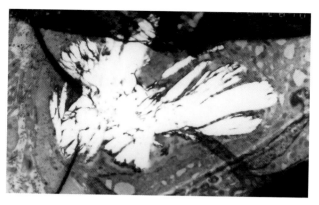

图13-75　胱氨酸血症肾病，肾小管细胞内可见长方形结晶（电镜×40 000）

酸转运酶异常，导致胱氨酸不能通过溶酶体膜，从而不能及时被代谢，并沉积于全身各器官和组织。

第十一节　糖原贮积症肾病

糖原贮积症是一组少见的遗传性疾病。多种酶先天性异常，均可导致糖原在全身各实质器官的细胞内沉积，从而影响细胞功能。根据酶缺陷的种类不同，糖原贮积症可分为 10 种类型，累及肾者称糖原贮积症肾病（glycogenosis nephropathy），多见于 I 型。临床表现可呈轻度肾小管损伤。

病理表现 [66]

大体表现

由于大量糖原贮积于肾小管上皮细胞和肾小球上皮细胞，使肾肿胀而苍白，呈现大白肾。

光镜检查

肾小管上皮细胞，特别是下肾单位肾小管上皮细胞呈严重的细小空泡变性（图 13-76），肾小球上皮细胞也有类似变化。糖原染色呈强阳性（图 13-77）。

免疫病理学检查

无特殊表现。

电镜检查

肾小管和肾小球上皮细胞内可见大量糖原颗粒沉积（图 13-78）。

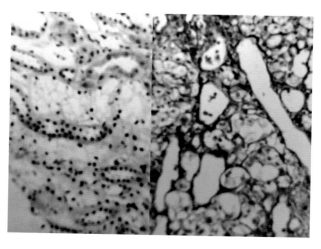

图13-76　糖原贮积症肾病，髓袢和集合管上皮高度空泡变性（左：HE×200，右：Masson×200）

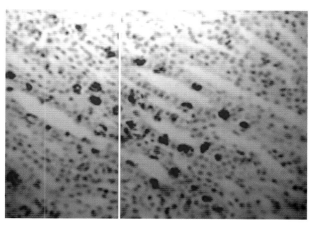

图13-77　糖原贮积症肾病，髓袢和集合管上皮大量糖原贮积（糖原染色×200）

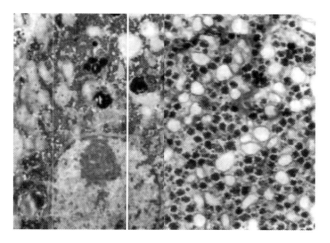

图13-78　糖原贮积症肾病，肾小管上皮多数糖原颗粒贮积（电镜，左：×8000，右：×20 000）

鉴别诊断

需与各种原因导致的肾小管上皮空泡变性鉴别（高渗性肾病等）。糖原贮积症可累及肝、心、骨骼肌等多器官和多部位，婴幼儿即可发病，通过糖原的特殊染色，可以确诊。

病因和发病机制[66]

糖原贮积症是由于酶缺陷造成的，根据酶缺陷的种类，有10种之多，如葡糖-6-磷酸酶缺陷可引起Ⅰ型糖原贮积症，主要累及肝和肾，婴幼儿发病；溶酶体酸性糖苷酶缺陷可引起Ⅱ型糖原贮积病，累及全身所有组织，婴幼儿和成人均可发病；葡糖淀粉酶缺陷可引起Ⅲ型糖原贮积症，

婴幼儿发病，表现为肝大、低血糖、肌无力等。各型糖原贮积症由于糖原转运、代谢障碍，导致各部位的异常贮积，影响功能发挥。

很多代谢异常导致的肾疾病均有先天性和遗传性的基础，如糖尿病、脂蛋白肾小球病、高尿酸血症肾病、高草酸尿症肾病、胱氨酸血症肾病、糖原贮积症肾病等，所以，也可将它们列入先天性和遗传性肾疾病。

参考文献

[1] Ruan X, Guan Y. Metabolic syndrome and chronic kidney disease. J Diabetes, 2009, 1: 236-245.

[2] 邹万忠. 糖尿病导致肾损伤的病理变化. 医师进修杂志（内科版），2004, 6: 1-3.

[3] 吴雪怡，李航. 糖尿病肾病的病理研究及其临床意义. 中华肾脏病杂志，2012, 28: 564-568.

[4] 刘刚，王梅，刘玉春，等. 2型糖尿病患者合并非糖尿病性肾损害的临床病理分析. 中华肾脏病杂志，2001, 17: 226-230.

[5] 沈洲姬，李华，叶有新，等. 2型糖尿病合并非糖尿病肾病的研究. 中国糖尿病杂志，2012, 20:357-359.

[6] 李学旺，李航. 应重视对2型糖尿病患者肾脏损害临床与病理相关性的研究. 中华肾脏病杂志，2008, 24: 301-303.

[7] Mogensen C E, Schmitz O. The diabetic kidney: from hyperfiltration and microalbuminuria to end-stage renal renal failure. Med Clin North Am, 1988,72: 1465-1492.

[8] Tervaert T W, Mooyaart A L, Amann K, et al. Pathologic Classification of diabetic nephropathy. J Am Soc Nephrol, 2010, 21: 556-563.

[9] Brocco E, Flioretto P, Mauer M, et al. Renal structure and function in non-insulin depended diabetic patients with microalbuminuria. Kidney Int (Suppl), 1997, 63: S40-S44.

[10] Osterby R, Paarving H H, Hommel E, et al. Glomerular structure and function in diabetic nephropathy: early to advanced stages. Diabetes, 1990, 39: 1057-1063.

[11] Wendt T, Tanji N, Guo J, et al. Glucose, glycation and RAGE: implications for amplication of cellular dysfunction in diabetic nephropathy. J Am Soc Nephrol,

2003, 14: 1383-1395.

[12] 郑敏，刘必成. 糖尿病肾病生物标志物研究进展. 中国糖尿病杂志, 2010, 18: 154-156.

[13] Gross J L, Canani L H, Azevedo M J, et al. Diabetic nephropathy: diagnosis, prevention, and treatment. Diabetes Care, 2005, 28: 176-188.

[14] 杨雁，余学锋. 糖尿病肾病机制的研究进展. 临床肾脏病杂志, 2012, 12: 196-198.

[15] Susztak K, Bottiger E P. Diabetic nephropathy: a frontier for personalized medicine. J Am Soc Nephrol, 2006, 17: 361-367.

[16] 罗长青，张春. 糖尿病肾病足细胞损伤机制研究进展. 临床肾脏病杂志, 2012, 12: 199-201.

[17] 顾熔，王知笑，杨慧，等. 我国汉族 1 型糖尿病 HLA 基因与 4 种胰岛素自身抗体关系的研究. 中国糖尿病杂志, 2012, 20: 881-888.

[18] Picken M M, Westermark P. Amyloid detection and typing: summary of current practice and recommendations of the consensus group. Amyloid, 2011, 18 Suppl 1: 43-45.

[19] 姚英，王素霞，章友康，等. 205 例肾脏淀粉样变性病患者的分型诊断研究. 中华肾脏病杂志, 2013, 29: 88-92.

[20] Benson M D, Liepnieks J, Uemichi T, et al. Hereditary renal amyloidosis associated with a mutant fibrinogen a-chain. Nature Genet, 1993, 3: 252-255.

[21] Nichols W C, Gregg R E, Brewer H B, et al. A mutation in apolipoprotein A-I in the Iowa type of familial amyloidotic polyneuropathy. Genomics, 1990, 8: 318-323.

[22] Benson M D, Liepnieks J J, Yazaki M, et al. A new human hereditary amyloidosis: the result of a stop-codon mutation in the apolipoprotein AII gene. Genomics, 2001, 72:272–277.

[23] Pepys M B, Hawkins P N, Booth D R, et al. Human lysozyme gene mutations cause hereditary systemic amyloidosis. Nature, 1993, 362: 553-557.

[24] Said S M, Sethi S, Valeri A M, et al. Characterization and outcomes of renal leukocyte chemotactic factor 2-associated amyloidosis. Kidney Int, 2014, 80: 1-8.

[25] Benson M D, James S, Scott K, et al. Leukocyte chemotactic factor 2: A novel renal amyloid protein. Kid-

ney Int, 2008, 74: 218-222.

[26] 陆怡敏，陈楠. 家族性肾脏淀粉样变性的诊治进展. 中国中西医结合肾病杂志, 2007, 12: 734-736.

[27] Merlini G, Bellotti V. Molecular mechanisms of amyloidosis. Engl J Med, 2003, 349: 583-596.

[28] Robert A R, Mille R. Membranoprololiferative glomerulonephhritis and amyloid nephropathy. Hum Pathol, 1984, 15: 1185-1187.

[29] Picken M M. New insights into systemic amyloidosis: the importance of diagnosis of specific type. Curr Opin Nephrol Hypertans, 2007, 16:196-203.

[30] Madani M, Harwick R D, Chen S Y, et al. Amyloidosis of the oral cavity : report of five cases. Compendium, 1991, 12: 338-342.

[31] Buxbaum J N. The genetics of the amyloidosis. Annu Rev Med, 2000, 51: 543-569.

[32] Merlini G, Seldin D C, Gertz M A. Amyloidosis : pathogenesis and new therapecutic options. J Clin Oncol, 2011, 29: 1924-1933.

[33] Markowitz G S, Lin J, Valeri A M, et al. Idiopathic nodular glomerulosclerosis is a distinct clinicopathologic entity linked to hypertension and smoking. Hum Pathol, 2002, 33: 826-835.

[34] Naser S H, D'Agati V D. Nodular glomerulosclerosis in the nondiabetic smoker. J Am Soc Nephrol, 2007, 18: 2032-2036.

[35] 董葆，陈文，程虹，等. 肥胖相关性局灶性节段性肾小球硬化症临床与病理表现. 中华肾脏病杂志, 2002, 18: 389-392.

[36] 程虹，谌贻璞，张聪，等. 比较两种肥胖相关肾小球病的临床病理特点. 中华肾脏病杂志, 2009, 25: 261-264.

[37] Kahn R. Metabolic syndrome: is it a syndrome? Does it matter? Circulation, 2007, 115: 1806-1810.

[38] Weisinger J H, Kempson R L, Eldridge F L, et al. The nephritic syndrome: a complication of massive obesity . Ann Interin Med, 1974, 81:440-447.

[39] Chagnac A, Weinstein T, Korzets A, et al. Glomerular hemodynamic in severe Obesity. Am J Physiol Renal Physiol, 2000, F817-822.

[40] 谌贻璞. 肥胖相关性肾小球病 // 谌贻璞，余学清. 肾内科学. 2 版. 北京：人民卫生出版社, 2015: 73-

80.

[41] Saito T, Sato H, Kudo K I, et al. Lipoprotein glomeru-lopathy: glomerular lipoprotein thrombi in a patient with hyperlipoproteinemia. Am J Kidney Dis, 1989, 13:148-152.

[42] 姜傥，邹万忠．脂蛋白肾病：一种新型的与脂类代谢相关的肾小球疾病．中华肾脏病杂志，1997, 13: 179-182.

[43] Faknouri F, Frémeaux-Bacch V, Noël L H, et al. C3 glomerulopathy: a new classification. Nat Rev Nephrology, 2010, 6: 494-499.

[44] Matthew C P, Vivette D D, Carla M N, et al. C3 glomerulopathy: consensus report. Kidney Int, 2013, 84: 1079-1089.

[45] 王梅，林晓明，王素霞，等．电子致密物沉积病的临床及病理研究．中华肾脏病杂志，2001, 17: 16-19.

[46] Sibley R K, Kim Y. Dense intramembranous deposit disease: New pathologic features. Kidney Int, 1984, 25: 660-670.

[47] Walker P D, Ferrario F, Joh K, et al. Dense deposit disease is not a membranoproliferative glomerulonephritis. Modern Path, 2007, 20: 605-616.

[48] 喻小娟，刘刚，赵明辉．12 例 C3 肾小球肾炎的临床病理特点及其血浆补体活化分析．中华肾脏病杂志，2011, 27:797-801.

[49] Neary J J, Conlon P J, Croke D, et al. Linkage of a gene causing familial membranoproliferative glomerulonephritis type Ⅲ to chromosome 1. J Am Soc Nephrol, 2002, 13: 2052-2057.

[50] Pickering M C, Cook H T. Translational mini-review series on complement factor H:Renal diseases associated with complement factor H: novel insights from humans and animals. Clin Exp Immunology, 2008, 151:210-230.

[51] Goicoechea de Jorge E, Gale D P, Cook H T, et al. A mutant complement factor H-related 5 protein is associated with familial C3 glomerulonephritis. Mol Immunol, 2009, 46: 2822-2829.

[52] 喻小娟，刘刚，赵明辉．补体旁路途径调解异常在 C3 肾小球病中的研究进展．中华肾脏病杂志，2011, 27:620-624.

[53] Hogasen K, Jensen J H, Mollnes T E, et al. Hereditary porcine membranoproliferative glomerulonephritis type Ⅱ is caused by factor H deficiency. J Clin Invst, 1995, 95: 1054-1061.

[54] Pickering M C, D'Agati V D, Nester C M, et al. C3 glomerulopathy: consensus report. Kidney Int, 2013, 84: 1079-1089.

[55] Rose K L, Paixao-Cavalcante D, Fish J, et al. Factor Ⅰ is required for the development of membranoproliferative glomerulonephritis in factor H-deficient mice. J Clin Invest, 2008, 118: 608-618.

[56] 袁程艳，杨晓．补体调节障碍与肾小球疾病．临床肾脏病杂志，2013, 13:532-534.

[57] Hou J, Markowitz G S, Bomback A S, et al. Toward a working definition of C3 glomerulopathy by immuno-fluorescence. Kidney Int, 2014, 85: 450-456.

[58] Sethi S, Sukov W R, Zhang Y, et al. Dense Deposit Disease Associated With Monoclonal Gammopathy of Undetermined Significance. Am J Kidney Dis, 2010, 56: 977-982.

[59] 陈香美，吴镝．尿酸性肾病．中华内科杂志，2005, 44: 231-233.

[60] Dykman D, Simon E E, Aviol L V. Hyperuricemia and uric acid nephropathy. Arch Intern Med, 1987, 147: 1341-1348.

[61] 吴镝，张萍，陈香美，等．人肾尿酸转运蛋白 1 基因克隆、抗体制备及其在肾小管上皮细胞中的定位．解放军医学杂志，2005, 30:397-400.

[62] Rosen S, Greenfeld Z, Bernheim J, et al. Hypercalcemic nephropathy: chronic and predominant medullary inner stripe injury. Kidney Int, 1990, 37: 1067-1075.

[63] Leumann E, Hoppe B, Neuhous T. Management of primary hyperoxaluria. Pediatr Nephrol, 1993, 7: 207-211.

[64] Sharer K, Manz F. Nephropathic cystinosis. J Nephrol, 1994, 7: 165-172.

[65] Markowitz G S, Nasr S H, Klein P, et al. Renal failure due to acute nephrocalcinosis cystinosis. Hum Pathol, 2004, 35: 675-684.

[66] Chen Y-T. Type Ⅰ glycogen storage disease: kidney involvement, pathogenesis, and its treatment. Pediatr Nephrol, 1991, 5: 71-79.

第十四章 先天性和遗传性肾疾病

遗传性肾病与先天性和家族性肾病不完全相同。遗传性肾病是基因异常导致的肾疾病，常有家族性的特点，但家族性肾疾病也可由非遗传因素（如环境因素）所引起，先天性肾疾病则指一切与生俱来的肾疾病，除遗传性肾疾病外，还包括受精卵在发育过程中所产生的疾病。遗传性肾疾病也不都是出生后就发病，如晚发性遗传性肾疾病可在中年或老年才发病。

依照遗传方式和遗传物质的改变，遗传性肾疾病可分为三大类：①单基因遗传性肾疾病；②多基因遗传性肾疾病；③染色体数目或结构异常性肾疾病。

一些遗传性和先天性疾病常表现为代谢异常，本书的"代谢异常导致的肾疾病"中的糖尿病导致的肾损伤、脂蛋白肾小球病、高尿酸血症肾病、高草酸尿症肾病、胱氨酸血症肾病、糖原贮积症肾病等虽然也与遗传因素关系密切，但为便于章节的编排和读者的理解，将它们列入了第十三章。

随着细胞基因生物学的迅猛发展，列为遗传性肾疾病的种类也逐年增多[1]，见表14-1。

表14-1 遗传性肾疾病

原发性（肾损伤为主要或唯一的表现）

1.肾小球疾病

（1）先天性肾病综合征

芬兰型：先天性小囊性肾病综合征

法国型：弥漫性系膜硬化

（2）肾小球基底膜的遗传性肾病

Alport综合征

薄基底膜肾病或家族性良性血尿

（3）指甲髌骨综合征

续表

（4）Ⅲ型胶原肾小球病

（5）纤连蛋白肾小球病

（6）遗传性免疫性肾炎

（7）家族性小叶性肾小球病

2.功能性肾小管病

3.肾间质病

4.肾囊性病

5.肾发育不良与畸形

继发性

1.继发于遗传性代谢性疾病

（1）Fabry病肾病

（2）卵磷脂-胆固醇酰基转移酶缺乏

（3）戈谢病肾病

（4）尼曼-皮克病

（5）糖尿病肾损伤※

（6）家族性淀粉样变性肾病※

（7）脂蛋白肾小球病※

（8）高尿酸血症肾病※

（9）高草酸尿症肾病※

（10）Wilson病

（11）青春期型胱氨酸尿症※

（12）溶酶体病

（13）镰状细胞病肾病

（14）遗传性补体缺陷病

（15）α-抗胰蛋白酶不足

（16）Alagille综合征

（17）家族性青少年性巨细胞贫血

（18）尿黑酸尿褐黄病肾损伤※

（19）糖原贮积症※

2.并发于非遗传性代谢性疾病

续表

（1）遗传性肢端骨质溶解
（2）线粒体病
（3）家族性自主神经功能异常
（4）Bartter和Gitelman综合征

注：[※] 请参阅相应章节

对于肾活检病理而言，有的先天性和遗传性

肾疾病可以作出明确诊断，有的属于功能性变化，不能作出明确诊断，一旦出现了形态学变化，已属晚期，临床出现肾功能障碍，病理形态表现为肾单位萎缩和肾间质纤维化。有的先天性和遗传性肾疾病已在以前相应章节做了介绍。以下将介绍肾活检病理检查有诊断价值的几种先天性和遗传性肾疾病。

第一节　Alport 综合征

Alport 综合征（Alport's syndrome）又称遗传性进行性肾炎（hereditary progressive glomerulone-phritis），典型的 Alport 综合征以血尿、进行性肾功能减退、感音性神经性耳聋和眼的前锥形晶状体为特点。儿童期常见，男女均可发病，以男性多见。1/3 ~ 2/3 的患者有家族史[2]。

病理表现[3]

大体表现

早期无明显病变，后期体积缩小，皮质变薄，呈萎缩肾。

光镜检查

无特殊诊断意义的病变。肾小球可基本正常，或系膜细胞轻度增生，或局灶节段性中重度加重，或呈现局灶节段性肾小球硬化的表现，部分病例可出现不成熟的婴儿型肾小球（以 20 岁以前的病例多见），后期出现球性硬化或缺血性硬化。由于肾小球基底膜Ⅳ型胶原的异常，应用 PASM 染色会出现不易着色现象（图 14-1）。肾小管在疾病的中后期出现萎缩。肾间质最早出现淋巴细胞和单核细胞浸润，并可见多少不等的泡沫细胞（图 14-2、图 14-3），这些泡沫细胞部分来自肾间质的单核巨噬细胞吞噬脂类物质后形成，部分由重度空泡变性的肾小管上皮细胞于基底膜断裂后进入肾间质而成。曾有人认为，肾间质的泡沫细胞浸润是 Alport 综合征的较特异的病理变化。病程后

期出现肾间质的纤维化。小动脉于疾病后期出现管壁增厚。

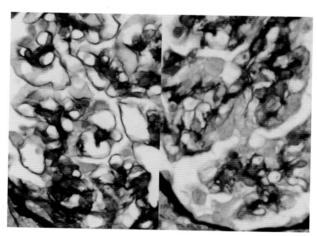

图 14-1　Alport 综合征，肾小球基底膜不易着色。左：正常肾小球；右：病变肾小球（PASM×600）

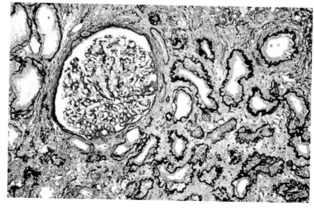

图 14-2　Alport 综合征，肾小管萎缩，肾间质泡沫细胞浸润（PASM×200）

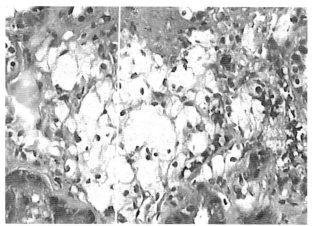

图 14-3 Alport 综合征，肾间质泡沫细胞浸润（Masson×400）

免疫病理学检查

多数呈阴性。有的可见 IgM 呈强度不等的阳性。GBM 主要由 Ⅳ 型胶原组成，Ⅳ 型胶原是一种非纤维性基底膜胶原，由 $\alpha_1 \sim \alpha_6$ 组成的复杂的螺旋结构的六聚体，GBM 主要含 α_3、α_4 和 α_5 链，进行肾活检标本的 Ⅳ 型胶原的 α_3 和 α_5 链的免疫荧光或免疫组化有重要诊断意义，患者呈阴性或弱阳性，正常人强阳性（图 14-4）。

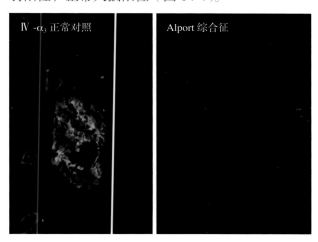

图 14-4 Alport 综合征，肾小球基底膜 Ⅳ 型胶原 α_3 链检测。左：正常对照 右：患者（荧光 ×400）

电镜检查

透射电镜检查是诊断 Alport 综合征的主要手段。肾小球基底膜显示弥漫增厚或薄厚不均，致密层增厚，充以多数无特殊排列的微细的纤维样结构，使之呈撕裂状（splitting or lamellation）和

蛛网状（basket-weave），其中常混有微小的电子致密颗粒（图 14-5）。上述特殊的变性结构也见于肾小管基底膜。肾小球上皮细胞足突节段性融合。早期肾小管、肾间质和小动脉无特异性病变。后期肾小管萎缩，肾间质纤维化。

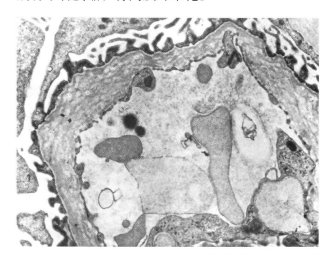

图 14-5 Alport 综合征，肾小球基底膜撕裂（电镜 ×10 000）

鉴别诊断

早期的 Alport 综合征在电镜下常见肾小球基底膜节段性菲薄伴增厚，应与薄基底膜肾病鉴别，后者肾小球基底膜呈弥漫性菲薄，无基底膜撕裂现象。

肾间质的泡沫细胞常见于各种肾病综合征的肾小球病，所以肾间质的泡沫细胞不能作为诊断 Alport 综合征的主要根据。

病因和发病机制

Alport 综合征属于基底膜（GBM）Ⅳ 型胶原的基因突变导致的遗传性疾病。Ⅳ 型胶原是一种非纤维性基底膜胶原，是由三条 α 链相互缠绕而形成的三股螺旋结构的分子，每一种 α 链的分子量为 170 ~ 185 kD，含有三个不同的结构域：含 13 ~ 23 氨基酸的氨基端非胶原区（7S）；含大量甘氨酸 -X-Y 重复结构的胶原区；含约 230 个氨基酸残基的羧基端非胶原区，即 NCI 区。GBM 主要含 α_3、α_4 和 α_5 链和少量 α_6。Alport 综合征的遗传方式常见有三种：① X 连锁

显性遗传型 Alport 综合征，COL4A5 基因突变。②X 连锁隐性遗传型 Alport 综合征，COL4A5/COL4A6 基因突变。以上两种约占全部 Alport 综合征的 85% 以上，由于女性性染色体为 XX，男性为 XY，当 X 链出现突变时，女性的另一条 X 链可与突变 X 链互补，所以女性 Alport 综合征患者症状较轻，可终生无肾衰竭的症状。③常染色体隐性遗传 Alport 综合征，COL4A3、COL4A4 基因突变，约占全部 Alport 综合征的 15%。由于 IV 型胶原的基因突变，导致了肾小球和肾小管基底膜的病变[4]。IV 型胶原的基因突变大致可分为三种类型：①严重型突变，包括大片段重组突变、移码突变、截短突变、剪切位点给位的突变、NCI 区突变、15% 新发突变等，该型突变患者 20 岁左右出现肾衰竭，80% 出现耳聋，40% 眼部异常。②中等严重型突变，包括外显子 21～47 区间的甘氨酸替代突变、剪切位点受位的突变、整码突变、5% 新发替代突变等，该型突变患者 26 岁左右出现肾衰竭，65% 出现耳聋，30% 眼部异常。③中等突变或温和突变，包括外显子 1～20 区间的甘氨酸替代突变等，该型突变患者 30 岁左右出现肾衰竭，70% 出现耳聋，30% 眼部异常[5]。

第二节　薄基底膜肾病

薄基底膜肾病（thin basement membrane nephropathy, TBMN）曾有薄基底膜病（thin basement membrane disease）、薄膜肾病（thin membrane nephropathy）、薄基底膜综合征（thin basement membrane syndrome）、良性家族性血尿（benign familial hematuria）的命名。以持续性镜下血尿为主要临床表现，多数有家族史。有 9%～38% 的患者有发作性肉眼血尿，常与上呼吸道感染或剧烈运动有关。尚有少数患者可出现蛋白尿。多为儿童和青少年发病，因平时无严重症状，所以有时到成年，甚至中老年方可发现。

病理表现[6-7]

大体和免疫病理学检查

无异常。

光镜检查

无具有诊断意义的病变（图 14-6）。

电镜检查

是诊断本病的唯一确诊方法。透射电镜下可见肾小球毛细血管基底膜弥漫性菲薄，与同龄人相比，仅相当于其 1/3～1/2（图 14-7），正常国人成人肾小球基底膜约为 360 nm，薄基底膜肾病的诊断标准应为 < 270 nm[8]，有的仅为 100～

200 nm（图 14-8）。偶见薄基底膜断裂，红细胞漏出（图 14-9）。内皮细胞和上皮细胞无明显病变。无电子致密物。肾小管和肾间质无特殊病变。

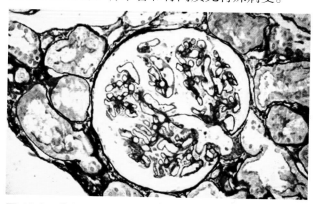

图 14-6　薄基底膜肾病，光镜检查无特异病变（PASM ×400）

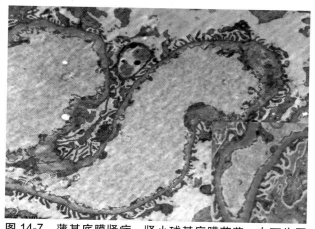

图 14-7　薄基底膜肾病，肾小球基底膜菲薄，右下为同龄正常人基底膜（电镜 ×6700）

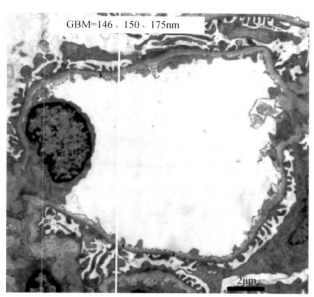

图14-8　薄基底膜肾病，肾小球基底膜菲薄，厚度仅为150 nm（电镜×10 000）

GBM=146、150、175nm

2μm

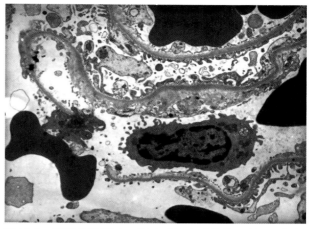

图14-9　薄基底膜肾病，肾小球基底膜菲薄、断裂、红细胞漏出（电镜×6700）

鉴别诊断

Alport综合征的电镜下有时也见节段性基底膜菲薄，但不弥漫，而且可见特殊的基底膜撕裂现象。

多种肾小球肾炎和肾小球病均常出现节段性基底膜菲薄，所以一定要将薄基底膜肾病界定为基底膜弥漫性菲薄。

薄基底膜肾病可合并其他肾小球肾炎或肾小球病，如合并IgA肾病，这时免疫病理学检查呈现IgA的高强度系膜区团块状沉积，光镜下可见系膜增宽，电镜下可见基底膜弥漫菲薄的背景下，系膜区有高密度的电子致密物沉积。

病因和发病机制

多数属于常染色体显性遗传性肾小球病。为肾小球基底膜Ⅳ型胶原α₃和α₄链异常，遗传学图谱定位于第2号常染色体COL4A3/COL4A4基因区域异常[9-10]。

第三节　先天性肾病综合征

生后三个月内起病的肾病综合征称先天性肾病综合征（congenital nephrotic syndrome）。通常分为两大类：①原发性，包括芬兰型先天性肾病综合征、弥漫性系膜硬化、微小病变、局灶性节段性肾小球硬化症。②继发性，可继发于感染、中毒以及其他婴儿期疾病[11]（表14-2）。本节重点介绍芬兰型先天性肾病综合征和弥漫性系膜硬化。

表14-2　先天性肾病综合征的病因分类

原发性

　1.遗传性婴儿型肾病综合征

　　芬兰型先天性肾病综合征

续表

　　非芬兰型先天性肾病综合征（弥漫性系膜硬化、局灶性节段性硬化、微小病变）

　2.继发或并发肾外遗传病

　　Drash综合征

　　指甲髌骨综合征

继发性

　1.先天性梅毒　　　　2.先天性毒浆菌病

　3.先天性巨细胞病毒感染

　4.风疹　　5.肝炎　　6.疟疾

　7.AIDS　　8.汞中毒　　9.婴儿SLE

　10.肾静脉血栓

一、芬兰型先天性肾病综合征

芬兰型先天性肾病综合征（congenital nephr-itic syndrome of Finnish type）在芬兰发病率较高，约为1.2/10万新生儿，最早的报告出自芬兰，故而得名。患儿出生前已有蛋白尿，多数为35～38周的早产儿，大胎盘，体重偏低，常为臀位，有宫内窒息。生后即有肾病综合征[12-13]。

病理表现

大体表现

切面遍布小囊腔。

光镜检查

肾小球呈未成熟型，部分肾小球可表现节段性或球性硬化，近端小管囊性扩张，故有微囊性肾病之称。晚期肾小球硬化，肾小管萎缩[14]（图14-10）。

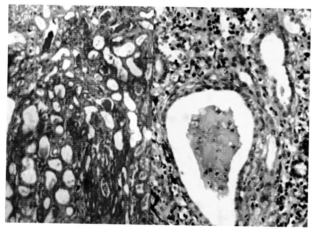

图14-10 芬兰型先天性肾病综合征，近端小管囊性扩张（HE，左：×200，右：×400）

免疫病理学和电镜检查

不能发现具有诊断意义的特殊病变。

二、弥漫性系膜硬化

弥漫性系膜硬化（diffuse mesangial sclerosis）又称法国型先天性肾病综合征，患者的肾病综合征出现较晚，多在1岁或婴儿期发病，症状较轻，但常有高血压，于2岁左右因肾衰竭死亡[15]。

病理表现

大体表现

肾萎缩，苍白而硬韧。

光镜检查

肾小球系膜基质弥漫增生，肾小球呈系膜结节状硬化状态，后期肾小球硬化，肾小管萎缩[15]（图14-11）。

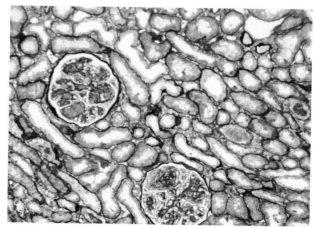

图14-11 弥漫性系膜硬化型先天性肾病综合征，肾小球系膜结节状硬化（PASM×200）

免疫病理学和电镜检查

不能发现具有诊断意义的特殊病变。

鉴别诊断

根据新生儿或婴幼儿的发病特点、特殊的光镜病理变化，不应与其他肾病相混淆。

病因和发病机制

芬兰型先天性肾病综合征属于常染色体隐性遗传性肾疾病，致病基因为19号染色体长臂NPHS1的突变，导致肾小球足细胞间的裂孔膜的nephrin异常[16]。非芬兰型先天性肾病综合征也为常染色体隐性遗传，导致肾小球足细胞间的裂孔膜的podocin异常[17]。

弥漫性系膜硬化型天性肾病综合征多为散发性，与WT-1和laminin基因突变有关[17]。

第四节　指甲髌骨综合征

指甲髌骨综合征（nail-patellae syndrome）又称遗传性骨软骨发育不良（hereditary osteochondrosis）。婴幼儿即可发病，骨畸形为本病特征，98%的患者指甲发育不良，指甲变薄并有纵行突峰，90%的患者髌骨半脱位或缺失，90%的患者出现髂骨角，90%的患者桡骨头和桡骨弓发育不全，Little 于 1897 年命名[18]。半数以上的患者有血尿、蛋白尿、肾病综合征，20%的患者出现肾功能不全，早期可无明显症状[19]。

病理表现[20-21]

大体表现

无特殊，只有疾病晚期时，肾萎缩硬韧。

光镜检查

早期无明显病变，后期肾小球基底膜不规则增厚，系膜基质增多，节段性硬化，疾病晚期出现弥漫性增生硬化和硬化性肾病变（图 14-12）。

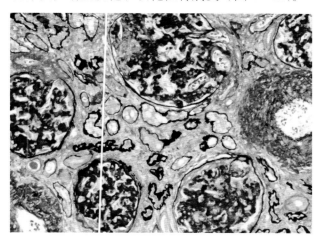

图 14-12　指甲髌骨综合征，肾小球基底膜增厚，系膜基质增生（PASM×200）

免疫病理学检查

偶见 IgM 阳性，肾小球基底膜内间断的 III 型胶原阳性（图 14-13）。

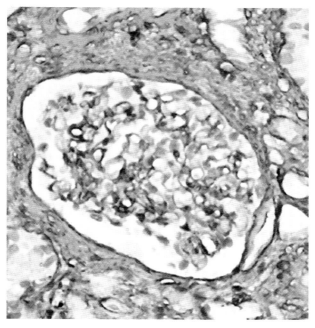

图 14-13　指甲髌骨综合征，肾小球基底膜 III 型胶原间断阳性（免疫组化 ×400）

电镜检查

对本病的确诊有特殊意义，肾小球基底膜内可见虫蚀状透亮区（图 14-14），以基底膜致密层最明显，透亮区内可见多少不等的束状排列的胶原纤维（图 14-15）。

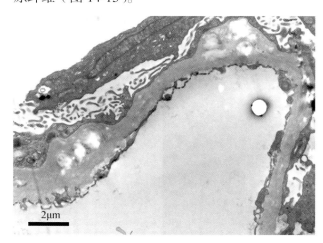

图 14-14　指甲髌骨综合征，肾小球基底膜增厚，出现虫蚀状透亮区（电镜 ×6000）

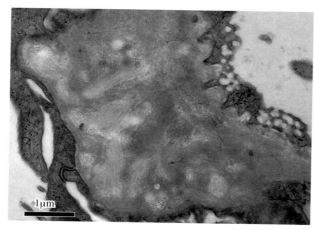

图 14-15　指甲髌骨综合征, 肾小球基底膜增厚, 基底膜内胶原纤维增生, 呈紊乱的束状排列 (电镜 ×40 000)

鉴别诊断

由于本病特殊的临床和电镜检查表现, 一般不会出现误诊。

Ⅲ型胶原肾小球病的病理表现与指甲髌骨综合征有相似之处, 但前者为Ⅲ型胶原纤维弥漫平行排列于基底膜, 也无指甲、骨发育异常。

病因和发病机制

本病为常染色体显性遗传性疾病。致病基因位于第 9 号染色体长臂 (9q34), 即 LMX1B 杂合突变, LMX1B 编码的蛋白质是一种转录因子, 在脊椎动物的肢体发育和肾发育中有重要作用。并且 9 号染色体长臂异常和 COLA5 的基因突变均导致胶原形成的异常[22~24]。

第五节　Ⅲ型胶原肾小球病

Ⅲ型胶原肾小球病 (collagen Ⅲ glomerulopathy) 是近年来新发现的少见的肾小球病。由 Arakawa 于 1979 年首先报告, 又称胶原纤维性肾小球肾病 (collagenfibrotic glomerulonephropathy)、大量胶原纤维形成的基底膜病 (peculiar changes in the basement membrane characterized by abundant collagen formation)、胶原纤维沉积性肾病 (collagen fibers deposit nephropathy), 因其与指甲髌骨综合征极相似, 故又称指甲髌骨综合征样肾病 (nail patella-like renal lesion)。30 ~ 50 岁的中老年男性好发, 以蛋白尿和肾病综合征为主要临床表现。预后较差, 最终出现肾衰竭。截至目前, 文献报道不足 50 例[25]。

病理表现[26-27]

与指甲髌骨综合征的肾病理表现相似。

大体表现

无特殊, 早期双肾肿胀而苍白, 呈大白肾状, 晚期呈萎缩肾。

光镜检查

肾小球毛细血管基底膜弥漫性不规则增厚, 系膜基质增生, PASM 染色的肾小球基底膜不再呈现以Ⅳ型胶原为主的黑色, Masson 染色, 增厚的基底膜与肾间质Ⅲ型胶原同样呈蓝色或绿色(图 14-16、图 14-17)。随着病程延长, 系膜基质逐渐增多, 肾小球硬化。继发性肾小管萎缩, 肾间质纤维化。

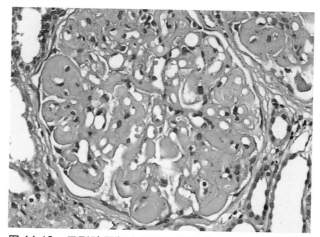

图 14-16　Ⅲ型胶原肾小球病, 肾小球系膜基质增多, 基底膜弥漫增厚 (PAS×400)

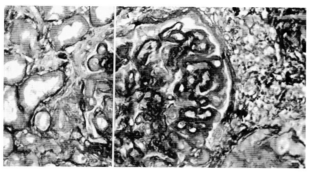

图 14-17　Ⅲ型胶原肾小球病，肾小球系膜区和基底膜间质Ⅲ型胶原呈蓝绿色（Masson×400）

免疫病理学检查

属于非免疫复合物介导的肾疾病，各种免疫球蛋白和补体均阴性。应用Ⅲ型胶原的特异性抗体标记，肾间质、肾小球毛细血管基底膜和系膜区Ⅲ型胶原阳性（图 14-18）。部分患者Ⅳ型和Ⅲ型胶原同时不规则混杂存在，可能属于早期患者，多为成年人（图 14-19）。

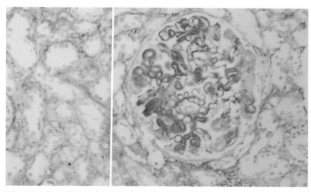

图 14-18　Ⅲ型胶原肾小球病，肾间质、肾小球基底膜和系膜区Ⅲ型胶原阳性（免疫组化×400）

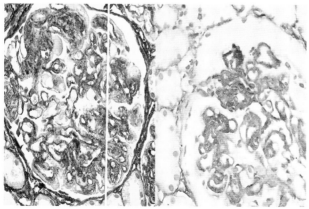

图 14-19　Ⅲ型胶原肾小球病。左：肾小球基底膜和系膜区Ⅳ型胶原不规则阳性；右：Ⅲ型胶原也呈不规则阳性（免疫组化×400）

电镜检查

肾小球基底膜和系膜区显示大量有一定排列的Ⅲ型胶原纤维（图 14-20 ~ 图 14-22）。

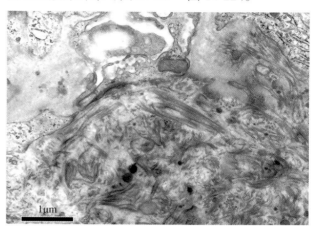

图 14-20　Ⅲ型胶原肾小球病，肾小球系膜区和基底膜胶原纤维增生（电镜×5000）

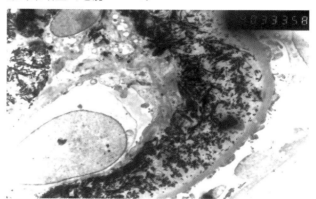

图 14-21　Ⅲ型胶原肾小球病，肾小球基底膜胶原纤维增生（电镜×5000）

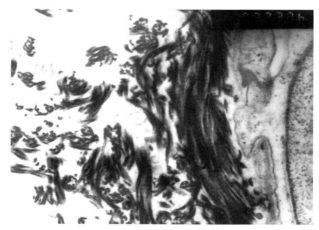

图 14-22　Ⅲ型胶原肾小球病，肾小球基底膜胶原纤维增生（电镜×20 000）

胶原纤维的生化成分是胶原蛋白，胶原蛋白由成纤维细胞合成分泌，不同组织的胶原蛋白分子类型不同，根据其 α 多肽链一级结构的差别，分为 5 型，多数胶原蛋白仅作为间质的均质性胶原成分，不形成具有特殊形态的胶原纤维，如肾小球系膜基质和毛细血管基底膜富含 Ⅳ 型胶原，但在电镜下仅为均质的系膜基质和基底膜成分，只有 Ⅰ 型和 Ⅲ 型胶原可形成镜下可见的胶原纤维，Ⅰ 型胶原纤维主要存在于肌腱、内脏被膜等坚韧的组织，Ⅲ 型胶原纤维则存在于内脏的间质部位[28]。所以，一旦肾小球内出现 Ⅲ 型胶原纤维，应属于病理状态。

鉴别诊断

应与指甲髌骨综合征鉴别，本病的发病年龄较晚，而且仅有肾病变，无指甲和骨的发育异常。

病因和发病机制

本病为常染色体隐性遗传。Ⅲ 型胶原是由三个相同的 α_1 链构成的同源三聚体，由 COL3α_1 基因编码[29]，该基因位于 2 号染色体长臂（2q24.3 ~ 2q31）。成纤维细胞先合成大的前体分子，即 Ⅲ 型前胶原，其 N 末端肽段（P Ⅲ NP）被切除后变成 Ⅲ 型胶原[28]，因此血液及尿中 P Ⅲ NP 可以反映肾 Ⅲ 型胶原形成的多少，即肾纤维化的程度，但是与肾疾病的种类和活动程度无关，仅提示肾病变导致 Ⅲ 型胶原合成增多[28]。慢性肾病患者血清 P Ⅲ NP 水平是正常人的 2 倍，而 Ⅲ 型胶原肾小球病患者血清 P Ⅲ NP 水平可达正常人的 10 ~ 100 倍。指甲髌骨综合征表现第 9 号染色体长臂的胶原基因异常，而且肾小球系膜细胞本身可聚集，甚至产生 Ⅲ 型胶原，这些可能是 Ⅲ 型胶原肾小球病与指甲髌骨综合征不同的机制[29-30]。

第六节 纤连蛋白肾小球病

纤连蛋白肾小球病（fibronectin glomerulopathy）较少见，为 Burgin 于 1980 年首先报道[31]。本病无性别差异，中青年好发，主要临床表现为蛋白尿和肾病综合征，数年内导致肾功能不全。

病理表现[32]

大体表现

与其他肾小球病相似。

光镜检查

肾小球系膜区增宽，可见 PAS 染色强阳性的无结构的蛋白物质沉积，基底膜增厚，假双轨征形成，有的病例肾小球呈结节硬化状，肾小球毛细血管腔内 PAS 阳性蛋白物质阻塞。肾小管和肾间质呈现继发性萎缩和纤维化（图 14-23、图 14-24）。

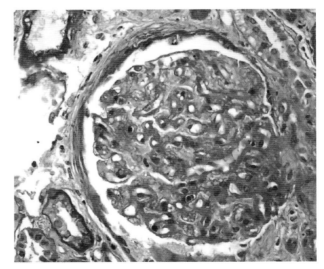

图 14-23 纤连蛋白肾小球病，肾小球系膜增宽，基底膜增厚，PAS 染色强阳性（PAS×400）

免疫病理学检查

免疫球蛋白和补体均阴性。纤连蛋白阳性（图 14-25）。

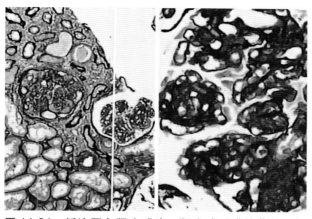

图 14-24　纤连蛋白肾小球病，肾小球系膜结节状硬化
（PASM，左：×200，右：×400）

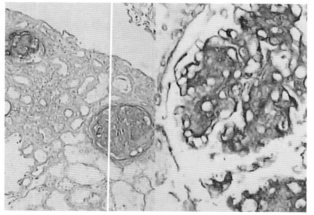

图 14-25　纤连蛋白肾小球病，肾小球系膜和毛细血管壁
纤连蛋白阳性（免疫组化，左：×200，右：×400）

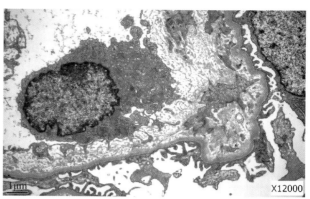

图14-26　纤连蛋白肾小球病，肾小球内皮下颗粒状和细
小粗短电子致密物沉积（电镜×12 000）

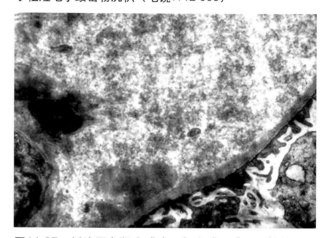

图14-27　纤连蛋白肾小球病，肾小球系膜区颗粒状和细
小粗短电子致密物沉积（电镜×30 000）

电镜检查

肾小球系膜区、内皮下以及毛细血管基底膜可见细小颗粒状和细小且短的纤维状特殊物质沉积，纤维样物质直径为 10 ~ 16 nm，杂乱排列（图 14-26、图 14-27）。

鉴别诊断

应与各种导致肾小球系膜结节状硬化的肾小球病鉴别，如结节性糖尿病肾小球硬化症、淀粉

样变性肾病、轻链沉积性肾病、纤维样肾小球病等，详见第十八章第二节。可根据病史、免疫表现和电镜检查的特点进行鉴别。

病因和发病机制

本病属于常染色体显性遗传性肾病，由位于第 1 号染色体长臂 3 区 2 带 (1q32) 的 FN1 基因突变所致，导致纤连蛋白代谢异常，进而沉积于肾小球。真正的致病基因尚无肯定结论[33-34]。

第七节　Fabry 病肾病

Fabry 病肾病（nephropathy of Fabry disease）也称弥漫性血管角皮瘤病（angiokeratoma corporis diffusum）。Fabry 和 Anderson 于 1898 年首先报道

本病，故称 Fabry 病[35-36]，又称 Anderson-Fabry 病、α-半乳糖苷酶缺乏症等。本病自青少年开始发病，呈多系统性损伤，皮肤表现为泛发性血管角皮瘤，神

经系统表现为周围神经受累，眼部表现为结膜和视网膜血管瘤样扩张，内脏因缺血性和出血性血管病变而受累。肾受累的临床表现出现较晚，多在20岁以后出现，始为蛋白尿和（或）血尿，进而出现肾病综合征，并迁延为肾功能不全。

病理表现 [37-38]

大体表现

皮肤血管角皮瘤呈红色或红紫色斑丘疹，主要分布于下腹部、臀部及会阴部（图14-28），显微镜下显示皮肤血管角皮瘤：真皮层毛细血管瘤样扩张，表皮角质增生（图14-29）。肾在疾病早期呈肿胀而苍白，后期萎缩硬韧。

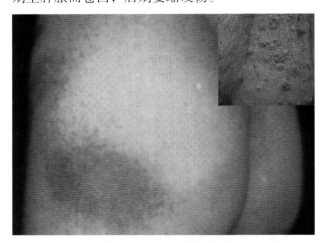

图 14-28　Fabry 病肾病，臀部和会阴部红色斑丘疹

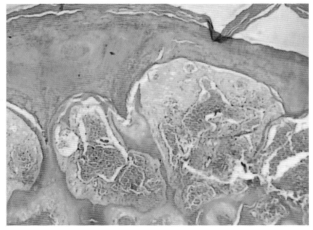

图 14-29　Fabry 病肾病，皮肤血管角皮瘤（HE×200）

光镜检查

肾小球上皮细胞或足细胞明显肿胀和空泡变

性，使之形成泡沫细胞，空泡主要是细胞内大量神经鞘糖脂（glycosphingolipid）堆积造成的，在石蜡切片制作过程中，多种有机溶媒将脂质溶解而形成空泡状（图14-30），冰冻切片经特殊脂肪染色（苏丹黑、油红O等）呈阳性。环氧树脂包埋半薄切片甲苯胺蓝染色可见肾小球足细胞、内皮细胞、系膜细胞、肾小管上皮细胞及小动脉壁和内皮细胞等嗜甲苯胺蓝颗粒（图14-31、图14-32）。疾病后期肾小球基底膜增厚，系膜基质增多，出现肾小球硬化。肾小管在疾病初期仅见上皮细胞空泡变性，后期出现萎缩和间质纤维化。

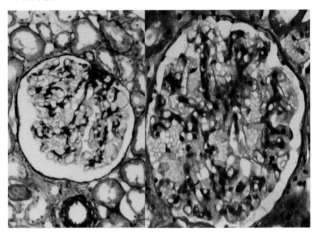

图 14-30　Fabry 病肾病，肾小球足细胞空泡变性。（左：PASM×200），右：Masson×400）

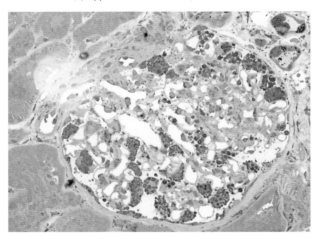

图 14-31　Fabry 病肾病，肾小球足细胞可见嗜甲苯胺蓝颗粒（半薄切片甲苯胺蓝染色×400）

免疫病理学检查

阴性。有时可见 IgM 阳性。

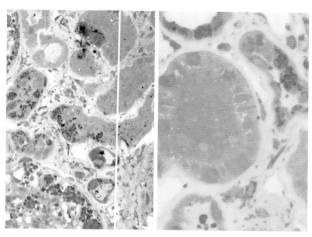

图 14-32　Fabry 病肾病。左：肾小管上皮细胞；右：小血管壁，可见嗜甲苯胺蓝颗粒（半薄切片甲苯胺蓝染色，左：×400，右：×600）

电镜检查

可见本病具有诊断意义的病变。光镜下的泡沫细胞胞质内次级溶酶体增多，大量呈分层的环状的髓磷脂样小体（myelin-like figure）（图 14-33）和斑马小体（zebra bodies）（图 14-34），分布于肾小球足细胞、内皮细胞、系膜细胞、肾小管上皮细胞、小动脉内皮细胞、小动脉管壁平滑肌细胞等（图 14-35、图 14-36）。

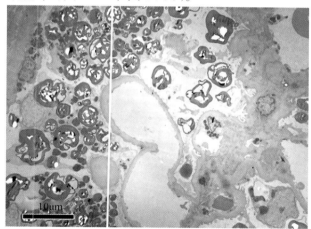

图 14-33　Fabry 病肾病，肾小球足细胞内大量髓磷脂样小体形成（电镜×4000）

鉴别诊断

肾小球足细胞增生、水肿和泡沫细胞的形成也见于以大量蛋白尿和肾病综合征为临床表现的多种肾小球疾病、细胞型和塌陷型局灶性节段性

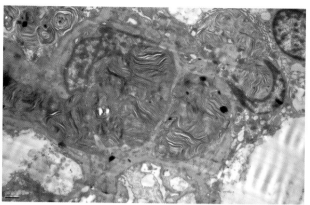

图 14-34　Fabry 病肾病，肾小球足细胞内大量斑马小体形成（电镜×8000）

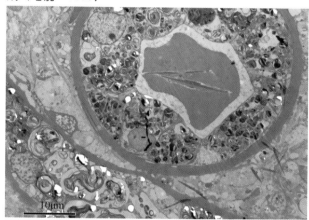

图14-35　Fabry病肾病，肾小管上皮细胞和肾间质小血管内皮细胞大量髓磷脂样小体形成（电镜×4000）

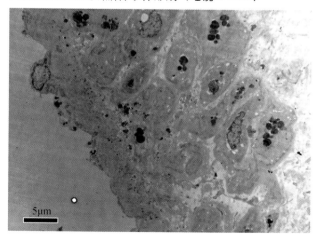

图14-36　Fabry病肾病，肾小动脉内皮细胞和平滑肌细胞大量髓磷脂样小体形成（电镜×4000）

肾小球硬化症。但没有 Fabry 病的电镜下的特殊病变。

病因和发病机制

本病为 X 染色体连锁隐性遗传，属于单基因遗传病[39-40]。

细胞溶酶体内的 α - 半乳糖苷酶 A（α-galactosidase A，α-Gal A）基因突变，导致该酶活性部分或全部丧失，造成其代谢底物三己糖酰基鞘脂醇（globotriaosylceramide，GL3）和相关的

鞘糖脂在各器官贮积而致病。α-Gal A 基因位于 Xq22.1，包括 12 000 碱基对，目前已发现 400 种突变类型，多为错义突变或无义突变[41-42]。

Fabry 病基因突变位点较多，α-Gal A 酶活性降低的程度不同。根据临床表现、病因和发病机制，分为经典型、肾型和心脏型，经典型 α-Gal A 降低最明显，而肾型和心脏型高于经典型[43]。

第八节　卵磷脂 - 胆固醇酰基转移酶缺乏肾病

卵磷脂 - 胆固醇酰基转移酶缺乏肾病（lecithin-cholesterol acyl transferase deficiency nephropathy）是一种少见的遗传代谢性疾病[44]，青少年发病，出现蛋白尿、血尿，有的出现高血压，40～50 岁左右出现肾功能损伤，甚至肾衰竭。肾移植后可很快复发。本病是系统性代谢异常性疾病，除肾损伤外，尚可见角膜浑浊、溶血性贫血、青年性动脉粥样硬化症、骨髓和脾的嗜脂性泡沫细胞或海蓝组织细胞（sea-blue histocytes）沉积等。

病理表现

大体表现

双肾弥漫肿胀、苍白，有如大白肾。

光镜检查

主要累及肾小球，可见明显的泡沫细胞沉积，特别是内皮细胞演化而来的泡沫细胞尤为常见（图 14-37）。有的病例脂类物质沉积于肾小球基底膜，导致基底膜不规则增厚，与膜性肾病相似。冰冻切片脂肪染色阳性，PAS 染色阳性，Giemsa 染色呈蓝色。后期系膜基质增生，出现肾小球硬化。有时泡沫细胞出现于小叶间动脉和肾间质。

免疫病理学检查

阴性。有时可见 IgM 阳性。

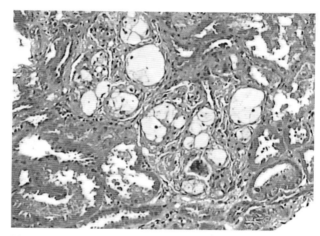

图14-37　卵磷脂-胆固醇酰基转移酶缺乏肾病，肾小球内皮细胞泡沫状变性（Masson×200）

电镜检查

沉积的脂类物质呈卷曲的纤维样结构，有的呈高电子密度的颗粒和团块。上述特殊结构最早出现于肾小球内皮细胞胞质，继而出现于基底膜内、内皮下和系膜区（图 14-38）。

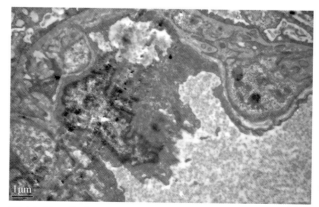

图 14-38　卵磷脂 - 胆固醇酰基转移酶缺乏肾病，内皮细胞胞质内脂类物质沉积（电镜 ×12 000）

鉴别诊断

任何大量蛋白尿或肾病综合征患者的肾，肾小球内皮细胞均可呈现泡沫状，但较少，而且临床表现和免疫病理学检查均有其特点。戈谢病、尼曼-皮克病的肾虽然也有泡沫细胞沉积，但主要沉积于系膜区，而且均有各自的系统性临床表现。

病因和发病机制

本病属于常染色体隐性遗传，第 16 号染色体长臂产生基因突变。卵磷脂-胆固醇酰基转移酶（L-CAT）的缺失导致高血脂和高胆固醇出现，过高的脂类物质沉积于单核巨噬细胞系统和肾小球内[44]。

第九节　戈谢病肾病

戈谢病（Gaucher disease）是一种先天性脂类代谢障碍性全身性疾病。大量葡糖脑苷脂在组织内蓄积，尤以单核巨噬细胞系统最严重，导致肝、脾、淋巴结肿大，骨髓功能抑制，累及肾时出现蛋白尿，甚至肾病综合征，部分患者出现肾衰竭。根据累及部位，分为：①成人型，主要损伤脾和骨髓，不累及脑，该型最多见；②急性婴儿脑型，累及中枢神经系统，发展迅速，预后差；③幼儿型，累及部位与婴儿型相似，但发展较慢。

病理表现[45]

大体表现

双肾弥漫肿胀、苍白，有如大白肾。

光镜检查

肾小球系膜区和毛细血管内可见胞质丰富的巨大的戈谢细胞，胞质内充满条纹状包涵体，有如皱纹纸（图 14-39、图 14-40），戈谢细胞也可

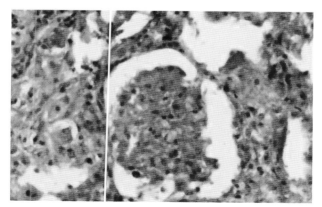

图14-39　戈谢病肾病，肾小球内和肾间质戈谢细胞浸润（HE×200）

见于肾间质。

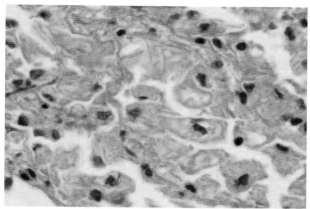

图 14-40　戈谢病肾病，皱纹纸样戈谢细胞（HE×600）

免疫病理学检查

无特殊发现。

电镜检查

肾小球和肾间质的戈谢细胞的胞质内可见特殊的小管状结晶，直径约为 70 μm。

鉴别诊断

散在或聚积的戈谢细胞是诊断本病的主要根据，戈谢细胞与卵磷脂-胆固醇酰基转移酶缺乏肾病和尼曼-皮克病肾病的泡沫细胞相比，胞质浓染并有皱纹纸样的结构。

病因和发病机制

戈谢病是一种常染色体隐性遗传性疾病。由于葡糖脑苷脂酶（glucosylceramidase）缺乏，导致葡糖脑苷脂在组织内沉积[46]。

第十节　尼曼-皮克病肾病

尼曼-皮克病（Niemann-Pick disease）是由于神经鞘磷脂和胆固醇在单核细胞系统和其他组织过度沉积导致的全身性疾病。临床表现可分五型：Ⅰ型最常见，见于婴幼儿，中枢神经系统和其他器官（肝、脾、骨髓等）广泛受累，发展迅速；Ⅱ型以中枢神经系统以外的内脏受累严重，发展缓慢，常出现肾损伤，虽婴幼儿起病，但可存活到成年；Ⅲ型与Ⅰ型相似，但进展较缓，也可累及肾，存活时间较长；Ⅳ型与Ⅲ型相似，但损伤较轻；Ⅴ型仅见于成年人。

病理表现 [47]

大体表现

双肾弥漫肿胀、苍白，有如大白肾。

光镜检查

肾小球内皮细胞、上皮细胞以及肾小管上皮细胞高度肿胀，胞质内充满脂质空泡（图 14-41），呈泡沫状。泡沫细胞也可见于肾小球系膜区和肾间质（图 14-42），脂质颗粒脂肪染色和 PAS 染色阳性。

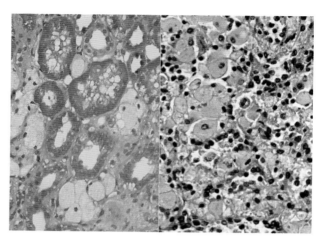

图 14-42　尼曼-皮克病肾病。左：肾小管上皮和肾间质泡沫细胞形成（Masson×200）；右：尼曼-皮克泡沫细胞（HE×400）

免疫病理学检查

阴性。

电镜检查

泡沫状肿胀的细胞内，可见多数次级溶酶体，其中有多数环层的髓磷脂样小体，并有少数斑马小体（图 14-43）。

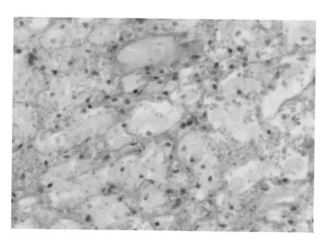

图 14-41　尼曼-皮克病肾病，肾小管上皮细胞泡沫状变性（HE×400）

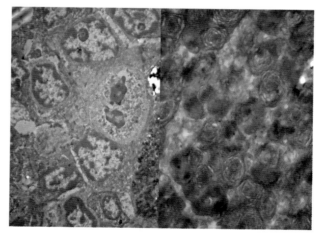

图 14-43　尼曼-皮克病肾病。左：肾小管上皮细胞和肾间质细胞溶酶体增多（电镜 ×5000）；右：尼曼-皮克髓磷脂样小体（电镜 ×20 000）

鉴别诊断

根据戈谢病细胞的有无，可与戈谢病肾病鉴别。根据有无系统性损伤可与 Fabry 病鉴别。根据电镜检查可与卵磷脂 - 胆固醇酰基转移酶缺乏肾病鉴别。

病因和发病机制

本病属于常染色体隐性遗传性疾病。由于神经鞘磷脂酶缺乏，导致神经鞘磷脂和胆固醇在组织内大量蓄积[48-49]。

第十一节　镰状细胞肾病

镰状红细胞病导致的肾损伤称为镰状细胞肾病（sickle cell nephropathy），是一种先天性血红蛋白异常疾病。主要见于非洲和非洲裔的美国黑人，其他人种少见，我国尚无报道。

临床除慢性溶血性贫血外，肾损伤的主要症状多种多样，包括血尿、蛋白尿、肾病综合征、肾小管功能受损和肾衰竭等，儿童期发病，20 岁以后逐渐加重，5%～8% 的患者终致肾衰竭[50]。

病理表现

大体表现

以血尿和蛋白尿为主要症状的肾小球病无明显表现。以肾病综合征和肾小管功能障碍为主要症状者，肾肿胀而苍白。肾衰竭时，可见肾梗死、肾乳头坏死或肾盂肾炎。

光镜检查

肾小球肥大，毛细血管扩张淤血，血栓形成（图 14-44）。此外，尚可伴其他的肾小球病，如肾小球轻微病变、系膜增生、局灶性和局灶节段性硬化、膜性肾病、膜增生性肾小球肾炎等多种表现。

小动脉内有时出现异常镰状红细胞淤积，导致镰状细胞危象（sickle cell crisis），形成肾梗死、肾皮质坏死、肾乳头坏死或肾乳头纤维化。

肾小管可呈现轻重不等的损伤、坏死和萎缩。肾间质水肿、出血，毛细血管扩张淤血，甚至血栓形成，并可见形态特殊的镰状红细胞（图 14-45、图 14-46）。

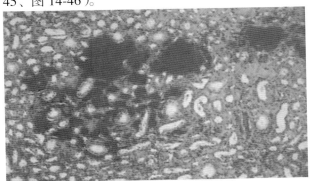

图 14-45　镰状细胞肾病，肾间质血管微血栓形成、出血（HE×200）（*Silva* 教授提供）

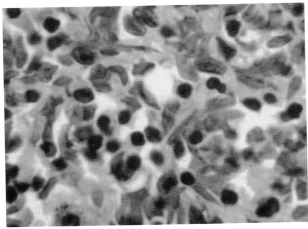

图 14-46　镰状细胞肾病，肾间质出血，可见镰状红细胞（HE×400）（*Walter* 教授提供）

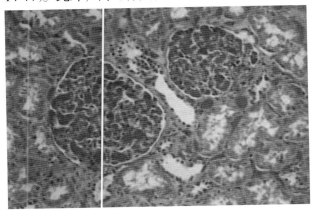

图14-44　镰状细胞肾病，肾小球微血栓形成（HE×200）（*Silva*教授提供）

肾小球系膜细胞、肾小管上皮细胞和肾间质单核细胞常见含铁血黄素沉积。

免疫病理学检查

有的病例表现为 IgM、C3 沿肾小球系膜区和毛细血管壁团块状和颗粒状沉积。

电镜检查

肾小球毛细血管内可见异常的镰状红细胞。有的病例可见电子致密物沉积于肾小球系膜区、内皮下或上皮下，基底膜内疏松层增宽，有如血栓性微血管病。

鉴别诊断

临床有镰状红细胞病的表现和化验异常，小

血管和毛细血管内可见异常的镰状红细胞是与其他各种肾疾病鉴别的要点。

病因和发病机制

本病是血红蛋白（Hb）的 β 珠蛋白基因异常导致的先天性血液疾病。构成 Hb 的 β 多肽的第 6 位的谷氨酸被缬氨酸取代，使之变成了异常的 HbS，HbS 较正常的 Hb 溶解度下降 5 倍，脱氧时 HbS 相互聚合，形成长的半固体结晶凝胶物质，使红细胞镰状变。镰状红细胞极易被破坏，导致慢性溶血。流动缓慢导致血管阻塞，造成肾缺血、肾皮质坏死、肾梗死或肾乳头坏死。异常的 HbS 可诱发相应的抗体形成，导致各种肾小球肾炎和肾小球病[51]。

第十二节　尿黑酸尿褐黄病肾损伤

尿黑酸尿与褐黄病（alkaptonuria et ochronosis）是一种常染色体隐性遗传性疾病。尿液呈棕褐色，棕褐色颗粒和物质沉积于皮肤、关节滑膜、心脏、肌肉、胃肠道、肾小管及结缔组织等部位，引起沉积部位的变性，甚至纤维化，形成褐黄病（ochronosis）[52-53]。

病理表现

急性期，受沉积的肾小管上皮细胞变性坏死，肾间质水肿，吞噬棕褐色素颗粒的巨噬细胞浸润，虽然棕褐色颗粒与溶血导致的含铁血黄素相似，但前者普鲁士蓝铁染色阴性（图 14-47 ~ 图 14-49）。后期呈现肾小管萎缩、间质纤维化。

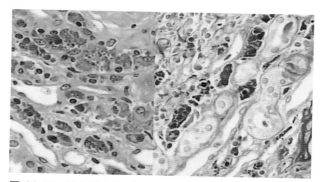

图 14-48　尿黑酸尿褐黄病，肾小管上皮细胞内棕褐色颗粒沉积（左：HE×400，右：PAS×400）

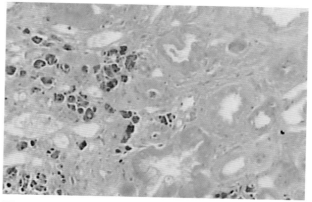

图 14-49　尿黑酸尿褐黄病，肾小管上皮细胞、肾间质棕褐色颗粒沉积，含铁血黄素鉴定阴性（普鲁士蓝染色 ×400）

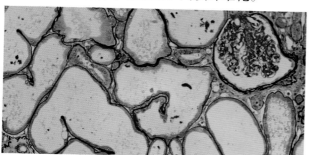

图 14-47　尿黑酸尿褐黄病，肾小管刷状缘脱落（PASM ×200）

鉴别诊断

患者尿液呈棕褐色，与血尿和血红蛋白尿不同。病理检查发现棕褐色管型，肾小管上皮细胞内棕褐色颗粒，但含铁血黄素阴性。

病因和发病机制

患者体内缺乏尿黑酸氧化酶，造成尿黑酸沉积。尿黑酸氧化酶存在于肝和肾内，是一种含铁和硫氢基的接触酶，这种酶的缺乏使酪氨酸代谢中的尿黑酸不能氧化和继续代谢，导致患者尿液呈棕褐色[53]。

第十三节　遗传性淀粉样变性病

淀粉样变性病经常导致淀粉样变性肾病，由于淀粉样蛋白前体的差异，出现了多种淀粉样变性病，其中由于某些蛋白的基因突变，形成了淀粉样蛋白前体，如遗传性纤维蛋白原性淀粉样变性病、遗传性载脂蛋白 A1/ 载脂蛋白 A2（ApoA I /

ApoA II）淀粉样变性病、遗传性溶菌酶淀粉样变性病、遗传性白细胞趋化因子 2 淀粉样变性病等，详见第十三章第二节。

第十四节　Bartter 和 Gitelman 综合征

这是一组基因突变导致的代谢性疾病。Bartter 于 1962 年报道一组以低钾性代谢性碱中毒、高醛固酮血症、对血管紧张素 II 的反应减弱的疾病，称为 Bartter 综合征（Bartter syndrome）。分为经典型 Bartter 综合征、Gitelman 综合征（Gitelman syndrome）和新生儿 Bartter 综合征[54]。Bartter 综合征和 Gitelman 综合征临床表现不同，虽然两者均表现为低钾血症、代谢性碱中毒、失盐、血肾素和醛固酮升高而血压正常，但前者血镁正常、尿钙升高、尿浓缩酸化功能受损、血容量显著不足，而后者血镁和尿钙降低、尿浓缩酸化功能无明显变化、血容量轻微不足。不过两者的病理表现相同。

病理表现

大体表现

早期无明显异常，后期可出现萎缩肾。

光镜检查

肾的病理改变是由于对血管紧张素 II 反应失灵和低钾引起。能显示肾小球血管极的正切肾小球，肾小球旁器的普遍增生肥大（常需连续切片）是对血管紧张素 II 反应低下的结果（图 14-50、图 14-51）；肾小管上皮细胞呈大空泡变性乃至萎缩（图 8-3），是长期低钾作用的结果。

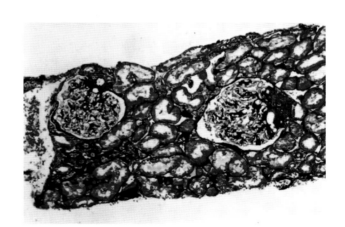

图 14-50　Bartter 综合征，肾小球旁器普遍肥大（＞50% 的肾小球）（PASM×100）

免疫病理学检查

两者的免疫球蛋白和补体全部阴性。继发于肾小球病者，依病因不同，有相应的表现。

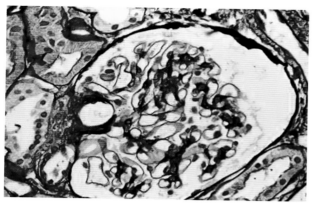

图 14-51 Bartter 综合征,肾小球旁器肥大(HE×400)

电镜检查

肾小球旁器增生肥大,含有肾素的内分泌颗粒增多,继发性 Bartter 综合征有时可在肾小球内发现电子致密物(图 14-52)。

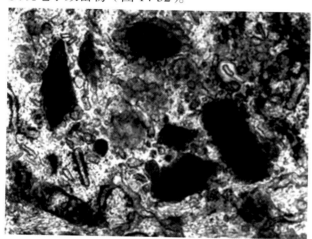

图 14-52 Bartter 综合征,肾小球旁器细胞和肾素分泌颗粒增多(电镜 ×5000)

鉴别诊断

肾小球旁器普遍的增生肥大是 Bartter 和

Gitelman 综合征的主要病理学特点,由于肾小球旁器肥大,所以在光镜标本的一个切面上很易发现增生肥大的肾小球旁器,至少占全部肾小球的一半以上,而其他肾疾病的肾小球则难以见到肾小球旁器。

各种继发性者则不具备肾小球旁器普遍肥大的病理特点。

诊断 Bartter 和 Gitelman 综合征一定要结合临床表现,因为各种血管紧张素增多并有高血压的肾也可导致肾小球旁器肥大,但不构成 Bartter 和 Gitelman 综合征的临床表现。

病因和发病机制

肾小管髓袢升支粗段管腔侧有 Na^+-K^+-$2Cl^-$ 协同转运因子(NKCC2),肾小管基膜侧有钠泵,将 K^+、Na^+、Cl^- 转运到细胞内,再将它们通过肾小管基膜侧的氯通道(ClCNKB)转运入血液,随后通过管腔侧的钾通道(ROMK)将钾离子分泌到管腔,并形成钾离子的再循环,形成较复杂的各种离子的代谢,保证了水和电解质的平衡。

NKCC2、ROMK、ClCNKB 的任何一个基因异常或突变均可导致经典型及新生儿 Bartter 综合征,属于常染色体隐性遗传性疾病。

Gitelman 综合征也是常染色体隐性遗传性疾病。主要是远曲小管的 Na^+-Cl^- 协同转运因子(NCCT)异常或基因突变引起。

肾小管髓袢升支粗段对 Cl^- 的转运减少,从而使 Na^+、K^+ 重吸收减少。由于缺钾,可刺激血管合成前列环素(PGI_2)增加,使血管阻力降低,对血管紧张素 II 的加压反应减小,从而使血管紧张素活性增加[55]。

第十五节 肾囊性病

肾囊性病(renal cystic disease)是指肾出现单个或多个囊肿的一组肾疾病,根据是否与遗传有关,分为遗传性和非遗传性两大类。遗传性者又分为常染色体显性、隐性和 X 连锁遗传,非遗传性者分为先天发育异常和获得性肾囊性病[56-57](表 14-3)。

表14-3 肾囊性病

遗传性	非遗传性
常染色体显性遗传	**先天性发育异常**
常染色体显性遗传多囊肾病	髓质海绵肾
Von Hipple-Lindau病	囊性肾发育不良
结节硬化症	多囊性肾发育不良
成人型髓质囊肿病	囊性肾发育不良伴下尿路梗阻
常染色体隐性遗传	广泛囊性肾发育不良
常染色体隐性遗传多囊肾病	肾小球囊肿病
少年型肾消耗病	**获得性**
其他伴肾囊肿的综合征	单纯性肾囊肿
X连锁显性遗传	低钾血症相关性肾囊肿
口-面-指综合征 I 型	获得性肾囊肿（晚期肾衰竭等）

一、常染色体显性遗传多囊肾病或成人型多囊肾病

常染色体显性遗传多囊肾病（autosomal dominal polycystic kidney disease，ADPKD）是较常见的遗传性多囊肾病，多在成年期出现症状，故又称成人型多囊肾病（adult polycystic kidney disease）。发生率为活产新生儿的0.1%～0.2%，虽然病变于生后即已存在，但多数于40～50岁方出现症状，与下述ARPKD不同，主要表现为腰痛、高血压、尿路感染、血尿及肾结石。此外，常合并肝、胰、脾、松果体、精囊、肺等肾外的多器官囊肿[58]。

病理表现

大体表现

肾肿胀，表面可见多数囊状隆起，切面遍布大小不等的囊腔，充以清亮的液体。继发感染时充以混浊液体，甚至脓液（图14-53）。

光镜检查

肾实质内的囊肿内面被覆单层立方上皮，有的呈乳头状增生，囊壁薄厚不等，继发感染时，囊壁纤维组织增生。囊肿之间可见发育正常的肾

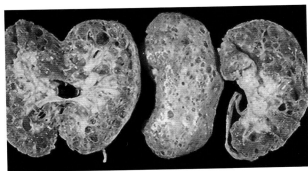

图14-53 常染色体显性遗传多囊肾

单位，有的出现压迫性萎缩。小动脉管壁增厚（图14-54）。

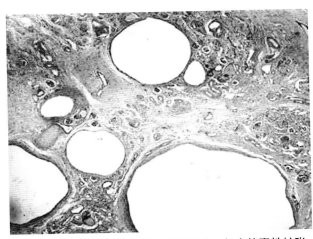

图14-54 常染色体显性遗传多囊肾病，肾小管囊性扩张，肾间质纤维化，囊间肾单位萎缩（HE×100）

免疫病理学和电镜检查

无具有诊断意义的发现。

鉴别诊断

发病年龄、大体形态和光镜检查的表现均与婴儿型多囊肾病不同。

分布和数量与单纯孤立性肾囊肿不同。

继发感染时，应根据囊壁的形态与肾脓肿区别。

终末期肾衰竭长期透析维持治疗的患者可出现获得性多囊肾，结合病史不难区分[59]。

病因和发病机制

本病为常染色体显性遗传病，约60%的患者有家族遗传史，另外40%的患者无家族遗传史，可能为自身基因突变所致。ADPKD致病基因主要有两个：PKD1，位于第16号染色体的短臂（16p13.3），但1%~4%的ADPKD家族中无PKD1；PKD2，位于第4号染色体长臂（4q21）。PKD1和PKD2的蛋白表达产物分别称多囊蛋白1和多囊蛋白2，前者是一种细胞膜上的糖蛋白，主要分布于肾小管上皮细胞的腔面侧、细胞连接和基底膜局灶黏附部位，参与细胞-细胞、细胞-细胞外基质的相互作用。后者也是一种膜蛋白，分布与PKD1相似，此外还分布于细胞内质网膜上，主要作为钙离子通道参与信号通路调节。PkD1和PKD2基因突变形式分别为81种和41种，包括错义突变、无义突变、剪切异常、缺失、插入和重复等突变。有学者认为尚有第三个突变基因（PKD3）可能存在，但尚未定位和克隆。由于基因异常，各段肾小管均出现扩张性病变[59-60]。ADPKD的致病基因遍布肾小管上皮细胞，但仅有不足1%的肾单位呈囊性扩张，每一个囊肿的内衬细胞均由单一细胞增殖而来，呈单克隆性，因此，有学者提出了"二次、三次打击学说"，即在感染、中毒等各种后天的损伤因素（二次打击）影响下，方可使突变基因发挥作用[61]。

二、其他常染色体显性遗传多囊肾

1.Von Hippel-Lindau综合征　突变基因位于第3号染色体短臂（3p25），幼年和青年发病，除多囊肾外，常合并透明细胞性肾细胞癌、胰腺囊肿、中枢神经系统的血管网状细胞瘤、嗜铬细胞瘤、神经内分泌肿瘤、附睾和阔韧带的囊腺瘤等。

2.结节性硬化症（tuberous sclerosis complex，TSC）　突变基因TSC1位于第9号染色体长臂（9q34），有的为TSC2位于第16号染色体短臂（16p13），幼年和青年发病，除多囊肾外，常合并肺囊肿、心脏横纹肌瘤、肾血管平滑肌脂肪瘤、皮肤血管纤维瘤、大脑皮层结节硬化、室管膜巨细胞星形细胞瘤、小肠腺瘤样息肉等。

3.成人型肾髓质囊性病（adult medullary cystic kidney disease，MCKD）　突变基因为MCKD，成年发病，囊肿主要位于肾髓质。

三、常染色体隐性遗传多囊肾病或婴儿型多囊肾病

常染色体隐性遗传多囊肾病（autosomal recessive polycystic kidney disease，ARPKD）较少见，初生儿发病，故又称婴儿型多囊肾病（infantile polycystic kidney disease），是一种少见的遗传性肾囊性病，占出生儿的1/55 000~1/6000。患儿的肾和肝可同时受累，肝呈现先天性肝纤维化和不同程度的胆道系统发育不良，多数不能存活[62]。

病理表现

大体表现

患儿肾极度对称性肿大，可占据新生儿的腹腔的大部分。切面密布的圆形或柱状裂隙，自肾髓质向肾表面呈放射状分布（图14-55）。

光镜检查

大体所见的密集扩张的管状结构为集合管，被覆立方或扁平的上皮，部分可见乳头状增生。肾小球无明显异常。扩张的集合管之间无正常的组织（图14-56）。

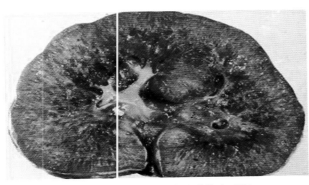

图 14-55 常染色体隐性遗传多囊肾

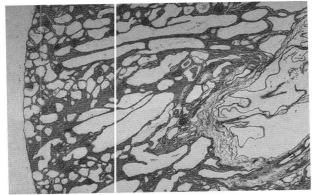

图 14-56 常染色体隐性遗传多囊肾病，集合管弥漫性扩张（HE×10）

免疫病理学和电镜检查

无具有诊断意义的发现。

鉴别诊断

发病年龄、大体形态和光镜检查均具有独特的表现，不应与其他肾囊性病混淆。

病因和发病机制

本病为常染色体隐性遗传性疾病，但确切的致病基因尚无定论，近年研究认为与 NPHS1～NPHS3 三个基因位点突变有关，三者均位于第 6 号染色体短臂（6p21）。父母双方均携带遗传基因时，子女才可发病，发病概率为 25%，基因传递率为 50%。免疫组化研究证实，扩张的小囊腔为扩张的集合管[67]。

四、肾消耗病（幼年肾单位肾痨-髓质囊性病）

肾消耗病（nephronophthisis，NPH）又称幼年肾单位肾痨-髓质囊性病（juvenil nephronophthisis-medullary cystic disease, JNPH-MCD）。多数为婴幼儿发病，4 岁左右出现症状，开始有血尿和蛋白尿，5 年之内进展为肾衰竭。部分患儿有多饮、多尿、遗尿、尿比重下降、贫血和智力迟钝。成年发病者无智力障碍和贫血。有的患者有眼葡萄膜炎、肝纤维化、骨骼发育异常和中枢神经系统的缺陷[64]。

病理表现[65-66]

大体表现

肾体积无明显变化，切面在皮髓质交界处可见多数小囊肿（图 14-57）。

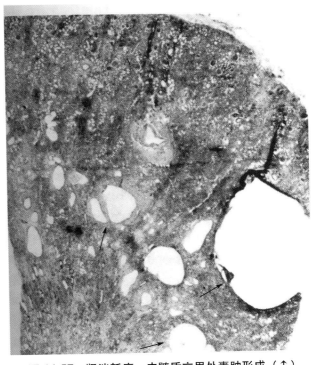

图 14-57 肾消耗病，皮髓质交界处囊肿形成（↑）

光镜检查

肾皮髓质交界部位可见肾小管囊性扩张，特别是髓袢部分，相邻部位的肾间质纤维化，肾小管基底膜增厚、分层，后期其他部位也呈现萎缩和纤维化（图 14-58、图 14-59）。

免疫病理学和电镜检查

无具有诊断意义的发现。

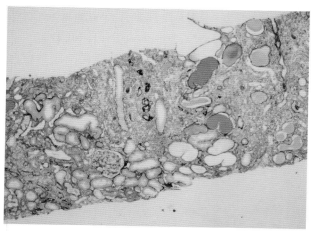

图 14-58　肾消耗病，髓质外带肾小管囊性扩张（PASM ×100）

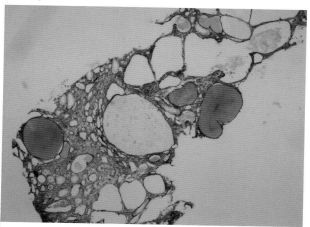

图 14-59　肾消耗病，髓质外带肾小管囊性扩张（HE ×200）

鉴别诊断

根据囊肿的部位和临床表现，应与婴儿型多囊肾病和成人型多囊肾病鉴别。

病因和发病机制

本病为常染色体隐性遗传性疾病，根据临床表现和致病基因，分为五型：①NPH1 型，致病基因为 2q12～13，表达蛋白为 nephrocystin，幼年发病，可合并视网膜色素变性和眼球运动失用症。②NPH2 型，致病基因为 9q22～31，表达蛋白为 inversin，婴儿期发病，可合并内脏转位。③NPH3 型，致病基因为 3q21～22，表达蛋白为 nephrocystin-3，青少年期发病，可合并视网膜色素变性和肝纤维化。④NPH4 型，致病基

因尚未确定，表达蛋白为 nephrocystin-4，幼年发病，可合并视网膜色素变性和眼球运动失用症。⑤NPH5 型，致病基因尚未确定，表达蛋白为 nephrocystin-5，幼年或青少年发病，可合并视网膜色素变性[66]。

五、髓质海绵肾

髓质海绵肾（medullary sponge kidney）出生时就已存在，但无症状，尿液检查及肾功能均正常。其临床表现的异常主要由并发症引起，如肾结石和泌尿系感染等。囊肿广泛者可有尿浓缩功能和酸化功能减退及尿钙排泄增加等。预后良好，部分患者出现肾功能障碍。多数患者通过放射影像检查发现。发生率约为 1/5000[67]。

病理表现[68]

大体表现

肾切面可见髓质锥体部集合管扩张，呈海绵状。

光镜检查

肾髓质集合管呈囊性和柱状扩张，其中常充以胶状液体或小结石。肾皮质无明显病变（图 14-60、图 14-61）。

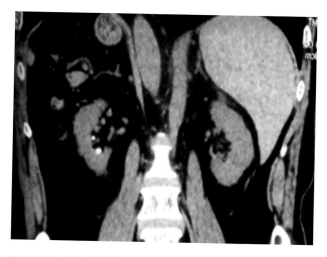

图 14-60　髓质海绵肾，肾髓质多数小结石形成（CT 影像）

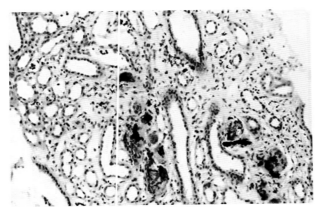

图 14-61　髓质海绵肾，肾髓质肾小管扩张，小结石形成（HE×100）

免疫病理学和电镜检查

无具有诊断意义的发现。

鉴别诊断

应与婴儿型多囊肾病鉴别，婴儿型多囊肾病的囊性病变呈弥漫性分布。

病因和发病机制

多数患者为散发，无家族史，应属于先天性发育异常肾疾病[68]。

六、囊性肾发育不良

囊性肾发育不良（cystic renal dysplasia）是形成后肾的生肾组织和输尿管芽在胚胎发育过程中形成的异常表现。可以双肾受累，常在婴儿期死亡，可以表现为单肾或部分肾受累，不影响肾功能。

来源于生后肾组织和输尿管芽的发育异常，可见肾小囊扩张的发育不成熟的肾小球，大小不等的囊性扩张的管状结构，被覆立方上皮和柱状上皮细胞，其间为幼稚的结缔组织，有时可见化生的软骨。来源于输尿管芽的发育异常则不见肾小球，仅有立方、柱状乃至钉头状细胞被覆的管状和囊状组织，间以幼稚结缔组织，也可有化生的软骨组织（图 14-62、图 14-63）。

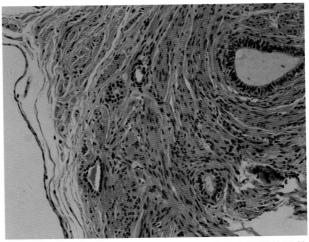

图 14-62　囊性肾发育不良，结缔组织中散在囊性扩张的肾小管（HE×200）

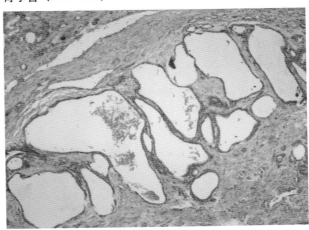

图 14-63　囊性肾发育不良，多数囊性扩张的肾小管，小管间为结缔组织（HE×200）

七、肾小球囊肿病

肾小球囊肿病（glomerulocystic kidney disease，GCKD）是一种罕见的肾囊性病，Roos 等于 1941 年首先报道[69]，1976 年，Taxy 和 Filmer 将该病命名为"肾小球囊肿病"[70]。

病理表现[71]

大体表现

肾皮质切面可见密布的小囊肿。

光镜检查

多数肾小囊囊性扩张，肾小球毛细血管襻皱缩于血管极部位，肾小管多灶状萎缩，肾间质多

灶状纤维化（图 14-64、图 14-65）。

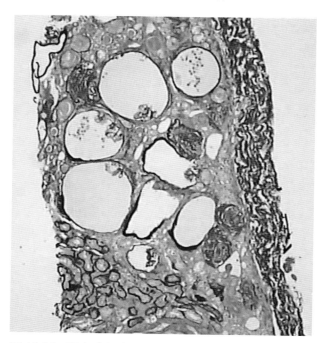

图 14-64 肾小球囊肿病,肾小囊囊性扩张（PASM×200）

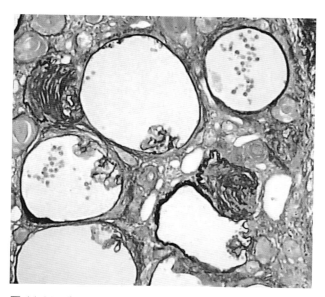

图 14-65 肾小球囊肿病,肾小囊囊性扩张（PASM×400）

免疫病理学和电镜检查

无具有诊断意义的发现。

诊断和鉴别诊断

GCKD 分为早发型和迟发型两大类[71-72]。早发型多见于新生儿,伴肾功能损伤,逐渐至肾衰竭。迟发型多见于成年人,分为家族性 GCKD、遗传性 GCKD、非遗传性 GCKD、获得性 GCKD 和特发性 GCKD5 类。GCKD 应与肾小球缺血性皱缩鉴别,GCKD 虽然有严重的肾小囊扩张、毛细血管袢皱缩,但临床和病理并无明显的血管性病变。而后者仅见缺血皱缩的肾小球的肾小囊扩张,但不形成囊肿,且小动脉管壁增厚,管腔狭窄。

病因和发病机制

GCKD 的病因和发病机制尚未明确。多数研究和报告认为与 HNF1β、NPHP3、UMOD、TSC2 等基因突变有关[73]。

八、后天获得性肾囊性病

多见于老年人肾,由于生理性萎缩、肾单位梗阻导致,常为孤立性,无病理意义。

慢性肾衰竭的长期血液透析患者肾囊肿的发生率较高,而且容易出现肾细胞乳头状瘤和肾细胞癌（图 14-66）[74-75]。

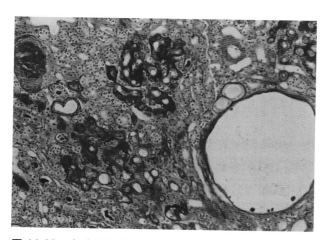

图 14-66 血液透析的晚期硬化性肾小球肾炎,获得性孤立性肾囊肿（HE×200）

第十六节　肾发育异常

肾发育来自后肾，由生后肾组织和输尿管芽生成，详见第二章。肾发育异常包括：①单肾或双肾缺失（renal agenesis），由于生后肾组织未发育导致，双肾缺失患儿不能存活，单肾缺失者，对侧肾代偿肥大。②肾发育不良（renal dysplasia），生后肾组织失去正常分化或生后肾组织与输尿管芽发育失衡导致，包括单纯性肾发育不良、囊性肾发育不良、先天梗阻性微小囊肿性肾发育不良、髓质海绵肾等。③肾发育不全（renal hypoplasia），肾组织虽然发育良好，但体积或数量不足，包括先天性小肾、少而大肾单位型肾发育不全等。

一、单纯性肾发育不良

单纯性肾发育不良（renal dysplasia）是指生后肾组织失去正常分化，由结缔组织、幼稚的肾小球、肾小管以及骨和软骨等组成（图14-67、图14-68）。

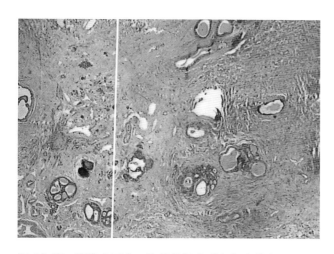

图 14-67　肾发育不良，幼稚的肾小球和肾小管囊状扩张，幼稚结缔组织伴钙化（HE×100）

二、少而大肾单位型肾发育不全

少而大肾单位型肾发育不全（oligomegan-ephronic renal hypoplasia）属于常染色体隐性遗传

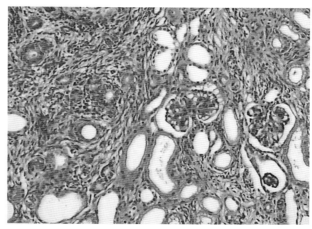

图14-68　肾发育不良，幼稚的肾小球和肾小管囊状扩张，伴幼稚结缔组织（HE×400）

性疾病。婴幼儿发病，婴儿期出现多尿及多部位发育异常，儿童期出现肾小球滤过率下降，甚至肾功能异常[75-77]。

双肾体积小，肾单位较同龄人少，但代偿肥大（图14-69），终因长期超负荷加重而逐渐硬化和损伤。

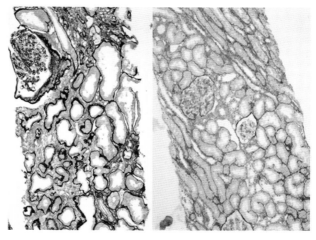

图 14-69　少而大肾单位型肾发育不良。左：患儿的少而大肾单位，已出现局灶节段性肾小球硬化；右：正常同龄人的肾单位（PASM×100）

少而大肾单位型肾发育不全罕见，常散在发生，但有家族性发病的报告。目前认为，由于基因

缺陷或基因突变，导致胚胎期的输尿管芽和生后肾组织发育异常。已确定的有 PAX2 基因异常[78]和 HNF1 基因异常[79]等。

参考文献

[1] 丁洁，杨霁云．遗传性肾脏病 // 杨霁云，白克敏．小儿肾脏病．北京：人民卫生出版社，2000:328-350.

[2] 谌贻璞，邹万忠，等．遗传性进行性肾炎．中华内科杂志，1982, 21:587.

[3] Keshtan C E, Michael A F. Alport syndrome. Kidney Int, 1996, 50: 1445-1463.

[4] Ding J, Kashtan C E, Fan W W, et al. A monoclonal antibody marker for Alport syndrome identifies the Alport antigen as the alpha 5 chain of type IV collagen. Kidney Int, 1994, 45: 1504-1506.

[5] Gross O, Friede T, Hilgers R, et al. Safety and efficacy of the ACE-inhibitor ranipril in Alport syndrome. ICRN Pediatr, 2012, 12: 436-446.

[6] 章友康，周蓉，王素霞，等．薄基底膜肾病 27 例研究．中华内科杂志，1997, 36: 736-739.

[7] Tiebosch T M G, Frederik P N, van Breda Vriesman P J C, et al. Thin-basement-membrane nephropathy in adults with persistent hematuria. N Engl J Med, 1989, 320: 14-21.

[8] 刘林昌，章友康，王素霞，等．成年人肾小球基底膜厚度及基底膜变薄标准研究．中华肾脏病杂志，2011, 27: 313-315.

[9] Badenas C, Praga M, Tazon B, et al. Mutations in the COL4A4 and COL4A3 genes cause familial benign hematuria. J Am Soci Nephrol, 2002, 13: 1248-1254.

[10] Kashtan C F, Segal Y. Genetic disorders of glomerular basement membranes. Nephron Clin Pract, 2011, 118: c9-18.

[11] Holmberg C, Laine J, Ronnholm K, et al. Congenital nephrotic syndrome. Kidney Int, 1996, 53 (Suppl): S51-56.

[12] Hallman N, Hjelt L, Ahvenainen E K. Nephrotic syndrome in newborn and young infants. Ann Pediatr Fenn, 1956, 2: 227-241.

[13] Patrakka J, Kestila M, Wartiovaara J, et al. Congenital nephrotic syndrome of the Finnish type:features resulting from different nephrin mutation in different patients. Kidney Int, 2000, 58: 972-980.

[14] Homberg C, Antikainen M, Ronnholm K, et al. Management of congenital nephrotic syndrome of Finnish type. Pediatr Nephrol, 1995, 9: 87-93.

[15] Habib R, Gubler M C, Antignac C, et al. Diffuse mesangial sclerosis: : a congenital glomerulopathy with nephrotic syndrome. Adv Nephrol Necker Hosp, 1993, 22: 43-57.

[16] Kestila M, Lenkkeri U, Mannikko M, et al.Positionally cloned gene for a novel glomerular Protein-nephrin-is mutated in congenital nephrotic syndrome. Mol Cell, 1998, 1: 575-582.

[17] Zenker M, Aigner T, Wendler O, et al. Human laminin beta2 deficiency causes congenital nephrosis with mesangial sclerosis and distinct eye abnormalities. Hum Mol Genet, 2004, 13: 2625-2632.

[18] Little E M. Congenital absence in delayed development of the patella. Lancet, 1897, 2: 781-784.

[19] Hoyer J R, Michel A P, Vermer R L. Renal disease in nail-patella syndrome: clinical and morphologic studies. Kidney Int, 1972, 2: 231-238.

[20] Ben-Bassat M, Cohen L, Rosenfield J.The glomerular basement membrane in the nail-patella Syndrome. Arch Pathol, 1971, 92: 350-355.

[21] Ben-Bassat M, Cohen L, Rosenfield J.The glomerular basement membrane in nail-patella syndrome.Arch Pathol, 1971, 92: 350-355.

[22] Dreyer S D, Zhou G, Baldini A, et al. Mutations in LMX1b cause abnormal skeletal patterning and renal dysplasia in nail-patella syndrome. Nat Genet, 1998,19: 47-50.

[23] Dombros N, Katz A. Nail patella-like renal lesion in the absence of skeletal abnormalities: report of a kindred. Am J Kidney Dis, 1982, 1: 237-240.

[24] Salcedo J R. An autosomal recessive disorder with glomerular basement membrane abnormalities similar to those seen in the nail-patella syndrome report of a kindred. Am J Med Genet, 1967, 19: 579-584.

[25] Imbasciati E, Gherardi G, Morozumi K, et al.Collagen Type III glomerulopathy: a new idiopathic glomerular disease.Am J Nephrol, 1991, 11: 422-429.

[26] 周福德，邹万忠，黄朝兴．胶原 III 肾小球病．中华肾

脏病杂志，1998，14:75-78.

[27] 刘海静，陈剑，张燕，等. Ⅲ型胶原肾小球病的临床病理学特点. 中华病理学杂志，2014，43:732-735.

[28] 李宏莲，李和. 固有结缔组织 // 高英茂，李和. 组织学与胚胎学. 2 版. 北京：人民卫生出版社，2011:32-46.

[29] Yasuda T, Imai H, Nakamoto Y, et al. Collagenofibrotic glomerulopathy:a systemic disease. Am J Kidney Dis, 1999, 33:123-127.

[30] Foidart J M, Foidart J B, Mahieu P R. Synthesis of collagen and fibronectin by glomerular cells in culture. Ren Physiol, 1980, 3:183-192.

[31] Assmann K J, Koene R A, Wetzels J F. Familial glomerulonephritis characterized by massive deposits of Fibronectin. Am J Kidney Dis, 1995, 25: 781-791.

[32] Strom E H, Babfi G, Krapf R, et al. Glomerulopathy associated with predominant fibronectin deposits: A newly recognized hereditary disease.Kidney Int, 1995, 48:163-170.

[33] Vollmer M, Jungle M, Ruschendorf F, et al. The gene for human fibronectin glomerulopathy maps to 1q32, in the region of the regulation of complement activation gene cluster. Am J Hum Genet, 1998, 63: 1724-1731.

[34] Hilderbrandt F, Strahm B, Prochoroff A. Glomerulopatgy associated with predominant fibronectin deposits: exclusion of of the genes for fibronectin, villin and desmin as causative genes. Am J Med, Genet, 1996, 63: 323-327.

[35] Fabry J. Ein Beitrag zur Kenntnis der Purpura haemorrhegica nodularis. Arch Dermatol Syphilol, 1898, 43: 187-200.

[36] Anderson W. A case of angeio-keratoma. Br J Dermatol, 1898, 10: 113-117.

[37] Faraggiann T, Churg J, Strauss L. Light and electron microscopic histochemistry of Fabry's disease. Am J Pathol, 1981, 103: 247-259.

[38] Alroy J, Sabnis S, Kopp J B. Renal pathology in Fabry disease. J Am Soci Nephrol, 2002, 13 (Suppl 2) : S134-138.

[39] Breunig F, Weidemann F, Beer M, et al. Fabry disease: diagnosis and treatment. Kidney Int(Suppl), 2003, 63:

S181-185.

[40] 才智勇，王素霞，章友康，等. 14 例 Fabry 病肾损害的临床、病理及基因突变特点的分析. 中华肾脏病杂志，2012, 28: 909-915.

[41] 陈佳韵，潘晓霞，吕铁伦，等. 11 个 Fabry 病家系的 α - 半乳糖苷酶 A 活性及 GLA 基因检测. 中华肾脏病杂志，2007, 23: 302-307.

[42] 王朝晖，潘晓霞，陈楠. 提高对法布里病临床表现和实验室新指标的认识. 诊断学理论与实践，2014, 13: 20-22.

[43] 中国法布里病专家协作组. 中国法布里病(Fabry 病）诊治专家共识. 中华医学杂志，2013, 93: 243-247.

[44] Kafonek S D, Kwiterovich P O, Bernstein J. Familial lecithin: cholesterol acyl transferase deficiency// Edelmann CM Jr. (ed). Pediatric kidney disease. Boston: Little, Brown, 1992: 1614-1619.

[45] Santoro D, Rosenbloom B E, Cohen A H. Gaucher disease with nephrotic syndrome: response to enzyme replacement therapy. Am J Kidney Dis, 2002, 40: E4.

[46] Mehta A. Epidemiology and natural history of Gaucher's disease. Eur J Intern Med（Suppl）, 2006, 17: S2-5.

[47] 陈惠萍，吴波，黎磊石. Niemann-Pick 病的肾损伤. 肾脏病与透析肾移植杂志，1998, 7: 88-91.

[48] Faraggiana T, Churg J. Renal lipidoses: a review. Hum Pathol, 1987, 18: 661-675.

[49] Deirdre A K, Bernard P, Alex P M, et al. Niemann-Pick disease type C: Diagnosis and outcome in children. Pediatrics, 1993, 123: 242-249.

[50] Scheinman J. Sickle cell disease and the kidney. Semi Nephrol, 2003, 23: 66-76.

[51] Saborio P. Scheinman J I. Sickle cell nephropathy.J Am Soc Nephrol, 1999, 10: 187-192.

[52] 徐昭仁. 尿黑酸病尿症一例报告. 中华内科杂志，1959, 7（2）: 150.

[53] 苏祖佑. 黑尿酸症. 中华医学杂志，1963, 49: 441-443.

[54] Bartter F C, Pronove P, Gill J R J, et al. Hyperplasia of the juxtaglomerular complex with hyperaldosteronism and hypokalemic alkalosis: a new syndrome. Am J Med, 1962, 33: 811-828.

[55] Guay-Woodford L M.Bartter syndrome. Am J Med,

1998, 105: 151-161.

[56] 黄澄如. 肾脏的囊性病变. 中华泌尿外科杂志, 1986, 7: 121-127.

[57] Bisceglia M, Galliani C A, Senger C, et al. Renal cystic diseases: a review. Adv Anat Pathol, 2006, 13: 26-56.

[58] Grantham J J. Clinical practice : Autosomal dominant polycystic kidney disease. N Engl J Med, 2008, 359: 1477-1485.

[59] Igarashi P, Somlo S. Genetics and pathogenesis of polycystic kidney disease. J Am Soci Nephrol, 2002, 13: 2384.

[60] Torres V E, Harris P C, Pirson Y. Autosomal dominant polycystic kidney disease. Lancet, 2007, 369: 1287-1301.

[61] Qian F, Germino F J, Cai T, et al. The molecular basis of focal cyst formation in human. autosomal dominant polycystic kidney disease type Ⅰ. Cell, 1996, 87: 979-987.

[62] Zerres R, Rudnik-Schonerborn S, Deger F, et al. Autosomal recessive polycystic kidney disease in 115 children : clinical presentation, course and influence of gender. Acta Paediatr, 1996, 85: 437-445.

[63] Ward C J, Hogan M C, Rossetti S, et al. The gene mutated in autosomal recessive polycystic kidney disease encodes a large, receptor-like protein. Nat Genet, 2002, 30: 259-269.

[64] Komatsuda A, Wakui H. Nephronophthisis: diagnostic difficulties and recent advances in molecular genetic diagnostic. Clin Exp Nephrol, 2005, 9: 340-342.

[65] 王素霞, 章友康, 周福德, 等. 肾单位肾痨 - 髓质囊肿病的临床病理. 中华肾脏病杂志, 2008, 24: 461-465.

[66] 蔡建芳, 文煜冰, 赵静, 等. 肾消耗病一例. 中华肾脏病杂志, 2008, 24: 150.

[67] Indridason O S, Thomas L, Borkoben M. Medullary sponge kidney associated with congenital Hemihypertrophy. J Am Soc Nephrol, 1996, 7: 1123-1130.

[68] Patriquin H B, O'Regan S. Medullary sponge kidney in childhood. AJR Am J Roentgenol, 1985, 145: 315-319.

[69] Bernstein J. Glomerulocystic kidney disease-nosological considerations. Pediatr Nephrol, 1993, 7: 464-470.

[70] Taxy J B, Filmer R B. Glomerulocystic kidney: report of a case. Arch Pathol Lab Med, 1976, 100:186-188.

[71] 胡庭阳, 马祖福, 韩敏, 等. 肾小球囊肿病合并 ANCA 相关性血管炎损伤一例. 临床肾脏病杂志, 2014, 14:320-321.

[72] Lennerz J K, Spence D C, Iskandar S S, et al. Glomerulocystic kidney: one hundred-year perspective. Arch Patllol Lab Med, 2010, 134: 583-605.

[73] 朱焱, 赵静, 于光, 等. 肾小球囊肿病一例. 中华病理学杂志, 2011, 40:488-450.

[74] Levine E. Acquired cystic kidney disease. Radiol Clin North Am, 1996, 34: 947-964.

[75] Royer P, Habib R, Courtecuisse V, et al. Bilateral renal hypoplasia with oligonephronia. Arch Fr Pediatr, 1967, 24:249-268.

[76] Kusuyama Y, Tsukino R, Omori H, et al. Familial occurrence of oligomeganephronia. Acta Pathol Jpn, 1985, 35:449-457.

[77] Foster S V, Hawkins E P. Deficient metanephric blastema—A cause of oligomeganephronia? Pediatr Pathol, 1994, 14: 935-943.

[78] Salomon R, Tellier A L, Tanita A B, et al. PAX2 mutations in oligomeganephronia. Kidney Int, 2001, 59: 457-462.

[79] Jorn V, Bostad S L, Njolstad L R, et al. Enlarged nephrons and severe nondiabetic nephropathy in hepatocyte nuclear factor-1(HNF-1) mutation carriers. Kidney Int, 2003, 64: 793-800.

第十五章 老年肾与老年肾脏病

老年肾脏病（aging kidney disease）具有与儿童和青壮年的肾脏病不同的发病率、特点和疾病谱。

随着保健、养生和对疾病的预防、治疗的发展，人类的寿命在逐渐延长，人口老龄化是世界范围的普遍现象，到 2030 年，美国的老龄人将达到 71 万，占全部人口的 20%[1]，同样，在英国，2022 年 60 岁以上的老年人占 27%，2050 年则占 33%[2]。

根据世界卫生组织（WHO）的建议，≥ 65 岁的人群定为老年，亚太地区和发展中国家应将 ≥ 60 岁人群列入老年范畴。一个国家，≥ 65 岁的人群超过 7% 或 ≥ 60 岁人群超过 10%，便可定义为老龄社会。在我国，随着生活水平提高，医疗保健的逐渐完善，国人寿命明显延长，老龄人口逐年增加，据 1999 年第 5 次全国人口普查资料，≥ 60 岁者为 10.2%，≥ 65 岁者为 6.96%。卫生部统计资料显示，2010 底，年龄超过 60 岁的人群达 1.38 亿，占我国人口的 10.6%，因此，我国已步入了老龄社会[3]，而且老年人的比例将逐年增长（图 15-1）。

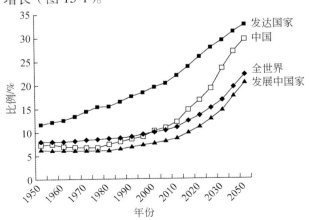

图 15-1 老龄人口增长示意图

随着年龄的增长，人体组织和器官的结构和功能均出现一定的变化，包括肾疾病在内的老年性疾病值得研究和重视。

肾活检病理诊断是肾疾病诊断和治疗的必要方法。过去，认为老年肾老化，肾穿刺容易出现合并症，所以肾穿刺的病例较少，近年来，随着影像学的进步和穿刺针具的改良，老年人肾穿刺的概率逐年上升，以北京大学第一医院的统计资料来看，20 世纪 80 年代老年人肾活检仅占全部肾活检病例的 0.5%，而 21 世纪初上升到 6.8%，最高年龄达 86 岁[4]。这些资料大大丰富了对老年肾脏病的了解。

一、老年人肾的生理和形态学特点

1. 肾小球　正常成年人每个肾含有肾小球 50 万 ~ 150 万，平均 62 ± 25 万个肾小球[5]。随着年龄增加，肾小球数目逐渐减少，Kaplan 等对非肾疾病死亡的尸体解剖研究证实，40 岁以下的成年人硬化的肾小球不超过 10%[6]。Smith 等统计成年人硬化的肾小球，认为硬化的肾小球比例超过患者年龄除以 2 再减去 10 时，表明硬化的肾小球超标[7]。老年肾的肾小球硬化原因较多：①随着年龄增加，肾老化，肾小球基底膜逐年增厚，系膜基质增多，最终出现年龄性生理性硬化；②缺血性硬化，随着年龄增加，肾内动脉内膜增厚，管腔狭窄，肾缺血，导致缺血性肾小球硬化，尤以肾皮质为甚；③各种肾小球疾病的遗留状态，在漫长的生命过程中，各种肾小球肾炎和肾小球病均可侵犯机体，在恢复和治愈过程中，导致部分肾小球硬化[8]（图 15-2）。

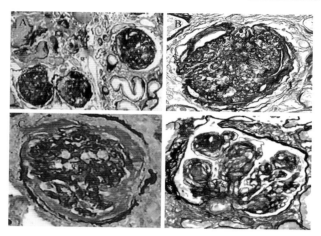

图 15-2　老年肾的球性硬化

A.球性硬化 B.缺血性硬化 C.纤维性新月体伴硬化 D.系膜结节
状硬化（PASM×400）

　　上述肾小球的变化必然引起肾小球的功能变化，研究证明：①肾血流量和血浆流量减少，40岁以后的成年人肾血流量以每年 1.5%～1.9% 的速率递减，65 岁以上的老年人的肾血浆流量仅相当于青年人的一半[8]。②肾小球滤过率（GFR）下降，40 岁以后的肾，平均每年 GFR 下降 0.75ml/min[9]。③肾贮备能力下降，肾在机体静息状态下的 GFR 基础值增加到最高限度的能力称肾贮备能力，统计证明，老年肾贮备能力较青年组明显下降[10]。

　　2.肾小管　老年人肾的肾小管与青壮年相比：①长度缩短，数量减少，肾小管上皮细胞体积缩小；②肾小管憩室增多，以远端肾小管为甚；③肾小管萎缩，基底膜增厚。

　　肾小管是肾单位的重要组成部分，血液供应来自肾小球出球小动脉，所以当肾血流量减少时，首先损伤肾小管；此外，各种内源性和外源性有害物质通过肾小球滤出时，首先伤及肾小管。

　　上述变化必然导致肾小管功能异常，如尿液浓缩功能和稀释功能减退、对钠和钾平衡的维持能力下降、酸化尿液功能下降[11]。

　　3.肾间质　肾间质增宽，伴纤维化，少量单核细胞和淋巴细胞浸润（图 15-3）。肾小管和肾间质在结构和功能方面关系均非常密切，对各种损伤因素互为因果。老年肾的肾间质增多与器官衰老时细胞外基质增多有关，也与肾小管上皮细胞、

血管内皮细胞、淋巴细胞和单核细胞类型转化有关。肾小管和肾间质的变化除上述功能异常外，尚可出现肾促红细胞生成素减少，贫血发生率增高[12]。

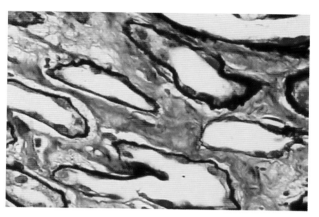

图 15-3　老年肾，肾小管基底膜增厚、萎缩，肾间质纤维化（PASM+Masson×400）

　　4.肾血管　老年肾血管的特点可归纳如下：①肾动脉、弓状动脉及其主要分支等较大动脉管壁纤维组织增生，弹力纤维断裂；②叶间动脉弯曲走行，中膜平滑肌萎缩；③小叶间动脉内膜纤维组织增生，管腔狭窄；④入球小动脉等细动脉管壁血浆浸渍，玻璃样变性；⑤入球和出球小动脉直接分流增多，导致肾小球血流量减少。上述变化虽然与老年的动脉粥样硬化、高血压有关，但大宗研究证明，多数老年人的肾血管病变是发生于动脉粥样硬化和高血压之前的年龄性变化[8]（图 15-4、图 15-5）。

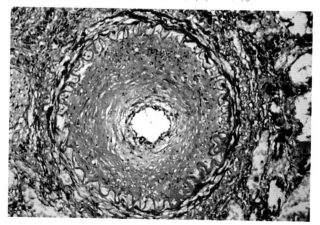

图 15-4　肾弓状动脉分支内膜纤维性增厚（Masson×400）

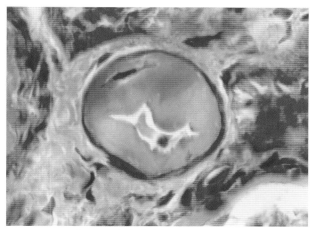

图 15-5　肾细动脉壁玻璃样变性（Masson ×400）

肾的大体表现

肾的老年性变化使肾的大体表现也有一定的特殊变化，按一般规律，自出生到 40 岁，肾处于增大阶段，之后逐渐缩小，70 岁至 89 岁之间，肾重量可降低 20%~30%[13]。肾表面因缺血呈颗粒状，肾皮质变薄，常见单纯性肾囊肿（图 15-6）。

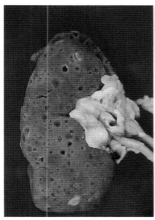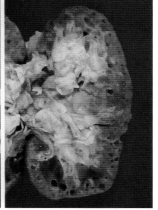

图 15-6　老年肾，肾实质萎缩变薄，肾窦脂肪增生，囊肿形成

肾老化的机制

随着人体的衰老，肾也出现相应的衰老变化，其机制有如下学说：高蛋白饮食与肾小球高灌注和高滤过、血脂异常与动脉硬化、高血压、糖尿病等[14]。此外还包括：①抗衰老基因 Klotho 失表达，抗衰老基因 Klotho 主要位于脑脉络膜和肾小管上皮细胞，Klotho 蛋白与细胞表面受体结合，通过阻止胰岛素/胰岛素样生长因子 1 信号通道，发挥抗衰老作用[15]。②端粒（telomere）丢失，

端粒位于真核细胞染色体末端的 DNA 重复序列，可复制染色体末端，使染色体免遭融合、重组和降解，以维持染色体的完整性。端粒酶（telomerase）是一种反转录酶，合成端粒 DNA 并加到染色体末端，使端粒延长，从而延长细胞的寿命，随年龄增长，肾皮质内端粒以每年 0.24%~0.25% 的速率缩短，缩短到一定程度则出现细胞凋亡[16]。③氧化应激，体内高活性分子（ROS、RNS）产生过多，超出机体的清除能力，氧化系统和抗氧化系统失衡，导致细胞和组织损伤，称氧化应激。体内高活性分子过多积聚对核酸、蛋白质和脂肪等均具有氧化损伤作用，老年肾氧化应激增加，导致肾小球硬化、肾小管萎缩、肾间质纤维化[17]。④其他基因学说，Melk 等应用全球基因表达 cDNA 基因芯片分析、鉴定，发现老年人群和青年人群肾内表达有差异基因 500 余种，因而肾老化是多种基因异常的结果[18]。

老年肾常见的形态特点列于表 15-1[9]：

表 15-1　老年肾常见的形态特点

肾小球

　　肾小球数量减少

　　肾小球体积缩小

　　肾小球基底膜增厚

　　肾小球系膜基质增多

　　球性硬化和缺血性硬化增多，尤以表层肾皮质明显

　　肾小球入球和出球小动脉间直接分流（短路）增多，尤以皮髓质交界处明显

肾小管和肾间质

　　肾小管的长度、体积和数量减少

　　肾小管的膨胀节段（憩室）增多，尤以远端肾小管明显

　　肾小管上皮细胞萎缩，基底膜增厚

　　肾间质慢性炎症细胞浸润、纤维化，肾间质体积增大

　　肾小管周围毛细血管减少

肾血管

续表

续表

叶间动脉和弓状动脉肌纤维和弹力纤维增生，基底膜增厚
小叶间动脉内膜纤维组织增生
小动脉和细动脉管壁血浆浸渍，玻璃样变性
入球和出球小动脉间毛细血管分支减少，甚至短路形成

上述肾的年龄性变化在肾活检病理诊断中应适当考虑。

二、老年常见的肾疾病

大宗资料显示，老年肾脏病的临床常见隐匿性肾炎或无症状性蛋白尿/血尿、大量蛋白尿和肾病综合征、肾功能损伤、急性和慢性肾衰竭。其肾疾病谱与青壮年有一定区别。大宗病例分析，肾小球疾病中以膜性肾病、微小病变性肾小球病、局灶性节段性肾小球硬化症、糖尿病肾病、IgA肾病、血管炎肾损伤、无症状血尿和（或）蛋白尿等多见，肾小管间质肾病中，以药物性肾损伤多见[19-21]。

我国老年肾疾病的疾病谱与国外基本相似，见表15-2[9]。

表15-2 老年常见的肾疾病
肾小球疾病
膜性肾病
微小病变性肾小球病
IgA肾病
局灶性节段性肾小球硬化症
无症状性血尿和（或）蛋白尿
新月体性肾小球肾炎
抗基底膜性肾小球肾炎
系统性疾病的肾损伤
高血压病肾损伤
糖尿病肾病
高脂血症肾损伤
动脉粥样硬化症肾损伤
胆固醇栓塞症
骨髓瘤肾损伤
淀粉样变性肾病
单克隆免疫球蛋白沉积性肾病
血管炎肾损伤
急性和慢性肾衰竭
低灌注、低血压和心血管病性休克肾损伤
血管炎性肾损伤
肾病综合征性肾小管损伤
药物损伤性肾小管间质肾病
梗阻性肾病
恶性肿瘤肾内浸润
恶性肿瘤化疗肾损伤
肾肿瘤
老年性获得性肾囊肿

以下重点介绍几种老年肾病：

1. 大量蛋白尿和肾病综合征 该类老年患者的肾活检资料较多，归纳如下：

（1）膜性肾病（MN）：肾病综合征的老年患者中，膜性肾病占25%～54%，原发性膜性肾病占76.3%，继发性膜性肾病约为20%。老年人的膜性肾病多数为典型膜性肾病，但要除外继发性膜性肾病或不典型膜性肾病。老年人是各种肿瘤高发年龄，继发于肿瘤的老年膜性肾病的报道屡见不鲜，即导致其膜性肾病的抗原来自肿瘤抗原，呈非典型膜性肾病的特点（图15-7），免疫荧光检查显示IgG的多种亚型阳性，而显示原发性膜性肾病的PLA2R为阴性（图15-8），证明为继发性膜性肾病。但由于目前除少数肿瘤有特异性抗原标记物（如前列腺癌的PSA、透明性肾细胞癌的CD10、PAX8/PAX2等）外（图15-9），其他众多肿瘤尚无特异标记物，所以，肾活检病理检查尚难确切解决这一难题，因此，目前所谓的原发性膜性肾病尚包含着一定的继发性膜性肾病[12]。老年继发性膜性肾病除各种肿瘤导致外，尚可由乙型或丙型肝炎病毒、药物等引起，详见第六章第

四节和第七章第九节。

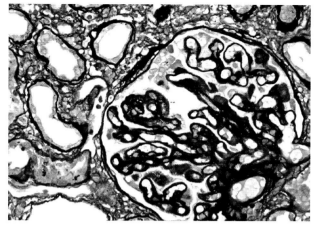

图 15-7 前列腺癌继发膜性肾病，呈非典型膜性肾病（PASM×400）

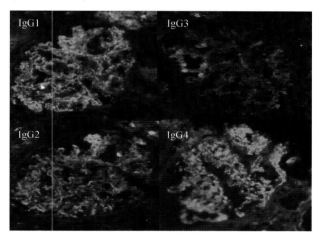

图 15-8 前列腺癌继发膜性肾病，IgG 1、IgG 2、IgG 3、IgG 4 均阳性，PLA2R 阴性（荧光 ×400）

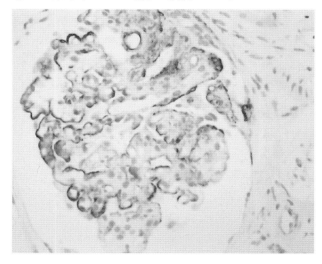

图 15-9 前列腺癌继发膜性肾病，PSA 阳性（免疫组化 ×400）

（2）微小病变性肾小球病（MCD）：MCD 的发病有儿童和老年两个高峰。肾病综合征的老年患者中，MCD 占 15%～20%。病理表现与儿童 MCD 相同。有时也可与肿瘤伴发，详见第六章第一节。

（3）局灶性节段性肾小球硬化症（FSGS）：肾病综合征的老年患者中，FSGS 占 7%～10%。详见第六章第三节。病理诊断中要特别注意去除缺血性肾损伤等因素。

（4）糖尿病肾病（DN）：老年人是糖尿病的高发人群，导致老年 DN 者以 2 型糖尿病为主。有完整的病史，免疫荧光、光镜和电镜的病理检查，不难明确诊断，详见第十三章第一节。

（5）特殊蛋白或副蛋白血症沉积性肾病：由于 B 细胞的增生或肿瘤，体内出现了过多的轻链蛋白或其他特殊蛋白，进而沉积于肾小球系膜和基底膜，导致大量蛋白尿或肾病综合征，在老年肾脏病中相对多见。包括淀粉样变性肾病、浆细胞病、轻链或重链沉积性肾病、巨球蛋白血症肾病、纤连蛋白沉积肾病等。共同的病理特点是肾小球系膜结节状硬化，基底膜增厚，辅以免疫学和电镜检查不难确诊，详见第十二章。

2. 无症状性蛋白尿和血尿　老年人出现少量的蛋白尿或镜下血尿不作为肾活检的适应证，所以，肾活检资料较少，有时根据因其他疾病死亡的尸检资料分析如下：

（1）缺血性肾损伤：患者肾可见缺血性肾小球硬化和缺血性皱缩，相应的肾小管和间质也有缺血性改变。高血压病导致的肾小球缺血呈不规律的多灶状分布；而有时可见受损部分呈条带状集中分布，显然是该部位上游的较大血管病变造成的（图 15-10）。患者可有高血压，也可无高血压而由动脉粥样硬化症导致。详见第十一章第二节。

（2）肥胖相关性肾小球肥大症：相当一部分老年人体重指数超标，由于血流动力学的变化，可导致少量蛋白尿。病理表现为肾小球体积肥大。肾小囊腔狭窄，详见第十三章第四节。

3. 急性肾功能损伤和急性肾衰竭

（1）新月体性肾小球肾炎和肾病：各种原因均可导致肾小球毛细血管袢破坏，出现肾小球毛

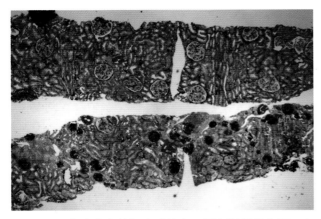

图15-10　集中分布的肾小球缺血，两条肾组织为同一患者（PASM×100）

细血管坏死和新月体形成，影响肾功能，甚至导致肾衰竭。ANCA相关性多血管炎或Ⅲ型新月体性肾小球肾炎是常见病因，老年人是ANCA相关性多血管炎高发人群，60岁以上的人群占该血管炎的40%。应根据临床表现、血清的ANCA滴度和病理检查确诊，详见第十一章第九节。抗基底膜抗体导致的Ⅰ型新月体肾小球肾炎和IgA肾病等导致的Ⅱ型新月体性肾小球肾炎也可见于老年肾脏病，但较少。

（2）急性肾小管间质肾病

①急性重度肾小管损伤和急性肾小管坏死：两者均表现急性肾功能损伤和肾衰竭，所以均属于急性肾小管坏死的范畴，只是前者的病理形态为肾小管上皮细胞刷状缘广泛脱落，管腔扩张，肾间质水肿，脱落、崩解的细胞碎屑被尿液冲至深部小管，后者则可见肾小管管腔充以崩解的细胞碎屑。肾小管急性损伤和坏死可由急性肾缺血和肾毒性物质造成，是老年急性肾损伤的常见原因，详见第八章。

②急性间质性肾炎：常由药物（如非甾体消炎药、抗生素、中草药等）导致急性过敏性间质性肾炎，易见间质多灶状、片状乃至弥漫性淋巴细胞、单核细胞和多少不等的嗜酸性粒细胞浸润。特发性急性间质性肾炎或TINU综合征也可见于老年肾脏病。有时干燥综合征也可导致间质性肾炎，详见第九章。

③急性管型肾小管损伤：血尿造成的大量红细胞管型（常见于IgA肾病）、骨髓瘤造成的管型肾病、肌肉坏死溶解造成的肌红蛋白管型、溶血造成的血红蛋白管型、直接胆红素造成的胆汁管型、溶瘤综合征造成的尿酸管型等均可严重损伤肾小管，导致急性肾损伤和肾衰竭，详见第八章第六节。

（3）急性肾血管病变或疾病

①急性肾缺血：老年人群普遍患有动脉粥样硬化或其他血管疾病，因此，肾动脉或其分支容易形成血栓，侧支循环又难以建立，必然导致急性肾缺血，甚至肾梗死。患者肾区疼痛、血尿，急性肾衰竭。

②肾的胆固醇栓塞：近年来，为改善冠状动脉的循环，常进行动脉导管介入疗法，术中可触及动脉粥样硬化斑块，使之脱落，随血流而栓塞于肾动脉的分支，引起肾动脉系统的痉挛，导致急性肾衰竭。同时，患者常有足趾疼痛、足趾皮肤发紫的现象，称紫趾综合征（purple toe syndrome）。

③血栓性微血管病：包含了一大类疾病，老年人群导致急性肾衰竭者以恶性高血压多见，而且常合并IgA肾病，偶见于系统性硬化病。

④肾的大、中血管炎：结节性多动脉炎可导致老年急性肾衰竭，偶见大动脉炎累及肾动脉。

4.慢性肾功能不全或慢性肾衰竭　上述多种老年肾疾病的慢性期均可发展为慢性肾功能不全或慢性肾衰竭。

5.老年肾炎综合征　老年人群急性毛细血管内增生性肾小球肾炎的发病率的报道差异较大，我们的病例中，比例较小，而在我国的老年肾脏病中各型IgA肾病较多。其他继发性肾炎（如狼疮肾炎等）也可遇到，与青壮年的临床和病理无太大差别。

总之，临床和病理诊断对于老年肾脏病，均应多考虑老年人的全身状态、免疫系统的变化和肾的年龄性特点。

参考文献

[1] CDC. The state of aging and health in America 2007 report. 2007［cited November 1, 2007］, Available from: http://www.cdc.gov/aging/saha.htm.

[2] Csiszar A, Toth J, Peti-Peterdi J, et al. The aging kidney: role of endothelial oxidative stress and inflammation. Acta Physiol Hung, 2007, 94: 107-115.

[3] 杨光辉. 中国人口老龄化的发展趋势与特点. 中国人口科学, 2005（增刊）: 155-159.

[4] 刘刚, 马序竹, 邹万忠, 等. 肾活检患者肾脏病构成十年对比分析. 临床内科杂志, 2004, 21: 834-838.

[5] Hoy W E, Hughson M D, Bertram J F, et al. Nephron number, hypertension, renal disease, and renal failure. J Am Soc Nephrol, 2005, 16: 2557-2564.

[6] Kaplan C, Pasternack B, Shah H, et al. Age-related incidence of sclerotic glomeruli in human Kidneys. Am J Path, 1995, 80: 227-234.

[7] Smith S M, Hoy W E, Cobb L. Low incidence of glomerulosclerosis in normal kidneys. Arch Pathol Lab Med, 1989, 113: 1253-1255.

[8] Tracy R E, Ishii T. What is "nephrosclerosis?" Lessons from the US, Japan and Mexico. Nephrol Dial Transplant, 2002, 15: 1337-1366.

[9] Zhou X J, Rakheja D, Yu X Q, et al. The aging kidney. Kidney Int, 2008, 74: 710-720.

[10] 李晓玫. 老年肾与老年肾脏疾病 // 王海燕. 肾脏病学. 3版. 北京: 人民卫生出版社, 2008: 2300-2339.

[11] Sands J M. Urine-concentrating ability in the aging kidney. Sci Aging Knowledge Environ, 2003, 24: PE 15.

[12] 程劲, 孙晶, 苟微, 等. 老年肾脏病患者的临床特点及病理改变分析. 临床肾脏病杂志, 2012, 12: 444-446.

[13] Silva F G. The aging Kidney: a review-part Ⅰ. Int Urol Nephrol, 2005, 37: 185-205.

[14] 周静, 袁伟杰. 肾脏衰老所致形态及功能变化及其机制研究进展. 中华肾脏病杂志, 2011, 27: 384-385.

[15] Mitobe M, Yoshida T, Sugiura H, et al. Oxidative stress decreases klotho expression in a mouse kidney cell line. Nephron Exp Nephrol, 2005, 101: e 67-74.

[16] Melk A, Ramassar V, Helms L M, et al. Telomere shortening in kidneys with age. J Am Soc Nephrol, 2000, 11: 444-453.

[17] Basso N, Paglia N, Stella I, et al. Protective effect of the inhibition of the rennin-angiotensin system on aging. Regul Pept, 2005, 128: 247-252.

[18] Melk A, Mansfield E S, Hsieh S C, et al. Transcriptional analysis of the molecular basis of human kidney aging using cDNA microarray profiling. Kidney Int, 2005, 68: 2667-2679.

[19] 曾彩虹, 陈惠萍, 黎磊石. 老年人肾脏病的流行病学及病理类型分析. 肾脏病与透析肾移植杂志, 1997, 6: 411-414.

[20] 吴杰, 陈香美, 吴镝, 等. 122例老年人肾脏病的临床与病理分析. 临床肾脏病杂志, 2002, 2: 51-54.

[21] 陈惠萍. 老年肾脏病的临床特点和病理类型. 肾脏病与透析肾移植杂志, 2011, 20: 536-537.

第十六章　肾移植病理学

肾移植是治疗慢性肾衰竭的有效方法。肾移植是各种器官移植中开展较早、成活率较高的一种，HLA 完全相同的同卵双胞胎之间的肾移植一年存活率高达 90% ~ 95%，HLA 相同的尸体肾移植一年存活率达 85%。这与肾移植的技术日臻成熟和有效的抗排斥措施以及肾位置的独特性（肾动脉、肾静脉和输尿管各一条）有关。肾移植的研究始于 1902 年，1950 年应用于临床[1]，我国 1960 年开始临床肾移植，1976 年后，各地相继开展。

肾移植的关键问题有两个：一是手术技能，二是长期存活。前者较易解决，后者的关键是消除和减弱排斥反应。

第一节　肾移植的排斥反应

肾移植的排斥反应（rejection）是一种特殊的免疫反应。当前，主要是同种异体的肾移植。受者的免疫系统常对移植物发生排斥反应，既有体液免疫反应，又有细胞免疫反应。其主要的抗原是移植物的 MHC 或 HLA 抗原，既可激活 T 淋巴细胞，又可诱发特异性抗体。MHC 或 HLA 具有多态性，等位基因已证实近 300 个。所以，除单卵孪生者外，两个个体间的 MHC 或 HLA 系统总是存在着一定的差异，所以移植后的排斥反应总是不可避免的[2]。

一、肾移植排斥反应的病理表现和分类

（一）分类原则

1. 临床表现　发热，衰弱，移植肾区肿胀疼痛，肾功能减退。

2. 排斥反应发生的时间。

3. 移植肾的病理变化。

（二）病理表现

早期病理学家观察的移植肾的排斥反应，分类较简单：

（1）体液性或抗体介导的排斥反应：超急性排斥反应。

（2）急性细胞性排斥反应：急性间质淋巴细胞浸润。

（3）急性血管性排斥反应：小动脉炎。

（4）慢性排斥反应：慢性血管性排斥反应、慢性肾小管间质病变。

后来，世界肾病学家、器官移植学家、肾脏病理学家在加拿大 Banff 举行会议，于 1991 年、1993 年、1997 年、2003 年、2005 年、2007、2010 年、2013 年多次发表分类方案，其中 1997 年的方案较全面，应用较广泛（表 16-1）[3-7]。

表16-1　移植肾排斥反应的病理学分类（Banff，1997）

1. 正常
2. 抗体介导的排斥反应

续表

A.即刻型（超急性排斥反应）

B.延迟型（加速排斥反应）

3.界限性病变　"可疑"急性排斥反应，有局灶性轻微的肾小管炎（偶见肾小管断面有1~4个单个核细胞），肾间质局灶分布的轻至中度单个核细胞浸润（10%~25%的肾实质受累）

4.急性/活动性排斥反应

ⅠA级：明显的肾间质单个核细胞浸润（>25%的肾实质受累），灶状中度的肾小管炎（>4个单个核细胞/1个肾小管断面或一组10个肾小管细胞间）

ⅠB级：明显的肾间质单个核细胞浸润（>25%的肾实质受累），伴有灶状重度的肾小管炎（>10个单个核细胞/一个肾小管断面或一组10个肾小管细胞间）

ⅡA级：轻到中度的动脉内膜炎

ⅡB级：严重的动脉内膜炎，并累及>25%的管腔

Ⅲ级：有"跨肌层"的动脉炎，和（或）动脉纤维蛋白样坏死和中层平滑肌细胞坏死（伴淋巴细胞浸润）

5.慢性/硬化性移植肾肾病

Ⅰ级：轻度肾间质纤维化和轻度肾小管萎缩

A.未见慢性排斥反应

B.可见慢性排斥反应

Ⅱ级：中度肾间质纤维化和中度肾小管萎缩

A.未见慢性排斥反应

B.可见慢性排斥反应

Ⅲ级：重度肾间质纤维化和重度肾小管萎缩，伴肾小管消失

A.未见慢性排斥反应

B.可见慢性排斥反应

6.与排斥反应无关的病变

肾移植的排斥反应的病理诊断与其他肾疾病的肾活检一样，肾小球、肾小管、肾间质和小动脉必须全面观察，2013年的Banff分类延用了1997年Banff分类的移植肾病变的量化观察，并引用于病理诊断分类中（表16-2、表16-3）[8-9]。

表16-2　移植肾病变量化评分（Banff，2013）

C4d评分（C4d阳性区域/5个高倍视野）

C4d 0：阴性

C4d 1：轻微，1%~10%的区域C4d阳性

C4d 2：局灶阳性，10%~50%的区域C4d阳性

C4d 3：弥漫阳性，>50%的区域C4d阳性

肾小球肾炎（g）

g0：无肾小球炎

g1：肾小球炎累及<25%的肾小球

g2：节段性或球性肾小球炎累及25%~50%的肾小球

g3：肾小球炎（大部分是球性）累及超过50%的肾小球

肾小球系膜基质增多（mm）

mm0：无系膜基质增多

mm1：最多25%的非硬化的肾小球系膜基质增多（至少为中度增生）

mm2：26%~50%的非硬化的肾小球系膜基质增多（至少为中度增生）

mm3：>50%的非硬化的肾小球系膜基质增多（至少为中度增生）

移植性肾小球病（cg）

cg0：光镜/电镜下无肾小球病基底膜双层化

cg1a：光镜下无基底膜增厚，电镜下≥3个毛细血管襻基底膜部分或全部双层化，伴内皮细胞肿胀和（或）内皮下电子致密物沉积

cg1b：光镜下≥1个毛细血管襻基底膜增厚和双层化，必要时做电镜检查证实

cg2：26%~50%的毛细血管基底膜双层化

cg3：>50%的毛细血管基底膜双层化

管周毛细血管炎（ptc）

Ptc0：<10%的肾皮质可见管周毛细血管炎

Ptc1：≥10%的肾皮质可见管周毛细血管炎，毛细血管腔内最多3~4个炎症细胞

Ptc2：≥10%的肾皮质可见管周毛细血管炎，毛细血管腔内最多5~10个炎症细胞

Ptc3：≥10%的肾皮质可见管周毛细血管炎，毛细血管腔内多于10个炎症细胞

肾小管炎（t）

续表

t0：肾小管正常，管壁无单个核细胞

t1：整张切片或10个肾小管壁浸润的细胞数为1～4个

t2：10个肾小管壁内浸润的细胞数为5～10个

t3：肾小管壁＞10个浸润细胞，或至少2个肾小管基底膜损伤，并伴有ti2/ti3和t2

肾小管萎缩（ct）

ct0：无肾小管萎缩

ct1：≥25%的肾皮质肾小管萎缩

ct2：26%～50%的肾皮质肾小管萎缩

ct3：＞50%的肾皮质肾小管萎缩

肾间质单个核细胞浸润（ti）

ti0：无或极少数单个细胞浸润（＜10%）

ti1：10%～25%肾间质单个核细胞浸润

ti2：26%～50%肾间质单个核细胞浸润

ti3：＞50%的肾间质单个核细胞浸润

注：浸润的细胞中，嗜酸性粒细胞、中性粒细胞和（或）浆细胞，且超过浸润细胞总数的10%，均应注明

肾间质纤维化（ci）

ci0：肾皮质的间质纤维化≤5%

ci1：肾皮质的间质纤维化占6%～25%

ci2：肾皮质的间质纤维化占26%～50%

ci3：肾皮质的间质纤维化＞50%

肾动脉炎（v）

v0：无动脉炎

v1：至少一支动脉分支横截面可见轻-中度动脉内膜炎

v2：至少一支动脉分支横截面可见重度动脉内膜炎，至少25%的动脉管腔狭窄

v3：透壁性动脉炎，中膜平滑肌坏死，或动脉壁纤维蛋白样坏死

注：肾活检标本内小动脉数量，病变动脉数量，有无梗死、出血、慢性移植物动脉病变均应注明

动脉内膜病变（cv）

cv0：无动脉内膜病变

cv1：＜25%的动脉管腔由于内膜纤维性增厚而狭窄，或伴动脉内弹力膜损伤，内膜炎症细胞浸润，

续表

泡沫细胞形成

cv2：26%～50% 因内膜纤维性增厚而导致动脉管腔狭窄

cv3：严重的动脉内膜纤维性增厚导致多数管腔狭窄（超过50%）

动脉玻璃样增厚（aah）

aah0：无PAS阳性的玻璃样增厚

aah1：仅一个小动脉有轻到中度PAS阳性的玻璃样增厚，不伴周围组织损伤

aah2：超过一个小动脉有中到重度PAS阳性的玻璃样增厚，不伴周围组织损伤

aah3：很多小动脉有重度PAS阳性的玻璃样增厚，伴周围组织损伤

表16-3　移植肾排斥反应的病理学分类（Banff，2013）

1.正常

2.抗体介导的排斥反应　可与3、4、5、6共存

（1）急性/活动性抗体介导的排斥反应（应具备以下至少3种）

①急性组织损伤（包括以下1种或数种）

A. 微血管炎 [g＞0 和（或）ptc＞0]

B. 内膜或透壁性动脉炎（v＞0）

C. 急性微血栓性血管病（排除其他病因）

D. 急性肾小管损伤（排除其他病因）

②当前/近期存在抗体与血管内皮细胞相互作用的证据（包括至少以下1种，C4d沉积必不可少）

A. 管周毛细血管壁（ptc）C4d线状沉积（免疫荧光 C4d2/C4d3 阳性，免疫组化 C4d 阳性）

B. 毛细血管炎和（或）中等以上血管炎（g+ptc ≥ 2）

C. 内皮细胞转录因子增加

③供体特异性抗体的血清学证据（HLA 或其他抗原）

（2）慢性/活动性抗体介导的排斥反应（应具备至少以下3种）

①慢性组织损伤病变（包括至少以下1种）

续表

A. 移植性肾小球病（cg ≥ 0），无慢性血栓性微血管病

B. 电镜下管周毛细血管基底膜多层化

C. 排除其他原因导致的动脉内膜纤维化

②当前 / 近期抗体与血管内皮细胞相互作用（包括至少以下 1 种）

A. 管周毛细血管壁（ptc）C4d 线状沉积（免疫荧光 C4d2/C4d3 阳性，免疫组化 C4d 阳性）

B. 中度以上微血管炎（g+ptc ≥ 2）

C. 内皮细胞转录因子增加

③供体特异性抗体的血请学证据（HLA 或其他抗原）

（3）无排斥反应的 C4d 沉积（包括以下 3 点）

①肾小管周毛细血管壁（ptc）C4d 线状沉积（免疫荧光 C4d2/C4d3 阳性，免疫组化 C4d 阳性）

②光镜和电镜下 g = 0，ptc = 0，cg = 0，v = 0；无血栓性微血管病，无 Ptc 基底膜多层化，无肾小球急性损伤

③无 T 细胞介导的排斥反应或临界性病变

3. 临界性病变 指"可疑"T 细胞介导的急性排斥反应，可与 2、5、6 共存，无动脉内膜炎（v0），可有灶状肾小管炎（t1、t2、或 t3）伴轻度间质炎（i0 或 i1），或间质炎（i2 或 i3）

4. T 细胞介导的排斥反应 可与 2、5、6 共存

（1）急性活动性 T 细胞介导的排斥反应

ⅠA：间质显著的炎症细胞浸润（＞肾皮质的 25%，i2 或 i3），灶状中度肾小管炎（t2）

ⅠB：间质显著的炎症细胞浸润（＞肾皮质的 25%，i2 或 i3），灶状重度肾小管炎（t3）

ⅡA：轻 - 中度动脉内膜炎（v1）

ⅡB：重度动脉内膜炎（v2）

Ⅲ："透壁性"动脉炎和（或）动脉壁纤维蛋白样坏死及中膜平滑肌坏死伴淋巴细胞浸润（v3）

（2）慢性活动性 T 细胞介导的排斥反应：慢性移植物动脉病变（动脉内膜纤维化伴单核细胞浸润，新内膜形成）

5. 肾小管萎缩 - 间质纤维化（非特异性） 可包括非特异性

续表

血管硬化和肾小球硬化，但仅根据肾小管 - 间质病变分级

Ⅰ级：轻度肾小管萎缩 - 间质纤维化（＜肾皮质的 25%）

Ⅱ级：中度肾小管萎缩 - 间质纤维化（约占肾皮质的 26% ~50%）

Ⅲ级：重度肾小管萎缩 - 间质纤维化（＞肾皮质的 50%）

6. 其他 与排斥反应无关的病变，单独出现 g、cg 或 cv 病变，可与 2、3、4、5 类病变并存

由上可见，2013 年 Banff 分类与 1997 年分类相比，进一步修订了肾小球炎和移植性肾小球病的定义和量化评分、C4d 阴性的抗体介导的移植肾排斥反应，以及抗体介导的动脉内膜病变。

上述肾移植的排斥反应分类是临床和病理的一个提纲，详细的病理变化如下：

结合临床的实际应用，本书仍将排斥反应分为超急性排斥反应、急性加速排斥反应、急性排斥反应和慢性排斥反应。在发生机制中，采用近年的研究成果作为临床治疗排斥反应的参考。因针对供肾的特异性抗体滴度较低，一般的免疫荧光和免疫组化不易显现，而 C4 是体液免疫反应中经典途径激活的补体成分，激活的 C4 可经过水解形成较稳定的 C4d，成为局部体液免疫反应的的一个间接指征。所以 2007 年、2010 年和 2013 年 Banff 移植肾排斥反应分类已将 C4d 定为抗体介导的排斥反应的诊断依据[10]。

超急性排斥反应

常发生于移植肾与受者血液循环接通后即刻或数分钟后。偶见于移植后 1 ~ 2 天，称迟发性超急性排斥反应（delayed hyperacute rejection）。相当于 Banff 2013 年分类的急性 / 活动性抗体介导的排斥反应。

超急性排斥反应（hyperacute rejection）属于体液免疫反应，受者血液内存在高滴度的抗移植肾血管内皮细胞的特异的 MHC 抗体（因输血、妊娠或流产等诱发），受者的体液免疫系统被供者

特异抗原致敏。

可见移植肾体积迅速肿胀、青紫和出血，原已排出的尿流突然终止（图16-1）。免疫病理学检查可见 IgG 和 C3 沿肾小球和小动脉内膜呈细颗粒状沉积（图16-2），C4d 则沉积于肾小管周围的毛细血管壁。光镜可见肾小球毛细血管和小动脉内膜水肿，内皮细胞肿胀、变性和脱落，管腔有多形核粒细胞浸润，广泛血栓形成，肾间质出血，进而肾实质坏死，若不及时摘除移植肾，将出现大块坏死，甚至肾破裂（图16-3）。C4d 沿肾小球和肾小管周围毛细血管壁沉积是较特异的指征（图16-4）[11-12]。

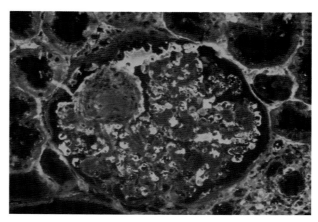

图 16-4 超急性排斥反应，肾小球和肾小管周毛细血管 C4d 阳性（荧光 ×200）

急性加速排斥反应

常发生于移植后数天，移植肾排尿急剧减少，肾功能急剧下降。

急性加速排斥反应（acute accelerated rejection）属于体液免疫反应，受者血液内存在抗移植肾血管内皮细胞或抗组织相容性抗原的特异抗体[13]。相当于 Banff 2013 年分类的急性/活动性抗体介导的排斥反应。

移植肾肿胀，点片状出血（图16-5）。免疫荧光和光镜检查与超急性排斥反应相似，可见 IgG 和 C3、C4d 沿肾小球、小动脉内膜和肾小管周围小血管呈细颗粒状沉积（图16-6）。光镜可见严重的血管和毛细血管病变：内膜水肿、内皮细胞变性脱落，弥漫性微血栓形成，与超急性排斥反应相似（图16-7），只是肾小管、肾间质和小动脉出现了萎缩和单个核细胞浸润（图16-8）。

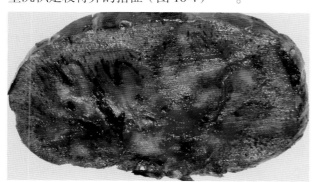

图 16-1 超急性排斥反应，移植肾体积肿胀、充血及出血

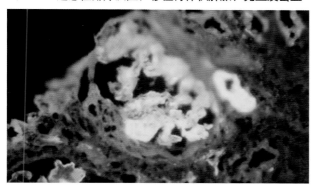

图 16-2 超急性排斥反应，IgG 颗粒状及团块状沉积于肾小球和小动脉壁（荧光 ×200）

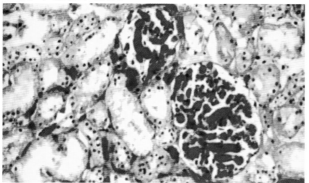

图 16-3 超急性排斥反应，肾小球和肾间质小血管弥漫性血栓形成（HE×200）

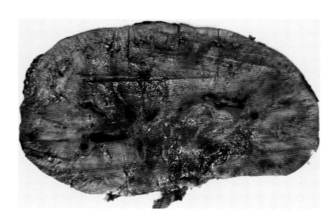

图 16-5 急性加速排斥反应，移植肾体积肿胀、充血及出血

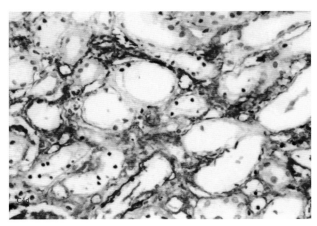

图 16-6 急性加速排斥反应，肾小球和肾小管周毛细血管 C4d 阳性（免疫组化 ×200）

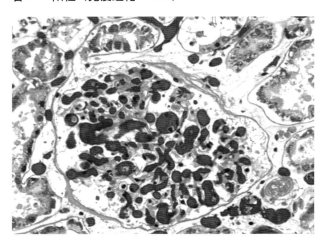

图 16-7 急性加速排斥反应，肾小球和小管周毛细血管内微血栓形成（Masson×400）

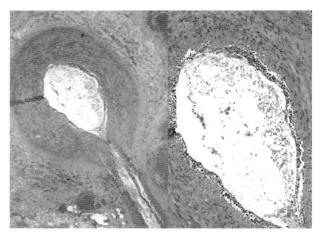

图 16-8 急性加速排斥反应。左：小叶间动脉内膜增厚；右：淋巴细胞和单核细胞浸润（HE×200）

急性抗体介导的排斥反应

急性抗体介导的排斥反应 (acute antibody-mediated rejection) 强调了体液免疫或抗体反应在其发生中的主要作用，但细胞免疫反应也有参与，因其血管病变较明显，所以仍常称其为急性血管性排斥反应。

急性抗体介导的排斥反应多见于移植后 3 周至 3 个月。很早发生者，即急性加速排斥反应，较晚发生者则进入慢性排斥反应之列。

该型排斥反应的主要发生机制是体液或抗体免疫反应。靶细胞为移植肾血管内皮细胞。抑制剂治疗反应差，预后差，常于 1 年内移植功能丧失。

MHC 或 HLA 位于人类第 6 号染色体的短臂，有 HLA Ⅰ、HLA Ⅱ和 HLA Ⅲ三个亚区，调控排斥反应的主要是 HLA Ⅰ和 HLA Ⅱ，其可作为移植肾的特异性抗原（donors special antigen，DSA）诱发受者的特异性抗体，以 IgG 和 IgM 为主。移植肾的血管内皮细胞是接触受者免疫物质的最早的细胞，除单核巨噬细胞和树状突细胞外，内皮细胞也是一种抗原呈递细胞，对多种细胞因子有高度的亲和力，同时也可表达与淋巴细胞配体相互作用的多种因子，所以血管内皮细胞是抗体排斥反应的重要靶细胞。虽然作用于移植肾的特异性抗体为 IgG 或 IgM，但是除超急性排斥反应和急性加速排斥反应等严重的抗体排斥反应外，其余抗体排斥反应的特异性抗体在移植肾内均低于常规的免疫荧光或免疫组化的检测水平，因此，只可应用 C4d 的阳性与否作为抗体性排斥反应的标记[14-16]。

急性抗体介导的排斥反应的诊断标准如下：

（1）移植肾肾功能急剧下降或丧失；

（2）移植肾肿胀，肾小球毛细血管和（或）肾小管周围毛细血管内单个核细胞浸润，内膜水肿，内皮细胞肿胀变性或脱落，可有微血栓形成，相当于过去的一部分急性血管性排斥反应；

（3）肾小球毛细血管和（或）肾小管周围毛细血管管壁或内膜 C4d 阳性；

（4）受者血内特异性抗体阳性，但用常规方法不易检测。

病理变化 [17-18]

移植肾肿胀、充血和出血，有时出现梗死。免疫荧光检查可见 C4d 在肾小球毛细血管壁和肾小管周围毛细血管壁沉积（图 16-9）。光镜可见肾小球毛细血管和肾小管周围毛细血管内淋巴细胞和单核细胞浸润（图 16-10、图 16-11），小动脉内膜水肿，淋巴细胞和单核细胞淤滞和浸润，有时可见单核细胞源性泡沫细胞，内皮细胞肿胀、变性和脱落，严重者可出现动脉壁的纤维蛋白样坏死，血栓形成，甚至肾梗死（图 16-12 ~ 图 16-15）。波及毛细血管或小静脉时，可导致肾间质出血。有时在肾穿刺活检中，血管损伤可能未在标本中

显现，但肾小管损伤已非常明显（肾小管上皮细胞刷状缘崩解脱落，细胞扁平，管腔扩张，甚至基底膜裸露，肾间质水肿，但仍可见 C4d 在肾小球和管周毛细血管沉积），称急性肾小管坏死样抗体介导的排斥反应（图 16-16）。

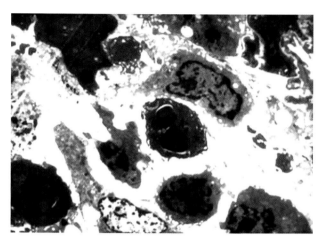

图 16-11　急性抗体介导的排斥反应，肾小管周围小血管内淋巴细胞和单核细胞浸润（电镜 ×5000）

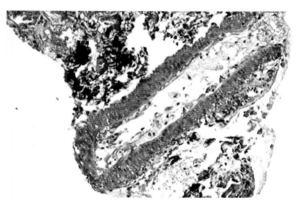

图 16-12　急性抗体介导的排斥反应，肾小动脉内皮细胞肿胀、泡沫样变性和脱落（Masson×200）

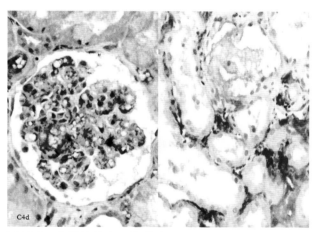

图16-9　急性抗体介导的排斥反应，C4d 沉积于肾小球毛细血管壁和肾小管周围毛细血管壁（左：肾小球，右：肾小管，免疫组化×400）

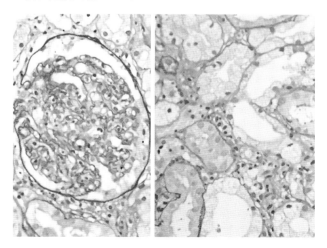

图16-10　急性抗体介导的排斥反应，肾小球和肾小管周围小血管内淋巴细胞和单核细胞浸润（左：肾小球，右：肾小管，PAS×400）

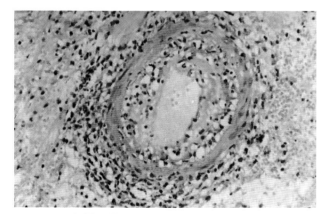

图 16-13　急性抗体介导的排斥反应，肾小动脉内膜水肿，小动脉内膜和周围淋巴细胞浸润（HE×400）

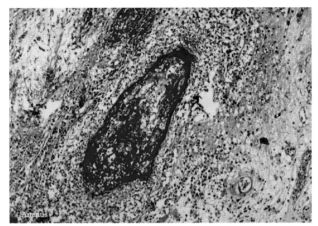

图 16-14　急性抗体介导的排斥反应，肾小动脉纤维蛋白样坏死，血栓形成（HE×400）

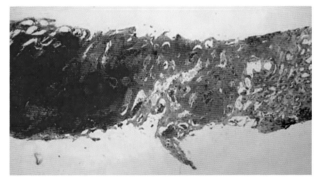

图 16-15　急性抗体介导的排斥反应，肾出血性梗死（HE×10）

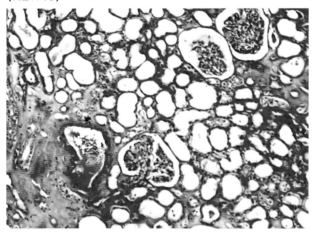

图 16-16　急性抗体介导的排斥反应，肾小管上皮细胞刷状缘脱落，管腔扩张，肾间质水肿（HE×4000）

有时急性抗体介导的排斥反应以血管炎为主要表现，相当于旧称急性血管性排斥反应，主要表现为小动脉内膜水肿、变性，管壁单个核细胞浸润，严重者出现纤维蛋白样坏死，根据病变的

严重程度，分为三级：

Ⅰ级或轻度急性抗体介导的排斥反应：单个核细胞局灶性单层或双层浸润于小动脉内膜下间隙（轻度动脉内膜炎），无纤维蛋白样坏死，无梗死，无肾间质出血。

Ⅱ级或中度抗体介导的排斥反应：炎症细胞呈双层或多层浸润于小动脉内膜，并可出现于中膜，可见小灶状动脉壁的纤维蛋白样坏死和局灶轻度的肾间质出血，无梗死。

Ⅲ级或重度抗体介导的排斥反应：小动脉管壁全层炎，或纤维蛋白样坏死，可见梗死、严重的肾间质出血。

慢性活动性抗体介导的排斥反应

慢性活动性抗体介导的排斥反应（chronic active antibody-mediated rejection）主要表现为肾小球基底膜不规则增厚，双层和多层化，小动脉内膜增厚，相当于过去所称的慢性移植性肾小球病（transplant glomerulopathy）和慢性血管性排斥反应[19]。

慢性活动性抗体介导的排斥反应诊断标准如下：

（1）移植肾肾功能缓慢减退。

（2）肾小球基底膜增厚及双层和多层化；肾小管周围毛细血管基底膜增厚及分层；肾小管萎缩；肾间质纤维化；小动脉内膜增厚，乃至葱皮状增生。

（3）肾小管周围毛细血管壁 C4d 沉积。

（4）受者血内抗移植肾特异性抗体阳性，但常规方法不易检测。

病理变化[19]

免疫荧光或免疫组化显示肾小管周围毛细血管壁 C4d 沉积（图 16-17）。光镜检查显示肾小球基底膜弥漫增厚，双层和多层结构形成，系膜细胞和基质甚至内皮细胞轻重不等的增生（图 16-18、图 16-19）；肾小管多灶状和大片状萎缩；肾间质多灶状和大片状纤维化；小动脉内膜增厚，甚至葱皮状增生，管腔狭窄（图 16-20、图 16-21）。电镜下可见肾小球基底膜弥漫增厚，上皮细胞足

突弥漫融合，无电子致密物（图 16-22）；肾小管周围毛细血管基底膜可见电子致密物沉积，并呈多层撕裂状（图 16-23）。

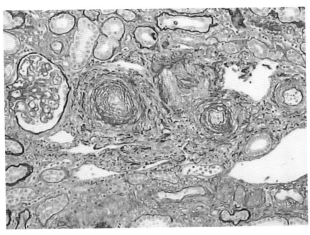

图 16-20 慢性活动性抗体介导的排斥反应，小叶间动脉内膜葱皮状增厚，管腔狭窄（PASM×200）

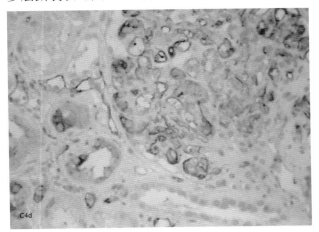

图 16-17 慢性活动性抗体介导的排斥反应，C4d 沉积于肾小球和肾小管周围毛细血管壁（免疫组化 ×400）

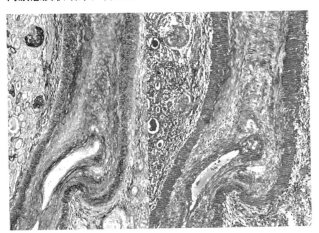

图 16-21 慢性活动性抗体介导的排斥反应，小叶间动脉内膜增厚，胶原纤维增生，管腔狭窄（左：PASM×400，右：Masson×400）

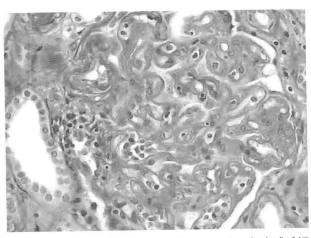

图 16-18 慢性活动性抗体介导的排斥反应，肾小球毛细血管基底膜弥漫增厚（PAS×400）

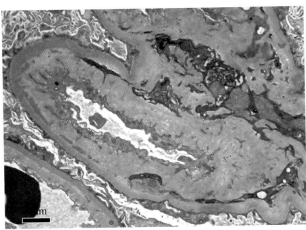

图 16-22 慢性活动性抗体介导的排斥反应，肾小球毛细血管基底膜弥漫增厚（主要为内疏松层增厚），无电子致密物（电镜 ×8000）

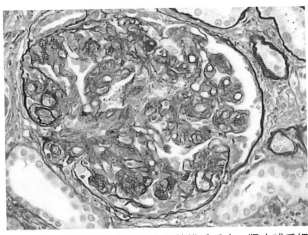

图 16-19 慢性活动性抗体介导的排斥反应，肾小球毛细血管基底膜弥漫增厚，双轨征形成（PASM×400）

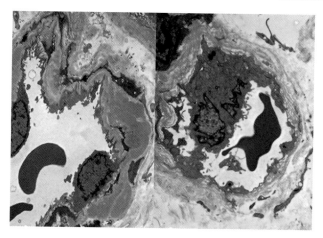

图 16-23　慢性活动性抗体介导的排斥反应。左：肾小管周围毛细血管基底膜可见电子致密物沉积（电镜 ×5000）；右：弥漫增厚并呈撕裂状（电镜 ×8000）

急性 T 细胞介导的排斥反应

急性 T 细胞介导的排斥反应 (acute T-cell-mediated rejection) 曾称为急性细胞性排斥反应，主要显示了其细胞免疫反应的特点。从形态学角度看来，其主要形态特点是肾间质大量炎症细胞浸润，肾小管损伤，所以，又称为急性肾小管间质性排斥反应[21]。

常发生于移植后 1 周，但有时出现于数月甚至 1 年后，肾功能减退。

急性 T 细胞介导的排斥反应属于细胞免疫反应。对免疫抑制剂治疗敏感。

急性 T 细胞介导的排斥反应诊断标准如下：

（1）移植肾肾功能急性减退。

（2）肾间质灶状或多灶状或大片状，甚至弥漫性淋巴细胞和单核细胞浸润，轻重不等的肾小管炎，有时伴有小动脉炎。

病理变化[21]

移植肾苍白肿胀。免疫荧光检查常呈阴性结果。光镜可见肾间质水肿，局灶状、多灶状、大片状或弥漫性淋巴细胞和单核细胞浸润，常以小血管和肾小球周围为重（图 16-24）。免疫组化显示浸润的细胞以 CD8 阳性的杀伤性淋巴细胞为主，伴有单核细胞，有时混有一些中性粒细胞和嗜酸性粒细胞（图 16-25）。肾小管管壁可见淋巴

细胞浸润，称肾小管炎 (tubulitis)（图 16-26 ~ 图 16-28）。有时合并小动脉炎。

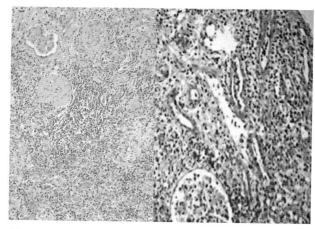

图 16-24　急性 T 细胞介导的排斥反应，肾间质淋巴细胞浸润（HE，左：×100，右：×400）

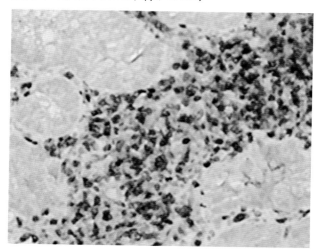

图 16-25　急性 T 细胞介导的排斥反应，肾间质浸润的淋巴细胞以 CD8 阳性的淋巴细胞为主（免疫组化 ×400）

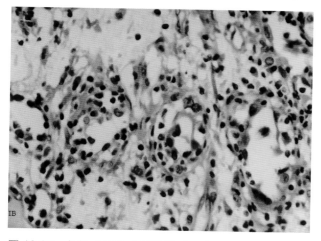

图 16-26　急性 T 细胞介导的排斥反应，肾小管壁内淋巴细胞浸润（HE×400）

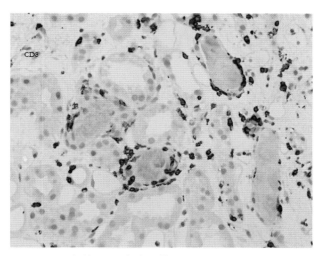

图 16-27 急性 T 细胞介导的排斥反应，肾小管壁内以 CD8 阳性的淋巴细胞浸润为主（免疫组化 ×200）

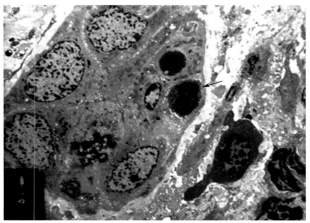

图 16-28 急性 T 细胞介导的排斥反应，肾小管壁淋巴细胞浸润（↑）（电镜 ×5000）

急性 T 细胞介导的排斥反应在肾的同种异体移植过程中极为常见，为临床治疗需要，将其组织学变化分为三级：

I A 级，轻度急性 T 细胞介导的排斥反应：肾间质水肿，穿刺标本 < 25% 的面积可见淋巴细胞和单核细胞浸润，但仅见轻度的肾小管炎（肾小管壁少数淋巴细胞和单核细胞浸润）（图 16-29）。

I B 级，中重度急性 T 细胞介导的排斥反应：肾间质水肿，穿刺标本 > 25% 的面积可见淋巴细胞和单核细胞浸润，但可见多数重度的肾小管炎（肾小管管壁全层淋巴细胞和单核细胞浸润）。

II A 级，合并轻度小血管炎：偶见小动脉管壁和管周淋巴细胞和单核细胞浸润。

II B 级，合并重度小血管炎：易见小动脉管

壁全层和管周淋巴细胞和单核细胞浸润，而且占所见小动脉的 25% 以上（图 16-30）。

III 级，合并极重度小血管炎：与 II B 级相似，但出现小动脉壁的纤维蛋白样坏死、血栓形成等重度损伤（图 16-31）。

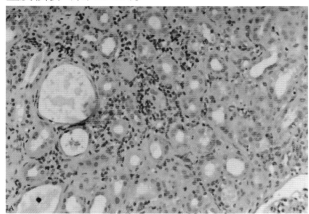

图 16-29 轻度急性 T 细胞介导的排斥反应，肾间质小灶状淋巴细胞浸润（HE×200）

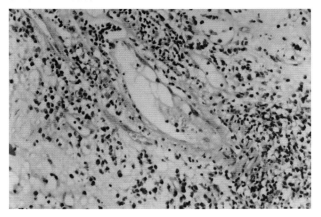

图 16-30 中度急性 T 细胞介导的排斥反应，小叶间动脉管壁全层淋巴细胞浸润（HE×200）

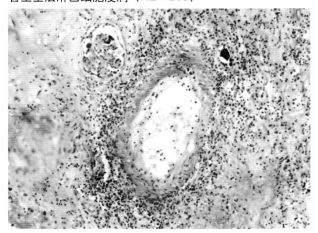

图 16-31 重度急性 T 细胞介导的排斥反应，小叶间动脉管壁纤维蛋白样坏死，淋巴细胞浸润（HE×200）

慢性活动性T细胞介导的排斥反应

慢性活动性T细胞介导的排斥反应（chronic active T-cell-mediated rejection）除肾间质淋巴细胞和单核细胞浸润外，尚有纤维化和肾小管萎缩，特别是肾小动脉管壁有淋巴细胞和单核细胞浸润，内膜重度增厚，管腔狭窄。相当于过去所称的慢性血管性排斥反应。

慢性活动性T细胞介导的排斥反应的诊断标准如下：

（1）移植肾功能反复或逐渐受损。

（2）肾小动脉内膜纤维性增厚，管壁淋巴细胞和单核细胞浸润，管腔狭窄；肾小管多灶状甚至弥漫性萎缩；肾间质多灶状、大片状淋巴细胞和单核细胞浸润伴纤维化。

病理变化

移植肾体积缩小，质地坚韧。肾小球缺血性硬化和缺血性皱缩，肾小管多灶状和大片状萎缩，肾间质多灶状和大片状淋巴细胞和单核细胞浸润伴纤维化，小动脉管壁增厚，内膜增生，伴有多少不等的淋巴细胞和单核细胞浸润。

根据小动脉内皮增厚的程度和肾小管、肾间质的病变程度，分为三级：

Ⅰ级：动脉内膜增厚，但未超过中膜。肾小管萎缩和肾间质病变未超过肾活检标本的2/3。

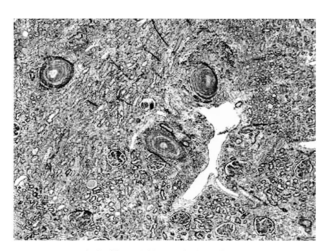

图16-32　Ⅲ级慢性活动性T细胞介导的排斥反应，小叶间动脉管壁增厚，内膜葱皮状增生，管腔狭窄，肾小管萎缩，肾间质淋巴细胞浸润（PASM×100）

Ⅱ级：动脉内膜增厚，超过了中膜，但未超过其2倍。肾小管萎缩和肾间质病变未超过肾活检标本的2/3。

Ⅲ级：动脉内膜增厚，超过中膜，而且超过了其2倍。肾小管萎缩和肾间质病变也超过了肾活检标本的2/3（图16-32、图16-33）。

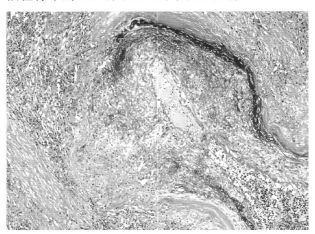

图16-33　Ⅲ级慢性活动性T细胞介导的排斥反应，小叶间动脉管壁增厚伴纤维化，内膜高度增厚，约为中膜的2倍，管腔狭窄（Masson×200）

肾间质纤维化和肾小管萎缩（非特异性病变）

这型病变可能为抗体介导的或T细胞介导的排斥反应的晚期阶段，已失去治疗价值。过去将其称为慢性排斥反应的一型[20]。

类型和分级：

（1）Ⅰ级：轻度肾间质纤维化伴肾小管萎缩（<25%的肾皮质区）（图16-34）。

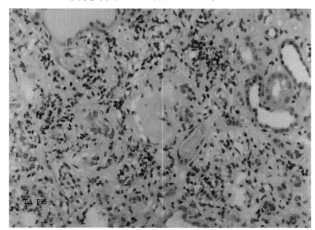

图16-34　肾间质纤维化和肾小管萎缩（Ⅰ级），肾间质轻度纤维化伴肾小管灶状萎缩，肾间质灶状淋巴细胞和单核细胞浸润（HE×200）

（2）Ⅱ级：中度肾间质纤维化伴肾小管萎缩（25%～50%的肾皮质区）（图16-35）。

（3）Ⅲ级：重度肾间质纤维化伴肾小管萎缩和消失（＞50%的肾皮质区）（图16-36）。

尚可出现非特异性血管壁增厚和肾小球硬化。

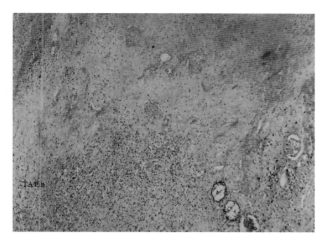

图16-35　肾间质纤维化和肾小管萎缩（Ⅱ级），肾间质多灶状纤维化伴肾小管多灶状萎缩，肾间质灶状淋巴细胞和单核细胞浸润（HE×200）

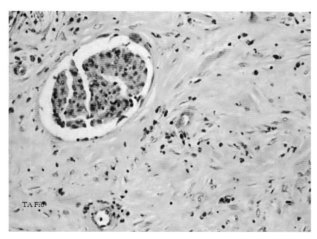

图16-36　肾间质纤维化和肾小管萎缩（Ⅲ级），肾间质弥漫性纤维化伴肾小管弥漫性萎缩（HE×200）

复合性排斥反应

移植肾的各种排斥反应均与免疫反应有关，所以不同种类的排斥反应可以发生于同一患者，如急性抗体介导的排斥反应和急性T细胞介导的排斥反应发生于同一患者、慢性排斥反应的基础上伴急性排斥反应等，称复合性排斥反应（complex rejection）[19]。

二、鉴别诊断

1. 急性T细胞介导的排斥反应与急性过敏性间质性肾炎的区别　重度急性T细胞介导的排斥反应呈现弥漫性间质单个核细胞浸润，与急性过敏性间质性肾炎相似，前者易见较严重的肾小管炎，而且常出现于移植后的1周左右，单个核细胞形态较一致，以CD4和CD8淋巴细胞为主。后者常有用药过敏史，浸润的单个核细胞形态不一致，常混有多少不等的嗜酸性粒细胞。

2. 慢性排斥反应伴急性排斥反应　可见在慢性排斥反应的背景下，混有急性抗体介导的排斥反应或急性T细胞介导的排斥反应的病理变化。

三、肾移植排斥反应的病因和发病机制

肾移植的排斥反应是一种复杂的免疫反应，既有细胞免疫，也有体液免疫，其抗原是组织相容性抗原（histocompatibility antigen），组织相容性抗原是存在于哺乳动物的有核细胞表面的特殊糖蛋白，它的调控基因位于第六号染色体短臂的多个基因座，其中能导致快而强的排斥反应的基因座称主要组织相容性抗原复合体（major histocompatibility antigen complex，MHC），人白细胞抗原（HLA）是其主要代表。由于HLA系统的高度多样性，所以，除单卵孪生者外，两个个体具有完全相同的HLA系统的组织配型几乎是不可能的，只能尽可能使供体和受体的配型接近，来减弱排斥反应[22]。

从功能角度，MHC或HLA分为三类：Ⅰ类，MHC-A、B、C，主要调控排斥反应；Ⅱ类，MHC-D（DR），主要调控一般的免疫反应；Ⅲ类，主要调控补体和B因子的形成。

1. T细胞介导的细胞性排斥反应　即T细胞介导的迟发性超敏反应和细胞毒作用。供肾中的淋巴细胞（过路淋巴细胞）、树突细胞等具有丰富的MHC-Ⅰ和Ⅱ类抗原，一旦被受体淋巴细胞识别，CD8细胞毒性T淋巴细胞（CTL）可破坏组织，CD4辅助性T淋巴细胞（TH）可促使各种淋巴细胞增生和分化[21, 23]。

2.抗体介导的体液性排斥反应 血液循环内出现或已存在 MHC 抗体和供者特异性抗体（donor specific antibody，DSA），导致体液免疫反应。多次妊娠、接受输血、多次移植等的患者更易出现。

移植肾的特异性抗原 HLA-Ⅰ 和 HLA-Ⅱ 位于第 6 号染色体的短臂，具有多态性，其等位基因有 300 余个。移植肾的特异抗体主要为 IgG，部分为 IgM。可通过免疫荧光或免疫组化方法在供体肾中显示。但只有在超急性排斥等强烈的排斥反应时显示，而一般的急性和慢性排斥反应中，IgG 低于检测水平，不易显现，造成假阴性，但能显现激活的补体，常用 C4d[24]。

血管内皮细胞是最早被受体体液免疫系统识别的供肾细胞，内皮细胞对多种细胞因子有高度敏感性，并表达与淋巴细胞配体相互作用的多种分子。它又是一种抗原呈递细胞，可将供肾的特异抗原提供给受体的免疫系统，所以在抗体介导的排斥反应中占有重要位置。

C4 是体液免疫反应中被经典途径和甘露糖结合凝聚素途径激活的补体，是重要的炎症介质，激活的 C4 被水解为小片段的 C4a 和大片段的 C4b，C4b 的 N 端 α 链有硫酯键，该键与细胞表面蛋白结合并被水解为 C4c 和 C4d，C4c 易被灭活，而 C4d 较稳定，且易与血管内皮细胞和基底膜结合，成为抗体介导的排斥反应的标志。所以 2005 年、2007 年、2010 年和 2013 年的 Banff 移植肾排斥反应分类中，将其列为抗体介导排斥反应的重要标志[15, 24]。

第二节　肾移植排斥反应治疗中的合并症

目前，肾移植排斥反应的治疗方法仍以免疫抑制为主要手段，其中包括肾上腺皮质激素、环孢素 (cyclosporine)、FK506、硫唑嘌呤 (azathioprine)、抗淋巴细胞抗体、吗替麦考酚酯、单克隆抗体 OKT3 等，这些药物的副作用可导致移植肾的相应病变。

一、环孢素肾毒性肾病

环孢素是治疗移植肾排斥反应的常用药物，是从真菌 *Tolypocladium inflatum* 中分离出的环 11 肽，具有免疫抑制作用，主要抑制辅助性 T 淋巴细胞，减少 IL-2 和其他淋巴因子的合成和分泌，但可通过内皮素等血管收缩因子的释放而产生一定的肾毒性[25]。

（一）急性环孢素肾毒性肾病

早期仅有移植肾的肾小球滤过率快速下降，血肌酐水平上升等功能性改变，而无形态学变化。严重时可见肾小管上皮细胞严重空泡变性、电镜下巨线粒体形成、肾小管上皮灶状钙化、肾小管周毛细血管充血以及肾小管坏死（图 16-37、图 16-38）。

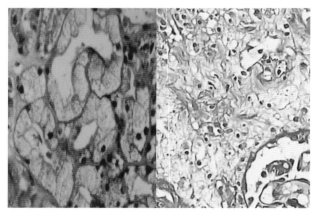

图 16-37　急性环孢素肾中毒，肾小管上皮细胞重度空泡变性（HE，左：×400，右：×200）

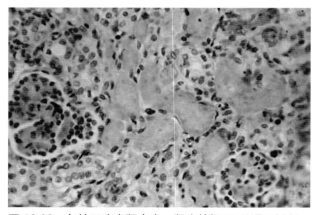

图 16-38　急性环孢素肾中毒，肾小管坏死（HE×200）

（二）慢性环孢素肾毒性肾病

一般出现于应用环孢素 1 个月甚至 1 年后，与用量无明显关系。形态变化包括：

1.环孢素中毒导致的动脉病变 有两种类型：

（1）动脉壁的玻璃样变性，主要累及入球小动脉和小叶间动脉（图 16-39），平滑肌细胞可出现空泡变性和灶状坏死，而叶间动脉、弓状动脉等较大动脉不受影响，此与血管性排斥反应不同。

（2）小动脉管壁呈串珠状增厚（图 16-40），有时动脉内膜水肿，也可见平滑肌细胞空泡变性（图 16-41）。免疫荧光检查可见 IgM 和 C3 沿动脉壁沉积。

2.局灶性肾间质纤维化 可见肾小管灶状萎缩伴间质纤维化，虽然可呈多灶状或片状分布，但多数呈条带状分布（图 16-42）。可伴有肾小管炎和血管炎。

3.小血管微血栓形成 较少见。肾小球毛细血管甚至小叶间动脉可见微血栓形成，呈现血栓性微血管病（图 16-43）。

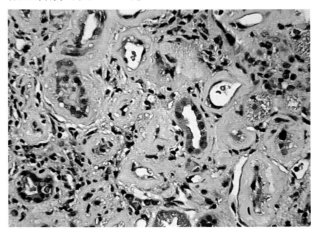

图 16-41　慢性环孢素肾中毒，肾小动脉内膜水肿（HE×200）

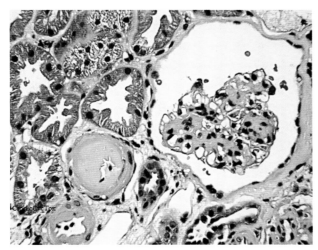

图 16-39　慢性环孢素肾中毒，肾小动脉管壁增厚，玻璃样变性，肾小球缺血（HE×200）

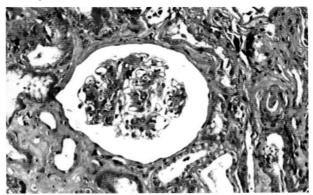

图 16-42　慢性环孢素肾中毒，肾间质灶状纤维化（Masson×400）

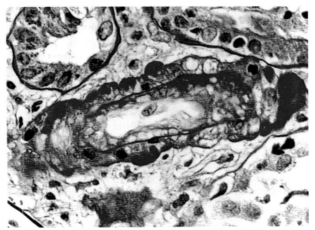

图 16-40　慢性环孢素肾中毒，肾小动脉管壁串珠状增厚（PAS×200）

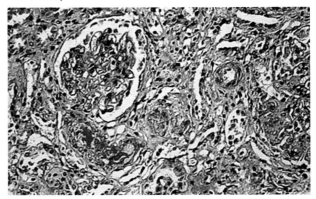

图 16-43　慢性环孢素肾中毒，肾小动脉血栓形成（Masson×200）

环孢素中毒性肾病的特异性病变不多，所以应与慢性排斥反应、移植肾肾硬化甚至溶血性尿毒症综合征相鉴别[25]。

二、FK506 肾毒性肾病

FK506 是一种大环内酯类抗生素，具有较环孢素更强的免疫抑制作用。作用机制与环孢素相似，急性和慢性肾毒性也与环孢素相同[26]。

三、感染

由于大量免疫抑制药物的应用，患者处于继发性免疫缺陷状态，多种病原体均可侵入，常见有巨细胞病毒（图 16-44）、EB 病毒（图 16-45）、多瘤病毒（图 16-46）、肝炎病毒以及各种真菌和细菌等。

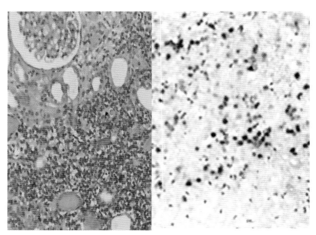

图 16-45　移植肾 EB 病毒感染导致的间质肾炎（左：HE×400，右：EB 病毒感染的原位杂交 ×400）

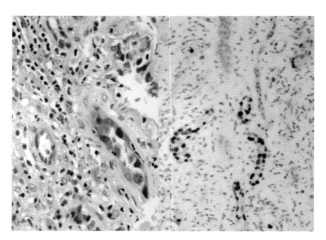

图 16-46　移植肾多瘤病毒感染。左：肾小管上皮细胞核异型增生，细胞核增大（HE×400）；右：多瘤病毒原位杂交，SV40-T（原位杂交 ×200）

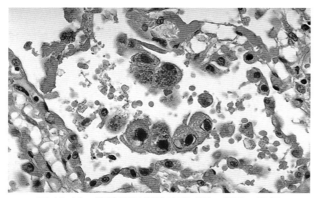

图 16-44　移植肾巨细胞病毒感染（HE×400）

第三节　移植肾的肾病复发

肾移植是治疗终末肾的有效方法，各种导致终末肾的肾病的病因仍可作用于移植肾，导致旧病复发，称移植肾的肾病复发（recurrent diseases in renal transplants）[27]。

确定移植肾的肾病是否复发，必须了解肾移植前的肾病状态，所以移植前（受者）的肾病临床和病理资料非常重要，甚至供体肾（供者）的临床和病理资料也很重要，对供体肾的肾活检（零点穿刺）很有必要。

原则上，各种肾小球肾炎和肾病均可复发于移植肾，病因发病因子未去除或不易去除者易复发。可分为三大类：

（一）肾移植后必然复发或复发率极高

1. 先天性和遗传性肾疾病　如 Alport 综合征、Fabry 病、Ⅲ 型胶原肾病、常染色体显性 / 隐性遗传多囊肾病、高草酸尿症、胱氨酸尿症等均与基因突变和异常有关，肾移植后，致病因素并未去除，复发率必然很高。

2. 糖尿病　肾移植后，糖尿病的病因依然存

在，所以复发率很高，1型糖尿病肾病复发率达100%，2型糖尿病肾病复发率达70%，肾移植后，短期内出现蛋白尿，移植肾的糖尿病肾病于2～4年发展为典型病变[28]。

3.电子致密物沉积性肾小球病（DDD）　由于补体代谢障碍引起的DDD很难消除其致病因子，所以肾移植后复发率较高，达80%[29]。

（二）导致肾衰竭的病因易去除，复发率可以降至很低

1.慢性肾小管间质肾病　如药物过敏、马兜铃酸等伤肾的药物导致的慢性肾衰竭，停止用药足够时间后，进行肾移植，基本不复发。

2.慢性肾盂肾炎　彻底去除病因后进行肾移植，也可不复发。

3.狼疮肾炎等病因明确的肾疾病，通过当前医学手段彻底去除病因，可使复发率小于3%。

（三）导致肾衰竭的病因虽然明确，但目前的受医学水平所限，尚不易彻底去除病因，复发率尚难预料

1.浆细胞病　包括轻链、重链沉积性肾病、

冷球蛋白血症肾病、淀粉样变性肾病等。病因去除不彻底，复发率达50%[30]。

2.纤维样肾小球病和免疫触须样肾小管病　两者既是单克隆免疫球蛋白沉积导致，也可由免疫复合物引起，复发率可达50%[31]。

3.IgA肾病和过敏性紫癜肾炎　复发率为30%～60%，特别是新月体型IgA肾病，更易复发[32]。

4.局灶性节段性肾小球硬化症　复发率约为30%，儿童和青少年以及短期进展为肾衰竭者更易复发[33]。

5.ANCA相关系统性血管炎肾损伤　ANCA相关系统性血管炎因新月体性肾小球的硬化，导致慢性肾衰竭，肾移植后的复发率达25%[34]。

其他肾小球肾炎和肾小球病导致的慢性肾衰竭，肾移植后也可出现不同的复发率，如I型膜增生性肾小球肾炎复发率为15%～30%，膜性肾病复发率为3%～10%，抗基底膜肾小球肾炎复发率为10%，HUS复发率为10%～41%，系统性硬化病肾损伤的复发率为20%～30%[35]。

第四节　移植肾的肾病再发

移植肾发生了与导致终末肾的原发性肾脏病不同的新的肾疾病，称移植肾的肾病再发（de novo disease in renal transplants）。可能是新的病因作用的结果，也可能是供肾本身原有的疾病。

常见的有：局灶性节段性肾小球硬化症（FSGS），可能与排斥反应、肾缺血、抗排斥药物

的毒性有关，形成继发性FSGS；膜性肾病，在再发性移植肾肾病中，占0.3%～6.7%；IgA肾病，特别在我国，易出现于移植肾。此外，微小病变性肾小球病、抗肾小球基底膜病、肾小管和肾间质疾病等均可再发[36]。

第五节　移植肾的其他病变

一、急性肾小管坏死

移植肾的急性肾小管坏死与非移植肾的肾小

管坏死的病理形态相似，可因肾动脉吻合不畅或血栓形成引起，也可见于肾毒性药物损伤。

二、下尿路梗阻

可见肾盂扩张，严重者肾小管和肾小囊扩张，可由输尿管吻合不畅或肾盂、输尿管凝血块阻塞引起。

三、移植肾的血栓性微血管病

肾移植后，机体的免疫功能可能出现复杂的变化，出现抗血管内皮细胞抗体是很常见的。广义而言，血管性排斥反应就是血栓性微血管病（thrombotic microangiopathy，TMA），发生机制有：①移植肾的血栓性微血管病是慢性活动性抗体介导的排斥反应的延续；②环孢素的毒性作用；③移植肾的复发或再发病变。移植肾的血栓性微血管病的病变与其他血栓性微血管病相似，可出现肾小球内皮细胞增生和肿胀，小动脉内皮细胞肿胀，基底膜内疏松层增厚，甚至血栓形成，详见第十一章第八节（图16-47 ~ 图16-49）[37]。

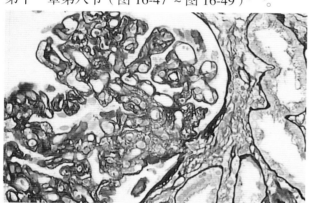

图16-47 移植肾血栓性微血管病，肾小球内皮细胞弥漫增生（PASM×400）

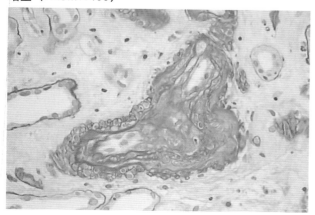

图16-48 移植肾血栓性微血管病，小叶间动脉内皮细胞增生（PAS×400）

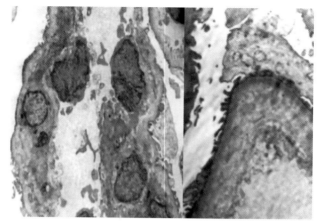

图16-49 移植肾血栓性微血管病，肾小球内皮细胞增生，基底膜内疏松层增厚（电镜，左：×5000，右：×8000）

四、缺血-再灌注对移植肾的损伤

移植肾早期肾功能丧失10%~60%是由于缺血性损伤引起。除技术性原因外，移植过程中的对移植肾的复苏过程中冷缺血、再灌注时氧自由基和钙离子的流入，导致移植肾的损伤是不可忽视的因素。这时的肾表现为肾小管上皮细胞重度空泡和颗粒变性、刷状缘脱落、管腔扩张伴细胞碎片阻塞，肾小球和肾间质小血管微血栓形成，与超急性排斥反应相似。

五、移植后淋巴增生性疾病

移植后淋巴增生性疾病（post-transplant lymphoproliferative disorders，PTLD）由Starzl等于1984年首先提出[38]，WHO于2008年公布的造血和淋巴组织肿瘤分类中，将PTLD定义为实体器官、骨髓或干细胞的同种异体移植后的受体因免疫抑制而发生的淋巴组织或浆细胞增生，属于免疫缺陷相关的淋巴组织增生性疾病，包括从反应性增生到恶性淋巴瘤的一组异质性病变（表16-4）[39-40]。

表16-4　移植后淋巴组织增生性疾病分类
早期病变
浆细胞增生
传染性单核细胞增多症样病变
多形性PTLD

续表

单一形性PTLD
B细胞淋巴瘤
T细胞淋巴瘤
霍奇金淋巴瘤样PTLD

　　由于大量免疫抑制剂的应用或OKT3的免疫治疗，导致免疫抑制，特别在EB病毒感染的情况下，T淋巴细胞或B淋巴细胞增生尤为明显。如上所述，病变有三种情况：①早期病变。包括浆细胞增生和传染性单核细胞增多症样的PTLD，呈现多克隆的浆细胞和免疫母细胞多灶状或弥漫性增生，但仍保持有受累组织的结构（图16-50）。②多形性PTLD。免疫母细胞、浆细胞和中等体积的淋巴细胞弥漫性增生，破坏了原组织的结构（图16-51）。③单一形性PTLD。包括各种T细胞和B细胞淋巴瘤、霍奇金淋巴瘤、霍奇金样淋巴瘤。累及部位包括移植肾、淋巴结和各部位的软组织（图16-52、图16-53）。PTLD应与急性肾小管间质性或细胞性排斥反应鉴别，后者不会出现B淋巴细胞弥漫分布于肾小管间，但肾小管炎较明显[41-43]。

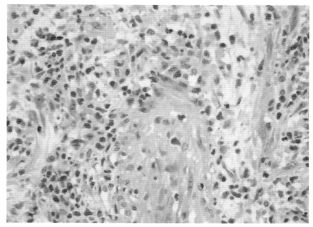

图16-51　PTLD，移植肾内多种炎症细胞、嗜酸性粒细胞和浆细胞浸润（HE×400）

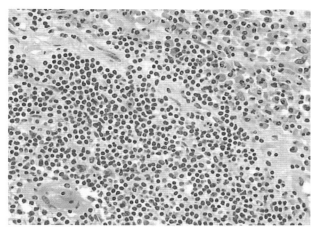

图16-52　PTLD，移植肾淋巴瘤。左：肾组织破坏（HE×200）；右：淋巴细胞和浆细胞浸润（HE×400）

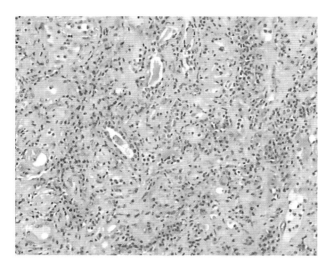

图16-50　PTLD，早期病变，移植肾内淋巴细胞和单核细胞浸润（HE×200）

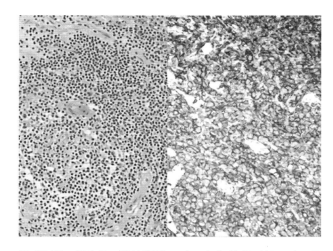

图16-53　PTLD，移植肾淋巴瘤，组织结构破坏。左：B细胞淋巴瘤（HE×200）；右：CD20阳性的B细胞（免疫组化 ×200）

第六节　移植物抗宿主反应的肾损伤

所谓移植物抗宿主反应（graft-versus-host reaction，GVHR）是指组织或器官移植后，被植入的组织或器官内的免疫细胞对受体或宿主产生免疫反应。以同种异体骨髓造血干细胞移植的患者最常见，是移植失败甚至死亡的主要并发症。1966年，Billingham将发生GVHR的条件归纳为：①移植物必须含有免疫活性细胞。②受体或宿主具有异体移植抗原，而供者移植物并不存在这种异体移植抗原，这些异体移植抗原被移植物中的免疫细胞视为异体抗原而发生免疫反应。③受者或宿主不能抑制移植物的免疫细胞产生的免疫反应，并放大和扩展这种反应[44]。近年来又提出效应细胞必须迁移至靶组织的论点。

根据美国NIH的GVHR共识工作组的意见，根据发生的时间分为三种：①急性GVHR（aGVHR），发生于移植后100天内，多数发生于30～40天。②慢性GVHR (cGVHR)，发生于移植后100天以后。③移植后10天内发生的GVHR又称超急性GVHR或暴发性GVHR，病情凶险[45-46]。

病因和发病机制

急性GVHR：主要为细胞免疫反应。可概括为三个阶段：①放疗和化疗导致受体的一些器官的上皮细胞和内皮细胞损伤，分泌炎症因子（IL-1、TNF-α等），激活抗原呈递细胞，调整递呈细胞的黏附分子表达，增强供体T淋巴细胞识别受体抗原的能力。②在上述炎症的环境下，抗原呈递细胞将受体的组织抗原消化为小分子的多肽，以肽-MHC复合物形式刺激供体T淋巴细胞。③效应细胞（T淋巴细胞）攻击上皮细胞、内皮细胞等[46]。

慢性GVHR：急性GVHR可发展为慢性GVHR。即使HLA完全相合的移植患者中，也常见慢性GVHR。慢性GVHR患者常可测得多种自身抗体，可出现系统性红斑狼疮、硬皮病、干燥综合征等多种表现。因此，慢性GVHR的发生除细胞免疫外，自身变态反应是一重要机制[47]。

病理变化

1. 急性GVHR　主要损伤器官是皮肤、肝、胃肠等。

（1）皮肤：真皮和皮下组织小血管周围淋巴细胞浸润，基底细胞液化，棘层和表层细胞灶状坏死，严重时出现表皮剥脱。

（2）肝：门管区淋巴细胞浸润，胆管上皮细胞变性、坏死。

（3）胃肠：黏膜下及黏膜内淋巴细胞浸润，可出现陷窝脓肿、溃疡等。

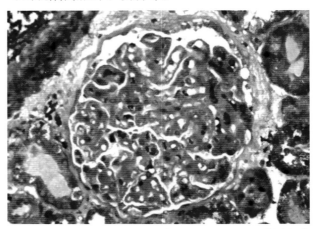

图16-54　骨髓干细胞移植半年后出现的不典型膜性肾病（Masson×400）

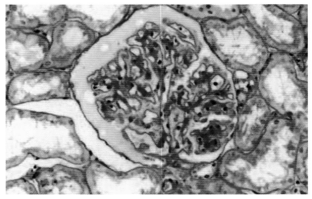

图16-55　骨髓干细胞移植8个月后，肾小球微小病变性肾病（PAS×400）

2.慢性 GVHR 呈现多系统损伤，与各种自身变态反应性疾病相似。

GVHR 对肾的影响常表现为慢性 GVHR，可出现肾病综合征，以微小病变性肾小球病和免疫复合物介导的膜性肾病和非典型膜性肾病常见（图16-54、图 16-55）[46-47]，并可出现血栓性微血管病（TMA）（图 16-56、图 16-57）。

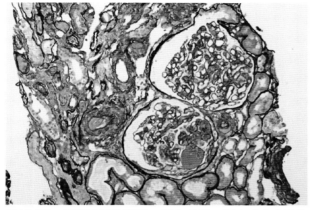

图16-56 骨髓干细胞移植，15个月后，肾小球内皮细胞增生，基底膜增厚，微血栓形成，TMA（PASM×200）

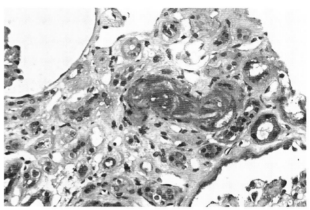

图16-57 骨髓干细胞移植15个月后，小叶间动脉内膜黏液变性，血栓形成，TMA（Masson×400）

第七节　肾移植后原肾的病理变化

肾移植成功后可以替代原肾的功能，原肾则逐渐处于失用性萎缩状态，经过时间越长，萎缩越明显。肾皮质变薄，肾窦脂肪填空性增生（图16-58），肾小球硬化，肾小管萎缩，尿浓缩成管型，使之呈甲状腺滤泡状，肾间质淋巴细胞和单核细胞反应性增生，严重纤维化，小动脉管壁增厚，管腔狭窄（图 16-59、图 16-60）。

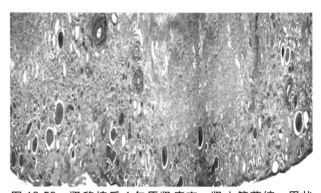

图 16-59 肾移植后 4 年原肾病变，肾小管萎缩，甲状腺滤泡样变，间质纤维化，小动脉管壁增厚，管腔狭窄（PASM×100）

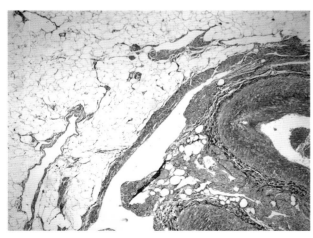

图 16-58 肾移植后 4 年原肾病变，肾窦脂肪组织填空性增生（PASM×100）

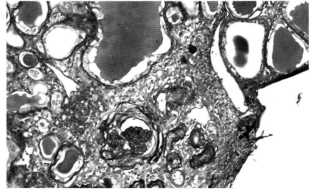

图16-60 肾移植后 4 年原肾病变，肾小球硬化，肾小管萎缩（PASM×200）

参考文献

[1] Hunsicker L G. Renal transplantation for the nephrologist: HLA matching and cadaveric kidney allocation. Am J Kidney Dis, 1989, 13: 438-441.

[2] Colvin R B, Nickeleit V. Renal transplantation //Jennette J C, Olson J L, Schwartz M M. Heptinstall's pathology of kidney. 6th ed. Philadelphia: Lippicott Williams & Wilkins, 2007: 1347-1490.

[3] Solez K, Axelsen R A, Benediktsson H, et al. International standardization of criteria for the histologic diagnosis of renal allograft rejection: the Banff working classification of kidney transplant pathology. Kidney Int, 1993, 44:411-455.

[4] Racusen L C, Solez K, Colvin R B, et al. The Banff 97 working classification of renal allograft pathology. Kidney Int, 1999, 55: 713-723.

[5] Solez K, Clovin R B, Racusen L C, et al. Banff' 05 meeting report: Differential diagnosis of chronic allograft injury and elimination of chronic allograft nephropathy. Am J Transplant, 2007, 7:518-526.

[6] Racusen L C, Colvin R B, Solez K, et al. Antibody-mediated rejection criteria-an addition to the Banff 97 classification of renal allograft rejection. Am J Transplant, 2003, 3:704-714.

[7] Solez K, Clovin R B, Racusen L C, et al. Banff 2007 classification of renal allograft pathology: updates and future direction. Am J Transplant, 2008, 8:753-760.

[8] Sis B, Mengel M, Haas M, et al. Banff' 09 meeting report: antibody mediated graft deterioration and implementation of Banff working groups. Am J Transplant, 2010, 10:464-471.

[9] Haas M, Sis B, Racusen L C, et al. Banff 2013 meeting report: inclusion of C4d-negative antibody-mediated rejection and antibody-associated arterial lesions. Am J Transplant, 2014, 14: 272-283.

[10] Nickeleit V, Zeiler M, Dragoje S, et al. Deposition of complement split products（C4d）in renal allograft biopsies: A histochemical and morphological analysis of 135 cases. Modern Pathol, 1997, 10: 179A.

[11] Iwaki Y, Terasaki P I. Primary nonfunction in human cadaver kidney transplantation: evidence for hidden hyperacute rejection. Clin Transplantation, 1987, 1: 125-131.

[12] 陈惠萍，杨俊伟，朱茂艳. 移植肾超急性排斥反应. 肾脏病与透析肾移植杂志，1999, 8: 288-289.

[13] Pardo-Mindan F J, Salinas-Madrigal L, Idoate M, et al. Pathology of renal transplantation. Semin Diagn Pathol, 1992, 9: 185-199.

[14] Colvin R B. Antibody-mediated renal allograft rejection: diagnosis and pathogenesis. J Am Soc Nephrol, 2007, 18: 1046-1056.

[15] 吴 珊，姜云鹏，王 勇. 补体片段 C4d 与肾移植抗体介导排斥反应的病理诊断. 中华病理学杂志，2008, 37: 768-770.

[16] Nickeleit V, Zeiler M, Gudat E, et al. Detection of the complement degradation product C4d in renal allograft: diagnostic and therapeutic implications. J Am Soc Nephrol, 2002, 13: 242-251.

[17] Mauiyyedi S, Crespo M, Collins A B, et al. Acute humoral rejection in kidney transplantation : Morphology, immunopathology and pathologic classification. J Am Soc Nephrol, 2002, 13: 779-787.

[18] 季曙明，陈惠萍，王庆文，等. 移植肾急性血管性排斥反应的临床和病理观察. 肾脏病与透析肾移植杂志，1998, 7: 25-33.

[19] Colvin R B . The renal allograft biopsy. kidney Int, 1959, 50: 1069-1082.

[20] 季曙明. 移植肾慢性排斥反应的某些进展. 肾脏病与透析肾移植杂志，1999, 8: 477-483.

[21] 季曙明. 急性排斥反应及其浸润细胞的研究进展. 肾脏病与透析肾移植杂志，1996, 5: 76-82.

[22] Sumitran-Holgersson S, Wilezek H E, Holgersson J, et al. Identification of the nonclassical HLA molecules, MICA, as targets for homoral immunity associated with irreversible rejection of kidney allografts. Transplantation, 2002, 74: 268-277.

[23] Sayegh M H, Turka L A. The role of T-cell costimulatory activation pathways in transplant Rejection. N Engl J Med, 1998, 338: 1813-1821.

[24] 孙启全，刘志红，陈劲松，等. 肾移植术后 C4d 阳性急性排斥反应 21 例临床分析. 肾脏病与透析肾移植杂志，2005, 14: 12-17.

[25] Bergstrand A, Bohman S O, Farnsworth A, et al. Renal

histopathology in kidney transplant recipients immunosuppressed with Cyclosporine A. Clin Nephrol, 1985, 24: 107-113.

[26] Randhawa P S, Shapiro R, Jordan M L, et al. The histopathological changes associated with allograft rejection and drug toxicity I renal transplant recipients maintained on FK 506. Am J Surg Pathol, 1993, 17:60-71.

[27] Ramos E L. Recurrent diseases in renal allograft. J Am Soc Nephrol, 1991, 2: 109-118.

[28] Bohman S O, Wilczek H, Tyden G, et al. Recurrent diabetic nephropathy in renal allografts placed in diabetic patients and protective effect of simultaneous transplantation. Transplant Proc, 1987, 19: 2290-2293.

[29] Oberkicher O R, Enama M, West J C, et al. Regression of recurrent membranoproliferative glomerulonephritis type Ⅱ in a transplanted kidney. Transplant Proc, 1988, 20: 418-423.

[30] Alpers C E, Manchioro T L, Johnson R J. Monoclonal immunoglobulin deposition disease in a renal allograft: probable recurrent disease in a patient without myeloma. Am J Kidney Dis, 1989, 13: 418-423.

[31] Pronovost P H, Brady H R, Gunning M E, et al. Course of renal transplantation in fibrillary/immunotactoid glomerulopathy. Nephrol Dial Transplant, 1996, 11: 837-842.

[32] Kowalewska J, Yuan S, Sustento-Reodica N, et al. IgA nephropathy with crescents in kidney transplant recipients. Am J Kidney Dis, 2005, 45: 167-175.

[33] Banfi G, Golturi C, Montagnino G, et al. The recurrence of focal segmental glomerulosclerosis in kidney transplant patients treated with cyclosporine. Transplantation, 1990, 50: 594-596.

[34] Schmitt W H, van der Woudeb F J. Organ transplantation in the vasculitis. Curr Opin Rheumatol, 2003, 15: 22-28.

[35] 季曙明，曾彩虹. 肾移植后肾脏疾病 // 黎磊石，刘志红. 中国肾脏病学. 北京：人民军医出版社，2008: 1787-1804.

[36] Troung L, Gelfand J, D'Agati V, et al. De novo membranous glomerulopathy in renal allografts: a report of ten cases and review of the literature. Am J Kidney Dis, 1989, 14: 131-142.

[37] 陆敏，邹万忠，张燕，等. 移植相关性血栓性微血管病的肾损伤. 北京大学学报（医学版），2008, 40: 392-394.

[38] Starzl T E, Nalesnik M A, Porter K A, et al. Reversibility of lymphomas and lymphoproliferative lesions developing under cyclosporine-steroid therapy. Lancet, 1984, 1: 583-587.

[39] Penn I. The changing pattern of posttransplant malignancies. Transplant Proc, 1991, 23: 1101-1110.

[40] Swerdlow S H, Campo E, Harris N L, et al. WHO classification of tumors of haematopoietic and lymphoid tissues. Lyon :IARC, 2008.

[41] 张彦宁，周小鸽，王翠芝，等. 移植后淋巴组织增生性疾病的临床病理分析. 中华病理学杂志，2006, 35: 209-212.

[42] 王照明，王丽君，余心如，等. 移植后淋巴组织增生疾病. 中华病理学杂志，2006, 35: 639-640.

[43] 陈定保，王颖，宋秋静，等. 移植后淋巴组织增生性疾病的临床病理观察. 中华病理学杂志，2012, 41: 607-612.

[44] Billingham R E. The biology of graft-versus-host reaction. Harvey Lec, 1996, 62: 21-78.

[45] Jaksch M, Mattsson J. The pathophysiology of acute graft-versus-host disease. Scand J Immunol, 2005, 61:398-405.

[46] Higman M A, Vogelsang G B. Chronic graft versus host disease. Br J Haematol, 2004, 125: 435-454.

[47] Brukamp K, Doyle A M, Bloom R D, et al. Nephrotic syndrome after hematopoietic cell transplantation: Do glomerular lesions represent renal graft-versus-host disease? Clin J Am Soc Nephrol, 2006, 1:685-694.

第十七章 其他疾病导致的肾损伤

肾是人体的一个重要器官,是有机整体的一部分。人体的多种疾病均可累及肾,因此,任何一个肾活检作出病理诊断时,均应考虑患者的全身状态。本章将常见的其他疾病伴发或直接导致的肾疾病简述如下。

第一节 恶性肿瘤与肾病

恶性肿瘤可略分为实体性肿瘤和淋巴造血性肿瘤,可通过不同形式损伤肾[1-2]。

一、肾的原发性肿瘤

肾的原发性肿瘤以肾细胞性肾细胞癌最常见,其中尤以中老年人多见,癌细胞胞质富含糖原,呈透明状,血窦丰富,即透明细胞性肾细胞癌。此外,尚可见多房性囊性肾细胞癌、乳头状肾细胞癌、嫌色性肾细胞癌、集合管癌、嗜酸性肾细胞瘤、肾母细胞瘤等。各种间叶性肿瘤、淋巴瘤等其他恶性肿瘤也可发生。肾的原发性肿瘤多呈限局性瘤块,在我国均属于泌尿外科的范畴,不是肾活检病理检查的适应证,当诊断不明确时,偶尔进行肾活检病理检查。

二、恶性肿瘤肾转移

肾是血液循环非常丰富的器官,是容易出现转移性肿瘤的器官之一[1-2]。

(一)实体性肿瘤的肾转移

如肺癌、肝癌、乳腺癌、神经内分泌癌以及其他部位的恶性肿瘤均可转移至肾,形成肾内的瘤块,超声引导下穿刺可以确诊,并可提示原发肿瘤的部位和类型,以肺的鳞状细胞癌为例(图

17-1、图 17-2)。有时恶性肿瘤细胞转移和播散于肾内,不形成瘤块,以纵隔内分泌癌为例(图17-3 ~ 图 17-6)。

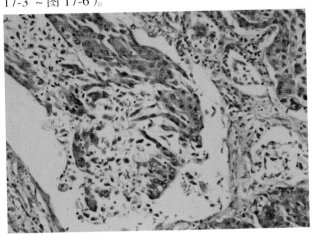

图 17-1 患者肺的鳞状细胞癌,癌巢由鳞状细胞组成(HE×200)

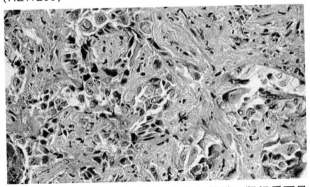

图 17-2 同一患者肾内肺鳞状细胞癌转移,肾间质可见散在的肺的鳞状癌细胞(HE×400)

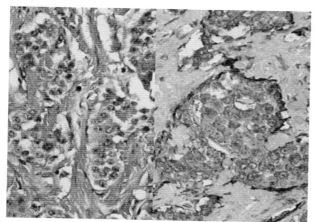

图 17-3　患者纵隔神经内分泌癌。左：巢状小细胞（HE×400），右：嗜铬粒蛋白 A 阳性（免疫组化 ×400）

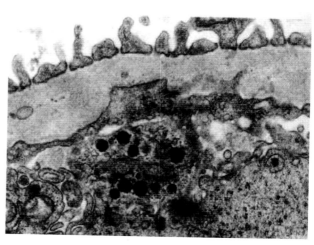

图 17-6　同一患者肾内小细胞神经内分泌癌转移，癌细胞内可见内分泌颗粒（电镜 ×8000）

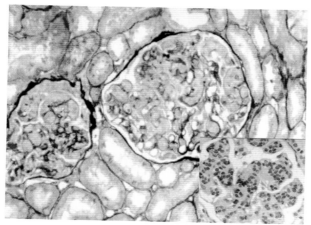

图 17-4　同一患者肾内小细胞神经内分泌癌转移，肾小球毛细血管内癌细胞聚集（PASM×200，右下：HE×400）

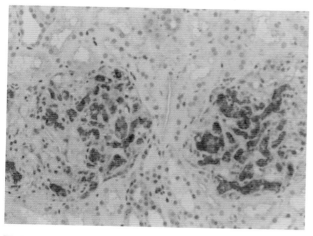

图 17-5　同一患者肾内小细胞神经内分泌癌转移，嗜铬粒蛋白 A（CgA）阳性（免疫组化 ×200）

（二）肾的淋巴 - 造血系统肿瘤和肾内浸润

胚胎发育时期，肾具有造血功能，所以肾可有原发性淋巴造血性肿瘤，但很少见，多为淋巴造血系统肿瘤的转移和浸润。

1. 白血病（leukemia）是起源于造血干细胞的恶性疾病，单克隆增生的干细胞失去进一步分化成熟的能力，而停滞于细胞发育的不同阶段，形成白血病细胞。骨髓中白血病细胞大量增生，而其他造血细胞受到排挤和抑制，出现轻重不等的贫血。根据白血病细胞的分化成熟程度和自然病程，分为急性和慢性白血病，前者的细胞较幼稚，病程凶险，后者的细胞较成熟，病程缓慢。根据受累细胞的类型，分为急性淋巴细胞白血病、急性非淋巴细胞白血病、慢性粒细胞白血病、慢性淋巴细胞白血病、毛细胞白血病、幼淋巴细胞白血病等。骨髓外淋巴结、肝、脾、肾等器官也可遭白血病细胞浸润和破坏。除淋巴结、脾、肝外，肾是髓外常见的受侵犯的器官。发生率为 42% ~ 89%。慢性淋巴细胞白血病、急性淋巴白血病、慢性粒细胞白血病、急性粒细胞白血病的侵犯率分别为 63%、53%、38% 和 33%[3]。受累肾体积增大。慢性淋巴细胞白血病累及肾较常见，白血病细胞弥漫浸润于肾间质（图 17-7 ~ 图 17-10）。毛细胞白血病是淋巴细胞白血病的一个特殊类型，电镜下瘤细胞胞质表面有毛发样特殊结构（图 17-11、图 17-12）。慢性粒细胞白血病的发生

率较低，累及肾时，与慢性淋巴细胞白血病相似，只是白血病细胞的免疫标记以 CD34、髓过氧化物酶（myeloperoxidase，MPO）为主（图 17-13 ～图 17-17）。急性白血病来势凶险，一般不做肾活检。

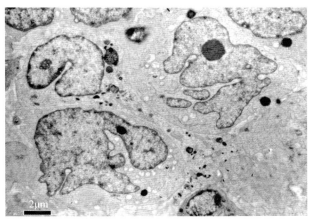

图 17-10　慢性淋巴细胞白血病，肾内白血病细胞浸润，细胞核呈分叶状（电镜 ×10 000）

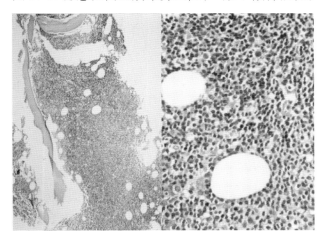

图 17-7　慢性淋巴细胞白血病骨髓象（HE，左：×100，右：×200）

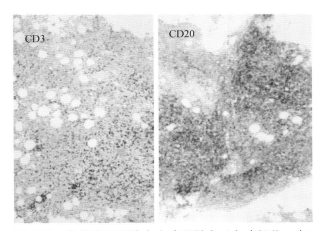

图 17-8　慢性淋巴细胞白血病骨髓象（免疫组化，左：CD3×100，右：CD20×100）

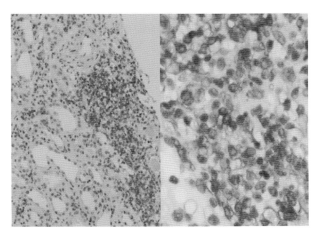

图 17-11　毛细胞白血病，肾内白血病细胞浸润（免疫组化，CD20，左：×200，右：×400）

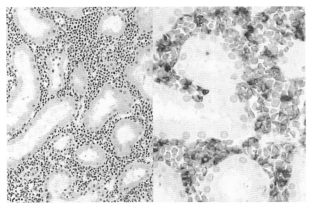

图 17-9　慢性淋巴细胞白血病，肾内白血病细胞浸润（左：HE×200），CD20 阳性（右：免疫组化 ×400）

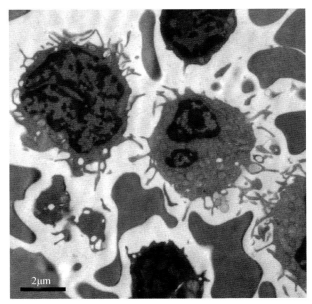

图 17-12　毛细胞白血病，肾内白血病细胞浸润，细胞表面呈毛发样突起（电镜 ×10 000）

2. 浆细胞病和骨髓瘤 恶性增生的单克隆性浆细胞除产生特殊的免疫球蛋白导致肾损伤外（详见第十二章），恶性增生的浆细胞和浆母细胞可浸润于肾实质，引起肾弥漫性肿胀，肾衰竭（图17-18～图17-20）。

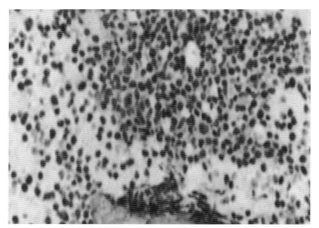

图 17-13　慢性粒细胞白血病骨髓象（HE×200）

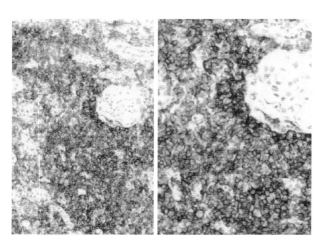

图 17-16　慢性粒细胞白血病，肾内白血病细胞浸润（免疫组化，MPO，左：×200，右：×400）

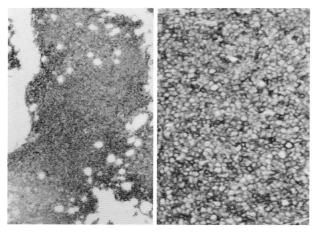

图 17-14　慢性粒细胞白血病骨髓象（免疫组化，MPO，左：×100，右：×200）

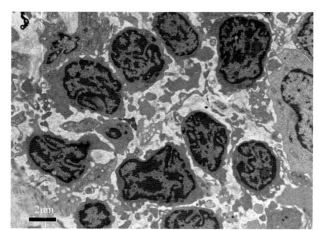

图 17-17　慢性粒细胞白血病，肾内白血病细胞浸润，细胞核呈脑回状（电镜 ×10 000）

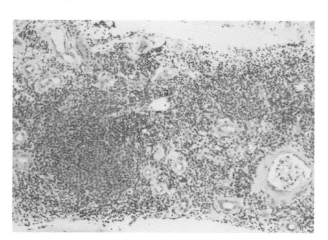

图 17-15　慢性粒细胞白血病，肾内白血病细胞浸润（HE×200）

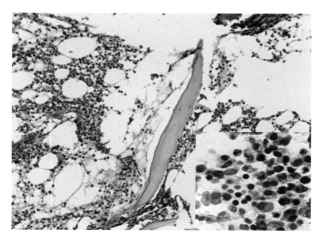

图 17-18　浆细胞骨髓瘤患者骨髓象（HE×200，右下：×400）

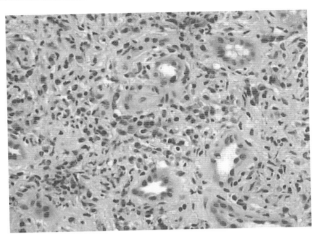

图 17-19 与图 17-18 同一患者肾内肿瘤细胞浸润（HE ×400）

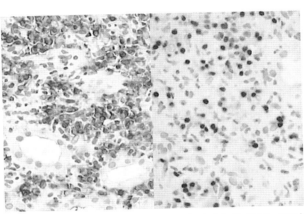

图 17-20 与图 17-18 同一患者肾内肿瘤细胞浸润（免疫组化，左：CD138×400，右：λ×400）

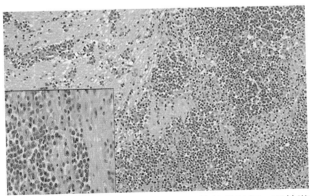

图 17-21 T 细胞淋巴瘤患者的淋巴结结构破坏，恶性淋巴细胞浸润（HE×200，左下：×400）

3. 淋巴瘤 淋巴瘤分为霍奇金淋巴瘤和非霍奇金淋巴瘤两大类，进展期的淋巴瘤可转移和浸润肾，浸润于肾者多为非霍奇金淋巴瘤（47%），

病变肾双侧肿胀，肾内可见 T 细胞淋巴瘤（图 17-21～图 17-23）或 B 细胞淋巴瘤（图 17-24～图 17-26）的恶性细胞浸润。

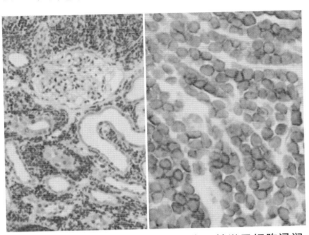

图 17-22 与图 17-21 同一患者肾内恶性淋巴细胞浸润，CD3 阳性（左：HE×200，右：免疫组化 ×400）

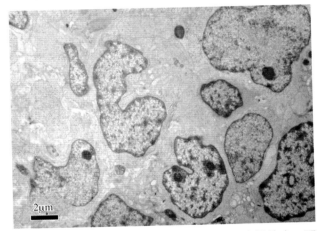

图 17-23 与图 17-21 同一患者淋巴瘤细胞电镜检查，可见多数曲核细胞（电镜 ×8000）

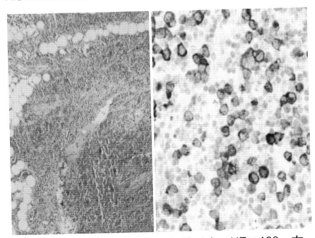

图 17-24 软组织恶性 B 淋巴细胞（左：HE×100，右：免疫组化 CD20×400）

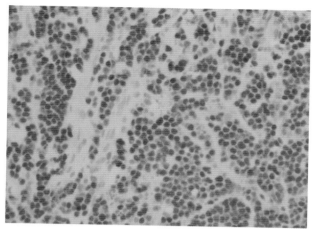

图 17-25　同一患者肾内恶性淋巴细胞浸润，PAX5 阳性（B 细胞）（免疫组化 ×200）

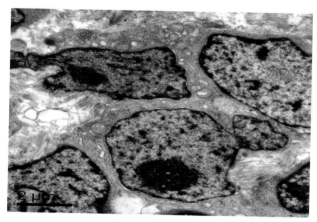

图 17-26　B 细胞淋巴瘤的电镜观察（电镜 ×8000）

肾内可发生原发性恶性淋巴瘤，在肾内弥漫浸润，破坏并取代肾实质（图 17-27、图 17-28）[4]。

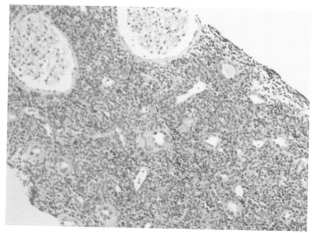

图 17-27　肾的弥漫性大 B 细胞淋巴瘤，瘤细胞弥漫浸润生长，破坏肾组织（HE×100）

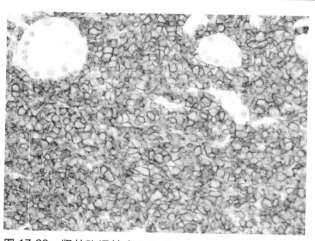

图 17-28　肾的弥漫性大 B 细胞淋巴瘤，CD20 阳性（免疫组化 ×200）

所谓副肿瘤性肾病（paraneoplastic glomerulo-pathy）是指恶性肿瘤患者伴发或继发的肾病，其中包括淋巴造血系统疾病通过产生的特殊免疫球蛋白而导致的肾疾病，以单克隆免疫球蛋白沉积性肾病、膜性肾病、微小病变性肾小球病多见[5-6]。

三、恶性肿瘤的免疫介导的肾损伤

恶性肿瘤具有特殊的肿瘤抗原，诱发相应的抗体，通过免疫复合物介导而出现肾小球肾炎，以膜性肾病多见，所以好发膜性肾病的老年人应首先除外恶性肿瘤 [如前列腺癌和霍奇金淋巴瘤（图 17-29 ～ 图 17-33）] 的存在，即肿瘤相关性膜性肾病（tumors associated membranous nephropathy）[6]。副肿瘤性肾病的诊断标准[6]如下：①患者的肿瘤和肾小球肾炎同时或先后发生；②若为膜性肾病，肾小球内常出现 IgG1、IgG2、IgG3、IgG4 等多种 IgG 亚型沉积，PLA2R 阴性，与原发性膜性肾病不同；③肾组织中（主要是肾小球）有该肿瘤的特异抗原；④肿瘤去除后，肾病缓解；⑤多见于实体性肿瘤，如前列腺癌、肾癌、各部位的鳞状细胞癌或腺癌、霍奇金淋巴瘤等。霍奇金和非霍奇金淋巴瘤患者常有 Th 淋巴细胞分化异常，导致细胞免疫介导的肾小球病，如霍奇金淋巴瘤常合并肾小球微小病变（图 17-34、图 17-35），当然也可出现体液免疫介导的肾小球肾炎。

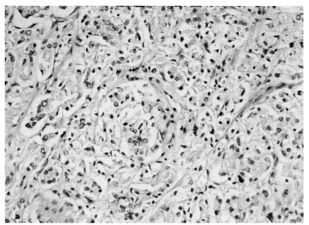

图 17-29　中分化前列腺腺癌（HE×100）

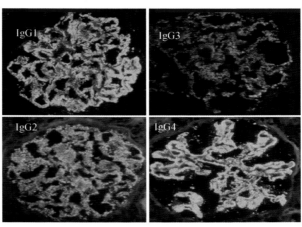

图 17-32　前列腺癌继发非典型膜性肾病，不同亚型 IgG 沿肾小球毛细血管壁颗粒状沉积（荧光 ×400）

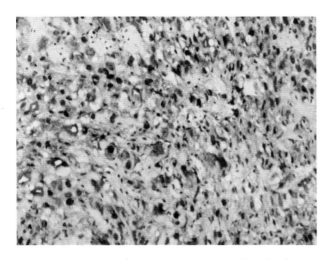

图 17-30　前列腺特殊抗原（PSA）阳性（免疫组化×200）

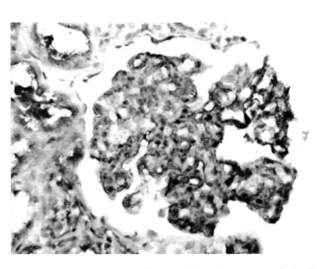

图 17-33　前列腺癌继发非典型膜性肾病，PSA 沿肾小球基底膜颗粒状沉积（免疫组化 ×400）

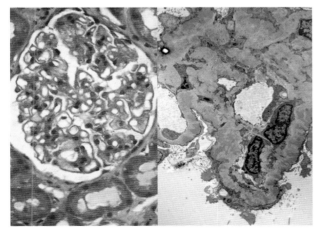

图 17-31　前列腺癌继发不典型膜性肾病（左：PASM×400，右：电镜 ×5000）

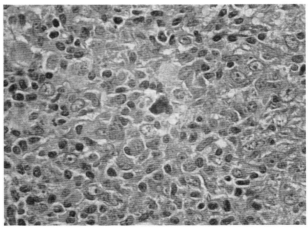

图 17-34　霍奇金淋巴瘤，瘤细胞形态复杂，可见 RS 细胞（HE×400）

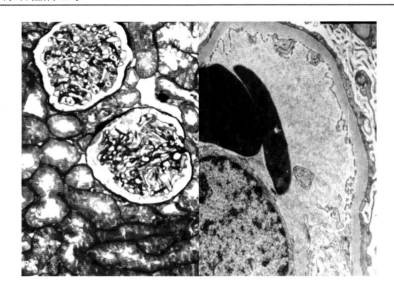

图 17-35 霍奇金淋巴瘤合并微小病变型肾病（左：PASM×200，右：电镜 ×6700）

第二节 Castleman 病与肾病

Castleman 病（Castleman disease）又称巨大淋巴结增生（giant lymph node hyperplasia）、血管滤泡增生（angiofollicular hyperplasia），分为单发和多发性或系统性两种，单发者除局部淋巴结肿大外，无其他症状，系统性发生者可表现为全身淋巴结肿大、发热、高 γ 球蛋白血症、贫血、血小板减少和多器官异常（肝大和肝功能异常等）。

肿大淋巴结的病理形态分为玻璃样变血管型和浆细胞型，前者淋巴滤泡增多，滤泡内和滤泡外可见多数玻璃样变的小血管，滤泡中央以小血管为中心，淋巴细胞和胶原纤维呈同心圆状排列（图 17-36、图 17-37）。浆细胞型除淋巴滤泡增生外，可见成片的浆细胞（图 17-38、图 17-39）。此外，尚可见玻璃样变血管和浆细胞共同存在的混合型[7]。

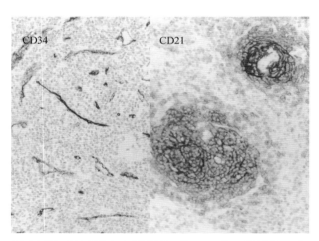

图 17-37 玻璃样变血管型 Castleman 病，淋巴滤泡内、外小血管增生。左：血管标记物 CD34 阳性；右：树状突细胞标记物 CD21 阳性（免疫组化 ×400）

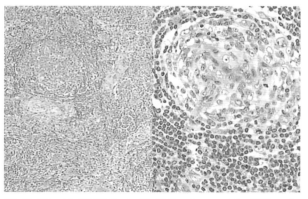

图 17-36 玻璃样变血管型 Castleman 病（HE，左：×200，右：×400）

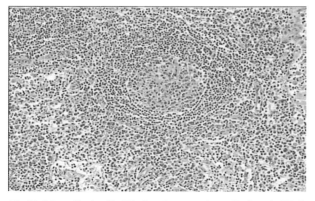

图 17-38 浆细胞型 Castleman 病，浆细胞浸润（HE×200）

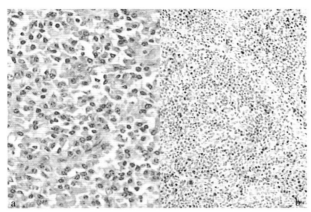

图 17-39　浆细胞型 Castleman 病，浆细胞浸润（左：HE×400，右：浆细胞标记物 Mum1 阳性，免疫组化×200）

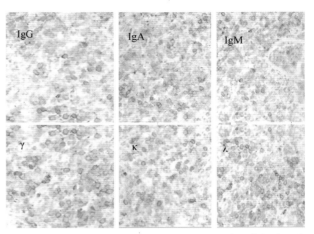

图 17-40　浆细胞型 Castleman 病，淋巴结，浆细胞浸润并产生各种免疫球蛋白及轻链蛋白（免疫组化 ×200）

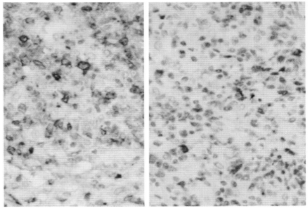

图 17-41　IgG4 相关硬化性疾病。左：受累淋巴结浆细胞浸润（CD138 阳性）；右：产生大量 IgG4（免疫组化×200）

Castleman 病的病因和发病机制不明，基本属于炎症性病变。可能与人类疱疹病毒 8（HHV8）的感染有关，使之淋巴滤泡树突状细胞等抗原呈递细胞功能异常，多种细胞因子及其受体产生和异常（白介素 6、表皮生长因子受体、血管内皮生长因子等）。从患者的高 γ 球蛋白血症和多器官损伤看来，可能与免疫功能失调有关[7]。大宗病例统计表明，单发的玻璃样变血管型 Castleman 病通过单纯手术切除，预后较好，系统性浆细胞型 Castleman 病预后较差，并可发展为淋巴瘤。

浆细胞型 Castleman 病应与 IgG4 相关硬化性疾病的淋巴结病变鉴别，两者的淋巴结光镜下病变虽然均以大量浆细胞浸润为特点，但两者有一定区别[8]：①两者的疾病本质不同，IgG4 相关性淋巴结病属于自身免疫性疾病，浆细胞型 Castleman 病则属于浆细胞病。所以两者的临床表现有一定区别：IgG4 相关性淋巴结病只是无症状性淋巴结肿大，易呈多器官发病，后者常有疲乏、发热、盗汗、体重下降、浆膜腔积液、贫血、血浆白蛋白下降、肝脾大等。②IgG4 相关性淋巴结病的血和淋巴结内的浆细胞只表现 IgG 和 IgG4 增高，有时伴 IgE 增高，而后者可产生各种免疫球蛋白（IgG、IgA、IgM 等），以及 κ、λ 等轻链蛋白；③ Castleman 病常见白介素 6 和 C 反应蛋白增多，常见 HHV8 感染，而前者则无此现象。④ Castleman 病累及的器官仅限于淋巴结，而前者常呈多器官发病（图 17-40、图 17-41）。

Castleman 病患者，特别是系统性浆细胞型患者，可产生多种特殊蛋白和细胞因子，导致 AL型和 AA 型淀粉样变性肾病（图 17-42、图 17-

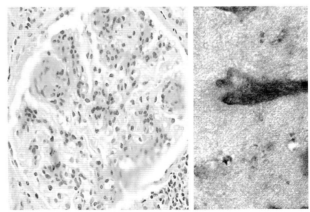

图 17-42　浆细胞型 Castleman 病合并淀粉样变性肾病（左：刚果红×400，右：电镜×14 000）

43）。体内尚可出现特殊的抗体，导致多种肾小球病，包括微小病变性肾小球病、系膜增生性肾小球肾炎、膜性肾病、膜增生性肾小球肾炎、血栓性微血管病、抗基底膜性新月体性肾小球肾炎、

轻链沉积性肾病等[9]、POEMS 综合征等（图17-44）[10-12]。导致肾疾病的类型多种多样，据我们的统计，以血栓性微血管病多见（占 55%）[13]。

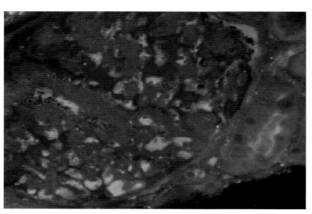

图 17-43　浆细胞型 Castleman 病合并淀粉样变性肾病，AA 阳性（免疫荧光 ×400）

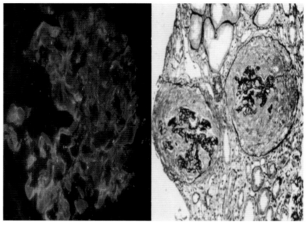

图 17-44　浆细胞型 Castleman 病合并抗基底膜性新月体性肾小球肾炎。左：IgG 沿 GBM 线状沉积（荧光 ×400）；右：肾小球新月体形成（PASM×200）

第三节　嗜酸性淋巴肉芽肿与肾病

嗜酸性淋巴肉芽肿（eosinophilic lymphogranuloma）又称金显宅病或木村病（Kimura's disease）。主要侵犯头颈部皮下组织、淋巴结和涎腺，也见于腋窝、腹股沟和身体其他部位的淋巴结，患者常有外周血嗜酸性粒细胞增多及 IgE 升高现象。病因和发病机制不明，可能与变态反应有关。

受累淋巴结和软组织内淋巴滤泡增生，滤泡中心可见增生的小血管，周围纤维化，淋巴窦、副皮质区及髓索均可见大量嗜酸性粒细胞浸润，副皮质区尚可见浆细胞和肥大细胞，常表现为 IgE 阳性（图 17-45 ～图 17-47）[14-15]。

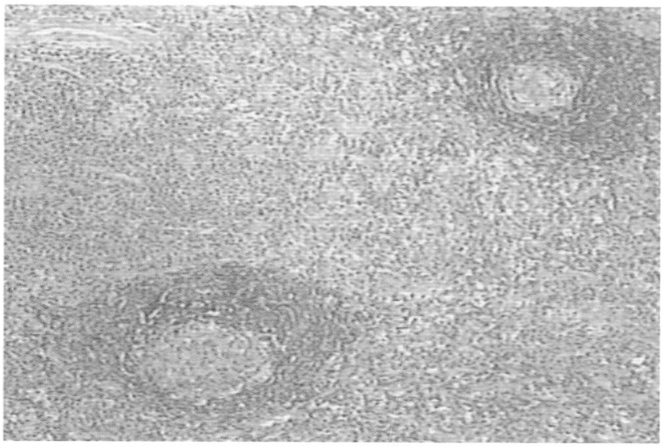

图 17-45　嗜酸性淋巴肉芽肿（HE×200）

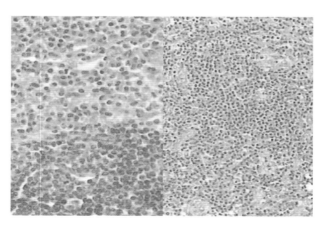

图 17-46　嗜酸性淋巴肉芽肿，多数嗜酸性粒细胞浸润（HE，左：×400，右：×200）

变态反应可导致微小病变性肾小球病（图 17-48）、膜性肾病以及系膜增生性肾小球肾炎，患者可出现肾病综合征。

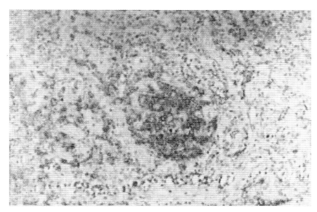

图 17-47　嗜酸性淋巴肉芽肿，IgE 阳性（免疫组化 ×200）

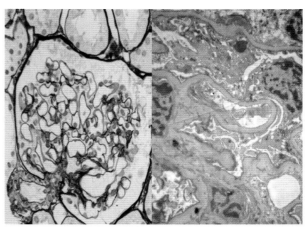

图 17-48　嗜酸性淋巴肉芽肿，继发微小病变性肾小球病（左：PASM×400，右：电镜 ×5000）

第四节　血管淋巴组织增生伴嗜酸性粒细胞浸润与肾病

血管淋巴组织增生伴嗜酸性粒细胞浸润（angiolymphoid hyperplasia with eosinophilia，ALHE）又称上皮样血管瘤（epithelioid hemangioma），由 Wells 和 Whimster 于 1969 年首先报道，认为与嗜酸性淋巴肉芽肿为同一种病，前者多发生于西方白种人，后者多见于亚洲黄种人，1979 年 Rosai 提出，两者为不同的疾病，ALHE 为一种血管肿瘤，而嗜酸性肉芽肿则为与感染有关的炎症性疾病[16-18]。

ALHE 主要侵犯头颈部和四肢皮肤和皮下组织（图 17-49 ~ 图 17-51），也见于淋巴结、心、肝、脾、肾、睾丸等内脏。

淋巴结的淋巴滤泡增生，嗜酸性粒细胞浸润，可见多数增生的毛细血管和小血管，内皮细胞高度肿胀，呈上皮细胞或组织细胞样，并常见呈实性条索状或片状分布的内皮细胞，免疫组化显示 CD31 阳性，CD34 和 F8 因子也可阳性[16-18]。

ALHE 与嗜酸性淋巴肉芽肿的区别在于 ALHE 病变中，嗜酸性粒细胞较少，而小血管较多内皮细胞增生肿胀，故有上皮样血管瘤之称。ALHE 可侵犯多处器官和组织。

ALHE 侵犯肾时，可出现两类病变，一种是肾的 ALHE，常呈多灶性破坏肾实质，毛细血管和小动脉内皮细胞增生肿胀（图 17-52、图 17-53），导致肾衰竭。另一种是通过免疫复合物介导机制，出现各种类型的肾小球肾炎。

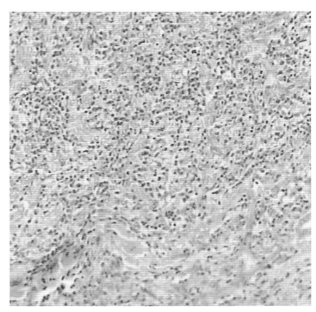

图 17-49　ALHE，皮下组织，淋巴细胞、单核细胞及嗜酸性粒细胞浸润（HE×400）

免疫抑制疗法对 ALHE 的肾损伤甚至肾外的病变，均有疗效。说明 ALHE 并不是真性肿瘤，可能是某些病原体（如某种病毒）的感染导致某些损伤血管内皮细胞的因子出现（如 VFGF），引起血管内皮细胞增生和炎症细胞、嗜酸性粒细胞浸润。

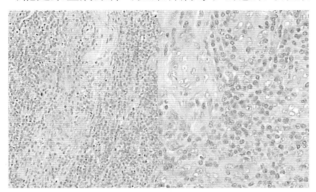

图 17-50　ALHE，淋巴结，淋巴细胞、单核细胞及少量嗜酸性粒细胞浸润，毛细血管内皮增生肿胀（HE，左：×200，右：×400）

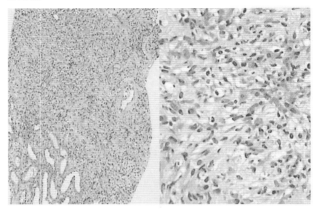

图 17-52　肾的 ALHE（HE，左：×100，右：×400）

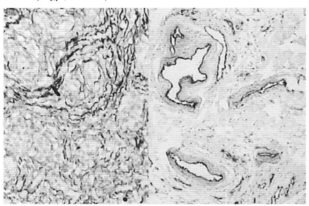

图 17-51　ALHE，淋巴结，小血管增生。左：网织染色（×200），右：CD34 阳性（免疫组化 ×200）

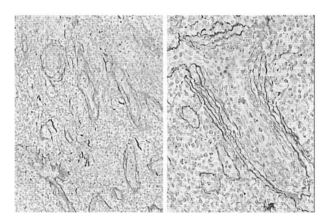

图 17-53　肾的 ALHE，小血管增生内皮细胞增生肿胀（网织染色，左：×200，右：×400）

第五节　银屑病与肾病

银屑病（psoriasis）曾称牛皮癣，属于皮肤科疾病，病因和发病机制不清，可能为自身免疫性疾病，特别是与 T 细胞功能异常有关。病变皮肤角化亢进和角化不全，棘层肥厚与萎缩相间存在，上皮脚延长呈锯齿状，角质层下常有中性粒细胞聚积，真皮乳头水肿（图 17-54）。

患者可出现蛋白尿或肾病综合征。病理类型可见系膜增生性肾小球肾炎、膜性肾病、膜增生性肾小球肾炎、IgA 肾病、淀粉样变性肾病和肾小管间质肾病等，以 IgA 肾病最多见（图 17-55）。

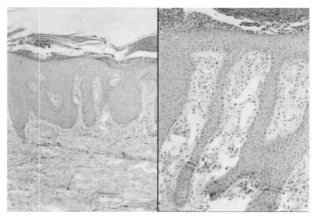

图 17-54　银屑病，皮肤呈慢性炎症，不全角化，角质潴留（HE，左：×100，右：×200）

一方面银屑病与肾小球疾病有着共同的免疫功能异常的发病基础；另一方面可能与患者的皮肤损伤导致皮肤感染有关，从而诱发 IgA 肾病[19-22]。

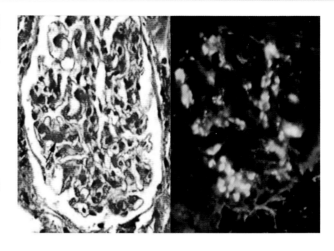

图 17-55　银屑病合并 IgA 肾病。左：肾小球系膜增生，嗜复红蛋白沉积（Masson×400）；右：IgA 沿系膜区团块状沉积（荧光 ×400）

第六节　甲状腺疾病与肾病

甲状腺炎（thyroiditis），特别是桥本甲状腺炎是一种自身免疫性疾病，患者体内有抗甲状腺球蛋白、抗甲状腺滤泡上皮细胞膜等自身抗体。

病变甲状腺出现大量淋巴细胞和多少不等的浆细胞，有时可见淋巴滤泡，甲状腺上皮变性、萎缩（图 17-56）。

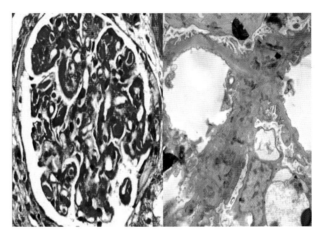

图 17-57　桥本甲状腺炎继发膜性肾病。左：肾小球毛细血管基底膜增厚，上皮下嗜复红蛋白沉积（Masson×400）；右：上皮下电子致密物沉积 （电镜 ×8000）

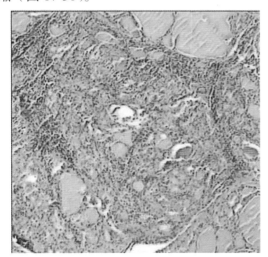

图 17-56　桥本甲状腺炎，甲状腺滤泡萎缩，间质淋巴细胞浸润（HE×200）

体内的免疫复合物沉积于肾小球，可导致继发性膜性肾病（图 17-57、图 17-58）[23]。

甲状腺功能亢进常用丙硫氧嘧啶等抗甲状腺药物治疗，导致抗中性粒细胞胞质抗体形成，引起 ANCA 相关的小血管炎，甚至形成Ⅲ型新月体性肾小球肾炎[24-25]。

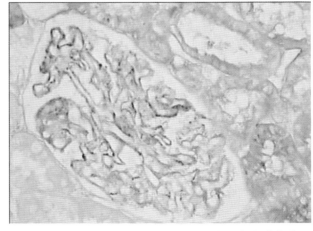

图 17-58　桥本甲状腺炎导致的膜性肾病，肾小球上皮下甲状腺球蛋白阳性（免疫组化 ×400）

第七节 肝病与肾病

肝与肾关系密切。

肝病（disease of the liver）常导致或合并肾病。肝衰竭合并急性肾衰竭称肝肾综合征（hepato-renal syndrome），肝肾综合征的发病机制虽然尚未完全明了，但一些血管活性物质在肝肾综合征的发生中的作用是比较肯定的，如肾激肽系统产生的内皮肽-2、缓激肽，通过内皮素激活的一氧化氮合酶形成一氧化氮等，由此，肾素-血管紧张素系统被激活，导致肾血流灌注减少，肾性钠水潴留，形成肾小管损伤，甚至坏死、急性肾衰竭（图17-59）[26]。

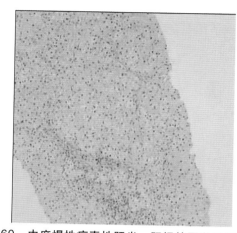

图17-60　中度慢性病毒性肝炎，肝门管区淋巴细胞和单核细胞浸润，结缔组织增生（HE×200）

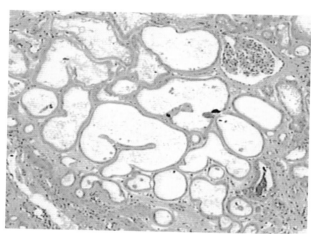

图 17-59　肝肾综合征，肾小管上皮细胞弥漫性刷状缘脱落，管腔扩张，间质水肿（HE×200）

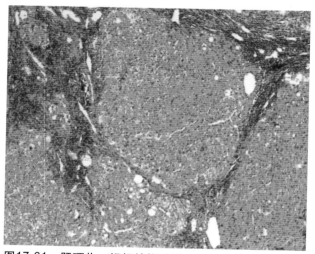

图17-61　肝硬化，组织结构破坏，肝细胞呈结节状，结缔组织增生（HE×200）

肝细胞严重损伤甚至坏死，胆道阻塞，出现黄疸，导致胆汁性肾病，详见第八章第四节。

肝炎和肝硬化（图17-60、图17-61）导致IgA清除功能下降，出现IgA肾病[27]，详见第七章第四节。

肝结节性再生性增生（nodular regenerative hyperplasia，NRH）是一种特殊的肝增生性疾病，主要见于无肝硬化的肝，以小的无纤维化的增生结节为特征。病变多呈弥漫性，也可累及部分肝，增生结节病变的肝索的肝细胞层次在两层以上，细胞较大，细胞核可有一定的异型性，胞质较多，

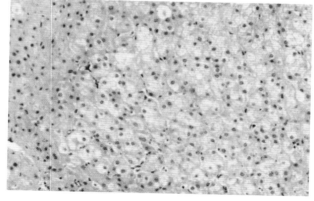

图17-62　肝结节性再生性增生，部分肝细胞水性肿胀，结节状增生（HE×200）

常呈水性肿胀，周围肝细胞呈萎缩状态。门静脉分支呈闭塞状，从而导致缺血、萎缩和再生。大部分患者出现门静脉高压。常见于自身免疫性疾病（如系统性红斑狼疮等）、口服避孕药、胆道感染等（图 17-62、图 17-63）[28]。

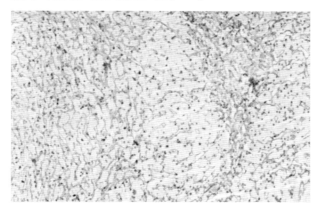

图 17-63　肝结节性再生性增生，部分肝细胞结节状增生，周围网状纤维增多（网织纤维染色 ×200）

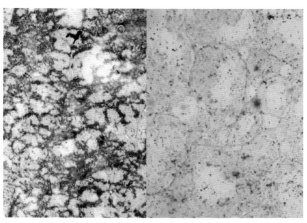

图 17-64　Wilson 病，肾小管上皮细胞大量铜颗粒沉积（Timnis 铜染色，左：×200，右：×400）

Wilson 病（Wilson's disease）或肝豆状核变性（hepatolenticular degeneration）为常染色体隐性遗传性疾病，基因异常染色体为 13q14～21，肝、脑、角膜及肾等器官过量铜沉积而致病，智力障碍、瞳孔异色、肝硬化较常见[29]。

肾小管上皮细胞空泡变性，伴大量铜沉积（图 17-64），因肝功能异常可出现 IgA 肾病。

各种肝炎、肝病、肝硬化、Wilson 病等，由于肝损伤，对 IgA 的分解和灭活能力下降，均可导致 IgA 肾病（图 17-65），详见第七章第四节。

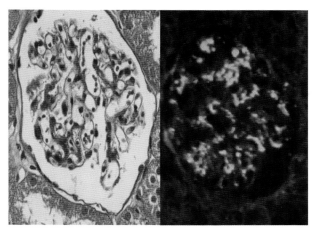

图 17-65　肝硬化继发的 IgA 肾病。左：肾小球系膜增生伴嗜复红蛋白沉积（Masson×200）；右：肾小球系膜区 IgA 沉积（荧光 ×400）

第八节　胸腺疾病与肾病

胸腺是免疫中枢器官，T 淋巴细胞成熟的场所。胸腺先天发育障碍或获得性功能障碍，导致先天或获得性免疫缺陷综合征，可出现塌陷型局灶性节段性肾小球硬化症引起的难治性肾病综合征，并可导致肾的机会性感染。

胸腺瘤是胸腺常见的以上皮样细胞和淋巴细胞增生为主的良性和恶性肿瘤，根据上皮样细胞和淋巴细胞的比例，分为 A 型、AB 型和 B 型[30]。

各种类型的胸腺癌也不少见。有时纵隔的淋巴瘤、神经内分泌肿瘤、生殖细胞肿瘤、畸胎瘤等也可来源于胸腺（图 17-66、图 17-67）。

胸腺异常增生和胸腺肿瘤可导致机体免疫功能紊乱，出现免疫复合物介导的肾小球肾炎（如 IgA 肾病、膜性肾病等）以及 ANCA 相关系统性小血管炎（图 17-68、图 17-69）。

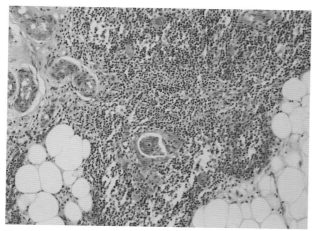

图 17-66 胸腺瘤，由上皮样细胞和淋巴细胞组成（HE×400）

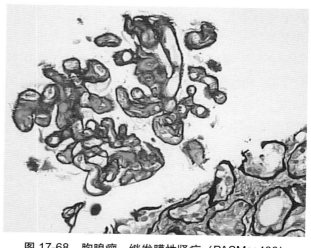

图 17-68 胸腺瘤，继发膜性肾病（PASM×400）

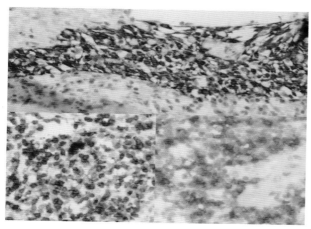

图 17-67 胸腺瘤。上：上皮样细胞 CK 阳性；左下：B 淋巴细胞 CD20 阳性；右下：T 淋巴细胞 CD3 弱阳性（免疫组化 ×400）

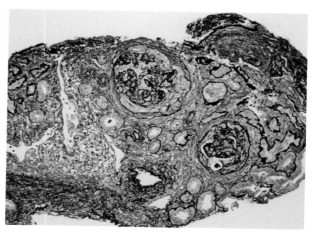

图 17-69 胸腺瘤，继发 ANCA 相关系统性小血管炎型新月体性肾小球肾炎（PASM×200）

第九节 血液透析与肾病

血液透析是临床常用的肾替代疗法，是治疗急性和慢性肾衰竭的有效方法。长期持续的血液透析可对肾造成多种病变：①各种硬化性肾小球肾炎和肾病导致的颗粒性萎缩肾或称终末肾，经过长期透析，肾单位的废用和萎缩硬化呈持续进展，原代偿肥大而突起的颗粒逐渐消失，形成平滑性萎缩肾。②由于水电解质紊乱，特别是钙磷代谢失衡，出现肾钙化。③孤立性和多发性肾囊肿。④易发生肾细胞癌。

第十节 POEMS 综合征肾损伤

POEMS 综合征（POEMS syndrome）是指多发性神经病变 (polyneuropathy)、脏器肿大(organomegaly)、内分泌病变 (endocrinopathy)、单克隆蛋白 (monoclonal protein) 增多和皮肤改变 (skin

changes) 组成的综合征。又称 Crow-Fukase 综合征，Takatsuki 病和 PEP 综合征、Shimpo 综合征、Nakanishi 综合征等。由 Crow 首先报道。POEMS 综合征由 Bardwick 于 1980 年命名[31]。

POEMS 综合征中的多发性神经病变表现为外周神经感觉过敏，或感觉减退，肢体麻木，负重下降等；脏器肿大表现为肝、脾或淋巴结肿大；内分泌病变表现为肾上腺、甲状腺、垂体、甲状旁腺、胰腺等的一种或数种病变或功能失常；POEMS 综合征中的"E"尚包括水肿和胸腔积液、腹水；单克隆蛋白增多表现为血内单克隆球蛋白或副蛋白增多；皮肤改变表现为色素增多、多毛、血色病皮肤、白甲等；此外，有的病例尚可出现视神经盘水肿、杵状指、发热、体重下降、血小板减少、红细胞增多症、多汗症、反复发生的肺疾病、肺动脉高压、血栓体质、关节痛、心肌病、B_{12} 减少、腹泻、性功能低下等。

根据 Dispenzieri 的 99 例观察和随访[32]，认为诊断标准应为：

主要诊断依据：

1. 多发性神经病变

2. 单克隆球蛋白增多

次要诊断依据：硬化性骨病、Castleman 病、脏器肿大、水肿、内分泌病变、皮肤损伤、视神经盘水肿等。

有主要诊断依据再加一个次要诊断依据，便可诊断本病。有的报告则认为单克隆球蛋白增多是必备的诊断依据，在加上述一种或数种症状，便可确诊。

POEMS 综合征的病因和发病机制尚在探讨中，骨硬化性骨髓瘤与 POEMS 综合征有密切关系。单克隆 B 细胞、浆细胞异常增生并产生异常球蛋白的事实是肯定的，患者常有浆细胞骨髓瘤、髓外浆细胞瘤、浆细胞型 Castleman 病、特发性单克隆免疫球蛋白血症等。此外，浆细胞病所产生的一些细胞因子也不容忽视，如 IL-1β、IL-6、TNF-α、VEGF 等（图 17-70 ~ 图 17-72）。

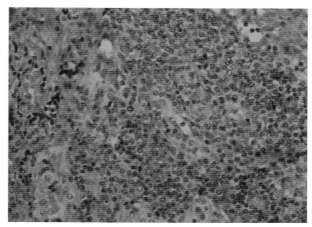

图 17-70　POEMS 综合征，患者肿大的淋巴结，淋巴细胞增生活跃（HE×200）

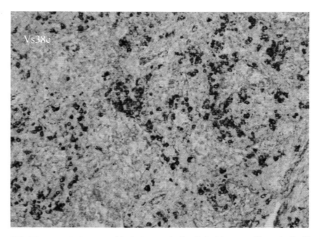

图 17-71　POEMS 综合征，患者肿大的淋巴结，多数浆细胞浸润，Vs38c 阳性（免疫组化 ×200）

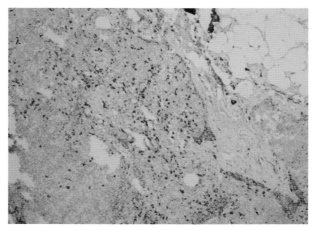

图 17-72　POEMS 综合征，患者肿大的淋巴结内的浆细胞产生 λ 轻链蛋白（免疫组化 ×200）

POEMS 综合征的肾损伤以蛋白尿、血尿为主，也有肾病综合征的报道。肾活检病理常表现为系膜增生伴内皮细胞增生、膜增生、血栓性微血管病、轻链球蛋白沉积病、肾小管间质肾病等（图 17-73 ～ 图 17-75）[31]。

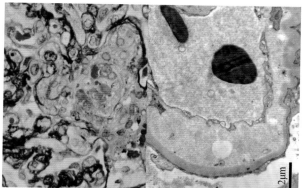

图 17-73　POEMS综合征伴发血栓性微血管病。左：肾小球、小动脉内皮细胞增生，血栓形成，基底膜增厚（PASM×200）；右：基底膜内疏松层增厚（电镜 ×8000）

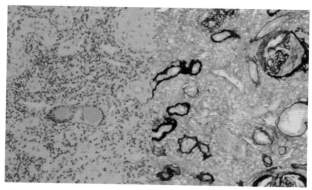

图 17-74　POEMS 综合征伴发肾小管间质肾病，肾小管萎缩，肾间质淋巴细胞和单核细胞浸润（左：HE×200，右：PASM×200）

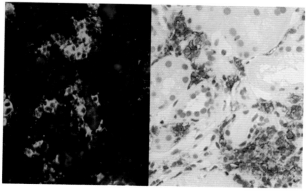

图 17-75　POEMS 综合征伴发肾小管间质肾病。左：CD38 阳性的浆细胞（荧光 ×200）；右：多数浆细胞合成 λ 轻链蛋白（免疫组化 ×200）

参考文献

[1] Moch H, Amin M B, Argani P, et al. Renal cell tumours// Moch H, Humphrey P A, Ulbright TM, Reuter V E. WHO classification of tumours of the urinary system and male genital organs. 4th ed. Lyon: International Agency for Research on Cancer, 2016:12-76.

[2] 周福德，刘玉春. 恶性肿瘤相关的肾损伤 // 王海燕. 肾脏病学. 3 版. 北京：人民卫生出版社，2008: 1598-1623.

[3] Barcos M, Lane W, Gomez G A, et al. An autopsy study of 1206 acute and chronic leukemia. Cancer, 1987, 60: 827-837.

[4] Cupisti A, Riccioni R, Carulli G, et al. Bilateral primary renal lymphoma treated by surgery and chemotherapy. Nephrol Dial Transplant, 2004, 19:1629-1633.

[5] Pascal R R, Slovin S F. Tumor directed antibody and carcinoembryonic in the glomeruli: Four cases and rewiew of literature. Ren Fail, 2005, 1: 1-6.

[6] Ronco P M. Paraneoplastic glomerulopathies: New insight 1nto an old entity. Kidney Int, 1999, 56: 355-377.

[7] 张议，李甘地，刘卫平. Castleman 病的病因和发病机制研究进展. 中华病理学杂志，2005, 34: 812-815.

[8] Cheuk W, Chan J. IgG4-related sclerosing disease. Adv Anat Pathol, 2010, 17: 303-332.

[9] Lv J, Zhang H, Zhou F, et al. Antiglomerular basement membrane disease associated Castleman disease. Am J Med Sci, 2009, 337: 206-209.

[10] 王国保，张训. Castleman 病的肾损害及其治疗. 中华肾脏病杂志，1998, 14: 260-263.

[11] 王国保，张训，邹万忠，等. 巨大淋巴结增生症伴发肾损伤二例. 中华肾脏病杂志，2000, 16: 133-134.

[12] 邹古明，陈文，谌贻璞，等. Castleman 病合并淀粉样肾病. 中华肾脏病杂志，2007, 23: 308-311.

[13] Xu D, Lv J, Dong Y, et al. Renal involvement in a large cohort of Chinese patients with Castleman disease. Nephrol Dial Transplant, 2011, 26: 1-7.

[14] 邹万忠，刘玉春，王二军，等. 嗜酸性淋巴肉芽肿伴发肾病综合征. 中华肾脏病杂志，1997, 13: 273-275.

[15] 程震，唐政. 肾病综合征伴嗜酸性粒细胞增多症及颌下肿块. 肾脏病与肾移植透析杂志，2002, 11: 580-584.

[16] 陆磊，陈仁贵，李小秋，等 . Kimura 病和上皮样血管瘤的临床病理学观察 . 中华病理学杂志，2005，34：353-357.

[17] Wells G G, Whimster I W. Subcutaneous angiolymphoid hyperplasia with eosinophilia. Br J Dermatol, 1969, 81: 1-14.

[18] Rosai J, Gold J, Landy R. The histiocytoid hemangiomas. A unifying concept embracing several previously described entities of skin, soft tissue, large vessels, bone and heart, Hum Pathol, 1979, 10: 707-730.

[19] 陈慧萍，王文荣，王军，等 . 银屑病所致的肾损害 . 肾脏病与肾移植透析杂志，2003，12：393-306.

[20] 杨杨 . 银屑病合并肾脏病变 5 例 . 中华肾脏病杂志，1995，12：216-220.

[21] Sakemi T, Hayashida R, Ikeda Y, et al. Membranous glomerulonephropathy associated with psoriasis vulgaris. Nephron, 1996, 72: 351-354.

[22] Achujia T S, Funtanilla M, de Groot J J, et al. IgA nephropathy in psoriasis. Am J Nephrol, 1998, 18: 425-429.

[23] 李晓玫，王荣，牛红心，等 . 自身免疫性甲状腺疾病相关肾病综合征一例报告及文献复习 . 中华肾脏病杂志，1999，15：302-306.

[24] 郭晓蕙，赵明辉，高紫，等 . 抗甲状腺药物引起抗中性粒细胞胞质抗体相关血管炎的临床分析 . 中华医学杂志，2003，83：932-935.

[25] 徐旭东，赵明辉，章友康，等 . 丙基硫氧嘧啶导致的抗中性粒细胞胞质抗体阳性小血管炎及其靶抗原研究 . 中华内科杂志，2002，41：404-407.

[26] 陈楠，王朝晖 . 肝肾综合征和肝硬化时的急性肾衰竭 // 王海燕 . 肾衰竭 . 上海：上海科学技术出版社，2003：230-233.

[27] 朱世乐，章友康，王海燕，等 . 聚合 IgA 在体内的代谢特点 . 中华医学杂志，1989，69：214-216.

[28] Naber A H, Van Haelst U, Yap S H . Nodular regenerative hyperplasia of the liver. J Hepatol, 1991, 12: 94-99.

[29] Gollaan J L, Gollan Y J . Wilson disease 1n 1988: genetic, diagnostic and therapeutic aspects. J Hepatol, 1998, 28: 28-36.

[30] Rieker R J, Hoegel J, Morres-Hauf A, et al. Histologic classification of thymic epithelial tumors: comparison of established classification schemes. Int J Cancer, 2002, 98: 900-906 .

[31] Bardwick P A, Zvaifler N J, Gill G N, et al. Plasma cell dyscrasia with polyneuropathy, organomegaly, endocrinopathy, M protein, and skin changes: the POEMS syndrome. Report on two cases and a review of the literature. Medicine (Baltimore), 1980, 59: 311-322.

[32] Dispenzieri A, Kyle R A, Lacy M O, et al. POEMS syndrome: definitions and long-term outcome. Blood, 2003, 101: 2496-2506.

第十八章 特殊结构沉积性肾病

　　肾活检病理诊断中可出现一些特殊的结构，特别是电镜检查中，电子致密物出现一些特殊的结晶或其他特殊结构，称为特殊结构沉积性肾病（organized deposits nephropathy）[1-2]。它们的病因和发病机制各不相同，形态各异。

　　在病理诊断过程中，必须综合临床、实验室检查、光镜检查、免疫荧光（包括免疫组化）和电镜检查的表现，方能作出正确的诊断。该病变导致的临床和实验室检查表现主要为大量蛋白尿或肾病综合征，伴或不伴镜下血尿；光镜主要表现为肾小球系膜增生或系膜结节状硬化，伴轻重不等的基底膜增厚；刚果红染色可将一大类淀粉样变性肾病区分出来；免疫荧光可发现免疫球蛋白和补体，呈现肾小球肾炎；刚果红染色阴性而单克隆免疫球蛋白阳性则表明为多种单克隆免疫球蛋白沉积性肾病。电镜观察很重要，与常见的免疫复合物构成的电子致密物不同，具有颗粒状、各种不同直径和不同排列的纤维样物质、指纹状、不同形状的结晶状等特殊结构，可进一步细致地作出正确诊断（图18-1）：

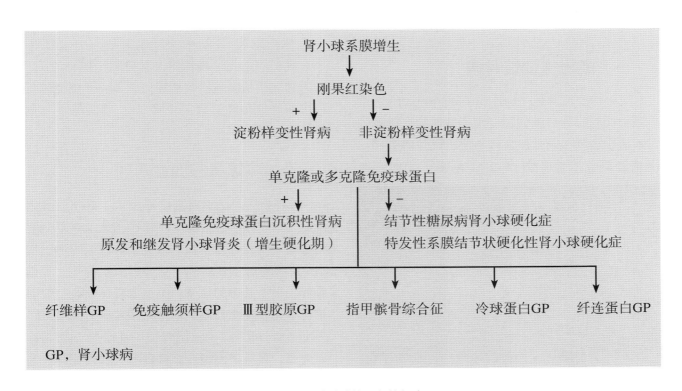

图 18-1 特殊结构沉积性肾病

特殊结构沉积性肾病可概括为下列数种（表18-1）：

表18-1 特殊结构沉积性肾病[3]
刚果红染色阳性（淀粉样物质）的特殊沉积物
单克隆免疫球蛋白（AL、AH、AL和AH混合）淀粉样变性肾病
骨髓瘤伴发的淀粉样变性肾病
AA型淀粉样变性肾病（慢性感染性疾病、肿瘤性等）
遗传性和基因突变性淀粉样变性肾病
刚果红染色阴性的特殊沉积物
单克隆免疫球蛋白性特殊沉积物
冷球蛋白血症性特殊沉积物
Ⅰ型、Ⅱ型和Ⅲ型
单克隆免疫球蛋白沉积性肾病
轻链、重链、轻链和重链混合性肾内沉积病

续表

特殊结晶物质沉积
纤维样肾小球病
免疫触须样肾小球病
狼疮肾炎
刚果红染色阴性非免疫球蛋白沉积物
指甲髌骨综合征肾损伤
Ⅲ型胶原肾病
纤连蛋白肾小球病
Fabry肾病
结节性糖尿病肾小球硬化症
特发性系膜结节状硬化性肾小球病
纤维蛋白样坏死和渗出
胶原纤维增生性肾小球硬化

第一节　特殊结构沉积性肾病

一、淀粉样变性肾病

淀粉样变性肾病（amyloid nephropathy）是由各种淀粉样蛋白前体转变为不溶性的淀粉样蛋白，沉积于肾小动脉壁、肾小球、肾间质造成。刚果红染色阳性（图18-2），电镜下为细纤维（直径8～10nm）样物质杂乱排列（图18-2）。病因和发病机制包括代谢障碍、单克隆免疫球蛋白沉积、遗传和基因突变等[4]。详见第十二章和第十三章。

二、冷球蛋白血症肾病

冷球蛋白是指血浆温度降至4～20℃时发生沉淀，呈胶冻状态，温度回升到37℃又恢复溶解状态的一种特殊球蛋白。多见于骨髓瘤等淋巴细胞-浆细胞增生性疾病、结缔组织疾病等。常累及肾。根据其中的球蛋白类型和特殊组合，分为单克隆型（Ⅰ型）（多见于浆细胞病）、单克隆-多克隆型（Ⅱ型）和多克隆型（Ⅲ型）。后两者称混合型，多见于丙型肝炎病毒感染和狼疮肾炎等结缔组织病[5]。

以膜增生性和毛细血管内增生性肾小球肾炎多见，有较多的单核巨噬细胞浸润，内皮下大块电子致密物沉积，微血栓形成，电子致密物中可见管状、球状、颗粒状、纤维状、网格状等多种

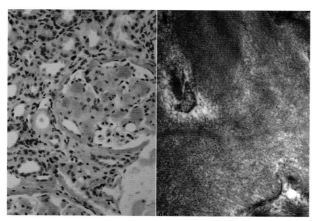

图18-2　淀粉样变性肾病。左：肾小球刚果红染色阳性（刚果红×200），右：肾小球系膜区淀粉样纤维杂乱排列（电镜×30 000）

特殊结构形成（图 18-3、图 18-4）。详见第十二章第十二节。

下可见肾小球内皮下条带状砂粒样电子致密颗粒沉积（图 18-5）。详见第十二章。

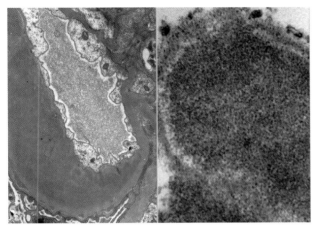

图 18-3　冷球蛋白血症性特殊沉积物。左：肾小球内皮下大块电子致密物沉积（电镜 ×5000）；右：颗粒状特殊沉积物（电镜 ×30 000）

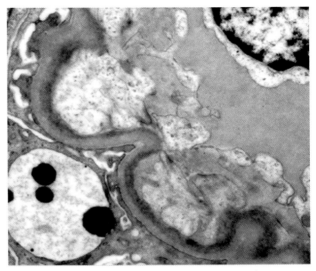

图 18-5　单克隆免疫球蛋白沉积性肾病，肾小球内皮下条带状砂粒样电子致密颗粒沉积（电镜 ×30000）

部分单克隆免疫球蛋白可通过肾小球过滤，被肾小管吸收，沉积于肾小管上皮细胞质并形成特殊结晶，对肾小管造成损伤（图 18-6）[7]。

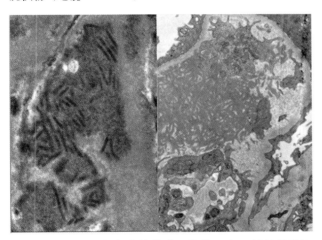

图 18-4　冷球蛋白血症性特殊沉积物。左：管状特殊沉积物（电镜 ×30 000）；右：树叶状特殊沉积物（电镜 ×30 000）

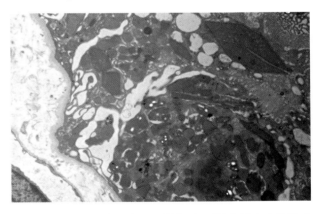

图 18-6　单克隆球蛋白沉积性肾病，肾小管上皮细胞内特殊结晶沉积（电镜 ×25 000）

三、单克隆免疫球蛋白沉积性肾病

单克隆免疫球蛋白沉积于肾称单克隆免疫球蛋白沉积性肾病。各种浆细胞病时，血中单克隆免疫球蛋白或衍生的蛋白物质沉积于肾小球而致病。包括轻链、重链和轻链、重链混合性沉积肾病[6]。

形态特点是肾小球光镜下呈系膜结节状硬化，免疫荧光可见轻链或重链免疫球蛋白沉积，电镜

四、纤维样肾小球病

纤维样肾小球病的病理特点是电镜下粗大纤维样物质杂乱沉积（直径大于 10nm）。刚果红染色阴性，有别于淀粉样变性肾病。具有免疫病理的多态性，既与免疫复合物介导有关，又与单克隆免疫球蛋白沉积有关[8]（图 18-7）。详见第六章

第九节和第十二章第九节。

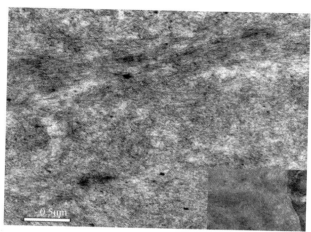

图 18-7　纤维样肾小球病，肾小球系膜区粗大的纤维样物质杂乱沉积（直径 16nm）（电镜 ×30 000，右下为淀粉样纤维）

五、免疫触须样肾小球病

该病的特点与纤维样肾小球病相似[8]，只是纤维样蛋白呈双排管状排列，有如昆虫触角的纵切面（图 18-8）。有的学者认为是纤维样肾小球病的一个亚型。详见第六章第十节和第十二章第十节。

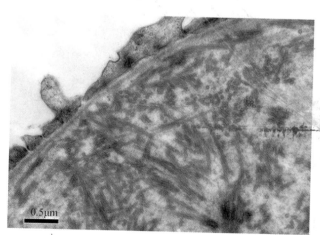

图 18-8　免疫触须样肾小球病，肾小球系膜区管状纤维样物质沉积（电镜 ×30 000）

六、狼疮肾炎

系统性红斑狼疮是免疫复合物介导的结缔组织疾病，常见肾小球内多部位电子致密物沉积，

其中可有指纹状和管状结构（图 18-9）[9]，曾经认为属于病毒类状结构，目前有人认为属于冷球蛋白。详见第七章第一节。

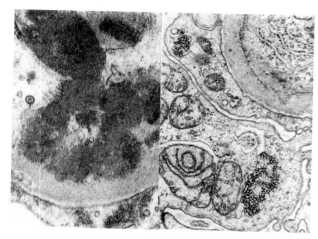

图 18-9　狼疮肾炎。左：指纹状小体；右：管状小体（电镜 ×30 000）

七、指甲髌骨综合征肾损伤

指甲髌骨综合征又称遗传性骨软骨发育不良，为常染色体显性遗传性疾病。婴幼儿即可发病，骨畸形为本病特征。半数以上的患者有血尿、蛋白尿、肾病综合征，20%的患者出现肾功能不全。病理形态特点是肾小球基底膜不规则增厚，有虫蚀状透亮区，伴有 Ⅲ 型胶原纤维增生（图 18-10）[10]。详见第十四章第四节。

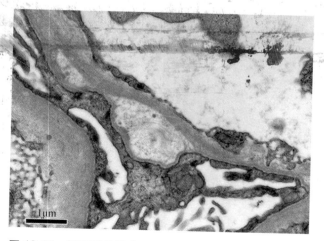

图 18-10　指甲髌骨综合征，肾小球系膜区和基底膜内大量胶原纤维增生（电镜 ×8000）

八、Ⅲ型胶原肾小球病

本病为常染色体隐性遗传性疾病。病理形态特点是肾小球内Ⅲ型胶原纤维增生（图18-11）[11]。详见第十四章第五节。

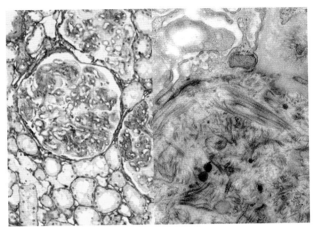

图18-11　Ⅲ型胶原肾小球病。左：肾小球系膜区和基底膜内大量Ⅲ型胶原纤维增生（免疫组化 ×200）；右：肾小球内大量Ⅲ型胶原纤维增生（电镜 ×8000）

九、纤连蛋白肾小球病

本病属于常染色体显性遗传性肾病，无性别差异，中青年好发，主要临床表现为蛋白尿和肾病综合征，数年内导致肾功能不全。病理形态特点是肾小球系膜区、内皮小可见直径 10 ～ 16nm 的短小纤维样物质沉积（图18-12）[12]。详见第十四章第六节。

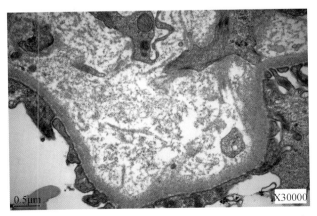

图18-12　纤连蛋白肾小球病，肾小球系膜区颗粒状和短小的纤维物质沉积（电镜 ×30 000）

十、Fabry 病

Fabry 病（Fabry disease）本病为 X 染色体连锁隐性遗传。肾小球足细胞肿胀变性，电镜下可见胞质内大量髓磷脂样小体和斑马小体（图18-13）[13]。详见第十四章第七节。

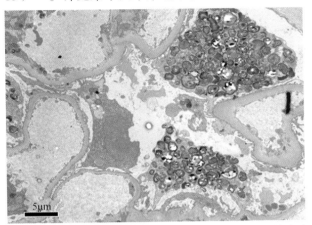

图18-13　Fabry 病，肾小球足细胞内髓磷脂样小体充塞（电镜 ×10 000）

十一、结节性糖尿病肾小球硬化症

结节性糖尿病肾小球硬化症（nodular diabetic glomerulosclerosis）见于长期控制不佳的糖尿病患者，出现大量蛋白尿或肾病综合征。电镜检查可见肾小球系膜基质增多，GBM均质性增厚，高倍电镜下可见系膜基质中的微细纤维（图18-14）[14]。详见第十三章第一节。

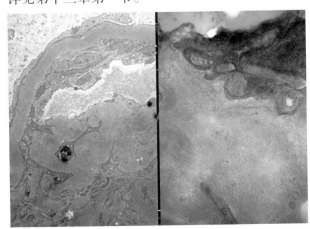

图18-14　结节性糖尿病肾小球硬化症。左：肾小球系膜基质增多（电镜 ×6000）；右：增生的系膜基质中可见微细的纤维结构（电镜 ×40 000）

十二、特发性结节状肾小球硬化症

本病病因不清，可能与长期肾缺血和大量吸烟有关。免疫荧光检查无阳性发现。光镜检查显示肾小球系膜结节状硬化，GBM 增厚。电镜检查可见系膜基质大量增多（图 18-15），与结节性糖尿病肾小球硬化症相似[15]。详见第十三章第三节。

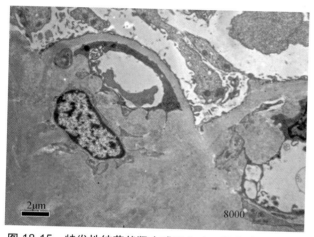

图 18-15　特发性结节状肾小球硬化症，肾小球系膜基质大量增生，无电子致密物（电镜 ×8000）

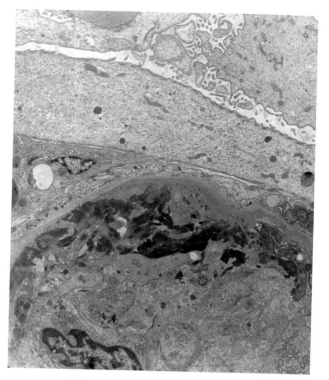

图 18-16　纤维蛋白（电镜×6000）

十三、纤维蛋白样坏死和渗出

血液中的纤维蛋白原渗出到血管外，凝固成纤维蛋白，电镜下呈特殊的结晶样纤维样物质（图18-16）。

十四、胶原纤维

胶原蛋白在组织硬化过程中形成有形的胶原纤维，电镜下呈排列有序的粗大的束状结构（图18-17）。

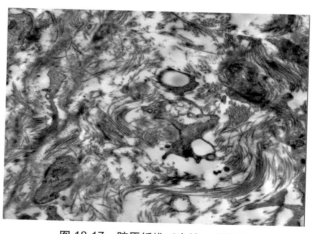

图 18-17　胶原纤维（电镜 ×6000）

第二节　系膜结节状硬化性肾小球病

多种肾小球疾病可表现为肾小球系膜结节状硬化，病因和发病机制各不相同，详见各相应章节。常见的有：结节性糖尿病肾小球硬化症、淀粉样变性肾小球病、纤维样肾小球病、单克隆免疫球蛋白沉积病、晚期膜增生性肾小球肾炎、纤连蛋白肾小球病、特发性结节状肾小球硬化症等。

系膜结节状硬化性肾小球病总结于表18-2。

表18-2　系膜结节状硬化性肾小球病的鉴别诊断

	临床表现	光镜检查表现	免疫病理表现	电镜检查表现
糖尿病肾病	长期糖尿病NS	系膜结节状硬化	IgG和Alb线状沉积	系膜基质增多，GBM增厚
淀粉样变性肾病	NS	系膜结节状硬化，刚果红（+）	阴性或单克隆或特殊蛋白（+）	淀粉样纤维
纤维样和免疫触须样肾小球病	NS	系膜结节状硬化，刚果红（-）	IgG、C3（+）或单克隆球蛋白（+）	粗纤维或管状纤维
单克隆免疫球蛋白沉积性肾病	浆细胞病、MGUS、NS	系膜结节状硬化	单克隆免疫球蛋白（+）	GBM内皮下砂粒状电子致密颗粒沉积
膜增生性肾小球肾炎	慢性肾炎、低补体、NS	系膜增生、插入、系膜结节状硬化	IgG、C3（+）	系膜区、内皮下电子致密物
纤连蛋白肾病	NS	系膜结节状硬化	纤连蛋白（+）	短纤维样蛋白
Ⅲ型胶原肾病	NS、血尿	系膜结节状硬化，GBM增厚	Ⅲ型胶原（+）	粗大的胶原纤维沉积于系膜区和GBM
特发性结节状肾小球硬化症	高血压、长期吸烟、NS、血尿	肾小球缺血、系膜结节状硬化	各种免疫标记均（-）	系膜基质增生

注：NS，肾病综合征；GBM，肾小球基膜；MGUS，意义未明单克隆γ球蛋白病

第三节　纤维样物质沉积的肾小球病

肾活检病理诊断的电镜检查过程中，可见肾内有纤维样物质存在，其直径和排列方式各具特点，应作出确切诊断。

一、淀粉样纤维

各种淀粉样变性肾病以刚果红染色阳性的特殊蛋白沉积为特点，淀粉样蛋白在电镜下表现为直径小于10 nm的排列紊乱的淀粉样纤维。

二、冷球蛋白

冷球蛋白沉积于肾小球，电镜下呈现多种形态的结晶，包括粗颗粒状、纤维样、小管状、网格状、树叶状等。

三、狼疮肾炎的指纹状或管状结构

狼疮肾炎的肾小球毛细血管基底膜内皮下电子致密物或微血栓中，可出现指纹状或管状结构，可能为冷球蛋白结晶。

四、纤维样肾小球病和免疫触须样肾小球病

两种肾小球病的病因和发病机制相同，属于同一疾病的两个亚型。其纤维样结构为免疫复合物或单克隆免疫球蛋白的结晶表现。

五、Ⅲ型胶原肾小球病

该病的电镜下特点是Ⅲ型胶原纤维沉积。胶原纤维与其他纤维样蛋白不同，纤维直径可达200 nm，成束状有序的排列。

六、纤连蛋白肾小球病

该病的病理特点是肾小球内纤连蛋白明显增

多，电镜下可见颗粒状和较短的纤维样结构沉积。

节状增生。

七、结节性糖尿病肾小球硬化症和特发性结节状肾小球硬化症

两种肾小球病变相似，系膜基质在系膜区结

具有特殊形态结构的肾病在电镜检查中，很多具有特殊的纤维样结构，区分要点见图18-18。

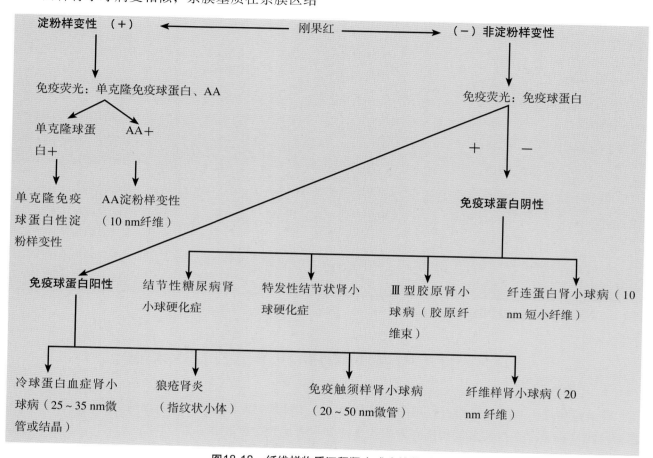

图18-18　纤维样物质沉积肾小球病的鉴别

参考文献

[1] Iskandar S S, Herrera G A. Glomerulopathies with organized deposits. Sem Diag Pathol, 2002, 19: 116-132.

[2] Howell D, Gu X, Herrera G A. Organized deposits in the kidney and look-alikes. Ultstruct Pathol, 2003, 27: 295-312.

[3] Korbet S M, Schwartz M M. The fibrillary glomerulopathies. Am J Kidney Dis, 1994, 23: 751-758.

[4] Picken M, Hererra G A. The burden of "sticky" amyloid typing challenges. Arch Pathol Lab Med, 2007,131: 850-855.

[5] Dispenzieri A, Gorevic P D. Cryoglobulinemia. Hematol

/ Oncol Clinics North Am, 1999, 13: 1315-1349.

[6] Markowitz G S. Dysproteinemia and the kidney. Adv Anat Pathol, 2004, 11: 49-63.

[7] Hererra G A. The contributions of electron microscopy to the understanding and diagnosis of plasma cell dyscrasia related renal lesions. Med Elect Mic, 2001, 34: 1-18.

[8] Fogo A, Qureshi N, Horn R G. Morphologic and clinical features of fibrillary glomerulonephritis versus immunotactoid glomerulopathy. Am J Kidney Dis, 1993, 22: 367-377.

[9] Hunter M G, Hurwitz S, Bellamy C O, et al. Quantitative morphometry of lupus nephritis: the Significance of col-

lagen, tubular space, and inflammatory infiltrate. Kidney Int, 2005, 67: 94-102.

[10] Ben-Bassat M, Cohen L, Rosenfeld J. The glomerular basement membrane in the nail-patella syndrome. Arch Pathol, 1971, 92: 350-355.

[11] Gubler M C, Dommergues J P, Foulard M, et al. Collagen type Ⅲ glomerulopathy: a new type of hereditary nephropathy. Pediatr Nephrol, 1993, 7: 354-360.

[12] Strom E H, Banfi G, Krapf R, et al. Glomerulopathy associated with predominant fibronectin: a newly recognized hereditary disease. Kidney Int, 1995, 48: 163-170.

[13] Breuning F, Weidemann F, Beer M, et al. Fabry disease: diagnosis and treatment. Kidney Int (Suppl), 2003, S 181-185.

[14] Steffes M W, Bilous R W, Sutherland D E, et al. Cell and matrix components of the glomerular mesangium in type Ⅰ diabetes. Diabetes, 1992, 41: 679-684.

[15] Markowitz G S, Lin J, Valeri A M, et al. Idiopathic nodular glomerulosclerosis is a distinct clinicopathologic entity linked to hypertension and smoking. Hum Pathol, 2002, 33: 826-835.

第十九章 肾活检病理诊断中应注意的问题和基本分析方法

第一节 肾活检病理诊断中临床医生和病理医生的相互配合

肾活检病理检查虽然属于病理检查的范畴，但与一般病理检查相比，有其特殊性。首先，需要光镜、免疫病理和电镜等检查方法，而且光镜标本切片要薄，染色方法要多，否则很容易导致误诊和漏诊。其次，临床和病理要密切配合，因为同一种临床诊断可对应不同的形态表现，同样，同一种形态表现可对应不同的临床诊断，所以，成功开展肾活检的病理诊断要求临床和病理医生的密切配合[1-3]。

一、对临床医生的要求

1. 获取满意的肾活检标本 经皮肾穿刺标本要满足三种病理检查的需要，而且要及时用各自的不同液体固定和不同的条件保存，详见第三章和第二十章。

2. 填写简明扼要的、供病理医生参考和分析的病理检查申请单 患者姓名、性别、确切年龄、出生地和工作地、职业、送检医院、病历号等一定要确切，与其他专业的病理检查申请书无异。而现病史、既往史、家族史、体检和化验资料应较其他专业的病理检查更重要。现病史应包括病程、发病情况（迅速、缓慢、明显、隐匿等）、主要症状、何时何地作过何种临床诊断，如做过肾活检病理检查，也一定注明（什么医院的诊断？不能笼统地称"当地医院"），如同样是肾病综合征，青少年和老年、发病的急与缓可有不同的考虑；同样是急性肾衰竭，肾小球病、肾小管间质病和肾血管病有不同的临床线索。既往史要提供

与本次发病有关的资料，如数年前的阑尾炎手术与本次肾疾病可能无关，则不必罗列。家族史应提供与本次肾疾病有关的资料，否则不必赘述，如患者祖父患精神分裂症可能与本次肾疾病无关，则不必填写。必要的体检和化验资料一定要提供，如血压、水肿范围、尿蛋白定量、血尿的定量和形态、肾功能的资料等，若怀疑肾小管损伤，要提供尿酶的资料，怀疑狼疮肾炎，应提供系统性红斑狼疮的体征和化验资料等，而与本次肾疾病无关的资料不必罗列。临床诊断一定要明确。总之，现病史、既往史、家族史、体检和化验资料等均为最终临床诊断的根据和说明，要反映出临床医生诊断的思维过程。

3. 临床医生应具备较全面的各科基本知识 人体各器官和组织是一个统一的整体，肾只是整个机体的一部分，肾疾病可导致其他器官的疾病，同样，其他器官的疾病也可引起肾疾病，所以，要求临床医生对肾疾病进行诊断和思考时，一定要从人体的全局出发，如淋巴结肿大的患者出现肾衰竭，应将前者作为重要的思考和分析因素。

4. 临床医生应具备基本的肾病理知识 肾疾病的临床和病理有密切关系，但无绝对固定的规律。肾活检病理检查仅是肾疾病的诊断方法之一。当临床诊断和病理诊断出现矛盾时，具有肾病理知识的临床医生能判断出矛盾产生的原因，如隐匿性肾炎的患者，病理诊断报告为急性肾小管坏死，最大可能是病理的误诊。

421

二、对肾活检病理医生的要求

1. 具备光镜、免疫荧光和电镜的肾活检病理诊断的基本设备。如缺乏这些设备或设备不全，可采取会诊协作的方法。

2. 具备严格的、精益求精的病理技术保障。光镜标本切片要薄，染色方法要足够。肾活检病理切片应相当于普通病理检查切片的1/2，即3μm左右；染色方法除常用的 HE 染色外，尚需能显示基底膜和特殊蛋白的 PASM、PAS 和 Masson 三色方法。免疫荧光冰冻切片和电镜切片要平整，所用试剂和抗体要规范。否则易造成误诊和漏诊。详见本书第三章和第二十章。

3. 肾活检病理医生应具备一定的肾疾病临床知识。肾脏病学是一门复杂和精细的科学，要作出对临床医生有帮助的正确的病理诊断，必须对肾脏病的临床有一定的基础知识。如同样是镜下血尿的青年患者，肾活检病理光镜检查仅表现为轻度系膜增生，结合临床表现、免疫荧光和电镜检查，可能是 IgA 肾病，或薄基底膜肾小球病，或 Alport 综合征，甚至是狼疮肾炎，应结合临床资料，作出正确的病理诊断。

4. 肾活检病理医生应具备深厚而宽广的病理学知识。肾活检病理诊断是病理学的一个分支，虽然有其特殊性，但与一般病理学有着密不可分的关系。具有坚实病理学基础知识的医生会全面地综合分析所见病变，作出正确的病理诊断。如肾的肉芽肿病变，可以是粟粒性结核、结节病、非特异性肉芽肿、间质性肾炎，也可以是 ANCA 相关系统性血管炎。从一般病理学的角度来看，虽然都是肉芽肿病变，但它们的全身表现不同，各自的肉芽肿病理形态也有差异，而临床治疗则有原则上的差别。

三、积极开展临床病理讨论

既然肾活检病理检查是临床和病理密切结合的工作，那么积极开展临床病理讨论（clinico-pathologic conference，CPC），使临床医生和病理医生及时进行沟通和讨论就非常有必要，既有利于对患者作出正确诊断，又有助于培养人才。

第二节　肾活检病变的基本分析方法

肾活检的病理诊断是肾疾病诊断方法之一，应注意以下问题：

1. 肾活检病理检查的基本思路　对于肾活检标本的光镜切片首先用低倍显微镜观察，了解病变概貌，以 PASM 染色最好，确定是肾小球疾病、肾小管疾病、肾间质疾病，还是肾血管疾病。在此基础上，再用高倍显微镜仔细观察。并要结合患者的临床表现进行分析[4]。

（1）肾小球疾病的观察思路（图 19-1、图 19-2）。

（2）肾小管和肾间质以及肾小管间质肾病的观察思路：肾小管损伤为主还是肾间质损伤为主，有无细胞浸润，有无纤维化（图 19-3、图 19-4）。

（3）肾血管病变（主要为肾弓状动脉、小叶间动脉）的观察思路：有无纤维蛋白样坏死、血栓形成、管壁增厚、管腔狭窄（图 19-5）。

2. 肾活检的病理诊断必须密切结合临床的各种表现和化验异常　肾活检病理诊断是一种形态学的诊断方法，可以将患者肾组织的变化形象地显现于医生面前，必然会在疾病诊断、制订治疗方案和判断预后等各方面给予临床医生强有力的支持。应该强调的是，形态变化与功能变化和临床表现是密不可分的，所以进行肾活检病理诊断时，一定要对患者的临床表现和临床诊断有充分了解（表 19-1）。因此，需要临床医生提供患者简明扼要的临床资料，病理医生则应具备一定的肾疾病的临床知识[5]。

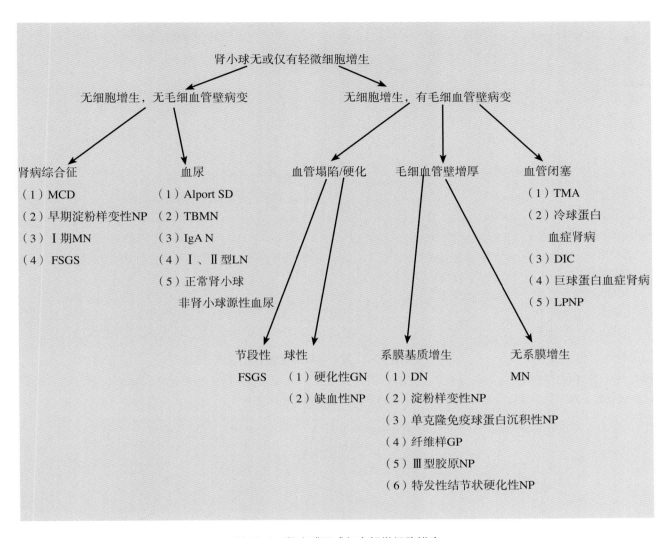

图 19-1 肾小球无或仅有轻微细胞增生

MCD，微小病变性肾小球病；NP，肾病；MN，膜性肾病；DN，糖尿病肾病；FSGS，局灶性节段性肾小球硬化症；GN，肾小球肾炎；GP，肾小球病；SD，综合征；TBMN，薄基底膜肾病；IgA N，IgA 肾病；LN，狼疮肾炎；TMA，血栓性微血管病；DIC，弥散性血管内凝血；LPNP，脂蛋白肾病

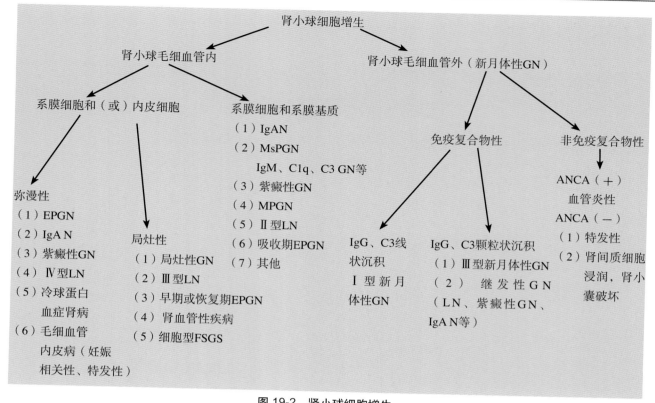

图 19-2 肾小球细胞增生

GN，肾小球肾炎；EPGN，毛细血管内增生性肾小球肾炎；IgA N，IgA 肾病；LN，狼疮肾炎；FSGS，局灶性节段性肾小球硬化症；MsPGN，系膜增生性肾小球肾炎；MPGN，膜增生性肾小球肾炎

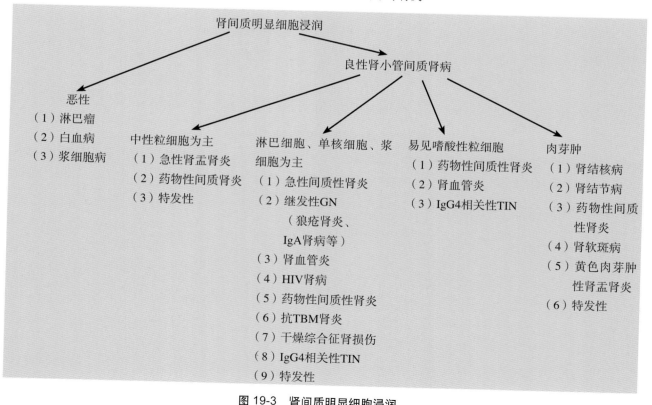

图 19-3 肾间质明显细胞浸润

GN，肾小球肾炎；TBM，肾小管基底膜；TIN，肾小管间质肾病

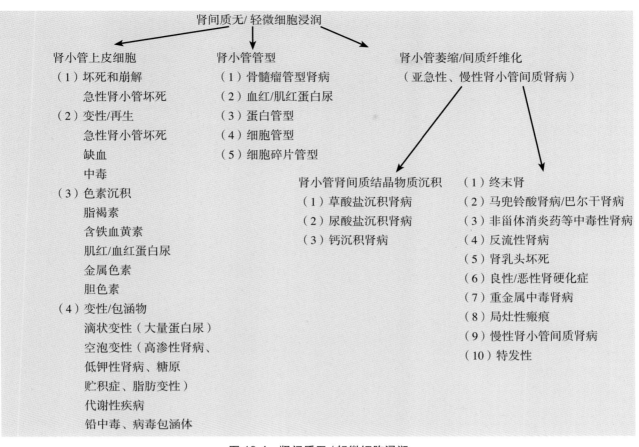

图 19-4　肾间质无 / 轻微细胞浸润

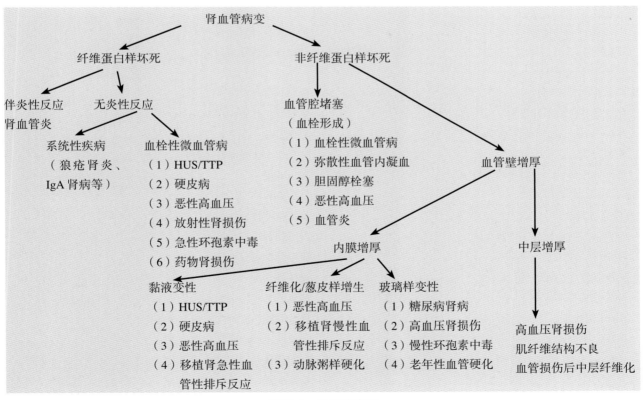

图19-5　肾血管病变

HUS，溶血性尿毒症综合征； TTP，血栓性血小板减少性紫癜

表19-1　临床综合征与肾活检病理检查

1. 急性肾炎综合征

毛细血管内增生性肾小球肾炎

新月体性肾小球肾炎

膜增生性肾小球肾炎

局灶性肾小球肾炎

狼疮肾炎

IgA肾病

紫癜性肾炎

小血管炎

2. 急进性肾炎综合征和急性肾衰竭

新月体性肾小球肾炎

毛细血管内增生性肾小球肾炎

膜增生性肾小球肾炎

紫癜性肾炎

狼疮肾炎

小血管炎

冷球蛋白血症肾损伤

血栓性微血管病

急性肾小管坏死

急性间质性肾炎

妊娠相关性肾病

3. 血尿

局灶性肾小球肾炎

IgA肾病

系膜增生性肾小球肾炎

膜增生性肾小球肾炎

增生硬化性肾小球肾炎

Alport综合征和薄基底膜肾病

狼疮肾炎

肾小球无异常，非肾小球源性血尿

4. 隐匿性肾炎

轻度系膜增生性肾小球肾炎

肾小球轻微病变

轻度系膜增生性IgA肾病

局灶性肾小球肾炎

Alport综合征

薄基底膜肾病

5. 肾病综合征

微小病变性肾小球病

局灶性节段性肾小球硬化症

膜性肾病，不典型膜性肾病

膜增生性肾小球肾炎

IgA肾病

IgM肾病

冷球蛋白血症肾损伤

狼疮肾炎

紫癜性肾炎

糖尿病肾病

淀粉样变性肾病

Ⅲ型胶原肾小球病

指甲髌骨综合征

先天性肾病综合征

移植肾排斥反应

增生硬化性肾小球肾炎

纤维样肾小球病

HIV感染

妊娠相关性肾病

轻链免疫球蛋白沉积性肾病

6. 慢性肾炎综合征

增生硬化性肾小球肾炎

膜增生性肾小球肾炎

C3肾病

IgA肾病

系膜增生性肾小球肾炎

膜性肾病

局灶性节段性肾小球硬化症

狼疮肾炎

糖尿病肾病

淀粉样变性肾病

纤维样肾小球病

血栓性微血管病

遗传性肾炎

慢性肾功能不全

增生硬化性或硬化性肾小球肾炎

慢性肾小管间质肾病

IgG4相关性肾小管间质肾病

缺血性肾病

小血管炎

遗传性肾病

3. 注意肾活检标本取材的质量和标本制作的质量 对肾小球疾病而言，如标本中所含肾小球数量太少（少于5个肾小球），则诊断的可信度较差，特别对于局灶性肾小球病，诊断的可信度更差。要注意免疫病理学检查中的抗体质量和稀释度、光镜切片的厚度和染色种类以及染色质量、电镜超薄切片的质量和染色的清晰度。标本制作质量差的病理诊断可信度必然较低，有时只能作推测性诊断。

4. 对于免疫病理学、光镜和电镜三种病理检查方法，要正确认识其特性和局限性 光镜检查是肾活检病理诊断的基础，基本可初步区分出肾小球疾病、肾小管疾病、肾间质疾病和肾血管疾病，但对肾小球疾病而言，只凭光镜标本甚至不能区分肾小球肾炎和肾小球病。免疫病理学检查可区分出肾病和肾炎，但很难观察细微的病理变化。电镜检查可发现超微病理变化，对区分肾病和肾炎有一定的帮助，而对于Alport综合征、薄基底膜肾病等遗传性肾病则是必需的诊断方法，但是，电镜检查的视野太小，对于局灶性肾病变不一定能作出正确诊断。

5. 注意主要的或具有诊断意义的病变，区分原发性和继发性病变 在观察标本中，应首先确定是肾小球疾病、肾小管疾病、肾间质疾病还是肾血管疾病，综合各方面资料进一步确定病因，是免疫介导的肾疾病、代谢异常导致的损伤性肾疾病，还是遗传性肾疾病等，并明确肾小球病变、肾小管病变、肾间质病变和肾血管病变间的因果关系。

6. 免疫病理学检查中，常用直接免疫荧光法，常用荧光素标记的动物抗人免疫球蛋白IgG、IgA、IgM以及补体C3、C1q、C4和纤维蛋白。有时应用轻链蛋白、乙型肝炎或丙型肝炎病毒抗原抗体等。应注意表达的有无，阳性时应注意其强度、表达部位、沉积图像等。免疫荧光检查结果与具体肾疾病的关系见表19-2。

表19-2 免疫荧光与肾疾病	
1. 阴性	毛细血管壁、系膜区混合沉积
微小病变性肾小球病	狼疮肾炎（满堂亮）
小血管炎	IgA肾病(IgA、IgG、C3等)
局灶性节段性肾小球硬化症	紫癜性肾炎(IgA、IgG、C3等)
遗传性肾病	膜增生性肾小球肾炎(IgG、C3)
肾小管疾病	电子致密物沉积病(C3)
肾间质疾病	Ⅱ型新月体性肾小球肾炎
肾血管疾病	纤维样肾小球病(IgG、C3)
移植肾排斥反应	轻链（λ或κ）或重链免疫球蛋白沉积性肾病
2. 非特异弱阳性，<2+	巨球蛋白血症肾小球病(IgM)
肾小球硬化（IgM）	冷球蛋白血症肾小球病(IgM、IgA、IgG等)
微小病变性肾小球病(IgM)	·肾小管-肾间质
淀粉样变性肾病（IgG、C3）	肾小管基底膜
大量蛋白尿导致的肾小管损伤(IgG、IgM)	抗肾小球基底膜病(IgG)
肾小管管型(IgA、IgM、κ、λ)	轻链（λ）或重链（κ）免疫球蛋白沉积性肾病
玻璃样变的小动脉(IgM)	电子致密物沉积病（C3）
3. 特异性沉积	狼疮肾炎
·肾小球	肾小管管型(IgA、IgM、κ、λ)
毛细血管壁线样沉积	肾间质
抗肾小球基底膜病(IgG、C3)	
糖尿病肾小球硬化症(IgG)	

续表

电子致密物沉积病(C3)	紫癜性肾炎(IgA、C3等)
轻链（λ）或重链（κ）免疫球蛋白沉积性肾病	IgM肾病(IgM、C3)
毛细血管壁颗粒状沉积	C1q肾病(C1q)
膜性肾病（IgG、C3）	局灶性肾小球肾炎
链球菌感染致毛细血管内	狼疮肾炎(IgG、IgA)
增生性肾小球肾炎(IgG、C3)	干燥综合征(IgG)
系膜区团块状沉积	·肾血管
系膜增生性肾小球肾炎（IgG、C3）	狼疮肾炎(IgG)
IgA肾病(IgA、C3等)	血管炎

7. 透射电镜检查在肾活检病理诊断中具有不可忽视的作用。可以观察肾的超微结构、免疫复合物的有无和沉积部位、特殊物质的沉积等。与免疫病理学检查和光镜检查相配合，共同完成肾活检的病理诊断[6]（表19-3）。

表19-3　肾活检的电镜观察	
电子致密物沉积	**无电子致密物沉积**
·上皮细胞下	·肾小球基底膜增厚
膜性肾病	糖尿病肾病
链球菌感染致毛细血管内增生性肾小球肾炎	缺血性皱缩
·基底膜内	·肾小球基底膜菲薄
电子致密物沉积病	薄基底膜肾病（弥漫）
Ⅲ期膜性肾病	Alport综合征（节段）
·系膜区	·肾小球基底膜撕裂
IgA肾病	Alport综合征
紫癜性肾炎	·肾小球基底膜内疏松层增厚
·混合性沉积	血栓性微血管病
狼疮肾炎	移植性肾小球病
乙型肝炎病毒相关性肾炎	妊娠相关性肾小球病
膜增生性肾小球肾炎	·足细胞足突融合消失
IgA肾病	微小病变性肾小球病
紫癜性肾炎	大量蛋白尿（节段性）
·肾小球外沉积	·胶原纤维和纤维样物质沉积
狼疮肾炎	淀粉样变性肾病
电子致密物沉积病	纤维样肾小球病
异常球蛋白血症肾病	Ⅲ型胶原肾小球病
	指甲髌骨综合征
	冷球蛋白血症肾病

参考文献

[1] 邹万忠，王海燕.进一步提高肾活检病理诊断的质量.诊断学理论与实践，2002，1: 8-9.

[2] 姜傥.应当重视肾脏疾病中的病理学信息并正确诠译.中华肾脏病杂志，2001，17: 211-212.

[3] 金其庄，邹万忠，刘刚.肾脏病理学检查//王海燕.肾脏病学.3版.北京：人民卫生出版社，2008:548-596.

[4] Madaio M P. Renal biopsy. Kidney Int, 1990, 38: 529-543.

[5] Cohen A H, Nast C C, Adler S G, et al. Clinical utility of kidney biopsies in the diagnosis and management of renal disease. Am J Nephrol, 1989, 9: 309-315.

[6] Haas M. A reevaluation of routine electron microscopy in the examination of native renal biopsy. J Am Soc Nephrol, 1997, 8: 70-76.

第二十章 肾活检病理标本的制作方法

肾活检病理检查的正确与否与标本制作的质量有密切关系。

第一节 光镜标本的制作与染色

肾活检组织光镜标本的制作包括固定、脱水、透明、浸蜡、包埋、切片和染色等步骤，各步依次进行，前一步是后一步的基础[1-2]。

一、固定

将供光镜检查的肾穿刺组织尽快浸入固定液内，迅速凝固，防止自溶和腐败，使其尽可能地保持与生活状态相似的结构，有利于切片和观察，这是组织固定的目的。

常用固定液有甲醛（福尔马林，formalin）和乙醇（酒精）。甲醛应配制成中性甲醛为好，具有穿透力强、固定均匀、被固定组织不收缩而且柔韧的特点，常用10％的溶液。乙醇具有固定和脱水的双重作用，可以保存组织内的糖类物质和尿酸结晶，但易使组织收缩且不能保存脂类物质，常用其95％的溶液。有时为保存两者的优点，可用FAA混合固定液，其中包括10％甲醛10ml、冰醋酸5ml和95％乙醇85ml，其中冰醋酸具有渗透性强和使组织膨胀的特点，借以抵消乙醇的缺点。

固定液内的组织可置于室温或4℃的环境中保存，绝不可冷冻结冰。

二、脱水

脱水的目的是将经过固定的组织内的水分去除，以便使切片时的支撑物（石蜡）充分进入组织。

最常用的脱水剂是乙醇，为避免脱水过程中组织收缩，必须用逐级升高浓度的乙醇依次浸泡脱水：70％乙醇→80％乙醇→90％乙醇→95％乙醇→无水乙醇。

三、透明

透明的目的是将能与石蜡结合的媒介剂浸入组织，并将不能与石蜡结合的脱水剂（乙醇）置换出来，并使组织透明，为包埋做准备。常用的透明剂是二甲苯。组织在二甲苯中的时间不宜过长，否则可使组织松脆收缩。氯仿也可用作透明剂，其透明性能较弱，但不会致使组织松脆。

四、浸蜡

浸蜡的目的是使组织内有一定的支撑物，使之具备一定的硬度和韧度，便于切出满意的切片。常用石蜡的熔点为60～62℃，有时为保存组织内的抗原，可用48～50℃的低熔点石蜡。

五、包埋

将浸蜡彻底的组织用石蜡包埋成规整的长方形块状物体，便于在切片机上切片。目前，已普遍采用统一规范的塑料盒。

目前，常用自动脱水包埋机进行上述操作，原理和液体配置同上述。

六、切片

将石蜡包埋块置于切片机切片，厚度以 2 ~ 3μm 为宜。

七、染色

为了在显微镜下观察组织的结构和病变，必须对切片进行染色。染色前，必须将石蜡切片中的石蜡去除，否则水溶性染料不能与组织结合，这一步骤称脱蜡。脱蜡程序与脱水包埋法正相反，先将石蜡切片置于二甲苯中使石蜡溶解，再用浓度由高到低的乙醇水化：无水乙醇→95%→90%→80%→70%乙醇。之后用自来水或蒸馏水冲洗后便可染色。染色后，为使切片清晰和便于保存，还应再脱水和透明：用浓度递增的乙醇脱水：70%乙醇→80%乙醇→90%乙醇→95%乙醇→无水乙醇，之后用二甲苯透明，最后滴加树胶封片。

肾活检病理诊断常用如下染色：

1. HE 染色（hematoxylin-eosin staining）

（1）Harris 苏木精染液染色 7 min。

（2）自来水冲洗多余染液。

（3）1%盐酸乙醇分化数秒，使细胞核显紫蓝色。

（4）自来水中充分洗涤。

（5）浸入 1%氨水中数秒，至返蓝。

（6）用自来水和蒸馏水冲洗。

（7）1%伊红染色 3min 左右。

目前常用自动染色机进行上述操作，原理和液体配置同上述。

结果：细胞核呈紫蓝色，细胞质、基底膜、胶原纤维、肌纤维呈粉红色（图 20-1）。

HE 染色可充分显示肾小球的细胞增生，中性粒细胞和嗜酸性粒细胞浸润，但不能区分肾小球的内皮细胞、系膜细胞和上皮细胞的种类。由于上皮细胞的被覆，肾小球基底膜呈略厚的假象。苏木精小体呈淡紫红色。纤维蛋白样坏死呈深粉红色。核碎呈深蓝色细胞核碎片。微血栓呈粉色。HE 染色可很好地显示肾小管上皮细胞的损伤和肾间质水肿以及炎症细胞浸润。

Harris 苏木精染液配方：

苏木精	1 g
无水乙醇	10 ml
十二水合硫酸铝钾（钾明矾）	20 g
蒸馏水	200 ml
氯化汞	0.5 g

水溶性伊红染液配方：

伊红	0.5 ~ 1 g
蒸馏水	99 ml

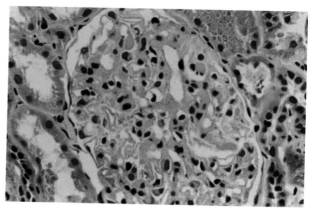

图 20-1　轻度系膜增生性 IgA 肾病，HE×400

2. PAS 染色（periodic acid-Schiff reaction）

（1）1%过碘酸水溶液染色 10min，使含有乙二醇的化合物氧化形成醛基。

（2）蒸馏水洗去过碘酸。

（3）Schiff 试剂反应 15min，使醛基与 Schiff 试剂结合，形成紫红色产物。

（4）0.5%亚硫酸氢钠（NaHSO₃）处理 3 次，每次 2min。

（5）流水冲洗 5 ~ 10min。

（6）用苏木精染液复染细胞核。

（7）水洗或 1%盐酸乙醇分化。

结果：细胞核呈蓝色，肾小球和肾小管基底膜、细胞质、肾小球系膜基质、胶原纤维和肌纤维等呈红色（图 20-2）。

PAS 染色与 HE 染色一样可显示肾小球内的细胞增生和炎症细胞浸润，因其可很好地显示基底膜，故可依细胞的位置区分肾小球的内皮细胞、系膜细胞和上皮细胞。尚可观察基底膜是否增厚、皱缩和毛细血管塌陷。可观察肾小囊和肾小管基底膜是否增厚。还可观察肾小球硬化、系膜基质

增生。PAS 阳性的蛋白滴可见于蛋白尿患者的肾小管上皮细胞质内。可显示细动脉硬化时的玻璃样变性。移植肾 T 细胞介导的排斥反应引起的肾小管炎在 PAS 染色中也可很好地显示。

Schiff 试剂配方：将 200 ml 蒸馏水煮沸，冷却至 90℃时，慢慢加入碱性复红 1 g。搅拌并再次煮沸 5 min，使其完全溶解。冷却至 50℃时过滤，再加入无水亚硫酸氢钠（NaHSO₃）1 g 并搅匀。置入遮光瓶内，放在 4℃冰箱保存备用。

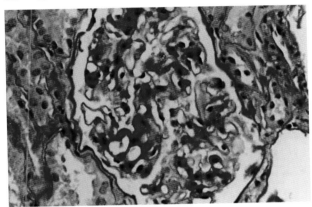
图 20-2　轻度系膜增生性 IgA 肾病，PAS×400

3. 过碘酸六胺银（periodic acid-silver methenamine，PASM）染色

（1）1%过碘酸水溶液染色 10 min。

（2）自来水冲洗，再用蒸馏水冲洗。

（3）浸入 5% 铬酸（三氧化铬）水溶液 40 min。

（4）用 1%亚硫酸钠溶液浸泡，以除去铬酸。

（5）自来水冲洗数次，再用蒸馏水洗 3~4 次。

（6）浸入加热至 55~60℃的六胺银溶液 20 min，在光镜下观察监视，直至基底膜呈黑色为止。切勿接触金属器械。

（7）蒸馏水洗 4 次。

（8）浸入 0.2%氯化金水溶液 1~2 min。

（9）蒸馏水洗 3 次。

（10）浸入 5%硫代硫酸钠水溶液 1~2 min。

（11）自来水和蒸馏水各洗数次。

（12）用 HE 染色复染。

结果：肾小球、肾小管和肾血管的基底膜、网状纤维和Ⅳ型胶原呈黑色，细胞核呈蓝黑色，背景呈粉红色（图 20-3）。

对于观察基底膜，PASM 染色优于 PAS 染色，膜性肾病的基底膜的钉突形成、淀粉样变性肾病的基底膜的睫毛状改变、膜增生性肾小球肾炎的基底膜的双轨和多轨改变、肾小球系膜溶解等必须用 PASM 染色观察。新月体形成中的基底膜断裂、血管炎中的动脉内膜和弹力纤维的变化也应用 PASM 染色。此外，细胞核也是亲银的，所以细胞核分裂、肾小管炎也可用 PASM 染色法观察。

六胺银染液配方：

2%硝酸银水溶液	3 ml
3%六亚甲基四胺液（乌洛托品）	25 ml
5%硼砂（四硼酸钠）溶液	2 ml

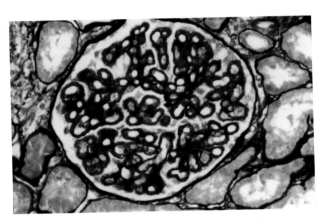
图 20-3　Ⅱ期膜性肾病，PASM×400

4. 马松三色染色（Masson's trichrome staining）此法综合了 Massson 和 Mallory 两种染色方法的优点，又加固深红（fast crimson）染料而成。

（1）浸入 Bouin 液 10 min。

（2）流水冲洗 5 min，再用蒸馏水洗。

（3）天青石蓝染色 5 min。

（4）自来水洗 3 次，再用蒸馏水洗。

（5）Mayer 苏木精染液染色 5 min。

（6）盐酸乙醇分化，流水冲洗 5 min，再用蒸馏水洗。

（7）浸入染液Ⅰ（丽春红-酸性复红-固深红）5~10 min。

（8）浸入 1%醋酸溶液洗 1 次，蒸馏水洗 3 次。

（9）浸入染液Ⅱ（5%磷钨酸）30 s~1 min。

（10）浸入染液Ⅲ（甲苯胺蓝或亮绿）2 min。

结果：细胞核呈红色，免疫复合物呈红色，基底膜呈浅蓝色，Ⅲ型胶原纤维呈蓝色或绿色（染色液Ⅲ中若为甲苯胺蓝，则显蓝色；若为亮绿，则显绿色）（图20-4、图20-5）。

该法的优点是显示各部位的免疫复合物，呈红色，或称嗜复红蛋白。可区分肾间质水肿和肾间质纤维化（Ⅲ型胶原），前者呈淡蓝色或绿色，后者显深蓝色或绿色，并可见蓝色或绿色胶原纤维。

天青石蓝染液配方：

硫酸铁铵	10 g
蒸馏水	100 ml
天青石蓝	1 g

加热煮沸3 min，冷却后过滤，加甘油28 ml备用。

Mayer苏木精染液配方：

结晶苏木精	4 g
蒸馏水	1000 ml
碘化钾	0.3 g
铵明矾（十二水合硫酸铝铵）或钾明矾	50 g
枸橼酸（柠檬酸）	1 g
水合氯醛	75 g

加热使明矾溶解，再加入苏木精，溶解后再加枸橼酸、碘化钾及水合氯醛，摇荡使之全部溶解，呈紫红色，用前过滤。

染液Ⅰ配方：

丽春红	3.5 g
酸性复红	1.5 g
固深红	1 g
橘黄G	1.65 g
蒸馏水	500 ml
醋酸	5 ml

染液Ⅱ：5%磷钨酸水溶液

染液Ⅲ配方：

甲苯胺蓝或亮绿	2.5 g
蒸馏水	100 ml
冰醋酸	2 ml

5.PASM和马松三色混合染色　此法为PASM和马松三色两种染色方法的叠加染色。即在PASM染色的HE复染前，再加马松三色染色。

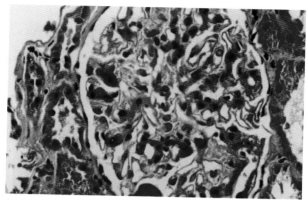

图20-4　轻度系膜增生性IgA肾病，Masson染色×400（甲苯胺蓝）

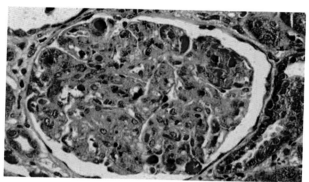

图20-5　不典型膜性肾病，Masson染色×400（亮绿）

结果：肾小球、肾小管、肾血管基底膜、网状纤维和Ⅳ型胶原呈黑色，细胞核呈蓝黑色，背景呈粉红色，免疫复合物呈红色，Ⅲ型胶原呈蓝色或绿色。

由于基底膜可清楚而准确地显现，所以免疫复合物的定位更为精确，而且对肾小球内增生的胶原成分可区分Ⅲ型（蓝色或绿色）和Ⅳ型（黑色）（图20-6）。

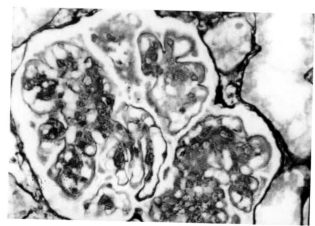

图20-6　Ⅲ型狼疮肾炎，PASM+Masson染色×400

6. Lendrum 纤维蛋白染色

（1）浸入 Bouin 液 10 min。

（2）流水冲洗 2 min，再用蒸馏水洗。

（3）天青石蓝染色 5 min。

（4）自来水洗 3 次，再用蒸馏水洗。

（5）Mayer 苏木精染液染色 5 ～ 10 min。

（6）盐酸乙醇稍分化，流水冲洗 5 min，再用蒸馏水洗。

（7）浸入酸性复红染液 5 min。

（8）蒸馏水洗 2 次。

（9）盐酸乙醇稍分化 1 min，蒸馏水洗 2 次。

（10）浸入 MacFarland 染液 1 min，蒸馏水洗 3 次。

（11）浸入甲苯胺蓝染液 1 min。

（12）蒸馏水洗 3 次。

（13）HE 复染。

结果：细胞核呈蓝黑色，纤维蛋白样坏死和

血栓的纤维蛋白呈深红色，基底膜呈蓝色，免疫复合物呈浅粉色（图 20-7）。

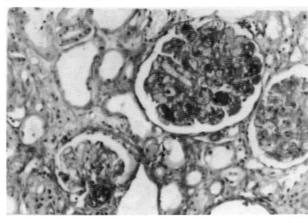

图 20-7　冷球蛋白血症肾病，Lendrum 纤维蛋白染色 ×400

目前，一些试剂公司已出售上述各种染液的成品，但有经验的病理技师仍喜欢自己配置。

第二节　免疫荧光检查标本的制作[3]

一、直接免疫荧光法

1. 将肾活检标本制成 5 μm 冰冻切片。

2. 室温干燥 30 min。

3. 4℃丙酮固定 10 min。

4. PBS 洗 3 次。

5. 滴加荧光素标记的抗体。

6. 37℃孵育 30 min。

7. PBS 洗 3 次。

8. 甘油封片。

9. 荧光显微镜下观察。

结果：异硫氰酸荧光素显绿色，罗丹明显红色（图 20-8、图 20-9）。

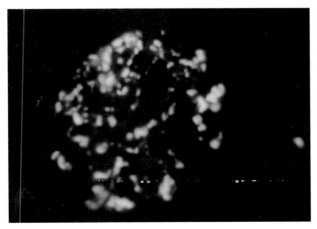

图20-8　IgA肾病，直接免疫荧光法IgA阳性，荧光×400（异硫氰酸荧光素）

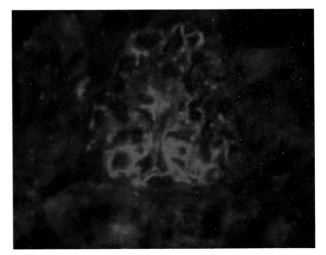

图 20-9　IgA 肾病，直接免疫荧光法 IgA 阳性，荧光×400（罗丹明荧光素）

二、间接免疫荧光法

1 ～ 4 同直接免疫荧光法。

5. 无关动物血清封闭，室温下 20 min。

6. 倾去血清，勿洗。

7. 滴加未标记的抗体（第一抗体）。

8. 37℃孵育 30 min。

9. PBS 洗 3 次。

10. 滴加荧光素标记的抗第一抗体的抗体（第二抗体），第二抗体为抗第一抗体动物的 IgG。

11. 37℃孵育 30 min。

12. PBS 洗 3 次。

13. 甘油封片。

14. 荧光显微镜下观察。

结果：同直接免疫荧光法。

上述所用抗体均由试剂公司出售。

第三节　石蜡切片免疫荧光法[4-6]

1. 3 μm 石蜡切片脱蜡至水化。

2. PBS 洗 3 次。

3. 抗原修复

（1）微波炉抗原修复：将切片置于乙二胺四乙酸（EDTA）抗原修复液内（pH8.0），705 ～ 800 W，中央加热（95℃）10 min，室温冷却 30 min，0.01 mol/L PBS 浸洗 10 min。

（2）胃蛋白酶抗原修复：滴加 0.4% 的胃蛋白酶，pH 2，湿盒内 37℃孵育 10 min，0.01 mol/L PBS 浸洗 10 min。

（3）蛋白酶 K 抗原修复：滴加 0.01 mol/L 的蛋白酶 K，pH 2，湿盒内 37℃孵育 30 min，0.01 mol/L PBS 浸洗 10 min。

4. 无关动物血清封闭，室温下 20 min。

5. 倾去血清，勿洗。

6. 滴加荧光素标记的第一抗体（直接法）或经过上述间接法的 8、9 处理滴加第二抗体（间接法），37℃孵育 30 min。

7. 同上述间接法的 11 ～ 13。

8. PBS 洗 3 次，每次 3 min。

9. 甘油封片。

10. 荧光显微镜下观察。

结果：同直接或间接荧光法（图 20-10）。

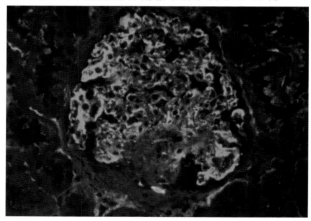

图 20-10　膜性肾病，石蜡切片荧光 IgG 阳性，荧光 ×400

上述所用抗体均由试剂公司出售。

第四节　免疫组织化学检查标本的制作与染色[7-9]

一、直接法和间接法

因灵敏性较差，目前已很少使用。

二、过氧化物酶-抗过氧化物酶（PAP）法

1. 石蜡切片脱蜡和水化。

2. 滴加 3% H_2O_2，室温 5 min，以消除内源性过氧化物酶。

3. PBS 洗 3 次。

4. 滴加内源性生物素消除液或 10% 蛋清液，室温 5 min，以消除内源性生物素。

5. PBS 洗 3 次。

6. 微波炉抗原修复，705 ～ 800 W，中央加

热（95℃）2 次，各 5 min。或胃蛋白酶抗原修复 10 min。或蛋白酶 K 抗原修复 10 min。

7. 无关动物血清封闭，室温下 20 min。

8. 倾去血清，勿洗。

9. 滴加工作浓度的第一抗体，湿盒内孵育 30 ~ 60 min。

10. PBS 洗 3 次。

11. 滴加工作浓度的第二抗体，湿盒内孵育 30 ~ 60 min。

12. PBS 洗 3 次。

13. 滴加与第一抗体同种动物的 PAP 复合物，湿盒内孵育 30 ~ 60 min。

14. PBS 洗 3 次。

15. 0.04% ~ 0.05% DAB（二氨基联苯胺四盐酸）-H_2O_2 显色 5 ~ 10 min，镜下控制显色清晰度。

16. PBS 洗 3 次。

17. 苏木精淡染细胞核。

18. 脱水，透明，封片。

结果：阳性部位显褐色。

除上述常用的 DAB 供氢体或显色剂呈褐色外，还可选用其他供氢体呈现不同的颜色（表 20-1、图 20-11 ~ 图 20-14）：

表20-1　免疫组织化学显色	
供氢体	颜色
邻联二茴香胺	深棕色
邻联二茴香盐酸盐	桃红色
邻联甲苯胺	蓝色
邻苯二胺	深橘黄色
5-氨基水杨酸	紫褐色
5-氨基-2-羟苯甲酸	棕色
联苯胺	蓝色
3，3-二氨基联苯胺（DAB）	褐色
3-氨基-9-乙基卡巴唑（AEC）	红色
甲萘酚	红色
甲萘酚派洛宁	桃红色
4-氯-1-萘酚	蓝黑色
四甲基联苯胺	蓝色

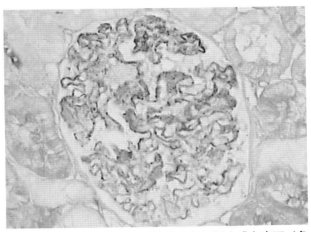

图 20-11　膜性肾病，IgG 颗粒状沉积于肾小球上皮下（免疫组化，DAB 显色 ×400）

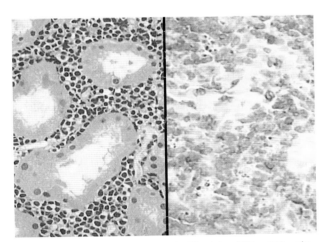

图 20-12　T 细胞淋巴瘤肾间质浸润（左：HE×400；右：免疫组化，CD3 阳性，DAB 显色 ×400）

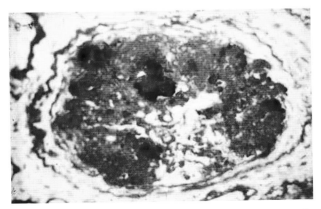

图 20-13　局灶性节段性肾小球硬化症，IgM 团块状沉积于硬化区（免疫组化，甲萘酚显色 ×400）

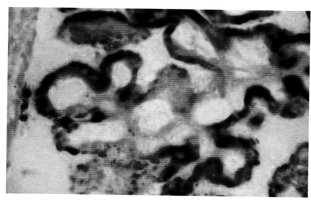

图 20-14　Ⅲ期膜性肾病，IgG 粗颗粒状沉积于肾小球基底膜内（免疫组化，4-氯-1-萘酚显色 ×400）

三、ABC 法

1 ~ 10 同 PAP 法。

11. 滴加生物素化的第二抗体，湿盒内孵育 30 min。

12. PBS 洗 3 次。

13. 滴加 ABC 复合物，湿盒内孵育 30 ~ 60 min。

14 ~ 18 同 PAP 法。

结果：同 PAP 法，阳性部位显褐色。

四、SP 或 LSAB 法

SP 法是链霉抗生物素蛋白 - 过氧化物酶（streptavidin-peroxidase）连接法的简称，LSAB 法是标记的链霉抗生物素蛋白 - 生物素（labeled streptavidin-biotin）连接法的简称。这两种方法的操作步骤同 ABC 法，只是分别以链霉抗生物素蛋白 - 过氧化物酶复合物和标记的链霉抗生物素蛋白 - 生物素复合物取代了 ABC 复合物。

五、Envision System 二步法

Envision 是多聚葡萄糖骨架连接成的多聚体。

1 ~ 10 同 ABC 法，只是不牵扯内源性生物素，所以可省略第 4 步，肾小管的背景染色可自然消除。

11. 滴加 Envision TM，湿盒内孵育 10 ~ 30 min。

12 ~ 16 同 ABC 法的 14 ~ 18。

结果：同 PAP 法，阳性部位显褐色。

第五节　双重或多种免疫荧光和免疫组化检查标本的制作与染色

为在同一切片上观察两种或两种以上抗原标记和定位，在上述免疫荧光和免疫组化检查标本的制作基础上，用两种或多种不同的荧光素或显色剂，可同时呈现不同的抗原标记（图 20-15、图 20-16）。

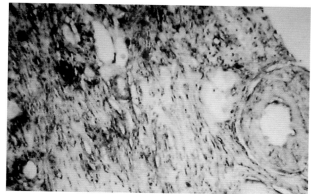

图 20-16　肾小管间质肾病，蓝色Ⅲ型胶原（四甲基联苯胺显色）棕色为肌动蛋白（DAB 显色）（双重免疫组化 ×400）

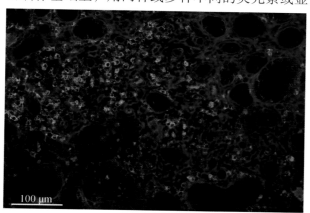

100 μm

图 20-15　IgG4 相关性肾小管间质肾病，肾间质浸润的浆细胞显绿色（异硫氰酸荧光素），产生 IgG4 者显红色（罗丹明荧光素）（双重间接免疫荧光 ×400）

上述所用抗体均由试剂公司出售。

第六节　透射电镜检查标本的制作[10-11]

透射电镜标本的制作与光镜标本相似，需要经过取材、固定、脱水、浸透、包埋、切片和染色等步骤，只是要求更精细。

一、取材

为防止细胞的超微结构受组织内酶的破坏，动作要迅速，争取即刻置入固定液内。因电镜固定液的渗透力较弱，标本体积要小，一般以不超过 $1mm^3$ 为宜。

二、固定

常规采用戊二醛 - 锇酸双重固定法。有时采用多聚甲醛，以便更好地保存组织内的抗原。

1. 初固定　2% ~ 4%戊二醛固定液或4%多聚甲醛和0.1%戊二醛的混合固定液，4℃环境下，pH 值 7.3 ~ 7.4，固定 2 ~ 4 h。为保证固定充分，固定液应充分没过标本，与标本体积约为 1：10。

商品戊二醛为 25%或 50%的水溶液，pH 值为 4.0 ~ 5.0，存放时间过长时，颜色变黄，酸度增加，当 pH 降至 3.5 以下时，影响固定效果，则不宜使用。为清除杂质，可用活性炭提纯，并用缓冲液配制和调整 pH 值。戊二醛原液和待用固定液均应在 4℃冰箱中保存。

磷酸盐缓冲液配制戊二醛固定液的方法见表 20-2。

表20-2　磷酸盐缓冲液配制戊二醛固定液的方法						
0.2 mol/L磷酸氢二钠溶液（ml）	50	50	50	50	50	50	50
25%戊二醛原液（ml）	4	6	8	10	12	16	20
双蒸水加至（ml）	100	100	100	100	100	100	100
戊二醛最终浓度（%）	1.0	1.5	2.0	2.5	3.0	4.0	5.0

2. 缓冲液漂洗　漂洗时间为 0.5 ~ 2 h，4℃。

常用磷酸盐缓冲液，配制方法：

甲液：$Na_2H_2PO_4$ 或 KH_2PO_4，分子量为 136.09，100 ml 蒸馏水含 2.722 g，加蒸馏水至 1000 ml。

乙液：$Na_2HPO_4 \cdot 12H_2O$，分子量为 358.14，500ml 蒸馏水含 35.817 g，加蒸馏水至 1000 ml。

根据 pH 的需要，甲液和乙液按下列比例配制：甲液：乙液＝1：5，pH 7.2 ~ 7.4。

按上述比例配制，可得 50 ml 的 0.2 mol/L 磷酸氢二钠溶液，如配制 0.1 mol/L 磷酸氢二钠溶液，则按上述比例加蒸馏水至 100 ml。

3. 后固定　用 1%锇酸固定液，4℃环境下，pH 值 7.3 ~ 7.4，固定 1 ~ 2 h，固定完毕后，用缓冲液漂洗 20 min，进行脱水。

磷酸盐缓冲液配制 1%锇酸固定液的方法：

0.2 mol/L 磷酸缓冲液	4.5 ml
10.8%葡萄糖溶液	0.5 ml
2%锇酸水溶液	5 ml

上述操作应在棕色磨口瓶内进行，并在 4℃环境下保存。

三、脱水

常用的脱水剂是乙醇和丙酮。50%、70%、80%、90%的乙醇或丙酮各脱水 10 ~ 15 min，最后用无水乙醇或丙酮脱水 20 ~ 30 min，重复两次。

操作中要注意：①脱水要彻底，尤其是无水乙醇或丙酮中不能含水分；②操作时动作要迅速，不可使标本干燥，否则标本中易产生小气泡而影响下步的包埋；③若估计当天不能完成浸透和包埋工作，标本可在 70%的脱水剂中保存，切不可

在无水乙醇或丙酮内保存过夜，否则可因脱水过度而使组织松脆，导致切片困难。

四、浸透

浸透是使包埋剂进入组织内替代脱水剂。

将完成脱水的标本转入浸透剂（无水乙醇或丙酮与等份的包埋剂混合），30 min 至数小时，之后转入包埋剂中数小时。用于电镜检查的包埋剂有双重性，处于单体状态时为液体，能渗入组织中，加入催化剂并加温时又能聚合成固体。

五、包埋

包埋即将组织置入包埋剂中，凝固后使之硬化，便于切片。常用的包埋剂是环氧树脂（epoxy resin），其中的 Epon 812 尤为常用，配方如下：

A 液：Epon 812	62 ml
十二烷基琥珀酸酐（DDSA）	100 ml
B 液：Epon 812	100 ml
六甲酸酐（MNA）	89 ml

A 液多则软，B 液多则硬，A 液和 B 液的混合比例依气候环境而定，我国北方的冬季以 A:B = 2:8 为宜，夏季以 A:B = 1:9 为好，混合好后，以 1.5% ~ 2% 的体积比，逐滴加入催化剂二甲氨基甲基苯酚（DMP-30），并充分混匀。

包埋操作在药用空心胶囊中进行，将胶囊放在特制支架上烘干，用牙签挑起组织块置于胶囊底部，灌满配制好的 Epon 812 包埋剂，在 60℃ 的烤箱内加温 24 ~ 36 h，即可聚合硬化，形成包埋块。

六、切片

1. 修块　将包埋块夹在特制的夹持器上，在解剖显微镜下用锋利的刀片先削去表面的包埋剂，显现组织，然后在组织四周以 45° 角削去包埋剂，使之呈锥形。

2. 半薄切片　将修好的组织块在超薄切片机上切成 0.5 ~ 2 μm 切片，捞至玻璃片上，用甲苯胺蓝或亚甲蓝染色，光镜下定位，使需观察的部位（如肾小球）保证在超薄切片上（图 20-17、图 20-18）。

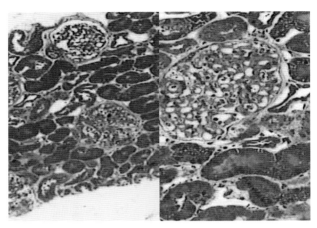

图 20-17　半薄切片（甲苯胺蓝染色，左：×100，右：×200）

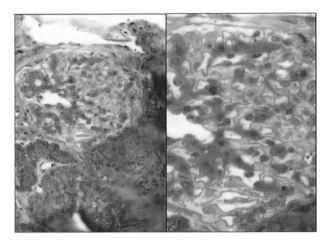

图 20-18　半薄切片（甲基蓝-碱性复红染色，左：×100，右：×200）

3. 制刀　制作超薄切片可用玻璃刀，需要在制刀机上或手工制作。若有条件，可用钻石刀，切片效果更好。

4. 载网和支持膜　由于超薄切片太薄，又必须适合电镜观察，所以必须有特制的支持物和支持膜，支持物即载网，有铜网、不锈钢网和镍网等，透射电镜用铜网即可，网孔有圆形、方形或单孔形，网孔数目有 100 目、200 目、300 目不等，肾活检病理检查需要数个超薄片捞于一个铜网上，尽量减少网格对组织的遮盖，所以以 100 目的圆形网眼的铜网为好。

所谓支持膜即覆盖在铜网的一层薄膜，厚 10 ~ 20 nm，常用火棉胶膜或聚乙烯醇缩甲醛膜，要求透明度好而且能承受电子束的轰击。

5.超薄切片　将定位满意的环氧树脂包埋块置于超薄切片机上，调节刀与组织块的距离、水槽液面高度、加热电流及切片速度，切片，一般超薄切片的厚度为 50 ~ 70 nm，将切片捞在覆有支持膜的铜网上。

6.染色　未经染色的超薄切片反差太弱，不便观察。为增强反差程度，要用重金属盐与组织和细胞中成分进行结合和吸附，重金属的原子对电子束形成散射，从而形成反差，便于观察。常用染色剂有醋酸铀和枸橼酸铅。

常用 2% ~ 5% 饱和醋酸铀，用 50% ~ 70% 的乙醇或丙酮以及双蒸水配制。

枸橼酸铅的配制：硝酸铅　　　　1.33 g
　　　　　　　　枸橼酸钠　　　　1.76 g
　　　　　　　　双蒸水　　　　　30 ml

将上述成分摇动 30 ml 后，加 8 ml 1 mol/L 的氢氧化钠，再用双蒸水加至 50 ml，过滤后备用。在染色过程中，铅染液易与空气中的二氧化碳结合形成碳酸铅颗粒，污染切片，因此在保存和使用时，要尽量减少与空气的接触。

醋酸铀能与细胞内多种成分结合，尤其对核酸、核蛋白等的结合能力更强，但对膜结构染色较差。铅盐可以浸染所有的细胞成分和免疫复合物，从而明显提高切片的反差。所以，常将两者联合应用（图 20-19）。

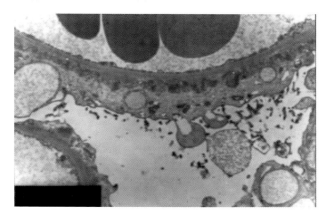

图 20-19　Ⅱ期膜性肾病，上皮下电子致密物沉积（电镜 ×8000）

第七节　快速透射电镜标本的制作

在上述透射电镜标本的制作基础上，为争取与荧光和光镜标本的同步检查，经多方改良，可在 24 h 内制作完成并上机观察。

1.四氧化锇固定送检标本 1.5 h。

2.双氧铀染色 1 h。

3.置于真空仪内浸透 2 h。

4.包埋：40℃ 2 h，60℃ 4 h，100℃ 过夜。

5.第二天即可修块、制作半薄和超薄切片，并上机观察。

与上述（本章第六节）比较可见：该法将标本固定简化为四氧化锇一步固定法；双氧铀染色于固定标本而未切片的组织上；在真空仪内浸透较一般浸透可提速，而且浸透效果好；利用夜间包埋也是充分利用时间的措施。

第八节　石蜡包埋组织透射电镜标本的制作[12]

先在光镜切片的指引下进行定位，如需要观察肾小球，则在光镜切片下将蜡块相应部位的石蜡组织做上标记，之后，以薄而快的剃须刀切下包含肾小球或需要检查的其他部位的石蜡小块，将此小石蜡包埋块置于二甲苯中脱蜡 2 ~ 3 h，之后按上述（本章第六节）方法进行脱水、浸透、包埋、切片。

经前期的高温、固定等，细胞的精细超微结构虽然保存不好甚至破坏，但一些特殊的电子致密物、纤维样结构、基底膜的变化等仍是可以观察的（图 20-20 ~ 图 20-25）。

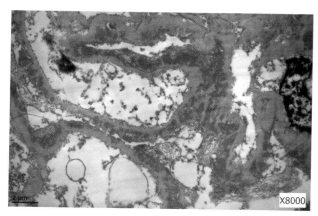

图 20-20　Ⅱ期膜性肾病，上皮下电子致密物沉积（石蜡包埋电镜 ×5000）

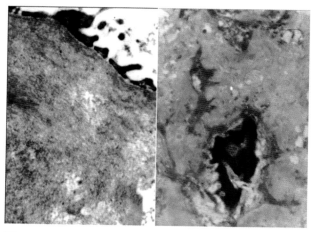

图 20-23　淀粉样变性肾病，可见淀粉样纤维（左：电镜 ×14 000，右：石蜡包埋电镜 ×14 000）

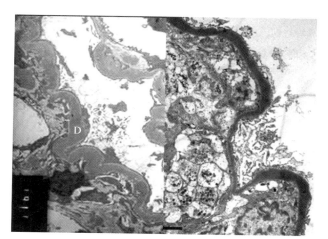

图 20-21　电子致密物沉积病，可见基膜内带状电子致密物（D）（左：电镜 ×5000，右：石蜡包埋电镜 ×5000）

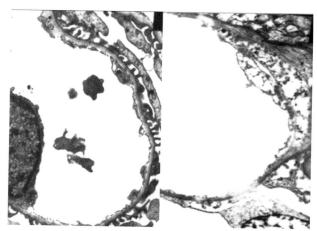

图 20-24　薄基底膜肾小球病（左：电镜 ×8000，右：石蜡包埋电镜 ×8000）

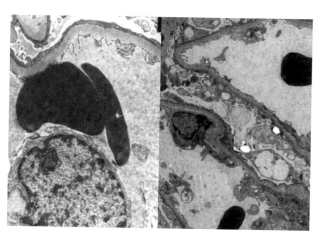

图 20-22　微小病变性肾小球病，上皮细胞足突弥漫融合（左：电镜 ×5000，右：石蜡包埋电镜 ×5000）

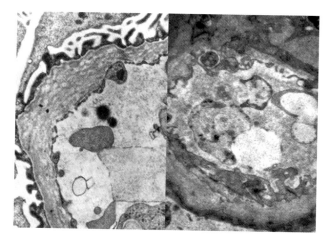

图 20-25　Alport 综合征（左：电镜 ×10 000，右：石蜡包埋电镜 ×10 000）

第九节　免疫电镜标本的制作[12]

1．将按本章第六节方法用环氧树脂 Epon812 包埋的标本制成 80 nm 的超薄切片，置于镍网上。

2．TBS (pH 7.4) 缓冲液室温孵育 5 min。

3．10% H_2O_2 蚀刻 10～15 min。

4．TBS (pH 7.4) 缓冲液洗涤 3 次，每次 2 min。

5．含 0.05% Triton X –100（含 2% BSA）的 TBS (pH 7.4) 缓冲液室温孵育 10 min。

6．加 1% BSA 稀释的第一抗体，4℃环境下过夜。

7．TBS (pH 7.4) 缓冲液洗涤 5 次，每次 2 min。

8．用含 2% BSA 的 TBS (pH 8.2) 缓冲液封闭 5 min。

9．加胶体金偶联的第二抗体，室温下反应 1h。

10．TBS (pH 7.4) 缓冲液洗涤 5 次，每次 2 min。

11．蒸馏水洗涤 5 次，每次 2 min。

12．干燥后，醋酸铀复染 10 min。

与第一抗体结合的待检抗原物质经可与第二抗体结合的胶体金颗粒黏着，在透射电镜下，可根据胶体金的有无和位置，判断抗原物质的有无和分布（图 20-26）。

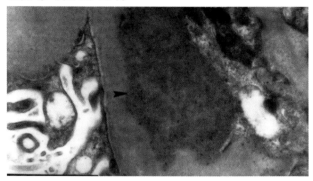

图 20-26　IgA 肾病，以胶体金颗粒标记的 IgA 于系膜区沉积（▲）（免疫电镜 ×10 000）

第十节　塑料包埋技术在肾活检病理检查中的应用

常规的光镜和电镜肾活检标本的制作如上所述，需经多种溶剂和高温处理，无疑要破坏一部分抗原，而塑料包埋技术可避免上述弊端[13]。

所用材料和方法如下：

甲液：甲基丙烯酸 -2- 羟基乙基酯（2-hydroxycethyl methacrylate,HEMA）、聚乙二醇 400（polyethylene glycol-400, PEG-400）、过氧化苯甲酰（benzoyl peroxide, BZP），配置方法：HEMA 80 ml，PEG-400 16 ml，BZP 10 ml，上述成分混匀后，置于 4℃备用。其中 HEMA 属于包埋剂，PEG-400 和 BZP 属于促进剂和催化剂。

乙液：将 PEG-400 和 N-N- 二甲基苯胺（N-N-dimethil aniline, DMA）两种液体按 15：2 的比例混匀，置于 4℃备用。其中 PEG-400 和 DMA 均为增塑剂。

包埋盒备用。

1．将甲液倒入包埋盒，再将肾活检标本置于盒底，4℃环境下浸泡 24～28 h。

2．将乙液注入包埋盒，甲：乙 =120：5，混合均匀，将包埋盒密封，防止与氧接触，在 0℃以下的环境中，2～3 h 后可凝固成塑料块。

3．将包埋盒退掉，用钢锉修整塑料块，使其内肾组织显现，便于切片。

4．可用钨钢切片刀或普通切片刀制成 1～2 μm 的切片，进行各种染色，供光镜观察（图 20-27）。

5．可用钻石刀切片供电镜观察。

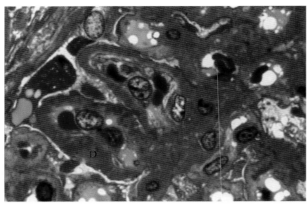

图 20-27　膜性肾病，肾小球毛细血管上皮下多数免疫复合物沉积（D）（塑料包埋，2 μm 切片，甲苯胺蓝染色 ×600）

参考文献

[1] 孙淑芬，马福成，李江，等．染色的基本原理、生物染料和苏木精 - 伊红染色方法 // 王伯沄，李玉松，黄高昇，等．病理学技术．北京：人民卫生出版社，2000：95-134.

[2] 中华医学会．临床技术操作规范：病理学分册．北京：人民军医出版社，2004: 130-169.

[3] 王伯沄．免疫荧光技术．西安：陕西科学技术出版社，1981: 279-295.

[4] 董鸿瑞，程虹，谌贻璞，等．甲醛固定石蜡包埋肾组织做荧光染色在病理诊断中的应用．中华肾脏病杂志，2005, 21: 315-319.

[5] Fogazzi G B, Bajetta M, Banf G, et al. Comparison of immunofluorescent findings in kidney after snap-freezing and formalin fixation. Pathol Res Pratt, l989, 185:225-230.

[6] Nasr S H, Galgano S J, Markowitz G S, et al. Immunofluorescence on pronase-digested paraffin sections: A valuable salvage technique for renal biopsies. Kidney Int, 2006, 70:2148-2151.

[7] Hsu S M, Watts G. The use of antiavidin and avidin-biotin peroxidase complex in immunoperoxidase technics, J Histochem Cytochem, 1981, 29: 557-566.

[8] 蔡文琴，王伯沄．实用免疫细胞化学与核酸分子杂交技术．成都：四川科学技术出版社，1992: 72-90.

[9] Farr A, Nakane P K. Iimmunohistochemistry with enzyme labeled antibodies: A brief review. J Immunol Methods, 1981, 47: 129-133.

[10] 杭振镳，蔡文琴．电子显微镜术在临床医学的应用．重庆：重庆出版社，1988.

[11] 沙继宏，夏愿跃，于秉学，等．超微病理诊断标本制备方法 // 武忠弼．超微病理诊断学．上海：上海科学技术出版社，2003: 26-67.

[12] 王素霞，邹万忠，王盛兰，等．肾活检标本包埋后免疫电镜技术．北京大学学报（医学版），2002, 34: 306-309.

[13] 沈志刚，刘梦海，李伯祥，等．国产水溶性树脂包埋在肾活检切片的应用．中华病理学杂志，1993, 22:123-124.

索　引